The General Surgery Volume

Interpretation
of Clinical Pathway
and Therapeutic Drugs

U0821410

临床路径治疗药物释义

INTERPRETATION OF CLINICAL PATHWAY AND THERAPEUTIC DRUGS

普通外科分册（上册）

《临床路径治疗药物释义》专家组 编

中国协和医科大学出版社

图书在版编目（CIP）数据

临床路径治疗药物释义·普通外科分册．上册/《临床路径治疗药物释义》专家组编．—北京：中国协和医科大学出版社，2018．9

ISBN 978-7-5679-1162-8

Ⅰ．①临…　Ⅱ．①临…　Ⅲ．①用药法　②外科-疾病-用药法　Ⅳ．①R452　②R605

中国版本图书馆 CIP 数据核字（2018）第 168276 号

临床路径治疗药物释义·普通外科分册（上册）

编　　者：《临床路径治疗药物释义》专家组
责任编辑：许进力　王朝霞
丛书总策划：林丽开
本书策划：刘　雪　许进力

出版发行：中国协和医科大学出版社
（北京东单三条九号　邮编 100730　电话 65260431）
网　　址：www.pumcp.com
经　　销：新华书店总店北京发行所
印　　刷：北京文昌阁彩色印刷有限责任公司

开　　本：787×1092　1/16 开
印　　张：42.5
字　　数：840 千字
版　　次：2018 年 9 月第 1 版
印　　次：2018 年 9 月第 1 次印刷
定　　价：170.00 元

ISBN 978-7-5679-1162-8

（凡购本书，如有缺页、倒页、脱页及其他质量问题，由本社发行部调换）

普通外科临床路径及相关释义编审专家名单

（按姓氏笔画排序）

丁丽萍　浙江省人民医院
王　杉　北京大学人民医院
王　殊　北京大学人民医院
王　翔　中国医学科学院肿瘤医院
王　颢　上海长海医院
王一澎　中国医学科学院肿瘤医院
介建政　中日友好医院
厉红元　重庆医科大学附属第一医院
石远凯　中国医学科学院肿瘤医院
叶盛威　湖北省肿瘤医院
叶颖江　北京大学人民医院
田　文　中国人民解放军总医院
朱正纲　上海交通大学医学院附属瑞金医院
任国胜　重庆医科大学附属第一医院
全志伟　上海交通大学医学院附属新华医院
刘文胜　中国医学科学院肿瘤医院
刘玉村　北京大学第一医院
刘永峰　中国医科大学附属第一医院
刘连新　哈尔滨医科大学附属第一医院
刘青光　西安交通大学第一附属医院
刘荫华　北京大学第一医院
刘爱民　北京协和医院
刘颖斌　上海交通大学附属新华医院
汤朝晖　上海交通大学医学院附属新华医院
孙　阳　中国医学科学院北京协和医院
孙　辉　吉林大学第三医院
杜晓辉　中国人民解放军总医院
李　明　北京肿瘤医院
李　琛　上海交通大学医学院附属瑞金医院
李正江　中国医学科学院肿瘤医院
李宗芳　西安交通大学第二附属医院
李建文　复旦大学附属华东医院
李春雨　中国医科大学附属第四医院
杨尹默　北京大学第一医院
肖　刚　北京医院

肖文彪　福建医科大学附属协和医院
吴高松　武汉大学中南医院
吴德全　哈尔滨医科大学附属第二医院
何裕隆　中山大学附属第一医院
沈　凯　北京大学人民医院
沈文彬　首都医科大学附属北京世纪坛医院
张必翔　华中科技大学同济医学院附属同济医院
张忠涛　首都医科大学附属北京友谊医院
张艳君　中国人民解放军总医院
陈　杰　北京朝阳医院
陈　忠　首都医科大学附属北京安贞医院
陈　凛　中国人民解放军总医院
陈孝平　华中科技大学同济医学院附属同济医院
陈朝文　北京大学第三医院
武文爱　北京肿瘤医院
周　俭　复旦大学附属中山医院
周　静　北京大学人民医院
周永健　福建医科大学附属协和医院
赵玉沛　中国医学科学院北京协和医院
赵青川　西京医院
胡三元　山东大学齐鲁医院
姜可伟　北京大学人民医院
姜洪池　哈尔滨医科大学附属第一医院
姚　力　中日友好医院
姚宏伟　首都医科大学附属北京友谊医院
秦安京　首都医科大学附属复兴医院
秦新裕　复旦大学附属中山医院
袁玉峰　武汉大学中南医院
顾　晋　北京大学肿瘤医院
钱　群　武汉大学中南医院
徐泽宽　南京医科大学第一附属医院
郭　鹏　北京大学人民医院
唐小斌　首都医科大学附属北京安贞医院
唐健雄　复旦大学附属华东医院
梁　斌　北京大学人民医院
梁廷波　浙江大学医学院附属第二医院
彭亦凡　北京肿瘤医院
蒋宏伟　首都医科大学附属北京朝阳医院
程　琳　北京大学人民医院
程丽君　浙江省邵逸夫医院
傅传刚　上海市东方医院（同济大学附属东方医院）
樊　嘉　复旦大学附属中山医院

《临床路径治疗药物释义》编审专家名单

编写指导专家

金有豫　首都医科大学
孙忠实　中国人民解放军海军总医院
李大魁　中国医学科学院北京协和医院
王汝龙　首都医科大学附属北京友谊医院
孙春华　北京医院
贡联兵　中国人民解放军第305医院
李玉珍　北京大学人民医院
王育琴　首都医科大学宣武医院
汤致强　中国医学科学院肿瘤医院
郭代红　中国人民解放军总医院
胡　欣　北京医院
史录文　北京大学医学部
翟所迪　北京大学第三医院
赵志刚　首都医科大学附属北京天坛医院
梅　丹　中国医学科学院北京协和医院
崔一民　北京大学第一医院

编　委（按姓氏笔画排序）

丁玉峰　华中科技大学同济医学院附属同济医院
卜书红　南方医科大学南方医院
马满玲　哈尔滨医科大学附属第一医院
王伟兰　中国人民解放军总医院
王咏梅　首都医科大学附属北京佑安医院
王晓玲　首都医科大学附属北京儿童医院
方建国　华中科技大学同济医学院附属同济医院
史亦丽　中国医学科学院北京协和医院
吕迁洲　复旦大学附属中山医院
朱　珠　中国医学科学院北京协和医院
朱　曼　中国人民解放军总医院
刘丽宏　首都医科大学附属北京朝阳医院
刘丽萍　中国人民解放军第302医院
刘皋林　上海交通大学附属第一人民医院
孙路路　首都医科大学附属北京世纪坛医院

杜　光　南方医科大学南方医院
杜广清　首都医科大学附属北京康复医院
李　静　煤炭总医院
李国辉　中国医学科学院肿瘤医院
李雪宁　复旦大学附属中山医院
杨会霞　清华大学第二附属医院
杨莉萍　北京医院
吴建龙　深圳市第二人民医院
沈　素　首都医科大学附属北京友谊医院
张　渊　上海交通大学附属第六人民医院
张相林　中日友好医院
张艳华　北京大学肿瘤医院
陆奇志　广西壮族自治区江滨医院
陆瑶华　上海交通大学附属第六人民医院
陈瑞玲　首都医科大学附属北京天坛医院
林　阳　首都医科大学附属北京安贞医院
周　颖　北京大学第一医院
屈　建　安徽省立医院
侯　宁　山东省立医院
侯连兵　南方医科大学南方医院
徐小薇　中国医学科学院北京协和医院
郭海飞　北京大学第六医院
陶　玲　中山大学附属第三医院
蔡　芸　中国人民解放军总医院

《临床路径治疗药物释义·普通外科分册》参编专家名单

（按姓氏笔画排序）

丁丽萍	马　涛	王　杉	王　殊	王　翔	王　颢	王一澎	介建政
厉红元	石远凯	叶盛威	叶颖江	申英末	田　文	朱正纲	任国胜
全志伟	刘文胜	刘玉村	刘永峰	刘连新	刘青光	刘荫华	刘晓莉
刘爱民	刘颖斌	汤朝晖	孙　阳	孙　辉	杜晓辉	李　明	李　琛
李正江	李世杰	李宗芳	李建文	李春雨	杨尹默	杨耀国	肖　刚
肖文彪	吴高松	吴德全	何裕隆	沈　凯	沈文彬	张　匀	张必翔
张忠涛	张艳君	张常华	陈　杰	陈　忠	陈　凛	陈孝平	陈朝文
武文爱	周　俭	周　静	周永健	赵玉沛	赵青川	胡三元	胡彦华
段蔚然	姜可伟	姜洪池	姚宏伟	秦安京	秦新裕	袁玉峰	顾　晋
钱　群	徐泽宽	郭　鹏	唐小斌	唐健雄	展翰翔	梅佳伟	梁　斌
梁廷波	彭亦凡	蒋宏伟	程　琳	程丽君	傅传刚	樊　嘉	

序 一

作为公立医院改革试点工作的重要任务之一，实施临床路径管理对于促进医疗服务管理向科学化、规范化、专业化、精细化发展，落实国家基本药物制度，降低不合理医药费用，和谐医患关系，保障医疗质量和医疗安全等都具有十分重要的意义，是继医院评审、“以患者为中心”医院改革之后第三次医院管理的新发展。

临床路径是应用循证医学证据，综合多学科、多专业主要临床干预措施所形成的“疾病医疗服务计划标准”，是医院管理深入到病种管理的体现，主要功能是规范医疗行为、增强治疗行为和时间计划、提高医疗质量和控制不合理治疗费用，具有很强的技术指导性。它既包含了循证医学和“以患者为中心”等现代医疗质量管理概念，也具有重要的卫生经济学意义。临床路径管理起源于西方发达国家，至今已有30余年的发展历史。美国、德国等发达国家以及我国台湾、香港地区都已经应用了大量常见病、多发病的临床路径，并取得了一些成功的经验。20世纪90年代中期以来，我国北京、江苏、浙江和山东等部分医院也进行了很多有益的尝试和探索。截至目前，全国8400余家公立医院开展了临床路径管理工作，临床路径管理范围进一步扩大；临床路径累计印发数量达到1212个，涵盖30余个临床专业，基本实现临床常见、多发疾病全覆盖，基本满足临床诊疗需要。国内外的实践证明，实施临床路径管理，对于规范医疗服务行为，促进医疗质量管理从粗放式的质量管理进一步向专业化、精细化的全程质量管理转变，具有十分重要的作用。

经过一段时间临床路径试点与推广工作，我们对适合我国国情的临床路径管理制度、工作模式、运行机制以及质量评估和持续改进体系进行了探索。希望通过《临床路径释义》一书，对临床路径相关内容进行答疑解惑及补充说明，帮助医护人员和管理人员准确地理解、把握和正确运用临床路径，起到一定的作用。

中华医学会　会长

序 二

2009 年 3 月，《中共中央国务院关于深化医药卫生体制改革的意见》和国务院《医药卫生体制改革近期重点实施方案（2009–2011 年）》发布以来，医药卫生体制改革五项重点改革取得明显进展。

为了把医药卫生体制改革持续推向深入，“十二五”期间，要以建设符合我国国情的基本医疗卫生制度为核心，加快健全全民医保体系，巩固完善基本药物制度和基层医疗卫生机构运行新机制，积极推进公立医院改革，建立现代化医院管理制度，规范诊疗行为，调动医务人员积极性。

开展临床路径工作是用于医务保健优化、系统化、标准化和质量管理的重要工具之一。临床路径在医疗机构中的实施可为医院管理提供标准和依据，是医院内涵建设的基础。

为更好地贯彻国务院办公厅关于开展医疗卫生体制改革的有关精神，帮助各级医疗机构开展临床路径管理，保证临床路径试点工作顺利进行，受国家卫生和计划生育委员会委托，中国医学科学院承担了组织编写《临床路径释义》的工作。其中《临床路径治疗药物释义》一书，笔者深感尤其值得推荐。本书就临床路径及释义的“治疗方案选择”“选择用药方案”中所涉及药物相关信息做了详尽阐述，既是临床路径标准化的参考依据，也是帮助临床医师了解药物知识的最佳平台。

本书由金有豫教授主持并组织国内专家编写。在通读全书后，我认为本书有几个非常鲜明的特点：一是开创性。作为一本临床指导类图书，《临床路径治疗药物释义》在紧密结合临床用药实践指导合理用药和个体化给药，整合“医”和“药”方面做了开创性的工作。二是包容性极强。这本书既可为临床医师提供切实可行的指导，对药学工作者也颇具参考价值。书中对药品信息资料进行了系统整理，涵盖了药品的政策和学术来源。三是延伸性。《临床路径治疗药物释义》这本书对路径病种所对应的选择用药提供了拓展阅读，指出资料来源与出处，便于临床医师进一步查阅详细内容。

笔者相信，随着更多有关《临床路径释义》及《临床路径治疗药物释义》的图书不断问世，医护人员和卫生管理人员将能更准确地理解、把握和运用临床路径，从而结合本院实际情况合理配置医疗资源，规范医疗行为，提高医疗质量，保证医疗安全。

中国工程院　院　士
中国药学会　理事长

序 三

普通外科是外科系统最大的专科，是以手术为主要方法治疗肝脏、胆道、胰腺、胃肠、肛肠、血管疾病、甲状腺和乳房的肿瘤及外伤等其他疾病的临床学科。其包含多器官涉及的外科疾病，患病人数较多。随着时间的推移，外科领域的新药、新器械、新术式也在当今层出不穷。对于广大患者和医院管理者来说，规范医疗行为、提高医疗质量、保障病人安全和降低医疗费用等问题尤为重要。

研究与实践证明，临床路径管理是通过循证医学建立医师共识，以共识规范医疗行为，从而达到整合优化资源、避免不必要检查与药物应用、减轻疾病负担、减少人为疏失、提高医疗服务质量等诸多方面的目标。因此，实施临床路径管理是医疗质量管理的重要工作，在医药卫生体制改革中扮演着重要角色。国家卫生和计划生育委员会（原卫生部）于2011年1月公布的《2011年卫生工作要点》中特别把“继续制定常见病、多发病临床路径，增加实施病种数量，扩大临床路径实施覆盖面”作为一项公立医院的改革任务来布置。

迄今临床路径试点工作已进行三年多，为更好地贯彻国务院办公厅医药卫生体制改革的有关精神，帮助各级医疗机构开展临床路径管理，保证临床路径试点工作顺利进行，受国家卫生和计划生育委员会（原卫生部）委托，中国医学科学院承担了组织编写《临床路径释义》的工作。中国协和医科大学出版社在组织专家编写《临床路径释义》过程中，根据临床合理用药原则，结合《临床路径》及《临床路径释义》内容，又组织国内临床药学、药理专家共同编写了《临床路径治疗药物释义》，就临床路径及释义的“治疗方案选择”“选择用药方案”中所涉及药物相关信息做了补充说明。

希望我推荐的这本《临床路径治疗药物释义·普通外科分册》能够帮助界内各位同仁更好的理解并开展临床路径管理工作，规范医疗行为，提高医疗质量。

中华医学会外科学分会　主任委员

中国科学院　院　士

前言

临床路径是由医院管理人员、医师、护师、药师、医技师等多学科专家共同参与，针对特定病种或病例组合的诊疗流程，整合检查、检验、诊断、治疗和护理等多种诊疗措施而制定的标准化、表格化的诊疗规范。开展临床路径工作是实现医疗保健优化、系统化、标准化和全程质量管理的重要途径。

为更好地贯彻国务院办公厅医药卫生体制改革的有关精神，帮助各级医疗机构开展临床路径管理，保证临床路径工作顺利开展，受国家卫生和计划生育委员会委托，中国医学科学院承担了组织编写《临床路径释义》的工作。在此基础上，中国协和医科大学出版社组织国内临床药学、药理学等领域的专家共同编写了《临床路径治疗药物释义》，就临床路径及相关释义中涉及药物的部分进行了补充释义和拓展阅读。

参加本书编写的专家大多数亲身经历了医院临床路径试点工作。他们根据临床路径各病种的具体特点，设计了便于临床医师在诊疗过程中查阅的药品表单，对药物信息进行了系统、简明阐述。本书为2015年9月份出版的《临床路径治疗药物释义·普通外科分册》的再版图书，并且根据涉及的临床路径病种分为上、中、下三册。全书涵盖了药品的政策和学术来源，并在临床路径及相关释义中，对“治疗方案选择”“选择用药方案”“术前、术中、术后”用药、“医师表单医嘱用药”等项下涉及相关药物的信息进行了归纳整理。根据最新公布的《医疗机构抗菌药物管理办法》，编者在每个学科分册中附加编写了“手术预防用抗菌药物”和“治疗用抗菌药物”表单，在适应证的基础上增加了抗菌药物的抗菌谱，这将极大地便利临床医师合理选择抗菌药物。

随着医药科技的不断进步，临床路径将根据循证医学的原则动态修正；与此同时，不同地域的不同医疗机构也应根据自身情况，合理制定适合本地区、本院实际情况的临床路径。因时间和条件限制，书中的不足之处难免，欢迎同行诸君批评指正。

编者

2018年5月

目 录

第一篇 普通外科临床路径及相关释义

第二篇 普通外科临床路径释义药物信息表

第一篇

普通外科

临床路径及相关释义

Interpretation
of Clinical Pathway

第一章

结节性甲状腺肿临床路径释义

一、结节性甲状腺肿编码

疾病名称及编码：结节性甲状腺肿（ICD-10：E04.902/E04.903）

手术操作名称及编码：单侧甲状腺腺叶切除术（ICD-9-CM-3：06.2）
甲状腺病损切除术（ICD-9-CM-3：06.31）
甲状腺部分切除术（ICD-9-CM-3：06.39）
甲状腺次全切除术（ICD-9-CM-3：06.39）
甲状腺全部切除术（ICD-9-CM-3：06.4）
胸骨后甲状腺切除术（ICD-9-CM-3：06.5）

二、临床路径检索方法

（E04.902/E04.903）伴（06.2 /06.31 /06.39/06.4 /06.5）

三、结节性甲状腺肿临床路径标准住院流程

（一）适用对象

第一诊断为结节性甲状腺肿（ICD-10：E04. 902），行甲状腺（部分、次全、全）切除术（ICD-9-CM-3：06.2-06.5）。

释义

■ 本临床路径适用对象是不伴有甲状腺功能亢进症的结节性甲状腺肿患者。

■ 如患者合并有甲状腺功能亢进症应进入其他相应路径。

■ 术中冰冻病理检查诊断为甲状腺癌的患者也进入其他相应路径。胸骨后巨大甲状腺肿压迫气管者可考虑进入其他相应路径。

（二）诊断依据

根据《临床诊疗指南·外科学分册》（中华医学会编著，人民卫生出版社）。

1. 病史：颈部肿物。
2. 体格检查：触诊发现肿物随吞咽移动。
3. 实验室检查：甲状腺功能。
4. 辅助检查：超声检查、颈部 X 线片。
5. 鉴别诊断：必要时行甲状腺核素扫描、ECT、CT（排除胸骨后甲状腺肿及甲状腺癌的证据）检查。

释义

■ 甲状腺功能检查应包括 T_3、T_4、TSH，主要排除合并有甲亢者，甲状腺功能正常或减退者均可进入本路径。

■ 气管相可有助于确定有无手术指征。

■ B 超可明确甲状腺结节位置及大小，提示有无合并恶性结节，是重要的术前辅助检查。

（三）选择治疗方案的依据

根据《临床诊疗指南·外科学分册》（中华医学会编著，人民卫生出版社）。

1. 甲状腺肿物造成气管压迫症状；可疑恶变；伴随甲亢表现；影响外观。
2. 患者的全身状况良好，无手术禁忌证。
3. 征得患者同意。

释义

■ 有气管移位或气管相显示气管受压改变者有手术指征。

■ 影像学检查或体格检查怀疑有恶性病变者有手术指征，术中术后病理证实为恶性病变者，应进入其他相应路径。

■ 合并甲亢者也应进入其他路径。

（四）标准住院日

≤10 天。

（五）进入路径标准

1. 第一诊断符合 ICD-10：E04.902 结节性甲状腺肿疾病编码。
2. 年龄≤70 岁。
3. 需要进行手术治疗。
4. 当患者同时具有其他疾病诊断时，但在住院期间不需特殊处理也不影响第一诊断的临床路径流程实施时，可以进入路径。
5. 对具有甲状腺功能亢进、甲状腺癌变可能等病情复杂的病例，不进入路径。

释义

■ 患者合并高血压病、糖尿病、冠心病等其他慢性疾病，如不影响麻醉和手术，不延长术前准备的时间，可进入本路径。上述慢性疾病如需要经治疗稳定后才能手术，术前准备过程先进入其他相应内科疾病的诊疗路径。

■ 合并甲亢者，建议内分泌科药物治疗，条件允许后可手术，但不进入此临床路径。

■ 术中术后病理证实为恶性病变者，应进入其他相应路径。

（六）术前准备（术前评估）

1～4天。

必须的检查项目：

1. 血常规、尿常规。
2. 甲状腺功能 T_3，T_4，TSH，TG，PTH，TPOAb 等。
3. 肝功能、肾功能。
4. 感染疾病筛查（乙型肝炎、丙型肝炎、艾滋病、梅毒等）。
5. 胸部 X 线片与颈部 X 线片。
6. 心电图。
7. 甲状腺超声检查。
8. 声带功能检查、气管软化试验。

释义

■ 如有合并症可增加相关必要检查。

■ 巨大甲状腺肿，估计手术中操作困难，有可能出血较多时，应酌情配血。

（七）预防性抗菌药物选择与使用时机

1. 按《抗菌药物临床应用指导原则》（卫医发〔2004〕285 号）执行。
2. 无特殊情况，术后 24 小时停用预防性抗菌药物。

释义

■ 本病为无菌手术，原则上不应用抗菌药物。

（八）手术日（依术前准备完成情况而定）

住院第 2～5 天。

1. 麻醉方式：颈丛阻滞麻醉或全身麻醉。
2. 手术方式：甲状腺（部分、次全、全）切除术。
3. 手术内置物：根据术中情况决定是否切口引流。
4. 病理：术中冷冻切片病理检查+术后石蜡切片病理检查。

释义

■ 术中视病变情况决定切除甲状腺范围，原则上应在尽可能保留正常甲状腺组织的情况下，尽量切除病变组织，延缓或避免因结节性甲状腺肿再次手术。必要时，在术中可考虑使用神经检测技术实时监测，以避免喉返神经损伤。

■ 术中发现可疑恶性结节应进行术中冷冻切片病理检查。

■ 根据手术范围，术中止血情况选择放置或不放置伤口引流，引流可选择皮片或引流管。

（九）术后住院恢复

≤6 天。

术后必须复查甲状腺功能。

释义

■ 术后应密切观察伤口引流情况及呼吸通畅情况，床旁应常规备气管切开包。

■ 术后 2～4 周复查甲状腺功能，如有甲状腺功能减退应给予替代治疗。

（十）出院标准（围绕一般情况、切口情况、第一诊断转归）

1. 一般情况良好。
2. 无引流管或引流管拔除。
3. 可门诊拆线，切口愈合良好。

释义

■ 一般情况好，颈部伤口无积液、积血，引流管拔除后即可出院。

（十一）有无变异及原因分析

1. 因患者术后出现严重并发症而延期出院。
2. 术后诊断甲状腺功能亢进或甲状腺恶性肿瘤等情况。

四、结节性甲状腺肿临床路径给药方案

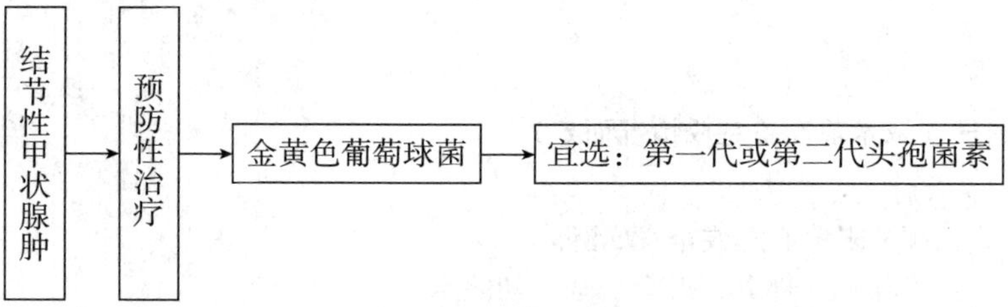

【用药选择】

1. 结节性甲状腺肿手术为无菌手术，可不应用抗菌药物。
2. 为预防术后切口感染，应针对金黄色葡萄球菌选用药物。
3. 第一代头孢菌素常用的注射剂有头孢唑林、头孢噻吩、头孢拉定等，口服制剂有头孢拉定、头孢氨苄和头孢羟氨苄等。第二代头孢菌素注射剂有头孢呋辛、头孢替安等，口服制剂有头孢克洛、头孢呋辛酯和头孢丙烯等。

【药学提示】

1. 接受结节性甲状腺肿手术者，应在术前 0.5～2 小时给药，或麻醉开始时给药，使手术切口暴露时局部组织中已达到足以杀灭手术过程中入侵切口细菌的药物浓度。
2. 手术时间较短（<2 小时）的清洁手术，术前用药一次即可。手术时间超过 3 小时，可手术中给予第 2 剂。

【注意事项】

1. 结节性甲状腺肿手术切口属于Ⅰ类切口，可不应用抗菌药物。如患者有免疫功能低下、伴有其他易感疾病时，可按规定适当预防性和术后应用抗菌药物，但需注意应尽可能单一、短程、较小剂量给药。

2. 用药前必须详细询问患者先前有否对头孢菌素类、青霉素类或其他药物的过敏史。

五、推荐表单

（一）医师表单

结节性甲状腺肿临床路径医师表单

适用对象：第一诊断为结节性甲状腺肿（ICD-10：E04.9）

行甲状腺（部分、次全、全）切除术（ICD-9-CM-3：06.2-06.5）

患者姓名：	性别：　　年龄：　　门诊号：	住院号：
住院日期：　　年　月　日	出院日期：　　年　月　日	标准住院日：≤10 天

时间	住院第 1～4 天	住院第 2～5 天 （手术日）
主要诊疗工作	□ 询问病史、体格检查、初步诊断 □ 完成住院病历和首次病程记录 □ 开具常规实验室检查单和辅助检查单 □ 上级医师查房、术前评估、确定手术方案 □ 完成术前小结和上级医师查房记录 □ 向患者及家属交代病情，签署手术知情同意书 □ 术前准备 □ 麻醉科医师术前访视，评估并记录，签署麻醉知情同意书 □ 签署术中冷冻病理检查及输血知情同意书 □ 下达术前医嘱	□ 实施手术 □ 下达术后医嘱 □ 完成手术记录和术后当天病程记录 □ 向家属交代术中情况及注意事项 □ 上级医师查房 □ 完成上级医师查房记录 □ 麻醉科医师术后随访 □ 交班前医师查看术后患者情况并记录交班
重点医嘱	**长期医嘱** □ 二级护理 □ 普通饮食 **临时医嘱** □ 血常规+血型、尿常规+镜检 □ 血生化、血糖、肝肾功能、凝血功能、感染性疾病筛查、甲状腺功能 □ 声带检查、耳鼻喉科会诊 □ 颈部 X 线片 **手术医嘱** □ 在颈丛神经阻滞麻醉或全身麻醉下行甲状腺（部分、次全、全）切除术 □ 如用普鲁卡因麻醉，应予皮试 □ 抗菌药物皮试 □ 必要的术前用药 □ 必要时术前备血	**长期医嘱** □ 术后护理常规 □ 一级护理 □ 术后 6 小时半流食 □ 观察呼吸、切口渗血、有无声音嘶哑 **临时医嘱** □ 心电监护、吸氧、静脉补液 □ 备气管切开包
病情变异记录	□ 无　□ 有，原因： 1. 2.	□ 无　□ 有，原因： 1. 2.
医师签名		

时间	住院第 3 ~6 天 （术后第 1 日）	住院第 4 ~7 天 （术后第 2 日）
主要诊疗工作	□ 上级医师查房：进行手术切口、并发症的评估，确定是否可以拔除切口引流管 □ 完成日常病程记录和上级医师查房记录	□ 医师查房 □ 完成病程记录
重点医嘱	**长期医嘱** □ 二级护理 **临时医嘱** □ 切口换药	**长期医嘱** □ 二级护理
病情变异记录	□ 无　□ 有，原因： 1. 2.	□ 无　□ 有，原因： 1. 2.
医师签名		

时间	住院第5~8天 （术后第3日）	住院第6~10天 （术后第4~6日）
主要诊疗工作	□ 医师查房 □ 完成病程记录	□ 上级医师查房，确定患者出院日期 □ 完成上级医师查房记录 □ 出院日完成出院总结和病历首页的填写 □ 切口换药，切口评估 □ 向患者交代出院注意事项、复诊时间 □ 通知出院
重点医嘱	**长期医嘱** □ 二级护理	**临时医嘱** □ 住院日切口换药 □ 通知出院 □ 出院日切口拆线
病情变异记录	□ 无 □ 有，原因： 1. 2.	□ 无 □ 有，原因： 1. 2.
医师签名		

（二）护士表单

结节性甲状腺肿临床路径护士表单

适用对象：第一诊断为结节性甲状腺肿（ICD-10：E04.9）
行甲状腺（部分、次全、全）切除术（ICD-9-CM-3：06.2-06.5）

患者姓名：	性别：　年龄：　门诊号：	住院号：
住院日期：　年　月　日	出院日期：　年　月　日	标准住院日：≤10天

时间	住院第1天	住院第2天	住院第3～4天（手术日）
健康宣教	□ 介绍主管医师、护士 □ 介绍医院内相关制度 □ 介绍环境、设施 □ 介绍住院注意事项 □ 介绍疾病知识	□ 介绍术前准备及手术过程 □ 术前用药的药理作用及注意事项 □ 告知术前洗浴、物品的准备 □ 告知签字及麻醉科访视事宜 □ 使用药品的宣教 □ 强调术前探视及陪护制度	□ 告知监护设备、管路功能及注意事项 □ 告知术后饮食、体位要求 □ 告知疼痛注意事项 □ 告知术后可能出现情况的应对方式 □ 告知术后探视及陪护制度
护理处置	□ 核对患者姓名，佩戴腕带 □ 建立入院护理病历 □ 卫生处置：剪指（趾）甲、沐浴，更换病号服 □ 防跌倒、坠床宣教 □ 遵医嘱完成特殊检查 □ 了解患者基础疾病，遵医嘱予以对应处理或检测	□ 协助完成相关检查，做好解释说明 □ 遵医嘱完成治疗及用药	□ 送手术 核对患者并脱去衣物，保护患者 核对患者资料及带药 填写手术交接单接手术 核对患者及资料，填写手术交接单 □ 术后 遵医嘱完成治疗、用药
基础护理	□ 三级护理（生活不能完全自理患者予以二级护理） □ 晨晚间护理 □ 患者安全管理 □ 心理护理	□ 三级护理（生活不能完全自理患者予以二级护理） □ 晨晚间护理 □ 患者安全管理 □ 心理护理	□ 特级护理 □ 晨晚间护理 □ 协助生活护理 □ 指导患者采取正确体位 □ 六洁到位 □ 安全护理措施到位 □ 心理护理
专科护理	□ 护理查体 □ 填写跌倒及压疮防范表（需要时）	□ 遵医嘱完成相关检查和治疗	□ 密切观察患者生命体征 □ 密切观察引流的颜色、性质、量及伤口敷料情况 □ 患者声音、饮水情况 □ 准确记录24小时出入量 □ 遵医嘱予补液治疗
重点医嘱	□ 详见医嘱执行单	□ 详见医嘱执行单	□ 详见医嘱执行单
病情变异记录	□ 无　□ 有，原因： 1. 2.	□ 无　□ 有，原因： 1. 2.	□ 无　□ 有，原因： 1. 2.
护士签名			

时间	住院第4~6天 （术后第1~2日）	住院第6~10天 （出院日）
健康宣教	□ 饮食指导 □ 下床活动注意事项 □ 评价以前宣教效果 □ 相关检查及化验的目的及注意事项 □ 术后用药指导	□ 指导办理出院手续 □ 定时复查 □ 出院带药服用方法 □ 活动休息 □ 指导饮食
护理处置	□ 遵医嘱完成治疗、用药 □ 根据病情测量生命体征	□ 办理出院手续 □ 书写出院小结
基础护理	□ 一级或二级护理（根据患者病情和生活自理能力确定护理级别） □ 晨晚间护理 □ 协助生活护理 □ 协助饮水、进食温凉普通饮食	□ 二级护理 □ 晨晚间护理 □ 指导采取相应措施预防跌倒、坠床 □ 心理护理
专科护理	□ 病情患者生命体征 □ 观察患者伤口敷料、引流管情况 □ 患者声音、饮水情况	□ 观察病情变化 □ 观察伤口敷料、患者声音、饮水情况
重点医嘱	□ 详见医嘱执行单	□ 详见医嘱执行单
病情变异记录	□ 无 □ 有，原因： 1. 2.	□ 无 □ 有，原因： 1. 2.
护士签名		

（三）患者表单

结节性甲状腺肿临床路径患者表单

适用对象：第一诊断为结节性甲状腺肿（ICD10：E04.9）
行甲状腺（部分、次全、全）切除术（ICD-9-CM-3：06.2-06.5）

患者姓名：	性别：　　年龄：　　门诊号：	住院号：
住院日期：　　年　月　日	出院日期：　　年　月　日	标准住院日：≤10 天

时间	住院第 1 天	住院第 2 天	住院第 3～4 天 （手术日）
监测	□ 测量生命体征、体重	□ 测量生命体征（1 次/日）	□ 测量生命体征 □ 24 小时出入量
医患配合	□ 护士行入院护理评估（简单询问病史） □ 接受介绍相关制度 □ 医师询问现病史、既往病史、用药情况，收集资料并进行体格检查 □ 环境介绍 □ 配合完善术前相关化验、检查 □ 疾病知识、临床表现、治疗方法	□ 术前宣教 □ 配合完善术前相关检查、化验，如采血、留尿、心电图、X 线胸片、喉镜 □ 术前用物准备 □ 医师向患者及家属介绍病情手术谈话、术前签字 □ 手术时家属在等候区等候 □ 探视及陪护制度	□ 配合评估手术效果 □ 配合检查生命体征、伤口敷料、引流管，记出入量
护患配合	□ 配合测量体温、脉搏、呼吸、血压、体重 1 次 □ 配合完成入院护理评估（简单询问病史、过敏史、用药史） □ 接受入院宣教（环境介绍、病室规定、订餐制度、贵重物品保管、防跌倒坠床等） □ 有任何不适请告知护士	□ 配合测量体温、脉搏、呼吸、询问排便情况 1 次 □ 接受术前宣教 □ 抗菌药物皮试 □ 肠道准备：术前 12 小时禁食、禁水 □ 自行沐浴 □ 准备好必要用物，吸水管、纸巾等 □ 取下义齿、饰品等，贵重物品交家属保管	□ 清晨测量体温、脉搏、呼吸 1 次 □ 送手术室前，协助完成核对，带齐影像资料，脱去衣物，上手术车 □ 返回病房后，协助完成核对，配合移至病床上 □ 配合检查生命体征、伤口敷料、声音及饮水；记录出入量 □ 配合术后吸氧、监护仪监测、输液 □ 配合缓解疼痛 □ 有任何不适请告知护士
饮食	□ 遵医嘱	□ 术前 12 小时禁食、禁水	□ 术前禁食、禁水 □ 术后 5～6 小时可进食温凉水、酸奶及冰激凌等
排泄	□ 正常排尿便	□ 正常排尿便	□ 术后 4～5 小时内床上自行排尿 □ 床上排便
活动	□ 正常活动	□ 正常活动	□ 麻醉清醒后，头高位或半坐卧位 □ 卧床休息，保护管路 □ 床上活动，保护颈部伤口

时间	住院第4～6天 （术后第1～2日）	住院第6～10天 （出院日）
医患配合	□ 配合观察生命体征，检查伤口情况 □ 需要时，配合伤口换药 □ 配合拔除引流管	□ 接受出院前指导 □ 知道复查程序 □ 获取出院诊断书
护患配合	□ 配合定时测量生命体征、每日询问排便情况 □ 配合检查伤口敷料，记录出入量 □ 接受输液等治疗 □ 接受进水、进食、排便等生活护理 □ 注意活动安全，避免坠床或跌倒 □ 配合执行探视及陪护	□ 接受出院宣教 □ 办理出院手续 □ 获取出院带药 □ 知道服药方法、作用、注意事项 □ 知道护理伤口的方法 □ 知道复印病历方法
饮食	□ 根据医嘱，可进温凉普通饮食	□ 根据医嘱进普通饮食
排泄	□ 无排便或稀便 □ 避免便秘	□ 正常排尿 □ 无排便或稀便 □ 避免便秘
活动	□ 可床边或下床活动 □ 注意保护管路，勿牵拉、脱出等	□ 正常适度活动，避免疲劳

附：原表单（2009年版）

结节性甲状腺肿临床路径表单

适用对象：第一诊断为结节性甲状腺肿（ICD-10：E04.9）

行甲状腺（部分、次全、全）切除术（ICD-9-CM-3：06.2-06.5）

患者姓名：	性别：　　年龄：　　门诊号：	住院号：
住院日期：　　年　月　日	出院日期：　　年　月　日	标准住院日：≤10天

时间	住院第1～4天	住院第2～5天 （手术日）
主要诊疗工作	□ 询问病史、体格检查、初步诊断 □ 完成住院志和首次病程记录 □ 开具常规实验室检查单和辅助检查单 □ 上级医师查房、术前评估、确定手术方案 □ 完成术前小结和上级医师查房记录 □ 向患者及家属交代病情，签署手术知情同意书 □ 术前准备 □ 麻醉科医师术前访视，评估并记录，签署麻醉知情同意书 □ 签署术中病理冷冻检查及输血知情同意书 □ 下达术前医嘱	□ 实施手术 □ 下达术后医嘱 □ 完成手术记录和术后当天病程记录 □ 向家属交代术中情况及注意事项 □ 上级医师查房 □ 完成上级医师查房记录 □ 麻醉科医师术后随访 □ 交班前医师查看术后患者情况并记录交班
重点医嘱	**长期医嘱** □ 二级护理 □ 普通饮食 **临时医嘱** □ 血常规+血型、尿常规+镜检 □ 血生化、血糖、肝肾功能、凝血功能、感染性疾病筛查、甲状腺功能 □ 声带检查、耳鼻喉科会诊 □ 颈部X线片 **手术医嘱** □ 在颈丛神经阻滞麻醉或全身麻醉下行甲状腺（部分、次全、全）切除术 □ 如用普鲁卡因麻醉，应予皮试 □ 抗菌药物皮试 □ 必要的术前用药 □ 必要时术前备血	**长期医嘱** □ 术后护理常规 □ 一级护理 □ 术后6小时半流食 □ 观察呼吸、切口渗血、有无声嘶 **临时医嘱** □ 心电监护、吸氧、静脉补液 □ 备气管切开包
主要护理工作	□ 入院介绍、入院评估 □ 健康宣教、心理护理 □ 指导患者完成相关辅助检查 □ 术前准备 □ 定时巡视病房	□ 观察病情变化 □ 术后生活护理、饮食指导、心理护理、疼痛护理 □ 定时巡视病房

续　表

时间	住院第1～4天			住院第2～5天 （手术日）		
病情 变异 记录	□无　□有，原因： 1. 2.			□无　□有，原因： 1. 2.		
护士 签名	白班	□小夜班	□大夜班	□白班	□小夜班	□大夜班
医师 签名						

时间	住院第3～6天 （术后第1日）			住院第4～7天 （术后第2日）		
主要诊疗工作	□ 上级医师查房：进行手术切口、并发症的评估，确定是否可以拔除切口引流管 □ 完成日常病程记录和上级医师查房记录			□ 医师查房 □ 完成病程记录		
重点医嘱	**长期医嘱** □ 二级护理 **临时医嘱** □ 切口换药			**长期医嘱** □ 二级护理		
主要护理工作	□ 观察患者病情变化 □ 健康宣教			□ 观察患者病情变化 □ 健康宣教		
病情变异记录	□ 无　□ 有，原因： 1. 2.			□ 无　□ 有，原因： 1. 2.		
护士签名	白班	小夜班	大夜班	白班	小夜班	大夜班
医师签名						

时间	住院第5～8天 （术后第3日）			住院第6～10天 （术后第4～6日）		
主要诊疗工作	□ 医师查房 □ 完成病程记录			□ 上级医师查房，确定患者出院日期 □ 完成上级医师查房记录 □ 出院日完成出院总结和病历首页的填写 □ 切口换药，切口评估 □ 向患者交代出院注意事项、复诊时间 □ 通知出院		
重点医嘱	**长期医嘱** □ 二级护理			**临时医嘱** □ 住院日切口换药 □ 通知出院 □ 出院日切口拆线		
主要护理工作	□ 观察患者病情变化 □ 健康宣教			□ 观察患者病情变化 □ 健康宣教 □ 协助患者办理出院手续 □ 出院指导		
病情变异记录	□ 无 □ 有，原因： 1. 2.			□ 无 □ 有，原因： 1. 2.		
护士签名	白班	小夜班	大夜班	白班	小夜班	大夜班
医师签名						

第二章

原发性甲状腺功能亢进症临床路径释义

一、原发性甲状腺功能亢进症编码

疾病名称及编码：原发性甲状腺功能亢进症（ICD-10：E05）

手术操作名称及编码：甲状腺次全切除手术（ICD-9-CM-3：06.39）

二、临床路径检索方法

E05 伴 06.39

三、原发性甲状腺功能亢进症临床路径标准住院流程

（一）适用对象

第一诊断为原发性甲状腺功能亢进症（ICD -10：E05.0），行甲状腺次全切除手术（ICD-9-CM-3：06.3902）。

释义

- 本临床路径适用对象是正规内科治疗后复发患者。
- 如患者合并有甲状腺癌应进入其他相应路径。

（二）诊断依据

根据《中国甲状腺疾病诊治指南》（中华医学会内分泌学分会编著，人民军医出版社，2008 年）、《甲状腺外科》（陈国锐主编，人民卫生出版社，2005 年）及全国高等学校教材《外科学（第 7 版）》（陈孝平主编，人民卫生出版社，2008 年）。

1. 临床甲亢症状和体征。
2. 甲状腺弥漫性肿大（触诊和 B 超证实）。
3. 血清 TSH 浓度降低，甲状腺激素浓度升高。
4. 眼球突出和其他浸润性眼征。
5. 胫前黏液性水肿。
6. 甲状腺 TSH 受体抗体（TRAb 或 TSAb）阳性。

以上标准中，1、2、3 项为诊断必备条件，4、5、6 项为诊断辅助条件。

（三）选择治疗方案的依据

根据《中国甲状腺疾病诊治指南》（中华医学会内分泌学分会编著，人民军医出版社，2008 年）、《甲状腺外科（第 1 版）》（陈国锐主编，人民卫生出版社，2005 年）及全国高等学校教材《外科学（第 7 版）》（陈孝平主编，人民卫生出版社，2008 年）。

甲状腺次全切除手术适用于：

1. 甲亢长期药物治疗无效或效果不佳的。
2. 甲亢甲状腺药物或^{131}碘放射性核素治疗后复发。

3. 甲状腺较大对周围脏器有压迫或胸骨后甲状腺肿。
4. 疑似与甲状腺癌并存者。
5. 妊娠期甲亢药物控制不佳者，可以在妊娠中期（13～24 周）进行手术。

（四）标准住院日

5～8 天。

（五）进入路径标准

1. 第一诊断必须符合 ICD-10：E05.0 原发性甲状腺功能亢进症疾病编码。
2. 有手术指征患者。
3. 患者的甲亢病情稳定，术前准备有两种方法，可在门诊完成：
（1）术前应用抗甲状腺药物基本控制甲亢症状后，改服 2 周碘剂，再进行手术。
（2）对症状较轻的患者开始即用碘剂，2～3 周后甲亢症状得到基本控制，可进行手术。
4. 当患者合并其他疾病，但住院期间不需要特殊处理也不影响第一诊断的临床路径流程实施时，可以进入路径。

释义

■ 患者合并高血压、糖尿病、冠心病等其他慢性疾病，如不影响麻醉和手术，不影响术前准备时间，可进入本路径。上述慢性疾病如需要经治疗稳定后才能手术，术前准备过程先进入其他相应内科疾病的诊疗路径。

■ 术中术后病理证实为恶性病变者，应进入其他相应路径。

（六）术前准备

1～2 天。

1. 必须的检查项目：
（1）血常规、尿常规、便常规+隐血。
（2）肝肾功能、电解质、凝血功能、感染性疾病筛查（乙型肝炎、丙型肝炎、艾滋病、梅毒等）。
（3）心电图、胸部 X 线检查。
（4）甲状腺功能检查、抗甲状腺抗体、甲状腺球蛋白。
（5）请耳鼻喉科会诊了解声带情况。
2. 根据患者病情可选择：
（1）气管正侧位。
（2）肺功能、超声心动图检查和血气分析等。
（3）甲状腺核素扫描、甲状腺 B 超。

释义

■ 如有合并症可增加相关必要检查。

■ 甲状腺功能检查应包括 T_3、T_4、TSH，对于明显数值升高的患者应再次内科治疗后，行手术治疗。

■ B 超可提示有无可疑恶变结节，是重要的术前检查。

■ 对于腺体肥大明显者，可进行术前配血。

（七）预防性抗菌药物选择与使用时机

按照《抗菌药物临床应用指导原则》（卫医发〔2004〕285号）执行。通常不需预防用抗菌药物。

（八）手术日

入院第3~4天。

1. 麻醉方式：气管内插管全身麻醉、局部麻醉或颈丛麻醉。
2. 手术方式：甲状腺次全切除术。
3. 术中用药：麻醉常规用药。
4. 输血：根据术前血红蛋白状况及术中出血情况而定。
5. 病理学检查：术中行冷冻病理学检查，术后行石蜡切片病理学检查。

释义

■ 常规保留甲状腺组织，约患者拇指大小。必要时，在术中可考虑使用神经监测技术实时监测，以避免喉返神经损伤。

■ 术中发现可疑恶性结节应进行术中冷冻切片病理检查。

■ 手术应常规放置引流，可选择皮片或引流管。

（九）术后住院恢复

2~5天。

1. 生命体征监测，严密观察有无出血及甲状腺危象等并发症发生。
2. 视具体情况尽早拔除尿管、皮片或引流管。
3. 指导患者术后饮食。
4. 实验室检查：必要时复查血常规、血生化、甲状腺功能等。

释义

■ 术后应密切观察伤口引流情况及呼吸通畅情况，床旁应常规备气管切开包。

■ 术后2~4周复查甲状腺功能，如有甲状腺功能减退应给予替代治疗。

（十）出院标准

1. 无切口感染，引流管已拔除。
2. 生命体征平稳，可自由活动。
3. 饮食恢复，无需静脉补液。
4. 无需要住院处理的其他并发症或合并症。

释义

■ 一般情况好，颈部伤口无积液、积血，皮片或引流管拔除后即可出院。

（十一）变异及原因分析

1. 术前检查提示甲亢症状未能有效控制，则暂缓手术。
2. 术中冰冻提示甲状腺炎或甲状腺癌等，转入相应路径。
3 合并胸骨后巨大甲状腺肿有可能需要开胸手术。
4. 术后出现并发症需要进行相关的诊断和治疗。

四、原发性甲状腺功能亢进症临床路径给药方案

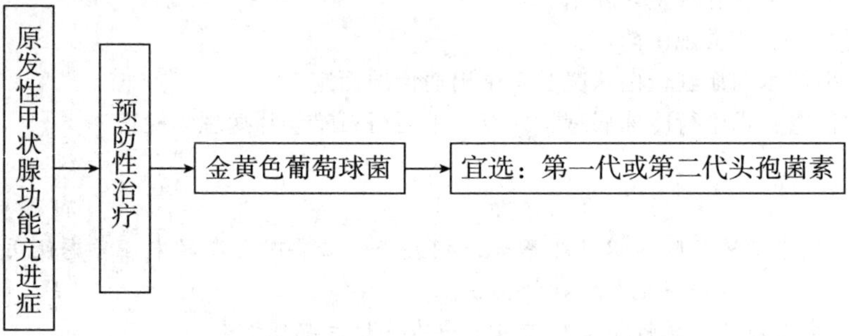

【用药选择】

1. 原发性甲状腺功能亢进为无菌手术，可不应用抗菌药物。
2. 为预防术后切口感染，应针对金黄色葡萄球菌选用药物。
3. 第一代头孢菌素常用的注射剂有头孢唑林、头孢噻吩、头孢拉定等，口服制剂有头孢拉定、头孢苄胺和头孢羟氨苄等。第二代头孢菌素注射剂有头孢呋辛、头孢替安等，口服制剂有头孢克洛、头孢呋辛酯和头孢丙烯等。

【药学提示】

1. 接受原发性甲状腺功能亢进手术者，应在术前 0.5～2 小时给药，或麻醉开始时给药，使手术切口暴露时局部组织中已达到足以杀灭手术过程中入侵切口细菌的药物浓度。
2. 手术时间较短（<2 小时）的清洁手术，术前用药一次即可。手术时间超过 3 小时，可手术中给予第 2 次。

【注意事项】

1. 原发性甲状腺功能亢进手术切口属于Ⅰ类切口，可不应用抗菌药物。如患者有免疫功能低下、伴有其他易感疾病时，可按规定适当预防性和术后应用抗菌药物，但需注意应尽可能单一、短程、较小剂量给药。
2. 用药前必须详细询问患者先前有否对头孢菌素类、青霉素类或其他药物的过敏史。

五、推荐表单

（一）医师表单

原发性甲状腺功能亢进症临床路径医师表单

适用对象：第一诊断为原发性甲状腺功能亢进症（ICD-10：E05.0）
行甲状腺次全切术（ICD-9-CM-3：06.3902）

患者姓名：	性别： 年龄： 门诊号：	住院号：
住院日期： 年 月 日	**出院日期：** 年 月 日	**标准住院日：5～8天**

时间	住院第1～4天	住院第2～5天 （手术日）
主要诊疗工作	□ 询问病史、体格检查、初步诊断 □ 完成住院病历和首次病程记录 □ 开具常规实验室检查单和辅助检查单 □ 上级医师查房、术前评估、确定手术方案 □ 完成术前小结和上级医师查房记录 □ 向患者及家属交代病情，签署手术知情同意书 □ 术前准备 □ 麻醉科医师术前访视，评估并记录，签署麻醉知情同意书 □ 签署术中冰冻病理检查及输血知情同意书 □ 下达术前医嘱	□ 实施手术 □ 下达术后医嘱 □ 完成手术记录和术后当天病程记录 □ 向家属交代术中情况及注意事项 □ 上级医师查房 □ 完成上级医师查房记录 □ 麻醉科医师术后随访 □ 交班前医师查看术后患者情况并记录交班
重点医嘱	**长期医嘱** □ 二级护理 □ 普通饮食 **临时医嘱** □ 血常规+血型、尿常规+镜检 □ 血生化、血糖、肝肾功能、凝血功能、感染性疾病筛查、甲状腺功能 □ 声带检查、耳鼻喉科会诊 □ 颈部X线片（气管相） **手术医嘱** □ 在颈丛神经阻滞麻醉或全身麻醉下行甲状腺（部分、次全、全）切除术 □ 如用普鲁卡因麻醉，应予皮试 □ 抗菌药物皮试 □ 必要的术前用药 □ 必要时术前备血	**长期医嘱** □ 术后护理常规 □ 一级护理 □ 术后6小时半流食 □ 观察呼吸、切口渗血、有无声嘶 **临时医嘱** □ 心电监护、吸氧、静脉补液 □ 备气管切开包
病情变异记录	□ 无 □ 有，原因： 1. 2.	□ 无 □ 有，原因： 1. 2.
医师签名		

时间	住院第3～6天 （术后第1日）	住院第4～7天 （术后第2日）
主要诊疗工作	□ 上级医师查房：进行手术切口、并发症的评估，确定是否可以拔除切口皮片或引流管 □ 完成日常病程记录和上级医师查房记录	□ 医师查房 □ 完成病程记录
重点医嘱	**长期医嘱** □ 二级护理 **临时医嘱** □ 切口换药	**长期医嘱** □ 二级护理
病情变异记录	□ 无 □ 有，原因： 1. 2.	□ 无 □ 有，原因： 1. 2.
医师签名		

时间	住院第 5～8 天 （术后第 4～6 日）
主要诊疗工作	□ 上级医师查房，确定患者出院日期 □ 完成上级医师查房记录 □ 出院日完成出院总结和病历首页的填写 □ 切口换药，切口评估 □ 向患者交代出院注意事项、复诊时间 □ 通知出院
重点医嘱	**临时医嘱** □ 住院日切口换药 □ 通知出院 □ 出院日切口拆线
病情变异记录	□ 无　□ 有，原因： 1. 2.
医师签名	

（二）护士表单

原发性甲状腺功能亢进症临床路径护士表单

适用对象：第一诊断为原发性甲状腺功能亢进症（ICD-10：E05.0）

行甲状腺次全切术（ICD-9-CM-3：06.3902）

患者姓名：	性别：　　年龄：　　门诊号：	住院号：
住院日期：　　年　月　日	**出院日期：**　　年　月　日	**标准住院日：5～8天**

时间	住院第1天	住院第2天	住院第3～4天 （手术日）
健康宣教	□ 介绍主管医师、护士 □ 介绍医院内相关制度 □ 介绍环境、设施 □ 介绍住院注意事项 □ 介绍疾病知识	□ 介绍术前准备及手术过程 □ 术前用药的药理作用及注意事项 □ 告知术前洗浴、物品的准备 □ 告知签字及麻醉科访视事宜 □ 使用药品的宣教 □ 强调术前探视及陪护制度	□ 告知监护设备、管路功能及注意事项 □ 告知术后饮食、体位要求 □ 告知疼痛注意事项 □ 告知术后可能出现情况的应对方式 □ 告知术后探视及陪护制度
护理处置	□ 核对患者姓名，佩戴腕带 □ 建立入院护理病历 □ 卫生处置：剪指（趾）甲、沐浴，更换病号服 □ 防跌倒、坠床宣教 □ 遵医嘱完成特殊检查 □ 了解患者基础疾病，遵医嘱予以对应处理或检测	□ 协助完成相关检查，做好解释说明 □ 遵医嘱完成治疗及用药	□ 送手术 核对患者并脱去衣物，保护患者 核对患者资料及带药填写手术交接单接手术 核对患者及资料，填写手术交接单 □ 术后 遵医嘱完成治疗、用药
基础护理	□ 三级护理（生活不能完全自理患者予以二级护理） □ 晨晚间护理 □ 患者安全管理 □ 心理护理	□ 三级护理（生活不能完全自理患者予以二级护理） □ 晨晚间护理 □ 患者安全管理 □ 心理护理	□ 特级护理 □ 晨晚间护理 □ 协助生活护理 □ 指导患者采取正确体位 □ 六洁到位 □ 安全护理措施到位 □ 心理护理
专科护理	□ 护理查体 □ 填写跌倒及压疮防范表（需要时）	□ 遵医嘱完成相关检查和治疗	□ 密切观察患者生命体征 □ 密切观察引流的颜色、性质、量及伤口敷料情况 □ 患者声音、饮水情况 □ 准确记录24小时出入量 □ 遵医嘱予补液治疗
重点医嘱	□ 详见医嘱执行单	□ 详见医嘱执行单	□ 详见医嘱执行单
病情变异记录	□ 无　□ 有，原因： 1. 2.	□ 无　□ 有，原因： 1. 2.	□ 无　□ 有，原因： 1. 2.
护士签名			

时间	住院第 4 ~6 天 （术后第 1 ~2 日）	住院第 6 ~8 天 （出院日）
健康宣教	□ 饮食指导 □ 下床活动注意事项 □ 评价以前宣教效果 □ 相关检查及化验的目的及注意事项 □ 术后用药指导	□ 指导办理出院手续 □ 定时复查 □ 出院带药服用方法 □ 活动休息 □ 指导饮食
护理处置	□ 遵医嘱完成治疗、用药 □ 根据病情测量生命体征	□ 办理出院手续 □ 书写出院小结
基础护理	□ 一级或二级护理（根据患者病情和生活自理能力确定护理级别） □ 晨晚间护理 □ 协助生活护理 □ 协助饮水、进食温凉普通饮食	□ 二级护理 □ 晨晚间护理 □ 指导采取相应措施预防跌倒、坠床 □ 心理护理
专科护理	□ 病情患者生命体征 □ 观察患者伤口敷料、引流管情况 □ 患者声音、饮水情况	□ 观察病情变化 □ 观察伤口敷料、患者声音、饮水情况
重点医嘱	□ 详见医嘱执行单	□ 详见医嘱执行单
病情变异记录	□ 无　□ 有，原因： 1. 2.	□ 无　□ 有，原因： 1. 2.
护士签名		

（三）患者表单

原发性甲状腺功能亢进症临床路径患者表单

适用对象：第一诊断为原发性甲状腺功能亢进症（ICD-10：E05.0）
行甲状腺次全切术（ICD-9-CM-3：06.3902）

患者姓名：	性别：　年龄：　门诊号：	住院号：
住院日期：　年　月　日	**出院日期：**　年　月　日	**标准住院日：5~8天**

时间	住院第1天	住院第2天	住院第3~4天（手术日）
监测	□ 测量生命体征、体重	□ 测量生命体征（1次/日）	□ 测量生命体征 □ 24小时出入量
医患配合	□ 护士行入院护理评估（简单询问病史） □ 接受个绍相关制度 □ 医师询问现病史、既往病史、用药情况，收集资料并进行体格检查 □ 环境介绍 □ 配合完善术前相关化验、检查 □ 疾病知识、临床表现、治疗方法	□ 术前宣教 □ 配合完善术前相关检查、化验，如采血、留尿、心电图、X线胸片、喉镜 □ 术前用物准备 □ 医师向患者及家属介绍病情手术谈话、术前签字 □ 手术时家属在等候区等候 □ 探视及陪护制度	□ 配合评估手术效果 □ 配合检查生命体征、伤口敷料、引流管，记出入量
护患配合	□ 配合测量体温、脉搏、呼吸、血压、体重1次 □ 配合完成入院护理评估（简单询问病史、过敏史、用药史） □ 接受入院宣教（环境介绍、病室规定、订餐制度、贵重物品保管、防跌倒坠床等） □ 有任何不适请告知护士	□ 配合测量体温、脉搏、呼吸、询问排便情况1次 □ 接受术前宣教 □ 抗菌药物皮试 □ 肠道准备：术前禁食6小时、禁水2小时 □ 自行沐浴 □ 准备好必要用物，吸水管、纸巾等 □ 取下义齿、饰品等，贵重物品交家属保管	□ 清晨测量体温、脉搏、呼吸1次 □ 送手术室前，协助完成核对，带齐影像资料，脱去衣物，上手术车 □ 返回病房后，协助完成核对，配合移至病床上 □ 配合检查生命体征、伤口敷料、声音及饮水；记录出入量 □ 配合术后吸氧、监护仪监测、输液 □ 配合缓解疼痛 □ 有任何不适请告知护士
饮食	□ 遵医嘱	□ 术前禁食6小时、禁水2小时	□ 术前禁食、禁水 □ 术后5~6小时可进食温凉水、酸奶及冰激凌等
排泄	□ 正常排尿便	□ 正常排尿便	□ 术后4~5小时内床上自行排尿 □ 床上排便
活动	□ 正常活动	□ 正常活动	□ 麻醉清醒后，头高位或半坐卧位 □ 卧床休息，保护管路 □ 床上活动，保护颈部伤口

附：原表单（2011 年版）

原发性甲状腺功能亢进症临床路径表单

适用对象：第一诊断为原发性甲状腺功能亢进症（ICD-10：E05.0）
行甲状腺次全切术（ICD-9-CM-3：06.3902）

患者姓名：	性别：　　年龄：　　门诊号：	住院号：
住院日期：　　年　月　日	出院日期：　　年　月　日	标准住院日：5～8 天

日期	住院第 1 天	住院第 2～3 天 （手术前 1 日）
主要诊疗工作	□ 询问病史及体格检查 □ 完成住院病历和首次病程记录 □ 开具实验室检查单 □ 上级医师查房与术前评估 □ 初步确定诊治方案和特殊检查项目	□ 上级医师查房 □ 完成术前准备与术前评估 □ 根据检查检验结果进行术前讨论，确定治疗方案 □ 如考虑有恶性转入相应临床路径 □ 完成必要的相关科室会诊 □ 术前 1 日申请手术及开手术医嘱 □ 完成上级医师查房记录、术前讨论、术前小结等 □ 完成术前总结、手术方式、手术关键步骤、术中注意事项等 □ 向患者及家属交代病情及手术安排，围术期注意事项 □ 签署手术知情同意书、自费用品协议书、输血同意书、麻醉同意书或签授权委托书
重点医嘱	**长期医嘱** □ 外科二级护理常规 □ 饮食（依据患者情况定） **临时医嘱** □ 血常规+血型、尿常规、便常规+隐血 □ 凝血功能、生电解质、肝肾功能、感染性疾病筛查、甲状腺功能、抗甲状腺抗体、甲状腺球蛋白 □ 心电图、胸部 X 线检查 □ 甲状腺 B 超，气管正侧位、肺功能、超声心动图（视患者情况而定） □ 耳鼻喉科会诊 □ 其他：根据患者其他基础疾病情况而定	**长期医嘱** □ 患者既往基础用药 **临时医嘱** □ 会诊单 □ 术前医嘱： （1）常规准备明日在气管内全身麻醉下行甲状腺次全切除术 （2）备皮 （3）术前禁食 6 小时、禁水 2 小时 （4）麻醉用药 □ 术中特殊用药带药 □ 带影像学资料入手术室 □ 预约 ICU（视情况而定）
主要护理工作	□ 入院介绍 □ 入院评估 □ 健康教育 □ 活动指导 □ 饮食指导 □ 患者相关检查配合的指导 □ 心理支持	□ 静脉抽血 □ 健康教育 □ 饮食指导 □ 疾病知识指导 □ 术前指导 □ 促进睡眠（环境、药物） □ 心理支持

续 表

日期	住院第1天	住院第2~3天 （手术前1日）
病情变异记录	□无 □有，原因： 1. 2.	□无 □有，原因： 1. 2.
护士签名		
医师签名		

<table>
<tr><td rowspan="2">日期</td><td colspan="2">住院第 3～4 天
（手术日）</td></tr>
<tr><td>术前与术中</td><td>术后</td></tr>
<tr><td>主要诊疗工作</td><td>□ 陪送患者入手术室
□ 麻醉准备，监测生命体征
□ 施行手术
□ 保持各引流管通畅
□ 术中行冰冻病理学检查，术终行常规病理学检查</td><td>□ 麻醉医师完成麻醉记录
□ 完成术后首次病程记录
□ 完成手术记录
□ 向患者及家属说明手术情况</td></tr>
<tr><td>重点医嘱</td><td>长期医嘱
□ 甲状腺功能亢进症常规护理
□ 禁食
临时医嘱
□ 术中冷冻检查</td><td>长期医嘱
□ 甲状腺次全切除术后常规护理
□ 一级护理
□ 禁食
□ 颈部切口引流接负压袋吸引并记量
□ 尿管接尿袋（视手术时间而定）
临时医嘱
□ 吸氧
□ 床边备气管切开包
□ 血常规及生化检查（必要时）</td></tr>
<tr><td>主要护理工作</td><td>□ 健康教育
□ 饮食：术前禁食、禁水
□ 术前沐浴、更衣，取下义齿、饰物
□ 告知患者及家属术前流程及注意事项
□ 指导术前注射用药后注意事项
□ 术前手术物品准备
□ 陪送患者入手术室
□ 术中根据患者病情决定留置尿管
□ 床边放置气管切开包
□ 心理支持（患者及家属）</td><td>□ 体位与活动：平卧，去枕 6 小时，协助改变体位（半坐卧位），指导颈部活动
□ 按医嘱吸氧、禁食、禁水
□ 密切观察患者情况
□ 疼痛护理
□ 留置管道护理及指导
□ 心理支持（患者及家属）</td></tr>
<tr><td>病情变异记录</td><td colspan="2">□ 无　□ 有，原因：
1.
2.</td></tr>
<tr><td>护士签名</td><td colspan="2"></td></tr>
<tr><td>医师签名</td><td colspan="2"></td></tr>
</table>

日期	住院第4~6天 （术后第1~2日）	住院第5~8天 （出院日）
主要诊疗工作	□ 上级医师查房 □ 观察病情变化，包括颈部、耳前叩击征及声音情况等 □ 观察引流量和性状，视引流情况拔除颈部引流管及尿管 □ 检查手术切口，更换敷料 □ 分析实验室检验结果 □ 维持水电解质平衡 □ 住院医师完成常规病程记录	□ 上级医师查房 □ 观察病情变化，包括颈部、耳前叩击征及声音情况等 □ 观察引流量和颜色 □ 住院医师完成常规病程记录 □ 必要时予相关特殊检查 □ 明确是否符合出院标准 □ 完成出院记录、病案首页、出院证明书等 □ 通知出入院处 □ 通知患者及家属 □ 向患者告知出院后注意事项，如康复计划、返院复诊、后续治疗及相关并发症的处理等 □ 出院小结、诊断证明书及出院须知交予患者
重点医嘱	**长期医嘱**（参见昨天医嘱） □ 甲状腺手术后常规护理 □ 一级护理 □ 半流 □ 拔除颈部引流管接袋并记量 □ 化痰药 □ 患者既往基础用药 **临时医嘱** □ 适当补充葡萄糖液和盐水液体支持 □ 切口换药并拔除引流 □ 拔除尿管	**长期医嘱**（参见左列） □ 二级或三级护理（视情况） □ 患者既往基础用药 **临时医嘱** □ 补充进食不足的液体支持 □ 并发症处理（必要时） □ 预约切口拆线 **出院医嘱** □ 出院带药
主要护理工作	□ 体位：指导患者下床活动及颈部活动 □ 观察患者病情变化 □ 指导饮食 □ 遵医嘱拔除尿管 □ 疼痛护理 □ 生活护理（一级护理） □ 心理支持	□ 体位与活动：自主体位，指导颈部活动 □ 指导饮食 □ 协助或指导生活护理 □ 出院指导 □ 办理出院手续 □ 复诊时间 □ 作息、饮食、活动 □ 服药指导 □ 清洁卫生 □ 疾病知识
病情变异记录	□ 无 □ 有，原因： 1. 2.	□ 无 □ 有，原因： 1. 2.
护士签名		
医师签名		

第三章

甲状腺良性肿瘤临床路径释义

一、甲状腺良性肿瘤编码

1. 国家卫生和计划生育委员会原编码：

疾病名称及编码：甲状腺良性肿瘤（ICD-10：D34）

手术操作名称及编码：甲状腺部分切除、甲状腺次全切除或甲状腺近全切除术（ICD-9-CM-3：06.2/06.39）

2. 修改编码：

疾病名称及编码：甲状腺良性肿瘤（ICD-10：D34）

结节性甲状腺肿（ICD-10：E04）

手术操作名称及编码：单侧甲状腺腺叶切除术（ICD-9-CM-3：06.2）

部分甲状腺切除术（ICD-9-CM-3：06.3）

胸骨后甲状腺切除术（ICD-9-CM-3：06.5）

二、临床路径检索方法

（D34/E04）伴（06.2 /06.3 /06.5）

三、甲状腺良性肿瘤临床路径标准住院流程

（一）适用对象

第一诊断为甲状腺良性肿瘤（ICD-10：D34），手术方式为行甲状腺部分切除、甲状腺次全切除或甲状腺近全切除术（ICD-9-CM-3：06.2/06.39）。

释义

■ 适用对象编码参见第一部分。

■ 本路径适用对象为甲状腺腺瘤，结节性甲状腺肿。

■ 根据肿瘤大小、部位，甲状腺良性肿瘤的手术方式分甲状腺部分切除、甲状腺次全切除或甲状腺近全切除术。

（二）诊断依据

根据《临床诊疗指南·普通外科分册（第1版）》（中华医学会编著，人民卫生出版社）、《甲状腺外科（第1版）》（陈国锐主编，人民卫生出版社）及全国高等学校教材《外科学（第7版）》（陈孝平主编，人民卫生出版社）。

1. 发现颈前区肿物，无或伴有甲亢临床表现。
2. 体检提示颈前区肿块，随吞咽而上下活动。
3. 颈部B超提示甲状腺良性肿瘤。
4. 甲状腺功能正常或有甲亢表现。

释义

■ 甲状腺良性肿瘤患者一般无明显症状。肿瘤呈圆形或椭圆形，大小不等，肿瘤活动度好，表面光滑，边界清，与周围组织无粘连，随吞咽上下移动。个别肿瘤较大者可压迫气管，使气管、食管移位。有时因肿块内出血，瘤体会突然增大，伴有局部胀痛。

■ 高分辨率超声检查是评估甲状腺结节的首选方法，对触诊怀疑，或是在X线、CT、MR或SPECT检查中提示的甲状腺结节均应行超声检查 。颈部超声可确定甲状腺结节的大小、数目、位置、质地、边界、包膜、钙化、血供和周围组织的关系等情况，同时评估颈部区域有无淋巴结及淋巴结大小、形态和结构特点。

■ 甲状腺良性肿瘤可以恶变，恶变者不属于本路径范畴。

（三）选择治疗方案的依据

根据《临床诊疗指南·普通外科分册（第1版）》（中华医学会编著，人民卫生出版社）、《甲状腺外科（第1版）》（陈国锐主编，人民卫生出版社）及全国高等学校教材《外科学（第7版）》（陈孝平主编，人民卫生出版社）。

手术方式选择应保证甲状腺肿物连同周边少量正常组织一并切除（视术中情况可选择甲状腺部分切除、甲状腺次全切除或甲状腺近全切除术），术中应行标本冷冻检查以除外恶变。

释义

■ 各医疗单位执行甲状腺良性肿瘤临床路径时，可根据疾病肿瘤制定具体的入路名称。

■ 肿瘤较小或生长缓慢的甲状腺良性肿瘤可以不做处理。因病情复杂、患者自身机体的原因或医疗条件的限制不适合手术的患者，要向患者提供其他治疗方式的选择，履行医师的告知义务和患者对该病的知情权。

■ 本病是良性肿瘤，手术为择期手术。

（四）临床路径标准住院日

6～9天。

释义

■ 甲状腺良性肿瘤患者入院后，常规检查包括超声、X线检查等准备1～2天，术后恢复2～5天，总住院时间小于9天的均符合本路径要求。

（五）进入路径标准

1. 第一诊断必须符合ICD-10：D34甲状腺良性肿瘤疾病编码。

2. 当患者合并其他疾病，但住院期间不需要特殊处理也不影响第一诊断的临床路径流程实施时，可以进入路径。

释义

■ 本路径适用对象为甲状腺腺瘤、结节性甲状腺肿。

■ 患者如果合并高血压、糖尿病、冠心病、慢性阻塞性肺炎、慢性肾病等其他慢性疾病，需要术前对症治疗时，如果不影响麻醉和手术，不影响术前准备的时间，可进入本路径。上述慢性疾病如果需要经治疗稳定后才能手术，术前需特殊准备的，先进入其他相应内科疾病的诊疗路径。

（六）术前准备

1～2天。

1. 必须的检查项目：

（1）血常规、尿常规、便常规+隐血。

（2）肝功能、肾功能、电解质、凝血功能、感染性疾病筛查（乙型肝炎、丙型肝炎、艾滋病、梅毒等）。

（3）心电图、胸部X线检查。

（4）甲状腺功能检查、抗甲状腺抗体、甲状腺球蛋白、血清降钙素，甲状腺及颈部淋巴结B超。

（5）请耳鼻喉科会诊了解声带情况。

2. 根据患者病情可选择：

（1）气管正侧位。

（2）肺功能、超声心动图检查和血气分析等。

（3）甲状腺核素扫描。

释义

■ 必查项目是确保手术治疗安全、有效开展的基础，术前必须完成。

■ 为缩短患者住院等待时间，检查项目可以在患者入院前于门诊完成。

■ 对于肿瘤较大压迫气管者术前应进行气管正侧位检查，评估气管受压情况。

■ 对于肿瘤可疑恶变者，可行甲状腺核素扫描。

■ 高龄患者或有心肺功能异常患者，术前根据病情增加心脏彩超、肺功能、血气分析等检查。

■ 对于肿瘤巨大，部分位于胸骨后的患者，应行颈部CT检查，评估气管受压情况，胸骨后肿瘤与颈部甲状腺是否连续，并明确肿块与周围组织、脏器的关系。

（七）预防性抗菌药物选择与使用时机

按照《抗菌药物临床应用指导原则》（卫医发〔2004〕285号）执行。通常不需预防用抗菌药物。

释义

■ 甲状腺良性肿瘤手术切口属于Ⅰ类切口，通常不需预防用抗菌药物。

（八）手术日

入院第3～4天。

1. 麻醉方式：气管内插管全身麻醉、局部麻醉或颈丛麻醉。
2. 手术方式：根据甲状腺肿物大小及其部位、性质选择甲状腺部分切除、甲状腺次全切除或甲状腺近全切除术。
3. 术中用药：麻醉常规用药。
4. 输血：根据术前血红蛋白状况及术中出血情况而定。
5. 病理学检查：术中行冷冻病理学检查，术后行石蜡切片病理学检查。

释义

■ 目前甲状腺良性肿瘤手术多采用气管内插管全身麻醉。

■ 手术是否输血依照术中出血量而定，可根据医院条件采用自体血回输系统，必要时输异体血。

■ 手术中应常规进行术中冷冻病理学检查及术后石蜡切片病理学检查，明确肿瘤性质及治疗方案，恶变者不属于本路径范畴。

■ 对于胸骨后甲状腺肿，巨大甲状腺肿物，考虑喉返神经有移位者，可以选择应用术中神经监测以保护喉返神经。

（九）术后住院恢复

2～5天。

1. 生命体征监测，严密观察有无出血等并发症发生。
2. 根据病情，按照《国家基本药物》目录选择使用雾化、止血药、补液等治疗，时间1～2天（视具体情况而定）。
3. 根据病情，尽早拔除尿管、皮片或引流管。
4. 实验室检查：必要时复查血常规、血生化等。

释义

■ 术后可根据患者恢复情况做必须复查的检查项目，并根据病情变化增加检查的频次。复查项目并不仅局限于路径中的项目，还应包括甲状腺功能检查等。

（十）出院标准

1. 无切口感染、引流管拔除。
2. 生命体征平稳，可自由活动。
3. 饮食恢复，无需静脉补液。
4. 无需要住院处理的其他并发症或合并症。

释义

■ 主治医师应在出院前，通过复查的各项检查并结合患者恢复情况决定是否能出院。如果确有需要继续留院治疗的情况，超出了路径所规定的时间，应先处理并发症并符合出院条件后再准许患者出院。

（十一）变异及原因分析

1. 术中冷冻提示甲状腺炎或甲状腺癌等转入相应路径。
2. 胸骨后巨大甲状腺肿有可能需要开胸手术。
3. 合并甲状腺功能亢进症的甲状腺良性肿瘤转入相应路径。
4. 术后出现并发症需要进行相关的诊断和治疗。

释义

■ 对于轻微变异，如由于某种原因，路径指示应当于某一天的操作不能如期进行而要延期的，这种改变不会对最终结果产生重大改变，也不会更多的增加住院天数和住院费用，可不出本路径。

■ 除以上所列变异及原因外，如还出现医疗、护理、患者、环境等多方面的变异原因，应阐明变异相关问题的重要性，必要时须及时退出本路径，并请应将特殊的变异原因进行归纳、总结，以便重新修订路径时作为参考，不断完善和修订路径。

四、甲状腺良性肿瘤临床路径给药方案

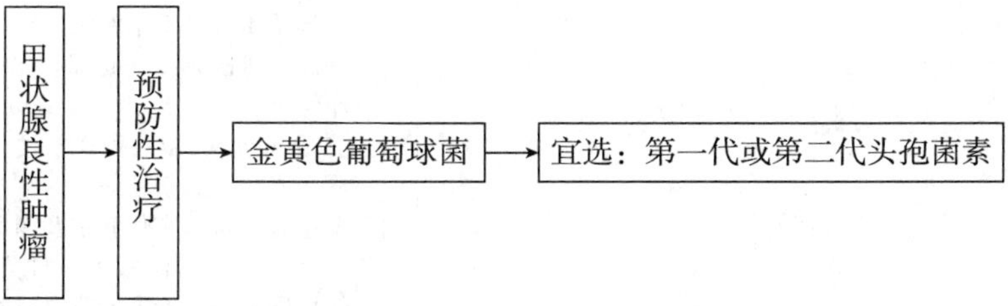

【用药选择】

1. 为预防术后切口感染，应针对金黄色葡萄球菌选用药物。
2. 第一代头孢菌素常用的注射剂有头孢唑林、头孢噻吩、头孢拉定等，口服制剂有头孢拉定、头孢氨苄和头孢羟氨苄等。第二代头孢菌素注射剂有头孢呋辛、头孢替安等，口服制剂有头孢克洛、头孢呋辛酯和头孢丙烯等。

【药学提示】

1. 对于甲状腺良性肿瘤手术需预防应用抗菌药物者，应在术前 0.5～2 小时给药，或麻醉开始时给药，使手术切口暴露时局部组织中已达到足以杀灭手术过程中入侵切口细菌的药物浓度。
2. 手术时间较短（<2 小时）的清洁手术，术前用药一次即可。

【注意事项】

1. 甲状腺良性肿瘤手术切口属于Ⅰ类切口，对于高危人群，可按规定适当预防性和术后应用抗菌药物，但需注意应尽可能单一、短程、较小剂量给药。
2. 用药前必须详细询问患者先前有否对头孢菌素类、青霉素类或其他药物的过敏史。

五、推荐表单

（一）医师表单

甲状腺良性肿瘤临床路径医师表单

适用对象：第一诊断为甲状腺良性肿瘤（ICD-10：D34）

行甲状腺部分切除、甲状腺次全切除或甲状腺近全切除术（ICD-9-CM-3：06.2/06.39）

患者姓名：	性别：　年龄：　门诊号：	住院号：
住院日期：　年　月　日	**出院日期：**　年　月　日	**标准住院日：6~9天**

日期	住院第1天	住院第2~3天 （手术前1日）
主要诊疗工作	□ 询问病史及体格检查 □ 完成住院病历和首次病程记录 □ 开实验室检查单 □ 上级医师查房与术前评估 □ 初步确定诊治方案和特殊检查项目	□ 上级医师查房 □ 完成术前准备与术前评估 □ 根据检查检验结果进行术前讨论，确定治疗方案 □ 如考虑有恶性或甲亢转入相应临床路径 □ 完成必要的相关科室会诊 □ 申请手术及开手术医嘱 □ 完成上级医师查房记录、术前讨论、术前小结等 □ 完成术前总结、手术方式、手术关键步骤、术中注意事项等 □ 向患者及家属交代病情及围术期注意事项 □ 签署手术知情同意书、自费用品协议书、输血同意书、麻醉同意书或签授权委托书
重点医嘱	**长期医嘱** □ 外科二级护理常规 □ 饮食（依据患者情况定） □ 下达就进入临床路径医嘱 **临时医嘱** □ 血常规、尿常规、便常规+隐血 □ 凝血功能、电解质、肝肾功能、感染性疾病筛查 □ 甲状腺功能、抗甲状腺抗体、甲状腺球蛋白、甲状腺B超 □ 心电图、胸部X线检查 □ 气管正侧位、肺功能、超声心动图（酌情） □ 耳鼻喉科会诊了解声带 □ 肺功能、超声心动图检查、血气分析、甲状腺核素扫描、颈部CT（必要时）	**长期医嘱** □ 患者既往基础用药 **临时医嘱** □ 必要的科室会诊 **术前医嘱** □ 常规准备明日行甲状腺（部分、次全、近全）切除术 □ 备皮 □ 术前禁食6小时、禁水2小时 □ 麻醉前用药 □ 备血（必要时） □ 术中特殊用药带药 □ 带影像学资料入手术室 □ 预约ICU（视情况而定）
病情变异记录	□ 无　□ 有，原因： 1. 2.	□ 无　□ 有，原因： 1. 2.
医师签名		

<table>
<tr><td rowspan="2">日期</td><td colspan="2">住院第 3～4 天
（手术日）</td></tr>
<tr><td>术前与术中</td><td>术后</td></tr>
<tr><td>主要诊疗工作</td><td>□ 陪送患者入手术室
□ 麻醉准备，监测生命体征
□ 施行手术
□ 保持各引流管通畅
□ 术中行冷冻病理学检查，术后行石蜡病理学检查</td><td>□ 麻醉医师完成麻醉记录
□ 完成术后首次病程记录
□ 完成手术记录
□ 向患者及家属说明手术情况
□ 下达术后医嘱
□ 麻醉师术后随访
□ 观察呼吸、切口渗出、有无声音嘶哑及四肢末梢麻木</td></tr>
<tr><td>重点医嘱</td><td>长期医嘱
□ 甲状腺良性肿瘤常规护理
□ 一级或二级护理
□ 禁食
临时医嘱
□ 术中冷冻检查
□ 术中神经监测（必要时）
□ 应用抗菌药物（必要时）</td><td>长期医嘱
□ 甲状腺部分切除术后常规护理
□ 一级护理（可如厕）
□ 术后 6 小时半流食
□ 雾化吸入
□ 颈部切口引流记量
□ 尿管接尿袋（视手术时间而定）
临时医嘱
□ 心电监护、吸氧
□ 静脉补液
□ 备气管切开包
□ 血常规及生化检查（必要时）</td></tr>
<tr><td>病情变异记录</td><td>□ 无　□ 有，原因：
1.
2.</td><td>□ 无　□ 有，原因：
1.
2.</td></tr>
<tr><td>医师签名</td><td></td><td></td></tr>
</table>

日期	住院第4~5天 （术后第1日）	住院第5~7天 （术后第2~4日）	住院第6~9天 （出院日）
主要诊疗工作	□ 上级医师查房 □ 观察病情变化，包括颈部、耳前叩击征及声音情况等 □ 观察引流量和性状，视引流情况拔除颈部引流管及尿管 □ 检查手术切口，更换敷料 □ 分析实验室检查结果 □ 维持水电解质平衡 □ 住院医师完成常规病程记录	□ 上级医师查房 □ 观察病情变化，包括颈部、耳前叩击征及声音情况等 □ 观察引流量和颜色 □ 住院医师完成常规病程记录 □ 必要时予相关特殊检查	□ 上级医师查房 □ 切口拆线 □ 明确是否符合出院标准 □ 完成出院记录、病案首页、出院证明书等 □ 通知出入院处 □ 通知患者及家属 □ 向患者告知出院后注意事项，如康复计划、返院复诊、后续治疗，及相关并发症的处理等 □ 出院小结、疾病证明书及出院须知交予患者
重点医嘱	**长期医嘱** □ 甲状腺手术后常规护理 □ 一级护理 □ 半流食 □ 雾化吸入 □ 视情况拔除颈部引流管 □ 化痰药（酌情） □ 患者既往基础用药 **临时医嘱** □ 适当补充葡萄糖液和盐水液体支持 □ 静脉口服钙剂（必要时） □ 切口换药根据引流情况拔除引流管 □ 拔除尿管	**长期医嘱** □ 二级或三级护理（视情况） □ 患者既往基础用药 □ 视情况拔除颈部引流管 **临时医嘱** □ 补充进食不足的液体支持 □ 切口换药，根据引流情况拔除引流	**临时医嘱** □ 切口拆线 **出院医嘱** □ 出院后相关用药
病情变异记录	□ 无　□ 有，原因： 1. 2.	□ 无　□ 有，原因： 1. 2.	□ 无　□ 有，原因： 1. 2.
医师签名			

（二）护士表单

甲状腺良性肿瘤临床路径护士表单

适用对象：第一诊断为甲状腺良性肿瘤（ICD-10：D34）
行甲状腺部分切除、甲状腺次全切除或甲状腺近全切除术（ICD-9-CM-3：06.2/06.39）

患者姓名：	**性别：　　年龄：　　门诊号：**	**住院号：**
住院日期：　　年　月　日	**出院日期：**　　年　月　日	**标准住院日：6～9天**

时间	住院第1天	住院第2～3天 （手术前1日）	住院第3～4天 （手术日）
健康宣教	□ 入院宣教 介绍主管医师、护士 介绍环境、设施 介绍住院注意事项	□ 术前宣教 宣教疾病知识、术前准备及手术过程 告知准备物品、沐浴 告知术后饮食、活动及探视注意事项 告知术后可能出现的情况及应对方式 □ 主管护士与患者沟通，了解并指导心理应对 □ 告知家属等候区位置	□ 术后当日宣教 告知监护设备、管路功能及注意事项 告知饮食、体位要求 告知疼痛注意事项 告知术后可能出现情况及应对方式 告知用药情况 □ 给予患者及家属心理支持 □ 再次明确探视陪护须知
护理处置	□ 核对患者姓名，佩戴腕带 □ 建立入院护理病历 □ 更换病号服	□ 协助医师完成术前检查化验 □ 术前准备 备皮；禁食、禁水；开塞露通便 术前沐浴、取下饰品 必要时配血、抗菌药物皮试	□ 送手术 摘除患者各种活动物品 核对患者资料及带药 填写手术交接单，签字确认 □ 接手术 核对患者及资料，签字确认
基础护理	□ 二级或三级护理 □ 晨晚间护理 □ 患者安全管理	□ 二级护理 □ 晨晚间护理 □ 患者安全管理	□ 一级护理 □ 头部抬高或半坐卧位 □ 排泄护理 □ 患者安全管理
专科护理	□ 护理查体 □ 基础生命体征监测 □ 需要时，请家属陪护	□ 协助医师完成术前检查化验	□ 病情观察，评估生命体征、伤口敷料、各种引流管情况、出入量、有无手足抽搐及声音嘶哑情况 □ 遵医嘱予液体支持、化痰、雾化吸入等治疗 □ 床边放置气管切开包
重点医嘱	□ 详见医嘱执行单	□ 详见医嘱执行单	□ 详见医嘱执行单
病情变异记录	□ 无　□ 有，原因： 1. 2.	□ 无　□ 有，原因： 1. 2.	□ 无　□ 有，原因： 1. 2.
护士签名			

时间	住院第4～7天 （术后第1～4日）	住院第6～9天 （术后第3～6日）
健康宣教	□ 术后宣教 药物作用及频率 饮食、活动指导 复查患者对术前宣教内容的掌握程度 疾病恢复期注意事项 拔尿管后注意事项 拔颈部引流管后注意事项 下床活动注意事项	□ 出院宣教 复查时间 服药方法 活动休息 指导饮食 康复训练方法 □ 指导办理出院手续
护理处置	□ 遵医嘱完成相关检查 □ 视情况拔除尿管	□ 办理出院手续 □ 书写出院小结
基础护理	□ 一级或二级或三级护理 □ 晨晚间护理 □ 协助进食、进水（饮水呛咳者鼻饲） □ 协助翻身、床上移动、预防压疮 □ 排泄护理 □ 协助更衣 □ 患者安全管理	□ 二级或三级护理 □ 晨晚间护理 □ 协助或指导进食、进水 □ 协助或指导床旁活动 □ 康复训练 □ 患者安全管理
专科护理	□ 病情观察 □ 评估生命体征、伤口敷料、各种引流管情况、出入量、有无手足抽搐及声音嘶哑情况 □ 遵医嘱予液体支持、化痰、雾化吸入等治疗 □ 需要时，联系主管医师给予相关治疗及用药	□ 病情观察 □ 生命体征、伤口敷料、有无手足抽搐及声音嘶哑及是否改善情况
重点医嘱	□ 详见医嘱执行单	□ 详见医嘱执行单
病情变异记录	□ 无　□ 有，原因： 1. 2.	□ 无　□ 有，原因： 1. 2.
护士签名		

（三）患者表单

甲状腺良性肿瘤临床路径患者表单

适用对象：第一诊断为甲状腺良性肿瘤（ICD-10：D34）
行甲状腺部分切除、甲状腺次全切除或甲状腺近全切除术（ICD-9-CM-3：06.2/06.39）

患者姓名：	性别：　　年龄：　　门诊号：	住院号：
住院日期：　年　月　日	**出院日期：**　年　月　日	**标准住院日：6～9天**

时间	住院第1天	住院第2～3天 （手术前1日）	住院第3～4天 （手术日）
监测	□ 测量生命体征、体重	□ 每日测量生命体征、询问排便，手术前1天晚测量生命体征	□ 手术清晨测量生命体征、血压1次，必要时测量血糖
医患配合	□ 护士行入院护理评估（简单询问病史） □ 接受入院宣教 □ 医师询问病史、既往病史、用药情况，收集资料 □ 进行体格检查	□ 配合完善术前相关化验、检查 □ 术前宣教 □ 甲状腺良性肿瘤疾病知识、临床表现 □ 治疗方法 □ 术前用物准备：毛巾、饮用水等 □ 手术室接患者，配合核对 □ 医师与患者及家属介绍病情及手术谈话 □ 手术时家属在等候区等候 □ 探视及陪护制度	□ 术后宣教 术后体位：麻醉未醒时平卧，清醒后，平卧，去枕6小时，协助改变体位，根据医嘱予监护设备、吸氧 □ 配合护士定时监测生命体征、伤口敷料等 □ 不要随意动引流管 □ 疼痛的注意事项及处理 □ 告知医护不适及异常感受 □ 配合评估手术效果
重点诊疗及检查	**重点诊疗** □ 二级护理 □ 既往基础用药	**重点诊疗** □ 术前准备 □ 备皮 □ 配血（必要时） □ 术前签字 **重要检查** □ 心电图、X线胸片 □ 颈部B超 □ 甲状腺放射性核素扫描（必要时）	**重点诊疗** □ 一级护理 □ 予监护设备、吸氧 □ 注意留置管路安全与通畅 □ 用药：补液、化痰药物的应用 □ 护士协助记录出入量
饮食及活动	□ 普通饮食 □ 正常活动	□ 禁食6小时、禁水2小时 □ 正常活动	□ 根据病情半流食或鼻饲 □ 卧床休息，自主体位

时间	住院第4~7天 （术后第1~4日）	住院第6~9天 （术后第3~6日）
监测	□ 定时监测生命体征，每日询问排便	□ 定时监测生命体征、每日询问排便
医患配合	□ 医师巡视，了解病情 □ 配合生命体征的观察及必要的检查 □ 护士行晨晚间护理 □ 护士协助进食、进水、排泄等生活护理 □ 配合监测出入量 □ 视情况将尿管拔除 □ 配合功能恢复训练（必要时） □ 注意探视及陪护时间	□ 护士行晨晚间护理 □ 医师拆线 □ 伤口注意事项 □ 配合功能恢复训练（必要时） □ 出院宣教 □ 接受出院前康复宣教 □ 学习出院注意事项 □ 了解复查程序 □ 办理出院手续，取出院带药
重点诊疗及检查	**重点诊疗** □ 一级或二级或三级护理 □ 静脉用药逐渐过渡至口服药 □ 医师定时予伤口换药 **重要检查** □ 定期抽血化验	**重点诊疗** □ 二级或三级护理 □ 普通饮食 □ 医师定时予伤口换药 **重要检查** □ 定期抽血化验（必要时）
饮食及活动	□ 根据病情逐渐由半流食过渡至普通饮食，营养均衡，食用高蛋白、低脂肪、易消化，避免产气食物（牛奶、豆浆）及油腻食物。鼓励多食汤类食物，蔬菜及水果补充水分，卧床休息时可头高位，渐坐起 □ 术后第1~2天可视体力情况渐下床活动，循序渐进，注意安全 □ 行功能恢复锻炼（必要时）	□ 普通饮食，营养均衡 □ 勿吸烟、饮酒 □ 正常活动 □ 行功能恢复训练（必要时）

附：原表单（2011 年版）

甲状腺良性肿瘤临床路径表单

适用对象：第一诊断为甲状腺良性肿瘤（ICD-10：D34）

行甲状腺部分切除、甲状腺次全切除或甲状腺近全切除术（ICD-9-CM-3：06.2/06.39）

患者姓名：	性别：　　年龄：　　门诊号：	住院号：
住院日期：　　年　月　日	出院日期：　　年　月　日	标准住院日：6~9 天

日期	住院第 1 天	住院第 2~3 天 （手术前 1 日）
主要诊疗工作	□ 询问病史及体格检查 □ 完成住院病历和首次病程记录 □ 开实验室检查单 □ 上级医师查房与术前评估 □ 初步确定诊治方案和特殊检查项目	□ 上级医师查房 □ 完成术前准备与术前评估 □ 根据检查检验结果进行术前讨论，确定治疗方案 □ 如考虑有恶性或甲亢转入相应临床路径 □ 完成必要的相关科室会诊 □ 申请手术及开手术医嘱 □ 完成上级医师查房记录、术前讨论、术前小结等 □ 完成术前总结、手术方式、手术关键步骤、术中注意事项等 □ 向患者及家属交代病情及围术期注意事项 □ 签署手术知情同意书、自费用品协议书、输血同意书、麻醉同意书或签授权委托书
重点医嘱	**长期医嘱** □ 外科二级护理常规 □ 饮食（依据患者情况定） **临时医嘱** □ 血常规、尿常规、便常规+隐血 □ 凝血功能、电解质、肝肾功能、感染性疾病筛查 □ 甲状腺功能、抗甲状腺抗体、甲状腺球蛋白、甲状腺 B 超 □ 心电图、胸部 X 线检查 □ 气管正侧位、肺功能、超声心动图（酌情） □ 耳鼻喉科会诊了解声带	**长期医嘱** □ 患者既往基础用药 **临时医嘱** □ 必要的科室会诊 □ 术前医嘱 （1）常规准备明日行甲状腺部分切除术 （2）备皮 （3）术前禁食 6 小时、禁水 2 小时 （4）麻醉前用药 （5）备血 □ 术中特殊用药带药 □ 带影像学资料入手术室 □ 预约 ICU（视情况而定）
主要护理工作	□ 入院介绍 □ 入院评估 □ 健康教育 □ 活动指导 □ 饮食指导 □ 患者相关检查配合的指导 □ 心理支持	□ 静脉抽血 □ 健康教育 □ 饮食指导 □ 疾病知识指导 □ 术前指导 □ 促进睡眠（环境、药物） □ 心理支持

续　表

日期	住院第1天	住院第2~3天 （手术前1日）
病情变异记录	□无　□有，原因： 1. 2.	□无　□有，原因： 1. 2.
护士签名		
医师签名		

<table>
<tr><td rowspan="2">日期</td><td colspan="2">住院第 3 ~4 天
（手术日）</td></tr>
<tr><td>术前与术中</td><td>术后</td></tr>
<tr><td>主要诊疗工作</td><td>□ 陪送患者入手术室
□ 麻醉准备，监测生命体征
□ 施行手术
□ 保持各引流管通畅
□ 术中行冷冻病理学检查，术终行常规病理学检查</td><td>□ 麻醉医师完成麻醉记录
□ 完成术后首次病程记录
□ 完成手术记录
□ 向患者及家属说明手术情况</td></tr>
<tr><td>重点医嘱</td><td>长期医嘱
□ 甲状腺良性肿瘤常规护理
□ 一级或二级护理
□ 禁食
临时医嘱
□ 术中冰冻检查</td><td>长期医嘱
□ 甲状腺部分切除术后常规护理
□ 一级护理
□ 禁食
□ 常规雾化吸入，bid
□ 颈部切口引流接负压袋吸引并记量
□ 尿管接尿袋（视手术时间而定）
□ 化痰药
临时医嘱
□ 吸氧
□ 床边备气管切开包
□ 血常规及生化检查（必要时）</td></tr>
<tr><td>主要护理工作</td><td>□ 健康教育
□ 饮食：术前禁食、禁水
□ 术前沐浴、更衣，取下义齿、饰物
□ 告知患者及家属术前流程及注意事项
□ 指导术前注射用药后注意事项
□ 术前手术物品准备
□ 陪送患者入手术室
□ 术中按需留置尿管
□ 床边放置气管切开包
□ 心理支持</td><td>□ 体位与活动：平卧，去枕 6 小时，协助改变体位（半坐卧位）
□ 按医嘱吸氧、禁食、禁水
□ 密切观察患者情况
□ 疼痛护理
□ 留置管道护理及指导
□ 心理支持（患者及家属）</td></tr>
<tr><td>病情变异记录</td><td colspan="2">□ 无　□ 有，原因：
1.
2.</td></tr>
<tr><td>护士签名</td><td colspan="2"></td></tr>
<tr><td>医师签名</td><td colspan="2"></td></tr>
</table>

日期	住院第4~5天 （术后第1日）	住院第5~7天 （术后第2~4日）	住院第6~9天 （出院日）
主要诊疗工作	□ 上级医师查房 □ 观察病情变化，包括颈部、耳前叩击征及声音情况等 □ 观察引流量和性状，视引流情况拔除颈部引流管及尿管 □ 检查手术切口，更换敷料 □ 分析实验室检验结果 □ 维持水电解质平衡 □ 住院医师完成常规病程记录	□ 上级医师查房 □ 观察病情变化，包括颈部、耳前叩击征及声音情况等 □ 观察引流量和颜色 □ 住院医师完成常规病程记录 □ 必要时予相关特殊检查	□ 上级医师查房 □ 切口拆线 □ 明确是否符合出院标准 □ 完成出院记录、病案首页、出院证明书等 □ 通知出入院处 □ 通知患者及家属 □ 向患者告知出院后注意事项，如康复计划、返院复诊、后续治疗，及相关并发症的处理等 □ 出院小结、疾病证明书及出院须知交予患者
重点医嘱	**长期医嘱** □ 甲状腺手术后常规护理 □ 一级护理 □ 半流食 □ 常规雾化吸入，bid □ 视情况拔除颈部引流管接袋并记量 □ 化痰药（酌情） □ 患者既往基础用药 **临时医嘱** □ 适当补充葡萄糖液和盐水液体支持 □ 切口换药并拔除引流 □ 拔除尿管	**长期医嘱** □ 二级或三级护理（视情况） □ 患者既往基础用药 **临时医嘱** □ 补充进食不足的液体支持	**临时医嘱** □ 切口拆线 **出院医嘱** □ 出院后相关用药
主要护理工作	□ 体位：指导患者下床活动及颈部活动 □ 观察患者病情变化 □ 指导饮食 □ 遵医嘱拔除尿管 □ 疼痛护理 □ 生活护理（一级护理） □ 心理支持	□ 体位与活动：自主体位，指导颈部活动 □ 指导饮食 □ 协助或指导生活护理	□ 出院指导 □ 办理出院手续 □ 预约复诊时间 □ 作息、饮食、活动指导 □ 服药指导 □ 清洁卫生 □ 疾病知识
病情变异记录	□ 无 □ 有，原因： 1. 2.	□ 无 □ 有，原因： 1. 2.	□ 无 □ 有，原因： 1. 2.
护士签名			
医师签名			

第四章

甲状腺癌临床路径释义

一、甲状腺癌编码

疾病名称及编码：甲状腺癌（ICD-10：C73）

手术操作名称及编码：甲状腺癌根治手术（ICD-9-CM-3：06.2-06.4）

颈淋巴结根治性切除（ICD-9-CM-3：40.4）

二、临床路径检索方法

C73 伴 06.2-06.4 /（06.2-06.4+40.4）

三、甲状腺癌临床路径标准住院流程

（一）适用对象

第一诊断为甲状腺癌（ICD-10：C73），行甲状腺癌根治手术（ICD-9-CM-3：06.2-06.4 伴 40.4）。

释义

- 适用对象编码参见第一部分。
- 本路径适用对象为甲状腺恶性肿瘤。
- 甲状腺癌的手术方式为甲状腺癌根治手术。

（二）诊断依据

根据《临床诊疗指南·普通外科分册（第 1 版）》（中华医学会编著，人民卫生出版社）、《甲状腺外科（第 1 版）》（陈国锐主编，人民卫生出版社）及全国高等学校教材《外科学（第 7 版）》（陈孝平主编，人民卫生出版社）。

1. 症状及体征：颈部肿物，可伴有声音嘶哑或呼吸、吞咽困难，体格检查有甲状腺结节，有或无颈部肿大淋巴结。
2. 影像学检查：主要依靠超声彩色多普勒、放射性核素扫描诊断，CT、MR 及 SPECT 等可提供参考；
3. 血清降钙素测定对早期诊断甲状腺髓样癌有十分重要的价值。
4. 病理：针吸细胞学诊断或术中冰冻活检。

释义

■ 甲状腺恶性肿瘤患者一般无明显症状，多体检发现。晚期可出现声音嘶哑、呼吸、吞咽困难，未分化癌可短期出现上述症状。转移至淋巴结时，可发现颈部淋巴结肿大。当患者甲状腺肿块不明显，因发现转移灶就诊时，应考虑到甲状腺癌的可能。髓样癌患者可出现腹泻，颜面潮红等症状。

■ 高分辨率超声检查是评估甲状腺结节的首选方法，对触诊怀疑，或是在 X 线、CT、MR 或 SPECT 检查中提示的甲状腺结节均应行超声检查。颈部超声可确定甲状腺结节的大小、数目、位置、质地、边界、包膜、钙化、血供和周围组织的关系等情况，同时评估颈部区域有无淋巴结及淋巴结大小、形态和结构特点。以下超声征象提示甲状腺癌可能性大：①实性低回声结节；②结节内血供丰富（TSH 正常情况下）；③结节形态和边缘不规则，晕环缺如；④微小钙化，针尖样弥散分布或簇状分布的钙化；⑤同时伴有颈部淋巴结超声影像异常。

■ 放射性核素扫描受显像仪分辨率所限，适用于直径>1cm 结节，显像示“冷结节”应考虑恶性的可能，“热结节”绝大部分为良性。

■ CT、MR 及 SPECT 主要显示肿瘤与周围组织结构的关系，协助制订手术方案。

■ 甲状腺髓样癌来源于分泌降钙素的甲状腺滤泡旁细胞（又称 C 细胞），因此血清降钙素可作为甲状腺髓样癌特异性肿瘤标志物。

■ 术前通过针吸细胞学诊断甲状腺癌的灵敏度为 83%（65%～98%），特异性为 92%（72%～100%），术前针吸细胞学检查有助于减少不必要的甲状腺结节手术，并帮助确定恰当的手术方案。术中应常规进行冷冻活检，确定肿瘤性质，决定手术方案。

（三）选择治疗方案的依据

根据《临床诊疗指南·普通外科分册（第 1 版）》（中华医学会编著，人民卫生出版社）、《甲状腺外科（第 1 版）》（陈国锐主编，人民卫生出版社）及全国高等学校教材《外科学（第 7 版）》（陈孝平主编，人民卫生出版社）。

1. 以手术治疗为主，辅助应用核素、甲状腺激素及放射治疗。

2. 手术治疗：对于不同病理类型的甲状腺癌应采取不同的手术方式。

（1）乳头状癌、滤泡状癌：甲状腺全切除（即病灶侧甲状腺叶全切除，对侧甲状腺叶全/近全切除，峡部全切除）或患侧叶甲状腺全切除+峡部切除；确定双侧腺体内都有甲状腺癌结节时，应作全甲状腺切除术及中央组淋巴结切除术。颈淋巴结肿大并证实为甲状腺癌转移的患者，应进行包括颈部淋巴结清扫术在内的甲状腺癌联合根治手术。病灶相当广泛累及双侧腺体并转移至双侧颈部淋巴结，原发病灶与转移灶相互融合粘连应作全甲状腺切除+双侧颈淋巴结清扫术。

（2）髓样癌：术中如能以冰冻切片确诊为髓样癌，则应做全甲状腺切除。

释义

■ 甲状腺癌的治疗方法主要包括手术治疗、术后核素治疗和 TSH 抑制治疗。分化差的甲状腺癌可辅助放疗。手术治疗最为主要，直接影响本病的后续治疗及随访，并与预后密切相关。甲状腺癌治疗的总体发展趋势是个体化的综合治疗。

■ 分化型甲状腺癌甲状腺切除范围中国指南推荐为全/近全甲状腺切除和甲状腺腺叶+峡部切除。

■ 全/近全甲状腺切除术适应证包括：①童年期有头颈部放射线照射史或放射性尘埃接触史；②原发灶最大直径>4cm；③多癌灶，尤其是双侧癌灶；④不良的病理亚型如：乳头状癌的高细胞型、柱状细胞型、弥漫硬化型、实体亚型，滤泡状癌的广泛浸润型，低分化型甲状腺癌；⑤已有远处转移，需行术后^{131}I治疗；⑥伴有双侧颈部淋巴结转移；⑦伴有腺外侵犯（如气管、食管、颈动脉或纵隔侵犯等）。全/近全甲状腺切除术的相对适应证是：肿瘤最大直径介于1~4cm之间，伴有甲状腺癌高危因素或合并对侧甲状腺结节。

■ 甲状腺腺叶+峡部切除术的适应证为：局限于一侧腺叶内的单发肿瘤，并且肿瘤原发灶≤1cm、复发危险度低、无童年期头颈部放射线接触史、无颈部淋巴结转移和远处转移、对侧腺叶内无结节。相对适应证为：局限于一侧腺叶内的单发肿瘤，并且肿瘤原发灶≤4cm、复发危险度低、对侧腺叶内无结节；微小浸润型滤泡状癌。

■ 分化型甲状腺癌术中有效保留甲状旁腺和喉返神经的情况下均应行病灶同侧中央组淋巴结清扫术。对临床颈部非中央区淋巴结转移（cN1b）的患者，行颈侧区淋巴结清扫术。建议根据中央区转移淋巴结的数量和比例、原发灶的位置、大小、病理分型和术中对非中央区淋巴结探查情况等进行综合评估，对部分临床颈部中央区淋巴结转移（cN1a）患者行颈侧区部淋巴结清扫。

■ 甲状腺髓样癌无论是家族型还是散发性，因具有侵袭性和多灶性特点，均应采取全甲状腺切除。美国甲状腺协会2009年推荐的《甲状腺髓样癌诊疗指南》中具体阐述了髓样癌的手术切除范围及程度，推荐甲状腺髓样癌均应作全甲状腺切除和颈淋巴结清扫。

（四）标准住院日

7~14天。

释义

■ 甲状腺癌患者入院后，常规检查包括超声、CT检查等准备1~3天，术后恢复4~10天，总住院时间小于14天的均符合本路径要求。

（五）进入路径标准

1. 第一诊断必须符合ICD-10：C73甲状腺癌的疾病编码。
2. 当患者合并其他疾病，但住院期间不需要特殊处理也不影响第一诊断的临床路径流程实施时，可以进入路径。

释义

■ 本路径适用对象为甲状腺癌。

■ 患者如果合并高血压、糖尿病、冠心病、慢性阻塞性肺炎、慢性肾病等其他慢性疾病，需要术前对症治疗时，如果不影响麻醉和手术，不影响术前准备的时间，可进入本路径。上述慢性疾病如果需要经治疗稳定后才能手术，术前需特殊准备的，先进入其他相应内科疾病的诊疗路径。

（六）术前准备

1～3天。

1. 必须的检查项目：

（1）血常规、尿常规、便常规+隐血。

（2）肝功能、肾功能、电解质、凝血功能、感染性疾病筛查（乙型肝炎、丙型肝炎、艾滋病、梅毒等）。

（3）心电图、胸部X线检查。

（4）甲状腺功能检查、抗甲状腺抗体、甲状腺球蛋白、血清降钙素。

（5）甲状腺放射性核素扫描、甲状腺及颈部淋巴结B超。

（6）请耳鼻喉科会诊了解声带情况。

2. 根据患者病情可选择：

（1）气管正侧位。

（2）肺功能、超声心动图检查和血气分析等。

（3）CT检查。

释义

■ 必查项目是确保手术治疗安全、有效开展的基础，术前必须完成。

■ 为缩短患者住院等待时间，检查项目可以在患者入院前于门诊完成。

■ 对于肿瘤较大压迫气管术前应进行气管正侧位，评价气管受压情况。

■ 对肿瘤侵犯周围组织或转移明显时，可行甲状腺放射性核素扫描、颈部CT及肺部CT检查。

■ 高龄患者或有心肺功能异常患者，术前根据病情增加心脏彩超、肺功能、血气分析等检查。

（七）预防性抗菌药物选择与使用时机

1. 抗菌药物：按照《抗菌药物临床应用指导原则》（卫医发〔2004〕285号）执行。通常不需预防用抗菌药物。如果手术范围大、时间长、污染机会增加可考虑预防性使用抗菌药物，使用第一代头孢菌素。预防性用抗菌药物使用时间为术前0.5～2小时给药，或麻醉开始时给药，使用手术切暴露时局部组织中已达到足以杀灭手术过程中入侵切口细菌的药物浓度。

2. 预防性用抗菌药物，时间为术前0.5小时，手术超过3小时加用1次抗菌药物；总预防性用药时间一般不超过24小时，个别情况可延长至48小时。

释义

■ 甲状腺癌手术切口属于Ⅰ类切口，对于甲状腺癌手术范围较大，手术时间长，污染机会增加的患者及高龄或免疫缺陷等高危人群，可按规定适当预防性和术后应用抗菌药物，通常选用第一代、第二代头孢菌素。预防性用抗菌药物使用时间为术前0.5～2小时给药，或麻醉开始时给药，使手术切口暴露时局部组织中已达到足以杀灭手术过程中入侵切口细菌的药物浓度。

（八）手术日

入院第4～7天。

1. 麻醉方式：气管插管全身麻醉、局部麻醉或颈丛麻醉。
2. 手术方式：根据甲状腺癌的组织学类型选择甲状腺癌手术。
3. 术中用药：麻醉常规用药和补充血容量药物（晶体、胶体）。
4. 输血：根据术前血红蛋白状况及术中出血情况而定。
5. 病理学检查：术中行冷冻病理学检查，术后行石蜡切片病理学检查。

释义

■ 目前甲状腺癌手术多采用气管插管全身麻醉。

■ 手术是否输血依照术中出血量而定，可根据医院条件采用自体血回输系统，必要时输异体血。

■ 手术中应常规进行术中冷冻病理学检查及术后石蜡切片病理学检查，明确肿瘤性质及治疗方案，病理为甲状腺良性肿瘤者不属于本路径范畴。

■ 甲状腺癌的患者以下情况应考虑应用术中神经监测：①癌灶位于腺体背侧；②需行颈部淋巴结清扫，尤其中央组淋巴结肿大者；③再次手术，结构紊乱组织粘连者；伴胸骨后甲状腺肿，巨大甲状腺肿物，考虑喉返神经移位者；④术前影像学提示有内脏转位或锁骨下动脉变异，可疑非返性喉返神经者；⑤已有单侧声带麻痹，对侧叶需行手术治疗者；⑥需行甲状腺全切除术，特别是腔镜下手术。

（九）术后住院恢复

4~10 天。

1. 生命体征监测，严密观察有无出血等并发症发生。
2. 根据病情，按照《国家基本药物》目录选择使用雾化、止血药、补液等治疗，时间 1~2 天（视具体情况而定）。
3. 根据病情，尽早拔除尿管、引流管。
4. 实验室检查：必要时复查血常规、血生化等。

释义

■ 术后可根据患者恢复情况做必须复查的检查项目，并根据病情变化增加检查的频次。复查项目并不仅局限于路径中的项目，必要时复查的实验室检查项目还应包括状腺功能、甲状旁腺激素等。

■ 甲状腺全/近全切除术后的患者，术后应重点关注血钙情况，及时纠正可能出现的低钙血症。

（十）出院标准

1. 无切口感染、引流管拔除。
2. 生命体征平稳，可自由活动。
3. 饮食恢复，无需静脉补液。
4. 无需住院处理的其他并发症或合并症。

释义

■ 主治医师应在出院前，通过复查的各项检查并结合患者恢复情况决定是否能出院。如果确有需要继续留院治疗的情况，超出了路径所规定的时间，应先处理并发症并符合出院条件后再准许患者出院。

（十一）变异及原因分析

1. 术前分期不准确者，术中可根据探查结果改变术式。
2. 根据临床分期和术中情况决定是否术后^{131}I 放射治疗。
3. 术后出现并发症需要进行相关的诊断和治疗。

释义

■ 对于轻微变异，如由于某种原因，路径指示应当于某一天的操作不能如期进行而要延期的，这种改变不会对最终结果产生重大改变，也不会更多的增加住院天数和住院费用，可不出本路径。

■ 除以上所列变异及原因外，如还出现医疗、护理、患者、环境等多方面的变异原因，应阐明变异相关问题的重要性，必要时须及时退出本路径，并请应将特殊的变异原因进行归纳、总结，以便重新修订路径时作为参考，不断完善和修订路径。

四、甲状腺癌临床路径给药方案

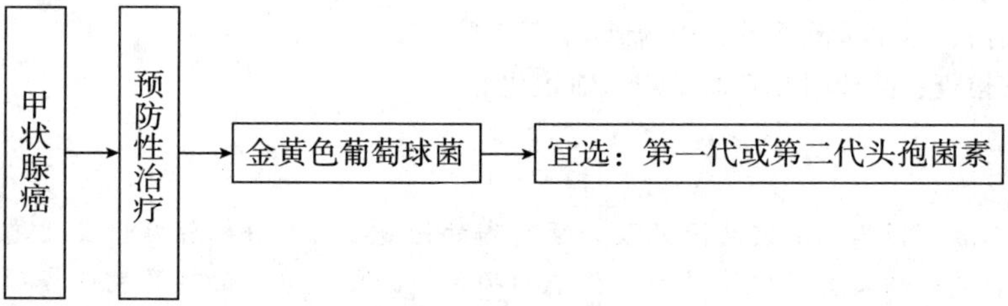

【用药选择】

1. 为预防术后切口感染，应针对金黄色葡萄球菌选用药物。
2. 第一代头孢菌素常用的注射剂有头孢唑林、头孢噻吩、头孢拉定等，口服制剂有头孢拉定、头孢氨苄和头孢羟氨苄等。第二代头孢菌素注射剂有头孢呋辛、头孢替安等，口服制剂有头孢克洛、头孢呋辛酯和头孢丙烯等。

【药学提示】

1. 对于甲状腺癌手术需预防应用抗菌药物者，应在术前 0.5～2 小时给药，或麻醉开始时给药，使手术切口暴露时局部组织中已达到足以杀灭手术过程中入侵切口细菌的药物浓度。
2. 手术时间较短（<2 小时）的清洁手术，术前用药一次即可。手术时间超过 3 小时，或失血量大（>1500ml），可手术中给予第 2 剂。

【注意事项】

1. 甲状腺癌手术切口属于Ⅰ类切口，对于甲状腺癌手术范围较大，手术时间长，污染机会增加的患者及高龄或免疫缺陷等高危人群，可按规定适当预防性和术后应用抗菌药物，但需注意应尽可能单一、短程、较小剂量给药。

2. 用药前必须详细询问患者先前有否对头孢菌素类、青霉素类或其他药物的过敏史。

五、推荐表单

（一）医师表单

甲状腺恶性肿瘤临床路径医师表单

适用对象：第一诊断为甲状腺恶性肿瘤（ICD-10：C73）

行甲状腺恶性肿瘤根治术（ICD-9-CM-3：06.2-06.4 伴 40.4）

患者姓名：	性别： 年龄： 门诊号：	住院号：
住院日期： 年 月 日	出院日期： 年 月 日	标准住院日：7～14 天

日期	住院第 1 天	住院第 2～5 天	住院第 3～6 天 （手术前 1 日）
主要诊疗工作	□ 询问病史及体格检查 □ 完成住院病历和首次病程记录书写 □ 开实验室检查单 □ 上级医师查房与术前评估 □ 初步确定诊治方案和特殊检查项目	□ 上级医师查房 □ 完成术前准备与术前评估 □ 根据体检、B 超、CT 结果等，术前讨论，确定治疗方案 □ 完成必要的相关科室会诊 □ 住院医师完成上级医师查房记录等病历资料	□ 申请手术及开手术医嘱 □ 住院医师完成上级医师查房记录、术前讨论、术前小结等 □ 完成术前总结、手术方式、手术关键步骤、术中注意事项等 □ 向患者及家属交代病情及手术安排，围术期注意事项 □ 签署手术知情同意书、自费用品协议书、输血同意书、麻醉同意书或签授权委托书
重点医嘱	**长期医嘱** □ 外科二级护理常规 □ 饮食（依据患者情况定） □ 下达进入临床路径医嘱 **临时医嘱** □ 血常规、尿常规、便常规+隐血 □ 凝血功能、血电解质、肝肾功能、感染性疾病筛查 □ 甲状腺功能、抗甲状腺抗体、甲状腺球蛋白、血清降钙素 □ 心电图、X 线胸片 □ 甲状腺 B 超，甲状腺核素扫描、气管正侧位、肺功能、超声心动图（视患者情况而定） □ 耳鼻喉科会诊了解声带 □ 必要时行 CT 检查	**长期医嘱** □ 患者既往基础用药 **临时医嘱** □ 会诊单	**长期医嘱** □ 患者既往基础用药 **临时医嘱** □ 术前医嘱 （1）常规准备明日在全身麻醉下行甲状腺癌根治术 （2）备皮 （3）术前禁食 6 小时、禁水 2 小时 （4）麻醉前用药 （5）备血（必要时） □ 抗菌药物皮试，术前 30 分抗菌药物静脉输注（必要时） □ 术中特殊用药带药 □ 带影像学资料入手术室 □ 预约 ICU（视情况而定）
病情变异记录	□ 无 □ 有，原因： 1. 2.	□ 无 □ 有，原因： 1. 2.	□ 无 □ 有，原因： 1. 2.
医师签名			

<table>
<tr><td rowspan="2">日期</td><td colspan="2">住院第 4 ~7 天
（手术日）</td><td rowspan="2">住院第 5 ~8 天
（术后第 1 日）</td></tr>
<tr><td>术前与术中</td><td>术后</td></tr>
<tr><td>主要诊疗工作</td><td>□ 陪送患者入手术室
□ 麻醉准备，监测生命体征
□ 施行手术
□ 保持各引流管通畅
□ 术中行冷冻病理学检查，术终常规病理学检查</td><td>□ 麻醉医师完成麻醉记录
□ 完成术后首次病程记录
□ 完成手术记录
□ 向患者及家属说明手术情况</td><td>□ 上级医师查房
□ 观察病情变化，包括颈部、耳前叩击征及声音情况等
□ 观察引流量和性状，视引流情况拔除颈部引流管及尿管
□ 检查手术切口，更换敷料
□ 分析实验室检验结果
□ 维持水电解质平衡
□ 住院医师完成常规病程记录</td></tr>
<tr><td>重点医嘱</td><td>长期医嘱
□ 甲状腺癌常规护理
□ 禁食
临时医嘱
□ 应用抗菌药物（必要时）
□ 术中冷冻检查
□ 术中神经监测（必要时）</td><td>长期医嘱
□ 甲状腺癌根治术后常规护理
□ 一级护理
□ 禁食
□ 雾化吸入
□ 化痰药
□ 颈部切口引流记量
□ 尿管接尿袋（视手术时间而定）
临时医嘱
□ 吸氧
□ 心电监护
□ 床边备气管切开包
□ 血常规及生化检查（必要时）
□ 镇痛（必要时）
□ 补液
□ 补充钙剂（必要时）
□ 应用抗菌药物（视情况而定）</td><td>长期医嘱
□ 甲状腺癌根治术后常规护理
□ 一级护理
□ 半流食
□ 雾化吸入
□ 化痰药
□ 无感染证据时停用抗菌药物
□ 颈部切口引流并记量
□ 患者既往基础用药
临时医嘱
□ 适当补充葡萄糖液和生理盐水液体支持
□ 补充钙剂（必要时）
□ 切口换药，视情况拔除引流
□ 拔除尿管</td></tr>
<tr><td>病情变异记录</td><td>□ 无　□ 有，原因：
1.
2.</td><td>□ 无　□ 有，原因：
1.
2.</td><td>□ 无　□ 有，原因：
1.
2.</td></tr>
<tr><td>医师签名</td><td colspan="2"></td><td></td></tr>
</table>

日期	住院第6~9天 （术后第2~4日）	住院第7~13天 （出院日）
主要诊疗工作	□ 上级医师查房 □ 观察病情变化，包括颈部、耳前叩击征及声音情况等 □ 观察引流量和颜色而决定是否拔除引流管 □ 更改护理级别 □ 住院医师完成常规病程记录 □ 必要时予相关特殊检查	□ 上级医师查房 □ 切口拆线 □ 明确是否符合出院标准 □ 完成出院记录、病案首页、出院证明书等 □ 通知出入院处 □ 通知患者及家属 □ 向患者告知出院后注意事项，如康复计划、返院复诊、后续治疗，及相关并发症的处理等 □ 出院小结、疾病证明书及出院须知交予患者
重点医嘱	**长期医嘱**（参见前1天） □ 二级或三级护理（视情况） □ 半流至普通饮食 □ 患者既往基础用药 **临时医嘱** □ 补充进食不足的液体支持 □ 补充钙剂（必要时） □ 切口换药，视情况拔除引流 □ 并发症处理（必要时）	**长期医嘱** □ 患者既往基础用药 **临时医嘱** □ 切口拆线 **出院医嘱** □ 出院后相关用药
病情变异记录	□ 无 □ 有，原因： 1. 2.	□ 无 □ 有，原因： 1. 2.
医师签名		

（二）护士表单

甲状腺恶性肿瘤临床路径护士表单

适用对象：第一诊断为甲状腺恶性肿瘤（ICD-10：C73）

行甲状腺恶性肿瘤根治术（ICD-9-CM-3：06.2-06.4 伴 40.4）

患者姓名：	性别：　年龄：　门诊号：		住院号：
住院日期：　年　月　日	**出院日期：**　年　月　日		**标准住院日：7～14 天**

时间	住院第 1 天	住院第 2～6 天 （手术前 1 日）	住院第 4～7 天 （手术日）
健康宣教	□ 入院宣教 介绍主管医师、护士 介绍环境、设施 介绍住院注意事项	□ 术前宣教 宣教疾病知识、术前准备及手术过程 告知准备物品、沐浴 告知术后饮食、活动及探视注意事项 告知术后可能出现的情况及应对方式 □ 主管护士与患者沟通，了解并指导心理应对 □ 告知家属等候区位置	□ 术后当日宣教 告知监护设备、管路功能及注意事项 告知饮食、体位要求 告知疼痛注意事项 告知术后可能出现情况及应对方式 告知用药情况 □ 给予患者及家属心理支持 □ 再次明确探视陪护须知
护理处置	□ 核对患者姓名，佩戴腕带 □ 建立入院护理病历 □ 更换病号服 □ 告知相关检验项目及注意事项	□ 协助医师完成术前检查化验 □ 术前准备 备皮 禁食、禁水 开塞露通便 术前沐浴、取下饰品 必要时配血、抗菌药物皮试	□ 送手术 摘除患者各种活动物品 核对患者资料及带药 填写手术交接单，签字确认 □ 接手术 核对患者及资料，签字确认
基础护理	□ 二级护理 □ 晨晚间护理 □ 患者安全管理	□ 二级护理 □ 晨晚间护理 □ 患者安全管理	□ 一级护理 □ 头高位或半坐卧位，协助改变体位 □ 排泄护理 □ 患者安全管理
专科护理	□ 护理查体 □ 基础生命体征监测 □ 需要时，请家属陪护	□ 协助医师完成术前检查化验	□ 病情观察，评估生命体征、伤口敷料、各种引流管情况、出入量、有无手足抽搐及声音嘶哑情况 □ 遵医嘱予液体支持、化痰、雾化吸入等治疗 □ 床边放置气管切开包
重点医嘱	□ 详见医嘱执行单	□ 详见医嘱执行单	□ 详见医嘱执行单
病情变异记录	□ 无　□ 有，原因： 1. 2.	□ 无　□ 有，原因： 1. 2.	□ 无　□ 有，原因： 1. 2.
护士签名			

时间	住院第5~9天 （术后第1~4日）	住院第7~13天 （术后第3~8日）
健康宣教	□ 术后宣教 药物作用及频率 饮食、活动指导 复查患者对术前宣教内容的掌握程度 疾病恢复期注意事项 拔尿管后注意事项 拔颈部引流管后注意事项 下床活动注意事项	□ 出院宣教 复查时间 服药方法 活动休息 指导饮食 康复训练方法 □ 指导办理出院手续
护理处置	□ 遵医嘱完成相关检查 □ 夹闭尿管，锻炼膀胱功能	□ 办理出院手续 □ 书写出院小结
基础护理	□ 一级或二级或三级护理 □ 晨晚间护理 □ 协助进食、进水（饮水呛咳者鼻饲） □ 协助翻身、床上移动、预防压疮 □ 排泄护理 □ 协助更衣 □ 患者安全管理	□ 二级或三级护理 □ 晨晚间护理 □ 协助或指导进食、进水 □ 协助或指导床旁活动 □ 康复训练 □ 患者安全管理
专科护理	□ 病情观察 评估生命体征、伤口敷料、各种引流管情况、出入量、有无手足抽搐及声音嘶哑情况 □ 遵医嘱予液体支持、化痰、雾化吸入等治疗 □ 需要时，联系主管医师给予相关治疗及用药	□ 病情观察 生命体征、伤口敷料、有无手足抽搐及声音嘶哑及是否改善情况
重点医嘱	□ 详见医嘱执行单	□ 详见医嘱执行单
病情变异记录	□ 无 □ 有，原因： 1. 2.	□ 无 □ 有，原因： 1. 2.
护士签名		

（三）患者表单

甲状腺恶性肿瘤临床路径患者表单

适用对象：第一诊断为甲状腺恶性肿瘤（ICD-10：C73）
行甲状腺恶性肿瘤根治术（ICD-9-CM-3：06.2-06.4 伴 40.4）

患者姓名：	性别：　　年龄：　　门诊号：	住院号：
住院日期：　　年　月　日	出院日期：　　年　月　日	标准住院日：7～14 天

时间	住院第 1 天	住院第 2～6 天 （手术前 1 日）	住院第 4～7 天 （手术日）
监测	□ 测量生命体征、体重	□ 每日测量生命体征、询问排便，手术前 1 日晚测量生命体征	□ 手术清晨测量生命体征、血压 1 次，必要时测量血糖
医患配合	□ 护士行入院护理评估（简单询问病史） □ 接受入院宣教 □ 医师询问病史、既往病史、用药情况，收集资料 □ 进行体格检查	□ 配合完善术前相关化验、检查 □ 术前宣教 甲状腺恶性肿瘤疾病知识、临床表现 □ 治疗方法 术前用物准备：毛巾、饮用水等 □ 手术室接患者，配合核对 □ 医师与患者及家属介绍病情及手术 □ 谈话 □ 手术时家属在等候区等候 □ 探视及陪护制度	□ 术后宣教 术后体位：头高位或半坐卧位，协助改变体位，根据医嘱予监护设备、吸氧 □ 配合护士定时监测生命体征、伤口敷料等 □ 不要随意动引流管 □ 疼痛的注意事项及处理 □ 告知医护不适及异常感受 □ 配合评估手术效果
重点诊疗及检查	**重点诊疗** □ 二级护理 □ 既往基础用药	**重点诊疗** □ 术前准备 备皮 配血（必要时） 术前签字 **重要检查** □ 心电图、X 线胸片 □ 颈部 B 超 □ 甲状腺核素扫描（必要时）	**重点诊疗** □ 一级护理 □ 予监护设备、吸氧 □ 注意留置管路安全与通畅 □ 用药：补液、化痰药物的应用 □ 护士协助记录出入量
饮食及活动	□ 普通饮食 □ 正常活动	□ 禁食 6 小时、禁水 2 小时 □ 正常活动	□ 根据病情半流食或鼻饲 □ 卧床休息，自主体位

时间	住院第5~9天 （术后第1~4日）	住院第7~13天 （术后第3~8日）
监测	□ 定时监测生命体征，每日询问排便	□ 定时监测生命体征、每日询问排便
医患配合	□ 医师巡视，了解病情 □ 配合生命体征的观察及必要的检查 □ 护士行晨晚间护理 □ 护士协助进食、进水、排泄等生活护理 □ 配合监测出入量 □ 膀胱功能锻炼，成功后可将尿管拔除 □ 配合功能恢复训练（必要时） □ 注意探视及陪护时间	□ 护士行晨晚间护理 □ 医师拆线 □ 伤口注意事项 □ 配合功能恢复训练（必要时） □ 出院宣教 □ 接受出院前康复宣教 □ 学习出院注意事项 □ 了解复查程序 □ 办理出院手续，取出院带药
重点诊疗及检查	**重点诊疗** □ 一级或二级或三级护理 □ 静脉用药逐渐过渡至口服药 □ 医师定时予伤口换药 **重要检查** □ 定期抽血化验	**重点诊疗** □ 二级或三级护理 □ 普通饮食 □ 医师定时予伤口换药 **重要检查** □ 定期抽血化验（必要时）
饮食及活动	□ 根据病情逐渐由半流食过渡至普通饮食，营养均衡，食用高蛋白、低脂肪、易消化，避免产气食物（牛奶、豆浆）及油腻食物。鼓励多食汤类食物，蔬菜及水果补充水分 □ 卧床休息时可头高位，渐坐起 □ 术后第1~2天可视体力情况渐下床活动，循序渐进，注意安全 □ 行功能恢复锻炼（必要时）	□ 普通饮食，营养均衡 □ 勿吸烟、饮酒 □ 正常活动 □ 行功能恢复训练（必要时）

附：原表单（2011 年版）

甲状腺恶性肿瘤临床路径表单

适用对象：第一诊断为甲状腺恶性肿瘤（ICD-10：C73）

行甲状腺恶性肿瘤根治术（ICD-9-CM-3：06.2-06.4 伴 40.4）

患者姓名：	性别：　年龄：　门诊号：	住院号：
住院日期：　年　月　日	出院日期：　年　月　日	标准住院日：7～14 天

日期	住院第 1 天	住院第 2～5 天	住院第 3～6 天 （手术前 1 日）
主要诊疗工作	□ 将甲状腺恶性肿瘤诊疗计划书交给患者 □ 询问病史及体格检查 □ 完成住院病历和首次病程记录书写 □ 开实验室检查单 □ 上级医师查房与术前评估 □ 初步确定诊治方案和特殊检查项目	□ 上级医师查房 □ 完成术前准备与术前评估 □ 根据体检、B 超、CT 结果等，术前讨论，确定治疗方案 □ 完成必要的相关科室会诊	□ 申请手术及开手术医嘱 □ 住院医师完成上级医师查房记录、术前讨论、术前小结等 □ 完成术前总结、手术方式、手术关键步骤、术中注意事项等 □ 向患者及家属交代病情及手术安排，围术期注意事项 □ 签署手术知情同意书、自费用品协议书、输血同意书、麻醉同意书或签授权委托书
重点医嘱	**长期医嘱** □ 外科二级护理常规 □ 饮食（依据患者情况定） **临时医嘱** □ 血常规、尿常规、便常规 +隐血 □ 凝血功能、电解质、肝肾功能、感染性疾病筛查 □ 甲状腺功能、抗甲状腺抗体、甲状腺球蛋白、血清降钙素 □ 心电图、X 线胸片 □ 甲状腺 B 超，甲状腺核素扫描、气管正侧位、肺功能、超声心动图（视患者情况而定） □ 耳鼻喉科会诊了解声带 □ 必要时行 CT 检查	**长期医嘱** □ 患者既往基础用药 **临时医嘱** □ 会诊单	**长期医嘱** □ 患者既往基础用药 **临时医嘱** □ 术前医嘱 （1）常规准备明日在气管内麻醉下行甲状腺手术 （2）备皮 （3）术前禁食 6 小时、禁水 2 小时 （4）麻醉前用药 （5）备血 □ 术中特殊用药带药 □ 带影像学资料入手术室 □ 预约 ICU（视情况而定）
主要护理工作	□ 介绍环境 □ 入院评估 □ 饮食：普通饮食 □ 指导患者相关检查的配合 □ 心理支持	□ 静脉抽血 □ 患者活动：无限制 □ 饮食：普通饮食 □ 术前指导及皮肤清洁 □ 心理支持	□ 患者活动：无限制 □ 饮食：术前晚禁食、禁水 □ 告知患者及家属术前流程及注意事项 □ 术前沐浴、更衣，取下义齿、饰物 □ 术前手术物品准备 □ 心理支持（患者及家属）

续 表

日期	住院第1天	住院第2~5天	住院第3~6天 （手术前1日）
病情变异记录	□无 □有，原因： 1. 2.	□无 □有，原因： 1. 2.	□无 □有，原因： 1. 2.
护士签名			
医师签名			

<table>
<tr><td rowspan="2">日期</td><td colspan="2">住院第 4～7 天
（手术日）</td><td rowspan="2">住院第 5～8 天
（术后第 1 日）</td></tr>
<tr><td>术前与术中</td><td>术后</td></tr>
<tr><td>主要诊疗工作</td><td>□ 陪送患者入手术室
□ 麻醉准备，监测生命体征
□ 施行手术
□ 保持各引流管通畅
□ 术中行冷冻病理学检查，术终常规病理学检查</td><td>□ 麻醉医师完成麻醉记录
□ 完成术后首次病程记录
□ 完成手术记录
□ 向患者及家属说明手术情况</td><td>□ 上级医师查房
□ 观察病情变化，包括颈部、耳前叩击征及声音情况等
□ 观察引流量和性状，视引流情况拔除颈部引流管及尿管
□ 检查手术切口，更换敷料
□ 分析实验室检验结果
□ 维持水电解质平衡
□ 住院医师完成常规病程记录</td></tr>
<tr><td>重点医嘱</td><td>长期医嘱
□ 甲状腺癌常规护理
□ 禁食
临时医嘱
□ 必要时应用抗菌药物
□ 术中冷冻检查</td><td>长期医嘱
□ 甲状腺癌切除术后常规护理
□ 一级护理
□ 禁食
□ 雾化吸入
□ 颈部切口引流接负压袋吸引并记量
□ 尿管接尿袋（视手术时间而定）
□ 化痰药
□ 预防性抗菌药物使用（视情况而定）
临时医嘱
□ 吸氧
□ 床边备气管切开包
□ 血常规及生化检查（必要时）</td><td>长期医嘱（参见左列）
□ 甲状腺癌根治术后常规护理
□ 一级护理
□ 半流食
□ 雾化吸入
□ 化痰药
□ 无感染证据时停用抗菌药物
□ 患者既往基础用药
临时医嘱
□ 适当补充葡萄糖液和生理盐水液体支持
□ 切口换药，视情况拔除引流
□ 拔除尿管</td></tr>
<tr><td>主要护理工作</td><td>□ 健康教育
□ 饮食：术晨禁食、禁水
□ 告知患者及家属术前流程及注意事项
□ 指导术前注射用药后注意事项
□ 陪送患者入手术室
□ 术中按需留置尿管
□ 心理支持（患者及家属）</td><td>□ 体位与活动：头高位或半坐卧位，协助改变体位
□ 按医嘱吸氧、禁食、禁水
□ 密切观察患者情况
□ 疼痛护理
□ 留置管道护理及指导
□ 心理支持（患者及家属）</td><td>□ 静脉抽血
□ 体位：协助改变体位（取斜坡卧位）
□ 密切观察患者情况
□ 疼痛护理
□ 留置管道护理及指导（尿管、颈部引流管）
□ 遵医嘱拔除尿管
□ 饮食指导
□ 生活护理（一级护理）
□ 心理支持</td></tr>
<tr><td>病情变异记录</td><td>□ 无　□ 有，原因：
1.
2.</td><td>□ 无　□ 有，原因：
1.
2.</td><td>□ 无　□ 有，原因：
1.
2.</td></tr>
<tr><td>护士签名</td><td></td><td></td><td></td></tr>
<tr><td>医师签名</td><td></td><td></td><td></td></tr>
</table>

日期	住院第6~9天 （术后第2~4日）	住院第7~13天 （出院日）
主要诊疗工作	□ 上级医师查房 □ 观察病情变化，包括颈部、耳前叩击征及声音情况等 □ 观察引流量和颜色而决定是否拔除引流管 □ 更改护理级别 □ 住院医师完成常规病程记录 □ 必要时予相关特殊检查	□ 上级医师查房 □ 切口拆线 □ 明确是否符合出院标准 □ 完成出院记录、病案首页、出院证明书等 □ 通知出入院处 □ 通知患者及家属 □ 向患者告知出院后注意事项，如康复计划、返院复诊、后续治疗，及相关并发症的处理等 □ 出院小结、疾病证明书及出院须知交予患者
重点医嘱	**长期医嘱**（参见前1天） □ 二级或三级护理（视情况） □ 半流至普通饮食 □ 患者既往基础用药 **临时医嘱** □ 补充进食不足的液体支持 □ 切口换药 □ 并发症处理（必要时）	**长期医嘱** □ 患者既往基础用药 **临时医嘱** □ 切口拆线 **出院医嘱** □ 出院后相关用药
主要护理工作	□ 体位：指导患者下床活动及颈部活动 □ 观察患者病情变化 □ 指导饮食 □ 疼痛护理 □ 生活护理（二级护理） □ 心理支持	□ 指导对疾病的认识、后续治疗及日常保健 □ 指导按时服药 □ 指导作息、饮食及活动 □ 指导复诊时间 □ 办理出院手续指导等
病情变异记录	□ 无 □ 有，原因： 1. 2.	□ 无 □ 有，原因： 1. 2.
护士签名		
医师签名		

第五章

分化型甲状腺癌临床路径释义

一、分化型甲状腺癌编码

1. 国家卫生和计划生育委员会原编码：

疾病名称及编码：分化型甲状腺癌（ICD-10：C73，M8050/3 或 C73，M8330/3）

手术操作名称及编码：甲状腺腺叶切除术、甲状腺近全切除术、甲状腺全切除术（ICD-9-CM-3：06.2-06.4）

2. 修改编码：

疾病名称及编码：分化型甲状腺癌（ICD-10：C73）

形态学编码：（M8050/3/M8260/3，M8330/3，M8331/3，M8332/3，M8340/3）

手术操作名称及编码：甲状腺腺叶切除术（ICD-9-CM-3：06.2）

甲状腺部分切除术（ICD-9-CM-3：06.3）

甲状腺全部切除术（ICD-9-CM-3：06.4）

胸骨下甲状腺切除术（ICD-9-CM-3：06.5）

舌部甲状腺切除术（ICD-9-CM-3：06.6）

二、临床路径检索方法

C73+（M8050/3/M8260/3/M8330/3/M8331/3/M8332/3/M8340/3）伴（06.2-06.6）

三、分化型甲状腺癌临床路径标准住院流程

（一）适用对象

第一诊断为甲状腺癌（ICD-10：C73，M8050/3 或 C73，M8330/3）。行甲状腺腺叶切除术、甲状腺近全切除术、甲状腺全切除术（ICD-9-CM-3：06.2-06.4）。

释义

■ 适用对象编码参见第一部分。

■ 甲状腺癌从组织病理上可以分为乳头状癌、滤泡癌、髓样癌和未分化癌。其中前两者亦称为分化型甲状腺癌，治疗方案相似，适用本路径。而后两者恶性程度较高，预后差，治疗方案与分化型甲状腺癌不同，不纳入本路径。

■ 本临床路径适用于甲状腺癌需行甲状腺腺叶切除术、甲状腺近全切除术、甲状腺全切除术，包括需行单侧或双侧颈淋巴结清扫的患者。^{131}I 治疗等非手术治疗不纳入本路径。

（二）诊断依据

根据《临床诊疗指南·普通外科分册》（中华医学会编著，人民卫生出版社，2006 年）。

1. 临床症状：颈部肿物，可伴有声音嘶哑或呼吸、吞咽困难等。部分患者可体检发现。

2. 体征：甲状腺结节，伴或不伴颈部淋巴结肿大；亦可无明显体征。

3. 辅助检查：甲状腺超声、增强 CT、MRI，放射性核素扫描、SPECT、PET 等影像学检查提示甲状腺占位病变。
4. 病理组织学活检明确诊断（针吸细胞学诊断或术中冰冻活检意义重大，常规病理结合免疫组化最终确诊）。

释义

■ 部分患者因体检发现甲状腺恶性肿物，发现时无临床症状。颈部肿物通常是甲状腺癌的首发症状，少数患者可因肿物侵犯喉返神经出现声音嘶哑症状。

■ 彩超通常作为首选的影像学检查，对于判断甲状腺肿物的性质有较高的准确性。结合针吸活检（FNA）准确性可达 90% 以上。CT 对于确定甲状腺病变的位置及与周围结构的关系方面是非常重要的影像学检查，尤其是对于巨大肿瘤侵犯周围软组织的情况下，有重要的参考价值。MRI 则可在轴状位、冠状位、矢状位多个层面提供肿瘤的信息。

（三）治疗方案的选择

根据《临床诊疗指南·普通外科分册》（中华医学会编著，人民卫生出版社，2006 年）、《临床技术操作规范·耳鼻喉-头颈外科分册》（中华医学会编著，人民军医出版社，2009 年）、《头颈肿瘤综合治疗专家共识》（中国抗癌协会头颈肿瘤专业委员会，中国抗癌协会放射肿瘤专业委员会，中华耳鼻咽喉头颈外科杂志，2010 年）。参考美国甲状腺协会（ATA）、美国国家综合癌症网络（NCCN）、欧洲甲状腺协会（ETA）等甲状腺癌诊疗指南。其治疗原则是以手术为主，辅助内分泌治疗、核素治疗和放射治疗等。手术治疗方案应考虑肿瘤侵犯范围、病理类型、危险分层，结合患者诉求采取不同手术方式。
1. 单侧腺叶及峡部切除术，及同侧Ⅵ区淋巴结清扫：单侧甲状腺癌，危险分层低危患者。
2. 全甲状腺切除及双侧Ⅵ区清扫：双侧有癌灶，或高危病例。
3. 颈淋巴结清扫术：根据术前影像学检查结果、术中探查甲状腺原发灶及Ⅵ区淋巴结情况、患者危险分层决定。如证实侧颈淋巴结转移，则行侧颈淋巴结清扫术。

释义

■ 分化型甲状腺癌以手术治疗为主，具备手术条件患者，应手术切除至少一侧腺叶及峡部，并行同侧Ⅵ区清扫，根据危险分层，适当选择对侧腺体术后观察随访、部分腺体切除、腺体次全切除、全甲状腺切除等处理。

■ 肿瘤晚期无法彻底切除者可行姑息手术，如具备手术条件，对累及周围组织、器官的患者，行扩大切除及修复术。对双侧喉返神经麻痹、呼吸困难、病变侵犯气管等患者，行气管切开或气管造瘘术。

■ 分化型甲状腺癌的其他治疗：^{131}I 治疗：适用于全甲状腺或近全甲状腺切除后的 PTC 及 FTC，大多用于已有肺转移及骨转移者。TSH 抑制治疗：TSH 应控制在 0.1μIU/L 以下。

■ 骨转移者可用：双膦酸盐。

（四）标准住院日

≤14 天。

释义

■ 甲状腺癌患者入院后，术前准备1～4天，在第4～7日实施手术，术后恢复4～10天出院。总住院时间不超过14天均符合路径要求。

■ 条件许可的情况下，患者可在门诊完成术前检查，从而减少住院时间。同时若术后恢复顺利，也可降低住院时间。这仍然符合路径要求。

（五）进入路径标准

1. 第一诊断符合甲状腺癌疾病编码（ICD-10：C73）。
2. 当患者同时具有其他疾病诊断，但住院期间不需要特殊处理也不影响第一诊断的临床路径流程实施时，可以进入路径。

释义

■ 条件许可的情况下，患者可在门诊完成术前检查，从而减少住院时间。同时若术后恢复顺利，也可降低住院时间。这仍然符合路径要求。

（六）术前准备

≤4天。

1. 必须的检查项目：
（1）血、尿常规。
（2）肝功能、肾功能、电解质、血糖、凝血功能。
（3）感染性疾病筛查（乙型肝炎、丙型肝炎、梅毒、艾滋病等）。
（4）甲状腺功能检查、抗甲状腺抗体、抗甲状腺球蛋白、血清降钙素等。
（5）胸部X线片、心电图。
（6）甲状腺及颈部淋巴结B超。
（7）喉镜了解声带运动情况。
（8）增强CT或MRI。
（9）标本送病理学检查。
2. 根据患者情况可选择检查项目：气管侧位片、肺功能、超声心动图、血气分析、PET、核素扫描等。

释义

■ 必查项目是确保手术治疗安全、有效开展的基础，在术前必须完成。相关人员应认真分析检查结果，以便及时发现异常情况并采取对应处置。

■ 甲状腺癌患者若病变巨大，侵犯周围结构，或是颈部有广泛淋巴结转移，须行颈部及上纵隔CT或MRI，以明确肿物及转移淋巴结与周围结构的关系。怀疑有肺转移者可行胸部CT明确。

■ 高龄患者（>70岁）或既往有心肺功能异常病史者须行肺功能或超声心动图，评估其是否可耐受手术治疗。

■ 为缩短患者术前等待时间，检查项目可以在患者入院前于门诊完成。

（七）预防性抗菌药物选择与使用时机

按照《抗菌药物临床应用管理办法》（卫生部令〔2012〕84 号）和《抗菌药物临床应用指导原则》（卫医发〔2004〕285 号）执行，通常不需预防性使用抗菌药物。如手术范围大、时间长、污染机会增加考虑预防性使用时，可使用青霉素、第一代或第二代头孢菌素等；时间为术前 30 分钟，手术超过 3 小时可加用 1 次抗菌药物。总预防性使用时间一般不超过 24 小时，个别情况延长至 48 小时。

释义

■ 甲状腺癌颈部淋巴结转移者须行颈部淋巴结清扫术，手术时间较长，创面暴露时间长，颈部重要解剖结构密集，一旦感染可导致严重后果。因此可按规定适当预防性应用抗菌药物，通常选用第一代或第二代头孢菌素。

（八）手术日

入院 7 日内。

1. 麻醉方式：全身麻醉。
2. 手术：见“治疗方案的选择”。
3. 术中用药：麻醉常规用药及扩容补液药物。
4. 输血：视术前及术中情况而定。
5. 标本常规送冰冻病理学检查。如术前已有穿刺细胞学或组织学结果，可术后行石蜡切片病理学检查。

释义

■ 手术均在全身麻醉下完成。

■ 手术前无法获得明确病理的患者，术中可以通过冰冻病理予以明确。

■ 术后病理学检查与诊断：包括（1）切片诊断（分类、分型、分期）；（2）免疫组化（必要时）；（3）分子生物学指标（必要时）。

（九）术后住院恢复

4～10 天。

1. 抗菌药物：按照《抗菌药物临床应用管理办法》（卫生部令〔2012〕84 号）和《抗菌药物临床应用指导原则（2015 年版）》（国卫办医发〔2015〕43 号）合理使用抗菌药物。一般不超过 48 小时。术后应监测血常规，根据情况及时调整。
2. 根据病情，尽早拔除尿管和引流管。
3. 实验室检查：及时复查血生化、钙、磷，必要时查甲状腺及甲状旁腺激素水平。
4. 伤口换药。

释义

■ 除血常规、甲状腺功能等常规项目需要复查外，必要时需要复查甲状旁腺素（PTH）及离子测定（钙、磷、镁），了解甲状旁腺功能，以便采取适当干预措施。

（十）出院标准

1. 切口无感染、引流管已拔除。
2. 生命体征平稳，无严重低钙抽搐。
3. 饮食恢复，一般情况良好。
4. 没有需要住院处理的并发症。

释义

■ 患者出院前不仅应完成必须复查项目，且复查项目应无明显异常。若检查结果明显异常，主管医师应进行仔细分析并作出对应处置。同时，主管医师应告知患者后续的治疗安排。

（十一）变异及原因分析

1. 术前分型分期不准确者，术中可以根据情况改变术式。
2. 根据临床分期和术中情况决定术后是否需^{131}I 治疗。晚期已有远端转移的 PTC 及 FTC 患者，行全甲状腺切除术，术后给予^{131}I 治疗。
3. 伴有影响本病治疗效果的合并症，需要采取进一步检查和诊断，延长住院时间。
4. 甲状腺癌通常对外照射放疗不敏感。但对于有术中无法彻底切除的残余癌灶者，不能经手术或^{131}I 治疗的局部晚期患者，以及有骨和肺转移灶患者，可考虑采用外照射放疗。

释义

■ 变异是指入选临床路径的患者未能按路径流程完成医疗行为或未达到预期的医疗质量控制目标。包括以下三方面情况：①按路径流程完成治疗，但出现非预期结果，可能需要后续进一步处理。如术中发现病变范围广，难以切净，需要安排术后放疗。②按路径流程完成治疗，但超出了路径规定的时限或限定的费用。如实际住院日超出标准住院日要求，或未能在规定的手术日时间限定内实施手术等。③不能按路径流程完成治疗，患者需要中途退出路径。如因为家庭经济原因或不能理解手术可能带来的并发症而拒绝手术者，对这些患者，主管医师均应进行变异原因的分析，并在临床路径的表单中予以说明。

■ 甲状腺癌手术后常见的并发症如甲状旁腺功能低下、乳糜瘘等，因并发症导致超出路径规定的时限或限定的费用，主管医师应予以说明。

四、推荐表单

（一）医师表单

分化型甲状腺癌临床路径医师表单

适用对象：第一诊断为分化型甲状腺癌（ICD-10：C73）（无并发症患者）

患者姓名：	性别：　　年龄：　　门诊号：	住院号：
住院日期：　　年　月　日	**出院日期：**　　年　月　日	**标准住院日：≤14 天**

时间	住院第 1 天	住院第 2～3 天
主要诊疗工作	□ 询问病史及体格检查 □ 完成病历书写 □ 上级医师查房与术前评估 □ 初步确定手术方式和日期	□ 上级医师查房 □ 完成术前准备与术前评估 □ 根据检查结果等，进行术前讨论，确定手术方案 □ 完成必要的相关科室会诊 □ 签署手术知情同意书、自费用品协议书、输血同意书 □ 向患者及家属交待围术期注意事项
重点医嘱	**长期医嘱** □ 耳鼻咽喉科护理常规 □ 二级护理 □ 普通饮食 **临时医嘱** □ 检查血常规、尿常规 □ 检查肝功能、肾功能、血糖、电解质、凝血功能、感染性疾病筛查（乙型肝炎、丙型肝炎、梅毒、艾滋病等）、甲状腺功能、血钙和血磷 □ 检查胸部 X 线片、心电图 □ 喉镜检查 □ 甲状腺及颈部超声、增强 CT 或 MRI □ 针吸或会诊病理检查 □ 手术必须的相关检查	**长期医嘱** □ 耳鼻咽喉科护理常规 □ 二级护理 □ 普通饮食 □ 患者既往基础用药 **临时医嘱** □ 术前医嘱：明日全身麻醉下行甲状腺峡部+腺叶切除或全甲状腺切除+淋巴结清扫+喉返神经解剖术 □ 术前禁食、禁水 □ 术前抗菌药物 □ 术前准备 □ 必要时备血 □ 其他特殊医嘱
病情变异记录	□ 无　□ 有，原因： 1. 2.	□ 无　□ 有，原因： 1. 2.
医师签名		

时间	住院第3～7天 （手术日）	住院第4～6天 （术后第1～3日）	住院第7～14天 （出院日）
主要诊疗工作	□ 手术 □ 术者完成手术记录 □ 住院医师完成术后病程 □ 上级医师查房 □ 确定有无手术并发症 □ 向患者及家属交代病情及术后注意事项	□ 上级医师查房 □ 住院医师完成常规病历书写 □ 注意病情变化，有无低钙抽搐及手足麻木 □ 注意观察生命体征 □ 注意引流量，根据引流情况 □ 明确是否拔除引流管	□ 上级医师查房，进行手术及伤口评估 □ 完成出院记录、出院证明书 □ 向患者交代出院后的注意事项
重点医嘱	**长期医嘱** □ 全身麻醉术后常规护理 □ 甲状腺腺叶+峡部切除或全甲状腺切除+颈淋巴结清扫+喉返神经探查术后常规护理 □ 气管切开术后常规护理 □ 一级护理 □ 流质饮食 □ 抗菌药物 □ 其他特殊医嘱 **临时医嘱** □ 标本送病理检查 □ 酌情心电监护 □ 酌情吸氧 □ 其他特殊医嘱	**长期医嘱** □ 一级或二级护理 □ 酌情改为半流质饮食或软食 □ 酌情停用抗菌药物 □ 其他特殊医嘱 **临时医嘱** □ 换药 □ 其他特殊医嘱：复查血常规、甲状腺素、甲状旁腺激素、肝功能、肾功能、电解质、血糖、血钙、血磷等，补液、补钙（必要时）	**出院医嘱** □ 出院带药 □ 酌情肿瘤综合治疗 □ 门诊随诊
病情变异记录	□ 无　□ 有，原因： 1. 2.	□ 无　□ 有，原因： 1. 2.	□ 无　□ 有，原因： 1. 2.
医师签名			

*：实际操作时需明确写出具体的术式

本路径为分化型甲状腺癌临床路径，既往已有甲状腺癌治疗的临床路径（2009 年），本次版本为细化的临床分期。

（二）护士表单

分化型甲状腺癌临床路径护士表单

适用对象：第一诊断为分化型甲状腺癌（ICD-10：C73）（无并发症患者）

患者姓名：	性别：　　年龄：　　门诊号：	住院号：
住院日期：　　年　月　日	出院日期：　　年　月　日	标准住院日：≤14 天

时间	住院第 1 ~2 天	住院第 3 ~7 天 （手术日）	住院第 4 ~14 天 （术后出院）
健康宣教	□ 介绍主管医师、护士 □ 介绍环境、设施 □ 介绍住院注意事项 □ 术前宣教及术前准备 □ 提醒患者术晨禁食、禁水	□ 主管护士与患者沟通，了解并指导心理应对 □ 宣教疾病知识、用药知识及特殊检查操作的过程 □ 告知检查、操作及手术前后饮食、活动及探视等注意事项及应对方式	□ 指导患者术后恢复锻炼方法 □ 术后随访的时间和方法 □ 出院后服药方法 □ 饮食、休息等注意事项 □ 肿瘤综合治疗方案介绍
护理处置	□ 核对患者姓名，佩戴腕带 □ 建立入院护理病历 □ 卫生处置：剪指甲、沐浴、更换病号服 □ 协助医师完成各项检查 □ 术前准备，禁食、禁水	□ 随时观察患者病情变化 □ 遵医嘱正确用药	□ 办理出院手续 □ 书写出院小结
基础护理	□ 二级护理 □ 晨晚间护理 □ 患者安全管理	□ 二级护理 □ 晨晚间护理 □ 患者安全管理	□ 二级或三级护理 □ 晨晚间护理 □ 患者安全管理
专科护理	□ 护理查体 □ 生命体征检测 □ 必要时留陪护人员 □ 心理护理	□ 遵医嘱完成相关检查 □ 心理护理	□ 病情观察 □ 评估患者生命体征 □ 心理护理
重点医嘱	□ 详见医嘱执行单	□ 详见医嘱执行单	□ 详见医嘱执行单
病情变异记录	□ 无　□ 有，原因： 1. 2.	□ 无　□ 有，原因： 1. 2.	□ 无　□ 有，原因： 1. 2.
护士签名			

（三）患者表单

分化型甲状腺癌临床路径患者表单

适用对象：第一诊断为分化型甲状腺癌（ICD-10：C73）（无并发症患者）

患者姓名：	性别：　　年龄：　　门诊号：	住院号：
住院日期：　　年　月　日	出院日期：　　年　月　日	标准住院日：≤14 天

时间	住院第 1 天	住院第 2 天	住院第 3～5 天 （手术日）
医患配合	□ 配合询问病史、收集资料，务必详细告知既往史、用药史、过敏史 □ 配合进行体格检查 □ 有任何不适告知医师	□ 配合完善相关检查、实验室检查，如采血、留尿、心电图、X 线胸片，超声，颈部 CT □ 了解手术方案及围术期注意事项 □ 签署手术知情同意书、自费用品协议书、授权书等医疗文书 □ 配合麻醉医师术前访视	□ 接受手术治疗 □ 配合监护及检查治疗 □ 与医师交流了解手术情况及术后注意事项 □ 有任何不适告知医师
护患配合	□ 配合测量体温、脉搏、呼吸、血压、体重 □ 配合完成入院护理评估（简单询问病史、过敏史、用药史） □ 接受入院宣教（环境介绍、病室规定、订餐制度、贵重物品保管等） □ 配合执行探视和陪护制度 □ 有任何不适告知护士	□ 配合生命体征监测 □ 接受术前宣教 □ 接受术前准备 □ 准备好必要用物 □ 有任何不适告知护士	□ 术晨生命体征监测 □ 术晨剃须漱口更衣 □ 既往基础药物一口水送下 □ 取下活动义齿、饰品等，贵重物品交家属保管 □ 配合完成术前核对，带齐影像资料和自备药物，上手术车 □ 返回病房后，协助完成核对，配合过床 □ 配合输液吸氧监护 □ 有任何不适告知护士
饮食	□ 遵医嘱饮食	□ 术前 6～8 小时禁食、禁水	□ 术后当日禁食、禁水 □ 术后第 1 天半流质饮食
排泄	□ 正常排尿便	□ 正常排尿便	□ 正常排尿便
活动	□ 正常活动	□ 正常活动	□ 术后当日平卧，床上翻身 □ 术后第 1 天起适当下地活动

时间	住院第 4～14 天 （术后日）	出院
医患配合	□ 配合术后检查、治疗和换药	□ 接受出院前指导 □ 知道复查程序 □ 获取出院诊断书
护患配合	□ 配合定时测量生命体征 □ 接受输液、服药等治疗 □ 接受饮食宣教 □ 配合活动，预防皮肤压力伤 □ 注意活动安全，避免坠床或跌倒 □ 配合执行探视及陪护	□ 接受出院宣教 □ 办理出院手续 □ 获取出院带药 □ 知道服药方法、作用、注意事项 □ 知道复印病历程序
饮食	□ 遵医嘱饮食	□ 遵医嘱饮食
排泄	□ 正常排尿便	□ 正常排尿便
活动	□ 正常适度活动，避免疲劳	□ 正常适度活动，避免疲劳

附：原表单（2016 年版）

分化型甲状腺癌临床路径表单

适用对象：第一诊断为分化型甲状腺癌（ICD-10：C73）
行腺叶及峡部切除或全甲状腺切除，同期淋巴结清扫术（ICD-9-CM-3：06.2-06.4）

患者姓名：	性别：　　年龄：　　门诊号：	住院号：
住院日期：　　年　月　日	出院日期：　　年　月　日	标准住院日：≤14 天

时间	住院第 1 天	住院第 2～3 天
主要诊疗工作	□ 询问病史及体格检查 □ 完成病历书写 □ 上级医师查房与术前评估 □ 初步确定手术方式和日期	□ 上级医师查房 □ 完成术前准备与术前评估 □ 根据检查结果等，进行术前讨论，确定手术方案 □ 完成必要的相关科室会诊 □ 签署手术知情同意书、自费用品协议书、输血同意书 □ 向患者及家属交待围术期注意事项
重要医嘱	**长期医嘱** □ 耳鼻咽喉科护理常规 □ 二级护理 □ 普通饮食 **临时医嘱** □ 检查血常规、尿常规 □ 检查肝功能、肾功能、血糖、电解质、凝血功能、感染性疾病筛查（乙型肝炎、丙型肝炎、梅毒、艾滋病等）、甲状腺功能、血钙和血磷 □ 检查胸部 X 线片、心电图 □ 喉镜检查 □ 甲状腺及颈部超声、增强 CT 或 MRI □ 针吸或会诊病理检查 □ 手术必需的相关检查	**长期医嘱** □ 耳鼻咽喉科护理常规 □ 二级护理 □ 普通饮食 □ 患者既往基础用药 **临时医嘱** □ 术前医嘱：明日全身麻醉下行甲状腺峡部+腺叶切除或全甲状腺切除+淋巴结清扫+喉返神经解剖术 □ 术前禁食、禁水 □ 术前抗菌药物 □ 术前准备 □ 必要时备血 □ 其他特殊医嘱
主要护理工作	□ 介绍病房环境、设施和设备 □ 入院护理评估	□ 宣教、备皮等术前准备 □ 手术前物品准备 □ 手术前心理护理
病情变异记录	□ 无　□ 有，原因： 1. 2.	□ 无　□ 有，原因： 1. 2.
护士签名		
医师签名		

时间	住院第3～7天 （手术日）	住院第4～6天 （术后第1～3日）	住院第7～14天 （出院日）
主要诊疗工作	□ 手术 □ 术者完成手术记录 □ 住院医师完成术后病程 □ 上级医师查房 □ 确定有无手术并发症 □ 向患者及家属交代病情及术后注意事项	□ 上级医师查房 □ 住院医师完成常规病历书写 □ 注意病情变化，有无低钙抽搐及手足麻木 □ 注意观察生命体征 □ 注意引流量，根据引流情况明确是否拔除引流管	□ 上级医师查房，进行手术及伤口评估 □ 完成出院记录、出院证明书 □ 向患者交代出院后的注意事项
重点医嘱	**长期医嘱** □ 全身麻醉术后常规护理 □ 甲状腺腺叶+峡部切除或全甲状腺切除+颈淋巴结清扫+喉返神经探查术后常规护理 □ 气管切开术后常规护理 □ 一级护理 □ 流质饮食 □ 抗菌药物 □ 其他特殊医嘱 **临时医嘱** □ 标本送病理检查 □ 酌情心电监护 □ 酌情吸氧 □ 其他特殊医嘱	**长期医嘱** □ 一级或二级护理 □ 酌情改为半流质饮食或软食 □ 酌情停用抗菌药物 □ 其他特殊医嘱 **临时医嘱** □ 换药 □ 其他特殊医嘱：复查血常规、甲状腺素、甲状旁腺激素、肝功能、肾功能、电解质、血糖、血钙、血磷等，补液、补钙（必要时）	**出院医嘱** □ 出院带药 □ 酌情肿瘤综合治疗 □ 门诊随诊
主要护理工作	□ 随时观察患者病情变化 □ 术后心理与生活护理	□ 观察患者情况 □ 术后心理与生活护理	□ 指导患者办理出院手续 □ 指导术后随访时间
病情变异记录	□ 无 □ 有，原因： 1. 2.	□ 无 □ 有，原因： 1. 2.	□ 无 □ 有，原因： 1. 2.
护士签名			
医师签名			

*：实际操作时需明确写出具体的术式

本路径为分化型甲状腺癌临床路径，既往已有甲状腺癌治疗的临床路径（2009年），本次版本为细化的临床分期。

第六章

急性乳腺炎临床路径释义

一、急性乳腺炎编码

1. 国家卫生和计划生育委员会原编码：

疾病名称及编码：急性乳腺炎（ICD-10：O91，N61）

手术操作名称及编码：乳腺脓肿切开引流术（ICD-9-CM-3：85.0）

2. 修改编码：

疾病名称及编码：急性乳腺炎（ICD-10：O91.0/O91.1/N61）

手术操作名称及编码：乳腺脓肿切开引流术（ICD-9-CM-3：85.0）

二、临床路径检索方法

（O91.0/O91.1/N61）伴 85.0

三、急性乳腺炎临床路径标准住院流程

（一）适用对象

第一诊断为急性乳腺炎（ICD-10：O91，N61），需要行脓肿切开引流术（ICD-9-CM-3：85.0）的患者。

释义

■ 急性乳腺炎（acute mastitis）是指乳腺的急性化脓性感染，乳腺导管内及周围结缔组织炎症，多见于初产妇。哺乳期内均可发生，多见于产后3～4周，又称产褥期乳腺炎。

■ 急性乳腺炎需行脓肿切开引流术：当急性乳腺炎控制不佳时会形成脓肿，局部形成肿物并伴有波动感。深部脓肿常需超声检查发现，脓肿区超声呈液性暗区。

■ 急性乳腺炎无脓肿形成时需积极局部治疗和药物治疗，不进入此路径。

（二）诊断依据

根据《临床诊疗指南·外科学分册》（中华医学会编著，人民卫生出版社），《黄家驷外科学（第7版）》（吴孟超等主编，人民卫生出版社）。

1. 病史：乳房出现红、肿、热、痛等急性炎症表现；多为哺乳期女性，常发生在产后3～4周；也可为非哺乳期女性。

2. 体征：患侧乳房出现红、肿、热、痛等急性炎症表现，常伴有患侧腋窝淋巴结肿大、压痛等，随炎症发展常伴有寒战、高热、脉搏加快等全身中毒表现。

3. 实验室检查：白细胞计数明显增高。

4. 影像学检查：超声提示有炎性浸润，单个或多个脓腔形成。

释义

■ 需重视急性乳腺炎的流行病学特点即多见于产后哺乳期。急性乳腺炎乳房的红、肿、热、痛症状多比较典型，结合产后哺乳的病史和实验室及影像学发现可作出诊断。对非哺乳期乳腺炎症性改变需鉴别浆细胞性乳腺炎、炎性乳腺癌等。浆细胞性乳腺炎多发生在非哺乳期，可伴有先天乳头发育不良、乳头溢液。进一步发展可形成肿物，继发细菌感染后可出现红、肿、局部皮温升高和疼痛。炎性乳腺癌是乳腺癌一特殊临床类型，进展快、预后差，主要表现为乳房水肿、局部皮肤发红、橘皮征阳性、皮温升高，但疼痛不明显，没有全身性炎症表现。患者流行病学资料在这三者鉴别中有重要参考价值。

（三）治疗方案的选择

根据《临床诊疗指南·外科学分册》（中华医学会编著，人民卫生出版社），《黄家驷外科学（第7版）》（吴孟超等主编，人民卫生出版社）。

1. 早期应用抗菌药物治疗，支持、对症治疗。
2. 症状轻者可不停止对侧哺乳，患侧保持乳汁排出通畅，局部辅以热敷促进炎症消退。
3. 脓肿形成后及时行脓肿切开引流术。

释义

■ 急性乳腺炎的进展因人、因治疗而异。一般初期呈急性蜂窝织炎样改变，数天后可能形成脓肿。脓肿形成者往往全身症状较重、疼痛明显，表浅脓肿可以触及波动感。在急性乳腺炎初期尚无脓肿形成时治疗以促进乳汁通畅排出、药物治疗为主，此时患者不适合进入本路径。

■ 急性乳腺炎的重要病因是乳汁引流不通畅，所以保证乳汁分泌正常是所有治疗的基础。炎症早期可继续对侧哺乳，患侧通过理疗热敷、按摩促进引流及炎症消退。

■ 脓肿形成的诊断对进入该路径非常关键。首先脓肿形成者一般疼痛、发热症状明显，浅表者查体可触及波动感，深部或多发、多房脓肿常需超声发现，针头穿刺抽出脓液可证实。

（四）标准住院日

≤11天。

释义

■ 考虑急性乳腺炎伴乳腺脓肿形成收入院者，可于1~3天积极完善术前准备，如无手术禁忌可尽快手术引流。

（五）进入路径标准

1. 第一诊断为急性乳腺炎（ICD-10：O91，N61），需要行脓肿切开引流术（ICD-9-CM-3：

85.0）的患者。

2. 当患者同时具有其他疾病诊断，但在治疗期间不需要特殊处理也不影响第一诊断的临床路径流程实施时，可以进入路径。

释义

■ 患者同时具有其他疾病影响第一诊断及临床路径流程实施时均不适合进入临床路径。

■ 无脓肿切开引流指征患者不适合进入本临床路径。

（六）术前准备

1～3天。

1. 必须的检查项目：

（1）血常规、尿常规、大便常规。

（2）肝肾功能、凝血功能、血型、感染性疾病筛查（乙型肝炎、丙型肝炎、艾滋病、梅毒等）。

（3）X线胸片、心电图。

（4）乳房彩超（脓肿形成者需行术前定位）。

2. 根据患者病情可选择：肺功能、超声心动图等。

释义

■ 部分或全部检查可以在门、急诊完成。血常规、尿常规、便常规是三大基本检查，进入路径者均需完成，其他肝肾功能、凝血及X线胸片、心电图和感染筛查则为手术前患者基线评估的需要。

■ 特殊情况下有其他重要脏器病变时可在可选项中增加必要检查项目。

■ 乳腺彩超检查必须在术前完成，以进行脓肿定位及判断有无多房或深部脓肿，需要时术中也可用来定位。

（七）抗菌药物选择与使用时机

1. 按照《抗菌药物临床应用指导原则》（卫医发〔2004〕285号）执行，并结合患者的病情决定抗菌药物的选择。

2. 入院后即开始使用抗菌药物，经验性抗菌治疗可选用耐青霉素酶的半合成青霉素、头孢菌素、大环内酯类或克林霉素类药物。

释义

■ 急性乳腺炎的致病菌多为葡萄球菌，尤以金黄色葡萄球菌常见，因而经验性抗菌治疗可选择耐青霉素酶的半合成青霉素、头孢菌素。对于青霉素类过敏患者可以选择大环内酯类或克林霉素类药物，后者可能在乳汁中分泌所以在哺乳期需慎用。一般在脓肿切开、通畅引流后局部感染可迅速得到控制。

（八）手术日

入院第2～4天。

1. 麻醉方式：全身麻醉或局部麻醉。
2. 术中用药：麻醉常规用药。
3. 术后取（炎性）肿物或脓腔壁组织送病理检查，脓液送细菌培养+药敏试验，调整抗菌药物种类。

释义

■ 脓肿范围小可在局部麻醉下完成手术，如脓肿范围大或深部脓肿局部麻醉效果欠佳，全身麻醉较为理想。

■ 术中留取脓液行病原学诊断也是非常重要的部分。根据病原学诊断和药敏结果帮助调整抗菌药物的应用。在药敏结果出来前经验性抗菌治疗可选择半合成青霉素、头孢菌素等药物。脓肿壁或周围炎性组织需留取送病理检查，以确定诊断。

（九）术后住院恢复

3～7天。

1. 复查项目：血常规，必要时行乳房超声检查。
2. 术后抗菌药物：按照《抗菌药物临床应用指导原则》（卫医发〔2004〕285号）执行，抗菌药物用至体温正常后3天。

释义

■ 术后复查血常规及观测体温变化了解炎症控制情况。对于深部脓肿或多房脓肿或引流不畅时可借助超声检查判断乳房内有无脓液集聚。在脓肿获得通畅引流后，体温会很快恢复正常，抗菌药物在体温正常3天后可停用。哺乳期乳腺炎应用抗菌药物的时候，需考虑药物经乳汁排泄的问题，某些经乳汁排泄的药物如大环内酯类药物，在应用时应评估婴儿从乳汁中摄入抗菌药物的风险，必要时可暂停哺乳。

（十）出院标准

1. 体温正常3天，引流管通畅或已拔除。
2. 常规化验指标无明显异常。
3. 没有需要住院处理的并发症和（或）合并症。

释义

■ 脓肿切开引流后需注意观察引流或渗出量，保证引流通畅。敷料需及时更换，保持干燥。体温正常，引流减少，连续两天24小时不超过20ml可拔除引流管。

（十一）变异及原因分析

1. 有影响手术的其他疾病，需要进行相关的诊断和治疗，住院时间延长。

2. 出现新发脓肿，需要继续治疗，将延长住院时间，增加治疗费用。
3. 未形成脓肿患者，不进入本路径。

释义

■ 微小变异：因为急诊手术提前结束或进入下一日检查或治疗；因医院检验项目的及时性，不能按照要求完成检查；因为节假日不能按照要求完成检查；患者不愿配合完成相应检查。乳房内出现新发脓肿继续治疗产生的变异。

■ 重大变异：治疗中并发重大疾病需要进一步诊断和治疗；因各种原因需要其他治疗措施；医院与患者或家属发生医疗纠纷，患者要求离院或转院；不愿按照要求出院随诊而导致入院时间明显延长。

四、急性乳腺炎临床路径给药方案

【用药选择】

1. 急性乳腺炎诊断明确后尽早开始抗菌药物经验治疗。应选用能覆盖金黄色葡萄球菌和链球菌的药物。
2. 住院手术治疗患者应留取脓液标本，送细菌培养及药物敏感检测。
3. 轻症患者可口服用药；重症患者选用静脉给药，待发热控制后改用口服药序贯治疗。

【药学提示】

1. 急性乳腺炎常见致病菌为金黄色葡萄球菌，目前很多金黄色葡萄球菌存在对青霉素耐药的情况，因而经验性治疗可选择耐青霉素酶的半合成青霉素、头孢菌素。
2. 应用半合成青霉素或头孢菌素均需根据说明书要求进行青霉素皮试或头孢菌素皮试。对上述药物过敏者可考虑大环内酯类药物、克林霉素等。
3. 大环内酯类静脉给药可引起血栓性静脉炎，故红霉素静滴时药物浓度不宜超过1mg/ml。
4. 应考虑患者处于哺乳期这一特点，注意药物经母乳排泄影响乳儿的可能。哺乳期患者时应避免选用氨基糖苷类、喹诺酮类、四环素类、氯霉素、磺胺药等。大环内酯类药物乳汁中分泌量较高，应用时应暂停哺乳。青霉素类、头孢菌素类等β内酰胺类在乳汁中含量低，青霉素类有可致过敏反应的可能。哺乳期患者应用任何抗菌药物时，均宜暂停哺乳。

【注意事项】

1. 半合成青霉素、头孢菌素等半衰期短，应每天多次应用。
2. 对脓肿形成的急性乳腺炎患者抗菌药物治疗不能替代外科治疗。

五、推荐表单

（一）医师表单

急性乳腺炎临床路径医师表单

适用对象：第一诊断为急性乳腺炎（ICD-10：O91，N61）
行乳腺脓肿切开引流术（ICD-9-CM-3：85.0）

患者姓名：	性别： 年龄： 门诊号：	住院号：
住院日期： 年 月 日	**出院日期：** 年 月 日	**标准住院日：7～14 天**

时间	住院第 1 天	住院第 2～3 天	住院第 3～4 天（手术日）
主要诊疗工作	□ 询问病史及体格检查 □ 完成病历书写 □ 完善检查 □ 上级医师查房与术前评估 □ 初步确定手术方式和日期	□ 上级医师查房 □ 完成术前准备与术前评估 □ 完成必要的相关科室会诊 □ 完成术前小结、上级医师查房记录等病历书写 □ 签署手术知情同意书 □ 签署自费用品协议书（必要时） □ 向患者及家属交代围术期注意事项	□ 手术 □ 术者完成手术记录 □ 完成术后病程 □ 上级医师查房 □ 向患者及家属交代病情及术后注意事项
重点医嘱	**长期医嘱** □ 外科护理常规 □ 二级护理 □ 饮食 □ 患者既往基础用药 □ 使用抗菌药物 **临时医嘱** □ 血常规、尿常规、大便常规 □ 肝肾功能、凝血功能、血型、感染性疾病筛查 □ X 线胸片、心电图 □ 乳房超声及脓肿定位 □ 肺功能、超声心动图（视基础疾病而定） □ 青霉素试敏	**长期医嘱** □ 患者既往基础用药 **术前医嘱** □ 拟明日在局部麻醉/全身麻醉下行乳腺脓肿切开引流术 □ 术前 6 小时禁食、禁水 □ 备皮 □ 使用抗菌药物	**长期医嘱** □ 术后 6 小时后普通饮食（全身麻醉）/普通饮食（局部麻醉） □ 一级（全身麻醉）或二级护理（局部麻醉） □ 使用抗菌药物 **临时医嘱** □ 必要时给予镇痛药物
病情变异记录	□ 无 □ 有，原因： 1. 2.	□ 无 □ 有，原因： 1. 2.	□ 无 □ 有，原因： 1. 2.
医师签名			

时间	住院第4～5天 （术后第1日）	住院第6～7天 （术后第2～3日）	住院第7～11天 （术后第3～7日，出院日）
主要诊疗工作	□ 上级医师查房，注意病情变化 □ 住院医师完成病历书写 □ 注意引流量和引流液性状 □ 注意观察体温、血压等 □ 根据需要复查血常规	□ 上级医师查房 □ 完成常规病历书写 □ 根据引流情况决定是否拔除引流管	□ 上级医师查房，进行手术及伤口评估，确定有无手术并发症和切口愈合不良情况，明确是否出院 □ 完成出院记录、病案首页、出院证明书等 □ 向患者交代出院后的注意事项
重点医嘱	**长期医嘱** □ 二级护理 □ 普通饮食 □ 使用抗菌药物 **临时医嘱** □ 换药	**长期医嘱** □ 二级护理 □ 普通饮食 □ 使用抗菌药物 **临时医嘱** □ 换药	**出院医嘱** □ 换药 □ 必要时复查患乳彩超 □ 拔除引流或定期门诊换药
病情变异记录	□ 无　□ 有，原因： 1. 2.	□ 无　□ 有，原因： 1. 2.	□ 无　□ 有，原因： 1. 2..
医师签名			

（二）护士表单

急性乳腺炎临床路径护士表单

适用对象：第一诊断为急性乳腺炎（ICD-10：O91，N61）
行乳腺脓肿切开引流术（ICD-9-CM-3：85.0）

患者姓名：	性别： 年龄： 门诊号：	住院号：
住院日期： 年 月 日	出院日期： 年 月 日	标准住院日：7～14 天

时间	住院第 1 天	住院第 2～3 天	住院第 3～4 天 （手术日）
健康宣教	□ 介绍主管医师、护士 □ 介绍环境、设施 □ 介绍住院注意事项 □ 入院护理评估 □ 指导进行相关检查 □ 母乳喂养技术宣教	□ 晨起静脉取血 □ 卫生知识及手术知识宣教 □ 嘱患者禁食、禁水时间 □ 药敏试验 □ 备皮	□ 术前更衣 □ 指导手术注意事项 □ 给予术后饮食指导 □ 指导并协助术后活动
护理处置	□ 核对患者姓名、佩戴腕带 □ 建立入院护理病历 □ 卫生处置：剪指甲、洗澡、更换病号服 □ 执行入院后医嘱	□ 随时观察患者病情变化 □ 遵医嘱正确使用抗菌药物 □ 协助医师完成各项检查化验 □ 术前准备 □ 禁食、禁水	□ 与手术室人员核对患者 □ 执行术后医嘱 □ 观察术后病情变化 □ 观察创口出血及引流情况 □ 保持各种管路通畅
基础护理	□ 二级护理 □ 晨晚间护理 □ 患者安全管理	□ 二级护理 □ 晨晚间护理 □ 患者安全管理	□ 一级护理 □ 晨晚间护理 □ 患者安全管理
专科护理	□ 护理查体 □ 体温、疼痛评估 □ 心理护理	□ 体温监测 □ 遵医嘱完成相关检查 □ 心理护理 □ 术后疼痛评估 □ 遵医嘱正确给药 □ 指导患者术前准备	□ 病情观察：评估患者生命体征，特别是体温 □ 观察伤口引流情况 □ 观察伤口敷料包扎 □ 需要时请家属陪护 □ 心理护理
重点医嘱	□ 详见医嘱执行单	□ 详见医嘱执行单	□ 详见医嘱执行单
病情变异记录	□ 无 □ 有，原因： 1. 2.	□ 无 □ 有，原因： 1. 2.	□ 无 □ 有，原因： 1. 2.
护士签名			

时间	住院第4～5天 （术后第1日）	住院第6～7天 （术后第2～3日）	住院第7～11天 （术后第3～7日，出院日）
健康宣教	□ 术后康复宣教 □ 观察进食情况并进行指导	□ 术后换药注意事项的宣教 □ 防止乳汁淤积	□ 急性乳腺炎知识指导 □ 正确母乳喂养技术宣教 □ 指导办理出院手续
护理处置	□ 观察病情变化 □ 观察创口出血情况 □ 观察进食情况并给予指导 □ 心理与生活护理	□ 观察病情变化及饮食情况 □ 心理与生活护理	□ 指导办理出院手续 □ 指导复查时间和注意事项
基础护理	□ 二级护理 □ 晨晚间护理 □ 患者安全管理	□ 二级护理 □ 晨晚间护理 □ 患者安全管理	□ 三级护理 □ 晨晚间护理 □ 患者安全管理
专科护理	□ 护理查体 □ 体温、疼痛评估 □ 心理护理	□ 体温监测 □ 遵医嘱完成相关检查 □ 心理护理 □ 协助换药 □ 遵医嘱正确给药 □ 指导患者乳房按摩	□ 病情观察：评估患者生命 □ 观察伤口引流情况 □ 观察伤口敷料包扎
重点医嘱	□ 详见医嘱执行单	□ 详见医嘱执行单	□ 详见医嘱执行单
病情变异记录	□ 无　□ 有，原因： 1. 2.	□ 无　□ 有，原因： 1. 2.	□ 无　□ 有，原因： 1. 2.
护士签名			

（三）患者表单

急性乳腺炎临床路径患者表单

适用对象：第一诊断为急性乳腺炎（ICD-10：O91，N61）
行乳腺脓肿切开引流术（ICD-9-CM-3：85.0）

患者姓名：	性别： 年龄： 门诊号：	住院号：
住院日期： 年 月 日	**出院日期：** 年 月 日	**标准住院日：7～14天**

时间	入院当天	住院第2～3天 （住院期间）	住院第3～4天 （手术日）
医患配合	□配合询问病史、收集资料，请务必详细告知既往史、用药史、过敏史 □配合进行体格检查 □有任何不适告知医师	□配合完善相关检查、化验，如采血、留尿、心电图、X线胸片等 □医师向患者及家属介绍病情，签署手术知情同意 □如有异常检查结果需进一步检查 □配合用药及治疗 □配合医师调整用药 □有任何不适告知医师	□接受手术前指导 □知道手术目的、方式 □了解麻醉方式
护患配合	□配合测量体温、脉搏、呼吸、血压、血氧饱和度、体重 □配合完成入院护理评估单（简单询问病史、过敏史、用药史） □接受入院宣教（环境介绍、病室规定、订餐制度、贵重物品保管等） □有任何不适告知护士	□配合测量体温、脉搏、呼吸，询问每日排便情况 □接受相关化验检查宣教，正确留取标本，配合检查 □有任何不适告知护士 □接受输液、服药治疗 □注意活动安全，避免坠床或跌倒 □配合执行探视及陪护 □接受疾病及用药等相关知识指导	□配合测量体温、脉搏、呼吸，询问每日排便情况 □接受引流量记录 □配合伤口情况检查 □有任何不适告知护士 □接受输液、服药治疗 □注意活动安全，避免坠床或跌倒 □配合执行探视及陪护 □接受疾病及用药等相关知识指导
饮食	□普通饮食	□术前6～8小时禁食、禁水	□术后6小时禁食
排泄	□正常排尿便	□正常排尿便	□正常排尿便
活动	□适量活动	□适量活动	□适量活动

时间	住院第4~5天 （术后第1日）	住院第6~7天 （术后第2~3日）	住院第7~11天 （术后第3~7天，出院日）
医患配合	□ 配合医师查房 □ 配合进行伤口检查 □ 有任何不适告知医师	□ 配合伤口换药 □ 配合用药及治疗 □ 有任何不适告知医师	□ 接受出院前查体 □ 配合换药
护患配合	□ 配合测量体温、脉搏、呼吸、血压、血氧饱和度、体重 □ 配合完成术后护理评估单（简单询问病史、过敏史、用药史） □ 接受入院宣教（环境介绍、病室规定、订餐制度、贵重物品保管等） □ 有任何不适告知护士	□ 配合测量体温、脉搏、呼吸，询问每日排便情况 □ 配合护士母乳喂养技术宣教 □ 配合乳房按摩理疗 □ 配合用药及治疗 □ 有任何不适告知护士 □ 接受输液、服药治疗 □ 注意活动安全，避免坠床或跌倒 □ 配合执行探视及陪护 □ 接受疾病及用药等相关知识指导	□ 配合测量体温、脉搏、呼吸，询问每日排便情况 □ 接受引流量记录 □ 配合伤口情况检查 □ 有任何不适告知护士 □ 配合出院宣教 □ 配合完成术后护理记录评估单 □ 配合执行探视及陪护
饮食	□ 普通饮食	□ 普通饮食	□ 普通饮食
排泄	□ 正常排尿便	□ 正常排尿便	□ 正常排尿便
活动	□ 适量活动	□ 适量活动	□ 适量活动

附：原表单（2009年版）

急性乳腺炎临床路径表单

适用对象：第一诊断为急性乳腺炎（ICD-10：O91，N61）
行乳腺脓肿切开引流术（ICD-9-CM-3：85.0）

患者姓名：	性别：　　年龄：　　门诊号：	住院号：
住院日期：　　年　月　日	**出院日期：**　　年　月　日	**标准住院日：7～14天**

时间	住院第1天	住院第2～3天	住院第3～4天 （手术日）
主要诊疗工作	□ 询问病史及体格检查 □ 完成病历书写 □ 完善检查 □ 上级医师查房与术前评估 □ 初步确定手术方式和日期	□ 上级医师查房 □ 完成术前准备与术前评估 □ 完成必要的相关科室会诊 □ 完成术前小结、上级医师查房记录等病历书写 □ 签署手术知情同意书 □ 签署自费用品协议书、输血同意书（必要时） □ 向患者及家属交代围术期注意事项	□ 手术 □ 术者完成手术记录 □ 完成术后病程 □ 上级医师查房 □ 向患者及家属交代病情及术后注意事项
重点医嘱	**长期医嘱** □ 外科护理常规 □ 二级护理 □ 饮食 □ 患者既往基础用药 □ 使用抗菌药物 **临时医嘱** □ 血常规、尿常规、大便常规 □ 肝肾功能、凝血功能、血型、感染性疾病筛查 □ X线胸片、心电图 □ 乳房超声及脓肿定位 □ 肺功能、超声心动图（视情况而定） □ 青霉素试敏	**长期医嘱** □ 患者既往基础用药 **术前医嘱** □ 拟明日在局部麻醉/全身麻醉下行乳腺脓肿切开引流术 □ 术前6小时禁食、禁水 □ 备皮 □ 使用抗菌药物	**长期医嘱** □ 术后6小时后普通饮食（全身麻醉）或普通饮食（局部麻醉） □ 一级（全身麻醉）或二级护理（局部麻醉） □ 使用抗菌药物 **临时医嘱** □ 必要时给予镇痛药物
主要护理工作	□ 介绍病房环境、设施及设备 □ 入院护理评估 □ 执行入院后医嘱 □ 指导进行相关检查等	□ 晨起静脉取血 □ 卫生知识及手术知识宣教 □ 嘱患者禁食、禁水时间 □ 药敏试验 □ 备皮	□ 术前更衣 □ 观察术后病情变化 □ 观察创口出血及引流情况 □ 保持各种管路通畅 □ 给予术后饮食指导 □ 指导并协助术后活动

续　表

时间	住院第 1 天	住院第 2～3 天	住院第 3～4 天 （手术日）
病情变异记录	□无　□有，原因： 1. 2.	□无　□有，原因： 1. 2.	□无　□有，原因： 1. 2.
护士签名			
医师签名			

时间	住院第4~5天 （术后第1日）	住院第6~7天 （术后第2~3日）	住院第7~11天 （术后第3~7日，出院日）
主要诊疗工作	□ 上级医师查房，注意病情变化 □ 住院医师完成常规病历书写 □ 注意引流量和引流液性状 □ 注意观察体温、血压等 □ 根据需要复查血常规	□ 上级医师查房 □ 完成常规病历书写 □ 根据引流情况决定是否拔除引流管	□ 上级医师查房，进行手术及伤口评估，确定有无手术并发症和切口愈合不良情况，明确是否出院 □ 完成出院记录、病案首页、出院证明书等 □ 向患者交代出院后的注意事项
重点医嘱	**长期医嘱** □ 二级护理 □ 普通饮食 □ 使用抗菌药物 **临时医嘱** □ 换药	**长期医嘱** □ 二级护理 □ 普通饮食 □ 使用抗菌药物 **临时医嘱** □ 换药	**出院医嘱** □ 换药 □ 复查患乳彩超 □ 拔除引流或定期门诊换药
主要护理工作	□ 观察病情变化 □ 观察创口出血情况 □ 观察进食情况并给予指导 □ 心理与生活护理 □ 术后患肢功能锻炼	□ 观察病情变化及饮食情况 □ 心理与生活护理 □ 术后患肢功能锻炼	□ 指导办理出院手续 □ 指导复查时间和注意事项
病情变异记录	□ 无 □ 有，原因： 1. 2.	□ 无 □ 有，原因： 1. 2.	□ 无 □ 有，原因： 1. 2.
护士签名			
医师签名			

第七章

乳房肿物微创旋切术临床路径释义

一、乳房肿物微创旋切术编码

1．国家卫生和计划生育委员会原编码：

疾病名称及编码：乳房肿物（ICD-10：N64.901）

手术操作名称及编码：乳房肿物微创旋切术

2．修改编码：

疾病名称及编码：乳房肿物（ICD-10：N63）

手术操作名称及编码：乳房病损微创旋切术（ICD-9-CM-3：85.2101）

二、临床路径检索方法

N63 伴 85.2101

三、乳房肿物微创旋切术临床路径标准住院流程

（一）适用对象

第一诊断为乳房肿物（N64.901），行乳房肿物微创旋切术。

释义

■ 适用对象编码参见第一部分。

■ 本路径适用对象为乳房肿物拟行微创旋切手术的患者。

■ 适用对象中不包括已知乳腺恶性疾病的患者。

（二）诊断依据

1. 病史：乳房肿块。

2. 体征：未及肿块，或可及质韧、边界清、活动度可的肿块。

3. 辅助检查：彩超、钼靶、MRI 等。

释义

■ 本路径的制订主要参考国内权威参考书籍及诊疗指南。

■ 根据病史中肿物的大小、性质、活动度、边界等给予临床初步诊断。

■ 彩超及乳腺 X 线摄影是乳房肿物诊断的主要辅助手段，必要时可行 MRI 检查。

（三）治疗方案的选择

1. 行局部麻醉下乳房肿物微创旋切术。

2. 若术中血肿较大或刺破皮肤，为尽量保持乳房外形，必要时加行肿块切除术。

释义

■ 本病通常采用局部麻醉，根据实际情况可考虑局部麻醉加强化。

■ 应严格筛选患者，对于肿瘤较大、靠近乳头乳晕区以及靠近皮肤的肿物，尽量避免实施本手术。如术中出现严重出血、刺破皮肤等情况，如有必要，可加行肿物切除术。

（四）标准住院日

≤7 天。

释义

■ 诊断为乳腺肿物的患者入院后，术前检查 1～2 天，第 3 天行手术治疗，患者术后恢复 3～4 天，病情平稳（见出院标准）时可出院。总住院时间不超过 7 天符合本路径要求。

（五）进入路径标准

1. 第一诊断必须符合 N64.901 乳房肿物编码。
2. 当患者同时具有其他疾病诊断，但在住院期间不需特殊处理也不影响第一诊断的临床路径流程实施时，可以进入路径。

释义

■ 进入本路径的患者为第一诊断为乳腺肿物，需除外合并其他急重症或合并症。

■ 对于合并其他疾病，但不需特殊处理，不影响第一诊断且对手术无较大影响者可以进入路径。

■ 对于合并其他疾病合理治疗后病情稳定，抑或目前尚需持续用药，但不影响手术预后和路径实施的，可以进入路径，但可能会延长住院时间，增加治疗费用。

■ 对于合并对手术有较大影响的内科疾病者，需请相关科室会诊，对病情进行评估和控制以保证手术安全，影响路径实施的应退出本路径。

（六）术前准备

1～3 天。

1. 血常规、尿常规、粪常规、凝血实验、血糖、肝功能、肾功能、电解质、血脂、传染病四项、甲状腺功能、性激素六项。
2. X 线胸片、肝胆胰脾彩超、甲状腺彩超、盆腔彩超、心电图、心脏彩超、双肾输尿管膀胱彩超。
3. 双乳彩超、钼靶，必要时行双乳 MRI 检查等。

释义

■ 血常规、尿常规、便常规能是基本检验项目，进入路径的患者均需完成。肝肾功能、电解质、血糖、凝血功能、心电图、X 线胸片可评估有无基础疾病，是否影响住院时间、费用及其治疗预后。性腺激素可进一步了解患者卵巢功能。

■ 肝胆胰脾肾彩超及盆腔彩超有助于判断患者是否存在其他脏器器质性疾病。乳腺彩超、钼靶是基本的影像学检查，进入路径的患者均需完成。对于可疑的多灶或多中心病灶患者，推荐 MRI 检查。

（七）手术日

第 3 ~ 4 天。

1. 麻醉方式：局部麻醉。
2. 术中用药：利多卡因针、肾上腺素针。

释义

■ 乳腺肿物微创旋切手术常规使用局部麻醉，依据具体情况选择是否使用局部麻醉强化。

■ 局部麻醉药物可选择利多卡因或罗哌卡因等，推荐加入肾上腺素以减少术中出血，术后加压包扎。应用肾上腺素时应注意评估患者是否存在禁忌。

（八）术后住院恢复

4 ~ 7 天。

释义

■ 术后恢复、获得术后病理约需 4 ~ 7 天，病理回报、病情平稳（见出院标准）时可出院。术后恢复时间 4 ~ 7 天符合本路径要求。

（九）出院标准

1. 快速病理及常规病理提示无恶变。
2. 没有需要住院处理的并发症和（或）合并症。

释义

■ 患者出院前应一般情况良好。

■ 患者伤口无感染、严重出血、血肿等情况，对于门诊可处理的皮下积液、血肿或感染，患者需遵医嘱返院处理伤口直至皮下消失、伤口完全愈合。

（十）变异及原因分析

1. 有影响手术的其他疾病，需要进行相关的诊断和治疗，住院时间延长。
2. 出现伤口血肿，需要继续治疗，将延长住院时间，增加治疗费用。
3. 术后常规病理示癌变，需二次手术者，不进入本路径。

释义

■ 有影响手术的合并症，如糖尿病、心血管疾病等，可能需要同时治疗或疾病本身导致术后恢复缓慢，从而导致治疗时间延长或治疗费用增加，严重影响路径实施者退出路径。

■ 围术期的并发症，如伤口感染、术后出血、大血肿形成等，可能导致二次手术或恢复延迟，从而造成住院日延长或费用超出参考标准。

■ 术后病理回报为乳腺癌者，需二次手术，应退出本路径，进入相应路径。

四、推荐表单

（一）医师表单

乳房肿物微创旋切术临床路径医师表单

适用对象：第一诊断为乳房肿物（ICD-10：N64.901）
　　　　　行乳房肿物微创旋切术

患者姓名：	性别：　　年龄：　　门诊号：	住院号：
住院日期：　　年　月　日	**出院日期：**　　年　月　日	**标准住院日：4～6天**

日期	住院第1天	住院第2天 （手术准备日）
主要诊疗工作	□ 询问病史及体格检查 □ 完成住院病历和首次病程记录 □ 开实验室检查单 □ 上级医师查房 □ 初步确定诊治方案和特殊检查项目	□ 手术医嘱 □ 上级医师查房 □ 完成术前准备与术前评估 □ 根据检查检验结果，行术前讨论，确定手术方案 □ 完成必要的相关科室会诊 □ 住院医师完成上级医师查房记录、术前小结 □ 完成术前总结（拟行手术方式、手术关键步骤、术中注意事项等） □ 签署手术知情同意书（含标本处置）、自费用品协议书、输血同意书、麻醉同意书或授权委托书 □ 向患者及家属交代病情、手术安排及围术期注意事项
重点医嘱	**长期医嘱** □ 外科二级或三级护理常规 □ 饮食：根据患者情况而定 □ 患者既往基础用药 **临时医嘱** □ 血常规+血型、尿常规 □ 凝血功能、血电解质、肝肾功能、感染性疾病筛查 □ 心电图、胸部X线检查 □ 乳腺彩超、钼靶摄片 □ 必要时行血气分析、肺功能、超声心动图	**长期医嘱** □ 外科护理常规 □ 二级或三级护理 □ 饮食 □ 患者既往基础用药 **临时医嘱** □ 术前医嘱 □ 常规准备明日在局部麻醉/区域阻滞麻醉/全身麻醉下行乳腺肿物切除术/病变导管切除术 □ 术前禁食、禁水 □ 药敏试验 □ 备皮术前禁食4～6小时，禁水2～4小时 □ 麻醉前用药（术前0.5小时）
病情变异记录	□ 无　□ 有，原因： 1. 2.	□ 无　□ 有，原因： 1. 2.
医师签名		

日期	住院第3天（手术日）术前与术中	住院第3天（手术日）术后	住院第4天（术后第1日）	住院第5~6天（术后第2日，出院日）
主要诊疗工作	□ 送患者入手术室 □ 麻醉准备，监测生命体征 □ 施行手术 □ 解剖标本，送病理检查	□ 麻醉医师完成麻醉记录 □ 完成术后首次病程记录 □ 完成手术记录 □ 向患者及家属说明手术情况	□ 上级医师查房 □ 住院医师完成常规病程记录 □ 必要时进行相关特殊检查	□ 上级医师查房 □ 明确是否符合出院标准 □ 完成出院记录、病案首页、出院证明书等 □ 通知出入院处 □ 通知患者及家属 □ 向患者告知出院后注意事项，如康复计划、返院复诊、后续治疗，及相关并发症的处理等 □ 出院小结、诊断证明书及出院须知交予患者
重点医嘱	**长期医嘱** □ 禁食、禁水 **临时医嘱** □ 液体治疗 □ 相应治疗（视情况）	**长期医嘱** □ 按相应麻醉术后护理 □ 饮食（禁食、禁水6小时，全身麻醉后） □ 心电监测6小时（全身麻醉后） **临时医嘱** □ 酌情镇痛 □ 观察术后病情变化 □ 观察创口出血及引流情况 □ 给予术后饮食指导 □ 指导并协助术后活动	**长期医嘱** □ 二级或三级护理（视情况）	**临时医嘱** □ 切口换药（酌情） **出院医嘱** □ 出院后相关用药 □ 伤口门诊拆线
病情变异记录	□ 无 □ 有，原因： 1. 2.	□ 无 □ 有，原因： 1. 2.	□ 无 □ 有，原因： 1. 2.	□ 无 □ 有，原因： 1. 2.
医师签名				

（二）护士表单

乳房肿物微创旋切术临床路径护士表单

适用对象：第一诊断为乳房肿物（ICD-10：N64.901）
行乳房肿物微创旋切术

患者姓名：	性别：　　年龄：　　门诊号：	住院号：
住院日期：　　年　月　日	出院日期：　　年　月　日	标准住院日：4～6天

日期	住院第1天	住院第2天 （手术准备日）
健康宣教	□ 入院宣教 介绍主管医师、护士 介绍环境、设施 介绍住院注意事项	□ 术前宣教 宣教疾病知识、术前准备及手术过程 告知准备物品、沐浴 告知术后饮食、活动及探视注意事项 告知术后可能出现的情况及应对方式 □ 主管护士与患者沟通，了解并指导心理应对 □ 告知家属等候区位置
护理处置	□ 核对患者姓名，佩戴腕带 □ 建立入院护理病历 □ 卫生处置：剪指（趾）甲、沐浴，更换病号服	□ 协助医师完成术前检查化验 □ 术前准备 □ 备皮、宣教 □ 备皮、禁食、禁水
主要护理工作	□ 入院介绍 □ 入院评估 □ 静脉抽血 □ 健康教育 □ 饮食指导 □ 患者相关检查配合的指导 □ 执行入院后医嘱 □ 心理支持	□ 健康教育 □ 饮食：术前禁食、禁水 □ 术前沐浴、更衣，取下活动义齿、饰物 □ 告知患者及家属手术流程及注意事项 □ 手术备皮、药敏试验 □ 术前手术物品准备 □ 促进睡眠（环境、药物）
病情变异记录	□ 无　□ 有，原因： 1. 2.	□ 无　□ 有，原因： 1. 2.
护士签名		

日期	住院第3天（手术日）		住院第4天（术后第1日）	住院第5~6天（术后第2日，出院日）
	术前与术中	术后		
健康宣教	□ 术后当日宣教 告知饮食、体位要求 告知疼痛注意事项 告知术后可能出现情况及应对方式 □ 给予患者及家属心理支持 □ 再次明确探视陪护须知	□ 术后宣教 药物作用及频率 饮食、活动指导 复查患者对术前宣教内容的掌握程度 疾病恢复期注意事项 □ 下床活动注意事项	□ 术后宣教 □ 指导功能锻炼	□ 出院宣教 □ 指导办理出院手续
护理处置	□ 送手术 摘除患者各种活动物品 核对患者资料及带药 填写手术交接单，签字确认 □ 接手术 核对患者及资料，签字确认	□ 功能训练指导	□ 功能训练指导	□ 出院指导
主要护理工作	□ 健康教育 □ 术前更衣 □ 饮食指导：禁食、禁水 □ 指导术前注射麻醉用药后注意事项 □ 安排陪送患者入手术室 □ 心理支持	□ 术后活动：按相应麻醉采取体位，指导并协助术后活动 □ 全身麻醉后禁食、禁水6小时 □ 密切观察患者情况 □ 疼痛护理 □ 生活护理 □ 术后饮食指导 □ 心理支持（患者及家属）	□ 体位与活动：自主体位 □ 观察患者情况 □ 协助生活护理 □ 心理支持（患者及家属） □ 康复指导（运动指导、功能锻炼）	□ 出院指导 □ 办理出院手续 □ 复诊时间 □ 作息、饮食、活动 □ 服药指导 □ 日常保健 □ 清洁卫生 □ 疾病知识
病情变异记录	□ 无 □ 有，原因： 1. 2.	□ 无 □ 有，原因： 1. 2.	□ 无 □ 有，原因： 1. 2.	□ 无 □ 有，原因： 1. 2.
护士签名				

（三）患者表单

乳房肿物微创旋切术临床路径患者表单

适用对象：第一诊断为乳房肿物（ICD-10：N64.901）

行乳房肿物微创旋切术

患者姓名：	性别：　　年龄：　　门诊号：	住院号：
住院日期：　　年　月　日	出院日期：　　年　月　日	标准住院日：4~6天

日期	住院第1天	住院第2天 （手术准备日）
监测	□ 测量生命体征、体重	□ 每日测量生命体征、询问排便，手术前1天晚测量生命体征
医患配合	□ 护士行入院护理评估（简单询问病史） □ 接受入院宣教 □ 医师询问病史、既往病史、用药情况，收集资料 □ 进行体格检查	□ 配合完善术前相关化验、检查，术前宣教 □ 乳腺肿瘤疾病知识、临床表现、治疗方法 □ 术前用物准备：备皮刀、弹力绷带 □ 手术室接患者，配合核对 □ 医师与患者及家属介绍病情及手术谈话 □ 手术时家属在等候区等候 □ 探视及陪护制度
重点诊疗及检查	**重点诊疗** □ 二级护理 □ 既往基础用药	**重点诊疗** □ 术前准备 □ 备皮 □ 术前签字 **重要检查** □ 心电图、X线胸片 □ 彩超，钼靶 □ 乳腺MR
饮食及活动	□ 普通饮食 □ 正常活动	□ 术前12小时禁食、禁水 □ 正常活动

日期	住院第3天（手术日）		住院第4天（术后第1日）	住院第5~6天（术后第2日，出院日）
	术前与术中	术后		
监测	□ 测量生命体征	□ 每日测量生命体征	□ 测量生命体征	□ 办理出院手续
医患配合	□ 摘除患者各种活动物品	□ 下床活动，功能训练	□ 功能训练	□ 办理出院手续
重点诊疗及检查	□ 术前更衣	□ 术后活动：按相应麻醉采取体位，术后活动 □ 全身麻醉后禁食、禁水6小时	□ 更换伤口辅料，观察伤口愈合情况	□ 办理出院手续 □ 确定复查时间
饮食及活动	□ 禁食、禁水12小时	□ 正常饮食 □ 正常活动	□ 正常饮食 □ 正常活动	□ 正常饮食 □ 正常活动

附：原表单（2016年版）

乳房肿物微创旋切术临床路径表单

适用对象：第一诊断为乳房肿物（ICD-10：N64.901）

行乳房肿物微创旋切术

患者姓名：	性别： 年龄： 门诊号：	住院号：
住院日期： 年 月 日	出院日期： 年 月 日	标准住院日：4～6天

时间	住院第1天	住院第2～4天
主要诊疗工作	□ 询问病史及体格检查 □ 完成病历书写 □ 完善检查 □ 上级医师查房与术前评估 □ 初步确定手术方式和日期	□ 上级医师查房 □ 完成术前准备与术前评估 □ 完成必要的相关科室会诊 □ 完成术前小结、上级医师查房记录等病历书写 □ 签署手术知情同意书 □ 签署自费用品协议书、输血同意书（必要时） □ 向患者及家属交代围术期注意事项
重点医嘱	**长期医嘱** □ 外科护理常规 □ 二级护理 □ 饮食 □ 患者既往基础用药 **临时医嘱** □ 血常规、尿常规、粪常规 □ 血糖、血脂、肝肾功能、电解质、甲状腺功能、性激素六项、凝血功能、传染病四项 □ X线胸片、肝胆胰脾彩超、甲状腺彩超、心脏彩超、心电图、双肾输尿管膀胱彩超 □ 双乳彩超、钼靶、MRI □ 肺功能、24小时动态心动图（视情况而定）	**长期医嘱** □ 患者既往基础用药 **术前医嘱** □ 拟明日/下周一在局部麻醉下行乳房肿物微创旋切术 □ 备皮 □ 预约术中快速冰冻病理
主要护理工作	□ 介绍病房环境、设施及设备 □ 入院护理评估 □ 执行入院后医嘱 □ 指导进行相关检查等	□ 晨起静脉取血 □ 卫生知识及手术知识宣教 □ 嘱患者禁食、禁水时间 □ 备皮
病情变异记录	□ 无 □ 有，原因： 1. 2.	□ 无 □ 有，原因： 1. 2.
护士签名		
医师签名		

时间	住院第3~5天 （手术日）	住院第4~6天 （术后第1~3日）
主要诊疗工作	□ 手术 □ 术者完成手术记录 □ 完成术后病程 □ 上级医师查房 □ 向患者及家属交代病情及术后注意事项	□ 上级医师查房，进行手术及伤口评估，确定有无手术并发症和切口愈合不良情况，明确是否出院 □ 完成出院记录、病案首页、出院证明书等 □ 向患者交代出院后的注意事项
重点医嘱	**长期医嘱** □ 一级护理 □ 术后3小时内监测血压 **临时医嘱** □ 必要时给予止吐、镇痛药物 □ 给予止血等对症支持治疗 □ 必要时给予补液治疗	**长期医嘱** □ 今日出院 **临时医嘱** □ 换药 □ 必要时给予止血药物应用 □ 病例复印
主要护理工作	□ 术前更衣 □ 观察术后病情变化 □ 观察外层敷料有无渗血 □ 保持各种管路通畅 □ 给予术后饮食指导 □ 指导并协助术后活动	□ 指导办理出院手续 □ 指导复查时间和注意事项
病情变异记录	□ 无 □ 有，原因： 1. 2.	□ 无 □ 有，原因： 1. 2.
护士签名		
医师签名		

第八章

乳房肿物开放性手术临床路径释义

一、乳房肿物开放性手术编码

1. 国家卫生和计划生育委员会原编码：

疾病名称及编码：乳房肿物（ICD-10：N63. x00）

手术操作名称及编码：局部麻醉下乳房肿物切除术

2. 修改编码：

疾病名称及编码：乳房肿物（ICD-10：N63）

手术操作名称及编码：乳房病损局部切除术（ICD-9-CM-3：85. 21）

二、临床路径检索方法

N63 伴 85. 21

三、乳房肿物开放性手术临床路径标准住院流程

（一）适用对象

第一诊断为乳房肿物（N63. x00），行局部麻醉下乳房肿物切除术。

释义

- 适用对象编码参见第一部分。
- 本路径适用对象为乳房肿物拟行开放性手术的患者。
- 适用对象中不包括已知乳腺恶性疾病的患者。

（二）诊断依据

1. 病史：乳房肿物。
2. 体征：肿物质韧、边界清、活动度可。
3. 辅助检查：彩超、钼靶等。

释义

- 本路径的制订主要参考国内权威参考书籍及诊疗指南。
- 根据病史中肿物的性质、活动度、边界等给予临床初步诊断。
- 彩超及乳腺 X 线摄影是乳房肿物诊断的主要辅助手段。

（三）治疗方案的选择

1. 行局部麻醉下肿物切除术。
2. 若病变范围较广或病变累及乳头乳晕后方，为尽量保持乳房的外形，必要时加行筋膜组

织瓣成形术或乳头乳晕成形术。

释义

■ 本病通常采用局部麻醉，根据实际情况可考虑局部麻醉加强化。

■ 以完整切除肿物为目标，无需扩大切除正常乳腺组织，术中应尽量保持乳房外形，缝合时注意腺体对合，避免形成空腔。乳头后方肿物切除后应注意避免乳头塌陷。

（四）标准住院日

≤7 天。

释义

■ 诊断为乳腺肿物的患者入院后，术前检查 1~2 天，第 3 天行手术治疗，患者术后恢复 3~4 天，病情平稳（见“出院标准”）时可出院。总住院时间不超过 7 天符合本路径要求。

（五）进入路径标准

1. 第一诊断必须符合 N63. x00 乳房肿块编码。
2. 当患者同时具有其他疾病诊断，但在住院期间不需特殊处理也不影响第一诊断的临床路径流程实施时，可以进入路径。

释义

■ 进入本路径的患者为第一诊断为乳腺肿物，需除外合并其他急重症或合并症。

■ 对于合并其他疾病，但不需特殊处理，不影响第一诊断且对手术无较大影响者可以进入路径。

■ 对于合并其他疾病合理治疗后病情稳定，抑或目前尚需持续用药，但不影响手术预后和路径实施的，可以进入路径，但可能会延长住院时间，增加治疗费用。

■ 对于合并对手术有较大影响的内科疾病者，需请相关科室会诊，对病情进行评估和控制以保证手术安全，影响路径实施的应退出本路径。

（六）术前准备

1~3 天。

1. 血常规、尿常规、粪常规、凝血实验、血糖、肝功能、肾功能、电解质、血脂、传染病四项、甲状腺功能、性激素六项。
2. X 线胸片、肝胆胰脾彩超、甲状腺彩超、盆腔彩超、心电图、心脏彩超、双肾输尿管膀胱彩超。
3. 双乳彩超、钼靶，必要时行双乳 MRI 检查等。

释义

■ 血常规、尿常规、便常规能是基本检验项目，进入路径的患者均需完成。肝肾功能、电解质、血糖、凝血功能、心电图、X 线胸片可评估有无基础疾病，是否影响住院时间、费用及其治疗预后。性腺激素可进一步了解患者卵巢功能。

■ 肝胆胰脾肾彩超及盆腔彩超有助于判断患者是否存在其他脏器器质性疾病。乳腺彩超、钼靶是基本的影像学检查，进入路径的患者均需完成。对于可疑的多灶或多中心病灶患者，推荐 MRI 检查。

（七）手术日

入院第 3 ~4 天。

1. 麻醉方式：局部麻醉。
2. 术中用药：利多卡因针、肾上腺素针。

释义

■ 乳腺肿物开放性手术常规使用局部麻醉，依据具体情况选择是否使用局部麻醉强化。

■ 局部麻醉药物可选择利多卡因或罗哌卡因等，可应用肾上腺素减少术中出血，但应注意评估患者是否存在应用肾上腺素禁忌。

（八）术后住院恢复

4 ~7 天。

释义

■ 术后恢复、获得术后病理约需 4 ~7 天，病理回报、病情平稳（见“出院标准”）时可出院。术后恢复时间 4 ~7 天符合本路径要求。

（九）出院标准

1. 快速病理及常规病理提示无恶变。
2. 没有需要住院处理的并发症和（或）合并症。

释义

■ 患者出院前应一般情况良好。

■ 患者伤口无感染，对于门诊可处理的皮下积液，患者需遵医嘱返院处理伤口直至皮下积液消失、伤口完全愈合。

■ 没有需要住院处理的与本次手术有关的并发症如下肢深静脉血栓形成等。

（十）变异及原因分析

1. 有影响手术的其他疾病，需要进行相关的诊断和治疗，住院时间延长。
2. 出现术后脂肪液化、切口感染等并发症，需要继续治疗，将延长住院时间，增加治疗费用。
3. 术后常规病理示癌变，需二次手术者，不进入本路径。

释义

■ 有影响手术的合并症，如糖尿病、心血管疾病等，可能需要同时治疗或疾病本身导致术后恢复缓慢，从而导致治疗时间延长或治疗费用增加，严重影响路径实施者退出路径。

■ 围术期的并发症，如脂肪液化、切口感染、术后出血等，可能导致二次手术或恢复延迟，从而造成住院日延长或费用超出参考标准。

■ 术后病理回报为乳腺癌者，需二次手术，应退出本路径，进入相应路径。

四、推荐表单

（一）医师表单

乳房肿物开放性手术临床路径医师表单

适用对象：第一诊断为乳房肿块（N63. x00）
　　　　　行乳房肿块切除术

患者姓名：	性别：　　年龄：　　门诊号：	住院号：
住院日期：　　年　月　日	出院日期：　　年　月　日	标准住院日：5~7 天

时间	住院第 1 天	住院第 2~3 天	住院第 3~4 天 （手术日）
主要诊疗工作	□ 询问病史及体格检查 □ 完成病历书写 □ 完善检查 □ 上级医师查房与术前评估 □ 初步确定手术方式和日期	□ 上级医师查房 □ 完成术前准备与术前评估 □ 完成必要的相关科室会诊 □ 完成术前小结、上级医师查房记录等病历书写 □ 签署手术知情同意书 □ 签署自费用品协议书、输血同意书（必要时） □ 向患者及家属交代围术期注意事项	□ 手术 □ 术者完成手术记录 □ 完成术后病程 □ 上级医师查房 □ 向患者及家属交代病情及术后注意事项
重点医嘱	**长期医嘱** □ 外科护理常规 □ 二级护理 □ 饮食 □ 患者既往基础用药 **临时医嘱** □ 血常规、尿常规、粪常规 □ 血糖、血脂、肝肾功能、电解质、甲状腺功能、性激素六项、凝血功能、传染病四项 □ X 线胸片、肝胆胰脾彩超、甲状腺彩超、心脏彩超、心电图、双肾输尿管膀胱彩超 □ 双乳彩超、钼靶、MRI □ 肺功能、24 小时动态心动图（视情况而定）	**长期医嘱** □ 患者既往基础用药 **术前医嘱** □ 拟明日/下周一在局部麻醉下行乳房肿块切除术 □ 备皮 □ 预约术中快速冰冻病理	**长期医嘱** □ 一级护理 □ 术后 3 小时内监测血压 **临时医嘱** □ 必要时给予止吐、镇痛药物 □ 给予止血等对症支持治疗 □ 必要时给予补液治疗
病情变异记录	□ 无　□ 有，原因： 1. 2.	□ 无　□ 有，原因： 1. 2.	□ 无　□ 有，原因： 1. 2.
医师签名			

时间	住院第4～5天 （术后第1日）	住院第5～7天 （术后第2～3日，出院日）
主要诊疗工作	□ 上级医师查房，注意病情变化 □ 住院医师完成常规病历书写 □ 注意外层敷料是否有无渗出 □ 注意观察体温、血压等	□ 上级医师查房，进行手术及伤口评估，确定有无手术并发症和切口愈合不良情况，明确是否出院 □ 完成出院记录、病案首页、出院证明书等 □ 向患者交代出院后的注意事项
重点医嘱	**长期医嘱** □ 二级护理 **临时医嘱** □ 换药 □ 必要时给予止血治疗	**长期医嘱** □ 今日出院 **临时医嘱** □ 换药 □ 病例复印
病情变异记录	□ 无 □ 有，原因： 1. 2.	□ 无 □ 有，原因： 1. 2. .
医师签名		

（二）护士表单

乳房肿物开放性手术临床路径护士表单

适用对象：第一诊断为乳房肿块（N63. x00）

　　　　　行乳房肿块切除术

患者姓名：	性别：　　年龄：　　门诊号：	住院号：
住院日期：　　年　月　日	出院日期：　　年　月　日	标准住院日：5～7天

时间	住院第1天	住院第2～3天	住院第3～4天 （手术日术前与术中）
健康宣教	□ 入院宣教 介绍主管医师、护士 介绍环境、设施 介绍住院注意事项	□ 术前宣教 宣教疾病知识、术前准备及手术过程 告知准备物品、沐浴 告知术后饮食、活动及探视注意事项告知术后可能出现的情况及应对方式 □ 主管护士与患者沟通，了解并指导心理应对 □ 告知家属等候区位置	□ 术后当日宣教 告知饮食、体位要求 告知疼痛注意事项 告知术后可能出现情况及应对方式 □ 给予患者及家属心理支持 □ 再次明确探视陪护须知
护理处置	□ 核对患者姓名，佩戴腕带 □ 建立入院护理病历 □ 卫生处置：剪指（趾）甲、沐浴，更换病号服	□ 协助医师完成术前检查化验 □ 术前准备 □ 备皮、宣教 □ 备皮、禁食、禁水	□ 送手术 摘除患者各种活动物品 核对患者资料及带药 填写手术交接单，签字确认 □ 接手术 核对患者及资料，签字确认
主要护理工作	□ 入院介绍 □ 入院评估 □ 静脉抽血 □ 健康教育 □ 饮食指导 □ 患者相关检查配合的指导 □ 执行入院后医嘱 □ 心理支持	□ 健康教育 □ 饮食：术前禁食、禁水 □ 术前沐浴、更衣，取下活动义齿、饰物 □ 告知患者及家属手术流程及注意事项 □ 手术备皮、药敏试验 □ 术前手术物品准备 □ 促进睡眠（环境、药物）	□ 健康教育 □ 术前更衣 □ 饮食指导：禁食、禁水 □ 指导术前注射麻醉用药后注意事项 □ 安排陪送患者入手术室 □ 心理支持
病情变异记录	□ 无　□ 有，原因： 1. 2.	□ 无　□ 有，原因： 1. 2.	□ 无　□ 有，原因： 1. 2. .
护士签名			

时间	住院第3～4天 （手术日术后）	住院第4～5天	住院第5～7天
健康宣教	□ 术后宣教 药物作用及频率 饮食、活动指导 复查患者对术前宣教 内容的掌握程度 疾病恢复期注意事项 □ 下床活动注意事项	□ 术后宣教 □ 指导功能锻炼	□ 出院宣教 □ 指导办理出院手续
护理处置	□ 功能训练指导	□ 功能训练指导	□ 出院指导
主要护理工作	□ 术后活动：按相应麻醉采取体位，指导并协助术后活动 □ 全身麻醉后禁食、禁水6小时 □ 密切观察患者情况 □ 疼痛护理 □ 生活护理 □ 术后饮食指导 □ 心理支持（患者及家属）	□ 体位与活动：自主体位 □ 观察患者情况 □ 协助生活护理 □ 心理支持（患者及家属） □ 康复指导（运动指导、功能锻炼）	□ 出院指导 □ 办理出院手续 □ 复诊时间 □ 作息、饮食、活动 □ 服药指导 □ 日常保健 □ 清洁卫生 □ 疾病知识
病情变异记录	□ 无　□ 有，原因： 1. 2.	□ 无　□ 有，原因： 1. 2.	□ 无　□ 有，原因： 1. 2.
护士签名			

（三）患者表单

乳房肿物开放性手术临床路径患者表单

适用对象：第一诊断为乳房肿块（N63. x00）
行乳房肿块切除术

患者姓名：	性别： 年龄： 门诊号：	住院号：
住院日期： 年 月 日	出院日期： 年 月 日	标准住院日：5 ~7 天

日期	住院第 1 天	住院第 2 天
监测	□ 测量生命体征、体重	□ 每日测量生命体征、询问排便，手术前 1 天晚测量生命体征
医患配合	□ 护士行入院护理评估（简单询问病史） □ 接受入院宣教 □ 医师询问病史、既往病史、用药情况，收集资料 □ 进行体格检查	□ 配合完善术前相关化验、检查，术前宣教 □ 乳腺肿瘤疾病知识、临床表现、治疗方法 □ 术前用物准备：备皮刀、弹力胸带 □ 手术室接患者，配合核对 □ 医师与患者及家属介绍病情及手术谈话 □ 手术时家属在等候区等候 □ 探视及陪护制度
重点诊疗及检查	**重点诊疗** □ 二级护理 □ 既往基础用药	**重点诊疗** □ 术前准备 □ 备皮 □ 术前签字 **重要检查** □ 心电图、X 线胸片 □ 彩超，钼靶 □ 乳腺 MR
饮食及活动	□ 普通饮食 □ 正常活动	□ 术前 12 小时禁食、禁水 □ 正常活动

日期	住院第 3～4 天 （手术日） 术前与术中	住院第 3～4 天 （手术日） 术后	住院第 4～5 天 （术后第 1 日）	住院第 5～7 天 （术后第 2 日，出院日）
监测	□ 测量生命体征	□ 每日测量生命体征	□ 测量生命体征	□ 办理出院手续
医患配合	□ 摘除患者各种活动物品	□ 下床活动，功能训练	□ 功能训练	□ 办理出院手续
重点诊疗及检查	□ 术前更衣	□ 术后活动：按相应麻醉采取体位，术后活动 □ 全身麻醉后禁食、禁水 6 小时	□ 更换伤口辅料，观察伤口愈合情况	□ 办理出院手续 □ 确定复查时间
饮食及活动	□ 禁食、禁水 12 小时	□ 正常饮食 □ 正常活动	□ 正常饮食 □ 正常活动	□ 正常饮食 □ 正常活动

附：原表单（2016年版）

乳房肿物开放性手术临床路径表单

适用对象：第一诊断为乳房肿块（N63.x00）
行乳房肿块切除术

患者姓名：	性别： 年龄： 门诊号：	住院号：
住院日期： 年 月 日	出院日期： 年 月 日	标准住院日：5～7天

时间	住院第1天	住院第2～3天	住院第3～4天（手术日）
主要诊疗工作	□ 询问病史及体格检查 □ 完成病历书写 □ 完善检查 □ 上级医师查房与术前评估 □ 初步确定手术方式和日期	□ 上级医师查房 □ 完成术前准备与术前评估 □ 完成必要的相关科室会诊 □ 完成术前小结、上级医师查房记录等病历书写 □ 签署手术知情同意书 □ 签署自费用品协议书、输血同意书（必要时） □ 向患者及家属交代围术期注意事项	□ 手术 □ 术者完成手术记录 □ 完成术后病程 □ 上级医师查房 □ 向患者及家属交代病情及术后注意事项
重点医嘱	**长期医嘱** □ 外科护理常规 □ 二级护理 □ 饮食 □ 患者既往基础用药 **临时医嘱** □ 血常规、尿常规、粪常规 □ 血糖、血脂、肝肾功能、电解质、甲状腺功能、性激素六项、凝血功能、传染病四项 □ 胸片、肝胆胰脾彩超、甲状腺彩超、心脏彩超、心电图、双肾输尿管膀胱彩超 □ 双乳彩超、钼靶、MRI □ 肺功能、24小时动态心动图（视情况而定）	**长期医嘱** □ 患者既往基础用药 □ **术前医嘱** □ 拟明日/下周一局部麻醉下行乳房肿块切除术 □ 备皮 □ 预约术中快速冷冻病理	**长期医嘱** □ 一级护理 □ 术后3小时内监测血压 **临时医嘱** □ 必要时给予止吐、镇痛药物 □ 给予止血等对症支持治疗 □ 必要时给予补液治疗
主要护理工作	□ 介绍病房环境、设施及设备 □ 入院护理评估 □ 执行入院后医嘱 □ 指导进行相关检查等	□ 晨起静脉取血 □ 卫生知识及手术知识宣教 □ 嘱患者禁食、禁水时间 □ 备皮	□ 术前更衣 □ 观察术后病情变化 □ 观察外层敷料有无渗血 □ 保持各种管路通畅 □ 给予术后饮食指导 □ 指导并协助术后活动

续 表

时间	住院第1天	住院第2~3天	住院第3~4天 （手术日）
病情变异记录	□无 □有，原因： 1. 2.	□无 □有，原因： 1. 2.	□无 □有，原因： 1. 2.
护士签名			
医师签名			

时间	住院第4~5天 (术后第1日)	住院第5~7天 (术后第2~3日，出院日)
主要诊疗工作	□ 上级医师查房，注意病情变化 □ 住院医师完成常规病历书写 □ 注意外层敷料是否有无渗出 □ 注意观察体温、血压等	□ 上级医师查房，进行手术及伤口评估，确定有无手术并发症和切口愈合不良情况，明确是否出院 □ 完成出院记录、病案首页、出院证明书等 □ 向患者交代出院后的注意事项
重点医嘱	**长期医嘱** □ 二级护理 **临时医嘱** □ 换药 □ 必要时给予止血治疗	**长期医嘱** □ 今日出院 **临时医嘱** □ 换药 □ 病例复印
主要护理工作	□ 观察病情变化 □ 观察创口出血情况 □ 观察进食情况并给予指导 □ 心理与生活护理	□ 指导办理出院手续 □ 指导复查时间和注意事项
病情变异记录	□ 无 □ 有，原因： 1. 2.	□ 无 □ 有，原因： 1. 2..
护士签名		
医师签名		

第九章

乳腺良性肿瘤临床路径释义

一、乳腺良性肿瘤编码

1. 国家卫生和计划生育委员会原编码：

疾病名称及编码：乳腺良性肿瘤（ICD-10：D24）

手术操作名称及编码：乳腺肿瘤切除术或病变导管切除术（ICD-9-CM-3：85.21）

2. 修改编码：

疾病名称及编码：乳腺良性肿瘤（ICD-10：D24）

乳腺发育不良（ICD-10：N60）

手术操作名称及编码：乳腺肿瘤切除术（ICD-9-CM-3：85.21）

病变导管切除术（ICD-9-CM-3：85.22）

二、临床路径检索方法

（D24/N60）伴（85.21/85.22）

三、乳腺良性肿瘤临床路径标准住院流程

（一）适用对象

第一诊断为乳腺良性肿瘤（ICD-10：D24），行乳腺肿瘤切除术或病变导管切除术（ICD-9-CM-3：85.21）。

释义

■ 适用对象编码参见第一部分。

■ 本路径适用对象为乳腺良性肿瘤及乳腺发育不良等良性疾病拟行开放性手术的患者，包括纤维腺瘤、导管内乳头状瘤、良性叶状肿瘤、纤维囊性乳腺病、硬化性腺病、乳腺囊肿等。

■ 乳腺良性肿瘤根据病变分布范围手术方式可分为乳腺肿瘤切除术或乳腺区段切除术或病变导管切除术。导管内乳头状瘤手术除切除病变导管外，还需切除部分腺体。

（二）诊断依据

根据《临床诊疗指南·外科学分册（第1版）》（中华医学会编著，人民卫生出版社，2006），本组疾病包括乳房纤维腺瘤、乳管内乳头状瘤等。

1. 症状：乳房肿物，乳头溢液或溢血。

2. 体征：乳房单发或多发肿物，质地中等，表面光滑，有活动度；边界清楚，可呈分叶状；挤压乳晕周围，病变乳管可出现溢液。

3. 影像学检查：B超和钼靶检查。

4. 病理检查：乳头溢液细胞学检查未见肿瘤细胞。

释义

■ 乳腺良性肿瘤中最常见的为纤维腺瘤，多见于18～25岁的年轻女性，可双侧发病。良性叶状肿瘤也较为常见，特点为肿瘤分叶状，生长较快，切除后反复发作应警惕交界性叶状肿瘤或肉瘤可能，后者为恶性病变。导管内乳头状瘤也是常见的乳房良性肿瘤，肿瘤可沿导管蔓延生长，临床表现常有乳头溢液或溢血。伴有重度非典型增生时视为癌前病变。

■ 乳房良性肿物的钼靶表现常为边界清楚、形态规则的中高密度影，有时有分叶。彩超有助于判断肿物的囊实性，多表现为边界清楚、包膜完整的低回声区，后方回声可增强。乳管镜检查及乳管造影对于诊断导管内占位性病变有帮助。

■ 乳腺癌、乳房肉瘤、淋巴瘤或乳房内转移瘤均属于恶性病变，不属于本路径范畴。

（三）治疗方案的选择

根据《临床技术操作规范·普通外科分册》（中华医学会编著，人民军医出版社，2007）。

1. 乳房肿物切除术：体检可扪及的乳房肿物。
2. 乳腺病变导管切除术：适合乳管内乳头状瘤。

释义

■ 各医疗单位执行乳腺良性瘤临床路径时，可根据肿瘤的具体部位制订具体的入路名称。

■ 纤维腺瘤及叶状肿瘤均可行肿物切除术。导管内乳头状瘤因病变沿导管走行分布，推荐行病变导管及支配腺体区的区段切除术。

■ 对于叶状肿瘤尤其是怀疑交界性叶状肿瘤，应完整切除肿瘤及其包膜，并切除一部分周边正常腺体，以减少术后局部复发风险。

（四）标准住院日

3～5天。

释义

■ 乳腺良性肿瘤患者入院后行术前常规检查，包括乳腺彩超及钼靶，需1～2天，术后恢复1～2天，符合出院标准后可出院。总住院天数应不超过5天。

（五）进入路径标准

1. 第一诊断必须符合ICD-10：D24乳腺良性肿瘤疾病编码。
2. 当患者合并其他疾病，但住院期间不需要特殊处理也不影响第一诊断的临床路径流程实施时，可以进入路径。

释义

■ 本路径使用乳腺良性肿瘤患者，如纤维腺瘤、导管内乳头状瘤、良性叶状肿瘤等。

■ 患者如果合并高血压、糖尿病、冠心病、慢性阻塞性肺炎、慢性肾病等其他慢性疾病，需术前对症治疗时，如果不影响麻醉和手术，不影响术前准备时间，可进入本路径。上述慢性疾病如果需要经治疗稳定后才能手术，或抗凝、抗血小板治疗等，术前需特殊准备的，先进入其他相应内科疾病的诊疗路径。

（六）术前准备

1～2 天。

1. 必须的检查项目：

（1）血常规、尿常规。

（2）肝功能、肾功能、电解质、凝血功能、感染性疾病筛查（乙型肝炎、丙型肝炎、艾滋病、梅毒等）。

（3）心电图、胸部 X 线检查。

（4）乳腺彩超及术前定位。

2. 根据患者病情可选择：

（1）钼靶检查。

（2）乳头溢液时行乳管镜检查。

（3）肺功能、超声心动图等。

释义

■ 必查项目是确保手术治疗安全、有效开展的基础，术前必须完成。

■ 为缩短患者住院等待时间，检查项目可以在患者入院前于门诊完成。

■ 高龄患者或有心肺功能异常患者，术前根据病情增加超声心动、肺功能、血气分析等检查。

（七）预防性抗菌药物选择与使用时机

按照《抗菌药物临床应用指导原则》（卫医发〔2004〕285 号）执行。通常不需预防用抗菌药物。

释义

■ 乳腺良性肿瘤手术切口为Ⅰ级切口，不需要预防性使用抗菌药物。

（八）手术日

入院 2～3 天。

1. 麻醉方式：局部麻醉（必要时区域阻滞麻醉或全身麻醉）。

2. 手术方式：乳腺肿物切除术或病变导管切除术。
3. 术中用药：麻醉常规用药。
4. 手术内固定物：无。
5. 输血：根据术前血红蛋白状况及术中出血情况而定。
6. 病理：术后标本送病理学检查（视术中情况行术中冰冻病理检查）。

释义

■ 局部扩大切除可采用静脉麻醉。

■ 术前用抗菌药物参考《抗菌药物临床应用指导原则》执行。

■ 纤维腺瘤及良性叶状肿瘤均可行肿物切除术。导管内乳头状病变可沿导管分布走行，推荐行病变导管及所辖腺体区域的区段切除术。

■ 对于良性叶状肿瘤或怀疑交界性叶状肿瘤，应完整切除肿瘤及其包膜，并切除一部分周围正常腺体，以减少术后局部复发风险。

（九）术后住院恢复

1 天。

1. 必须复查的检查项目：血常规。
2. 术后用药：抗菌药物：按照《抗菌药物临床应用指导原则》（卫医发〔2004〕285 号）执行。通常不需预防用抗菌药物。
3. 严密观察有无出血等并发症，并作相应处理。

释义

■ 多数生长缓慢的小纤维腺瘤，尤其是多发纤维腺瘤的患者，可观察。

■ 术后可对手术区域加压包扎 24 小时预防伤口积血或血肿形成。

■ 手术切口为Ⅰ级切口，不需要预防性使用抗菌药物。

（十）出院标准

1. 伤口愈合好：无积血，无感染征象。
2. 没有需要住院处理的并发症和（或）合并症。

释义

■ 乳腺良性肿瘤患者入院后行术前常规检查需 1～2 天，术后恢复 1～2 天，总住院天数小于 5 天符合本路径要求。

■ 出院时应伤口愈合良好，无伤口感染或严重脂肪液化、血肿。如有门诊可处理的伤口愈合不良情况，应嘱患者返院时间和频率。

（十一）变异及原因分析

1. 有影响手术的合并症，需要进行相关的诊断和治疗。

2. 病理报告为恶性病变，需要按照乳腺癌进入相应路径治疗。

释义

■ 对于轻微变异，如由于某种原因，路径指示应当于某一天的操作不能如期进行而要延期的，这种改变不会对最终结果产生重大改变，也不会更多的增加住院天数和住院费用，可不出本路径。

■ 除以上所列变异及原因外，如还出现医疗、护理、患者、环境等多方面的变异原因，应阐明变异相关问题的重要性，必要时须及时退出本路径，并应将特殊的变异原因进行归纳总结。

四、推荐表单

（一）医师表单

乳腺良性肿瘤临床路径医师表单

适用对象：第一诊断为乳腺良性肿瘤（ICD-10：D24）
行乳腺肿物切除术或病变导管切除术（ICD-9-CM-3：85.21）

患者姓名：	性别：　　年龄：　　门诊号：	住院号：
住院日期：　　年　月　日	出院日期：　　年　月　日	标准住院日：3～5 天

日期	住院第 1 天	住院第 2 天 （手术准备日）
主要诊疗工作	□ 询问病史及体格检查 □ 完成住院病历和首次病程记录 □ 开实验室检查单 □ 上级医师查房 □ 初步确定诊治方案和特殊检查项目	□ 手术医嘱 □ 上级医师查房 □ 完成术前准备与术前评估 □ 根据检查检验结果，行术前讨论，确定手术方案 □ 完成必要的相关科室会诊 □ 住院医师完成上级医师查房记录、术前小结 □ 完成术前总结（拟行手术方式、手术关键步骤、术中注意事项等） □ 签署手术知情同意书（含标本处置）、自费用品协议书、输血同意书、麻醉同意书或授权委托书 □ 向患者及家属交代病情、手术安排及围术期注意事项
重点医嘱	**长期医嘱** □ 外科二级或三级护理常规 □ 饮食：根据患者情况而定 □ 患者既往基础用药 **临时医嘱** □ 血常规+血型、尿常规 □ 凝血功能、血电解质、肝肾功能、感染性疾病筛查 □ 心电图、胸部 X 线检查 □ 乳腺彩超、钼靶摄片 □ 必要时行血气分析、肺功能、超声心动图	**长期医嘱** □ 外科护理常规 □ 二级或三级护理 □ 饮食 □ 患者既往基础用药 **临时医嘱** □ 术前医嘱： □ 常规准备明日在局部麻醉/区域阻滞麻醉/全身麻醉下行乳腺肿物切除术/病变导管切除术 □ 术前禁食、禁水 □ 药敏试验 □ 备皮术前禁食 4～6 小时，禁水 2～4 小时 □ 麻醉前用药（术前 30 分钟）
病情变异记录	□ 无　□ 有，原因： 1. 2.	□ 无　□ 有，原因： 1. 2.
医师签名		

日期	住院第3天 （手术日）		住院第4天 （术后第1日）	住院第5天 （术后第2日，出院日）
	术前与术中	术后		
主要诊疗工作	□ 送患者入手术室 □ 麻醉准备，监测生命体征 □ 施行手术 □ 解剖标本，送病理检查	□ 麻醉医师完成麻醉记录 □ 完成术后首次病程记录 □ 完成手术记录 □ 向患者及家属说明手术情况	□ 上级医师查房 □ 住院医师完成常规病程记录 □ 必要时进行相关特殊检查	□ 上级医师查房 □ 明确是否符合出院标准 □ 完成出院记录、病案首页、出院证明书等 □ 通知出入院处 □ 通知患者及家属 □ 向患者告知出院后注意事项，如康复计划、返院复诊、后续治疗，及相关并发症的处理等 □ 出院小结、诊断证明书及出院须知交予患者
重点医嘱	**长期医嘱** □ 禁食、禁水 **临时医嘱** □ 术前0~5小时使用抗菌药物 □ 液体治疗 □ 相应治疗（视情况）	**长期医嘱** □ 按相应麻醉术后护理 □ 饮食（禁食、禁水6小时，全身麻醉后） □ 心电监测6小时（全身麻醉后） **临时医嘱** □ 酌情镇痛 □ 观察术后病情变化 □ 观察创口出血及引流情况 □ 给予术后饮食指导 □ 指导并协助术后活动	**长期医嘱** □ 二级或三级护理（视情况）	**临时医嘱** □ 切口换药（酌情） **出院医嘱** □ 出院后相关用药 □ 伤口门诊拆线
病情变异记录	□ 无 □ 有，原因： 1. 2.	□ 无 □ 有，原因： 1. 2.	□ 无 □ 有，原因： 1. 2.	□ 无 □ 有，原因： 1. 2.
医师签名				

（二）护士表单

乳腺良性肿瘤临床路径护士表单

适用对象：第一诊断为乳腺良性肿瘤（ICD-10：D24）

行乳腺肿物切除术或病变导管切除术（ICD-9-CM-3：85.21）

患者姓名：	性别：　年龄：　门诊号：	住院号：
住院日期：　年　月　日	出院日期：　年　月　日	标准住院日：3～5 天

日期	住院第 1 天	住院第 2 天 （手术准备日）
健康宣教	□ 入院宣教 介绍主管医师、护士 介绍环境、设施 介绍住院注意事项	□ 术前宣教 宣教疾病知识、术前准备及手术过程 告知准备物品、沐浴 告知术后饮食、活动及探视注意事项，告知术后可能出现的情况及应对方式 □ 主管护士与患者沟通，了解并指导心理应对 □ 告知家属等候区位置
护理处置	□ 核对患者姓名，佩戴腕带 □ 建立入院护理病历 □ 卫生处置：剪指（趾）甲、沐浴，更换病号服	□ 协助医师完成术前检查化验 □ 术前准备 备皮、宣教 备皮、禁食、禁水
主要护理工作	□ 入院介绍 □ 入院评估 □ 静脉抽血 □ 健康教育 □ 饮食指导 □ 患者相关检查配合的指导 □ 执行入院后医嘱 □ 心理支持	□ 健康教育 □ 饮食：术前禁食、禁水 □ 术前沐浴、更衣，取下活动义齿、饰物 □ 告知患者及家属手术流程及注意事项 □ 手术备皮、药敏试验 □ 术前手术物品准备 □ 促进睡眠（环境、药物）
病情变异记录	□ 无　□ 有，原因： 1. 2.	□ 无　□ 有，原因： 1. 2.
护士签名		

日期	住院第3天（手术日）		住院第4天（术后第1日）	住院第5天（术后第2日，出院日）
	术前与术中	术后		
健康宣教	□ 术后当日宣教 □ 告知饮食、体位要求 □ 告知疼痛注意事项 □ 告知术后可能出现情况及应对方式 □ 给予患者及家属心理支持 □ 再次明确探视陪护须知	□ 术后宣教 □ 药物作用及频率 □ 饮食、活动指导 □ 复查患者对术前宣教 □ 内容的掌握程度 □ 疾病恢复期注意事项 □ 下床活动注意事项	□ 术后宣教 □ 指导功能锻炼	□ 出院宣教 □ 指导办理出院手续
护理处置	□ 送手术 摘除患者各种活动物品 核对患者资料及带药 填写手术交接单，签字确认 □ 接手术 核对患者及资料，签字确认	□ 功能训练指导	□ 功能训练指导	□ 出院指导
主要护理工作	□ 健康教育 □ 术前更衣 □ 饮食指导：禁食、禁水 □ 指导术前注射麻醉用药后注意事项 □ 安排陪送患者入手术室 □ 心理支持	□ 术后活动：按相应麻醉采取体位，指导并协助术后活动 □ 全身麻醉后禁食、禁水6小时 □ 密切观察患者情况 □ 疼痛护理 □ 生活护理 □ 术后饮食指导 □ 心理支持（患者及家属）	□ 体位与活动：自主体位 □ 观察患者情况 □ 协助生活护理 □ 心理支持（患者及家属） □ 康复指导（运动指导、功能锻炼）	□ 出院指导 □ 办理出院手续 □ 复诊时间 □ 作息、饮食、活动 □ 服药指导 □ 日常保健 □ 清洁卫生 □ 疾病知识
病情变异记录	□ 无 □ 有，原因： 1. 2.	□ 无 □ 有，原因： 1. 2.	□ 无 □ 有，原因： 1. 2.	□ 无 □ 有，原因： 1. 2.
护士签名				

（三）患者表单

乳腺良性肿瘤临床路径患者表单

适用对象：第一诊断为乳腺良性肿瘤（ICD-10：D24）
行乳腺肿物切除术或病变导管切除术（ICD-9-CM-3：85.21）

患者姓名：	性别：　年龄：　门诊号：	住院号：
住院日期： 年 月 日	**出院日期：** 年 月 日	**标准住院日：3～5天**

日期	住院第1天	住院第2天 （手术准备日）
监测	□ 测量生命体征、体重	□ 每日测量生命体征、询问排便，手术前1天晚测量生命体征
医患配合	□ 护士行入院护理评估（简单询问病史） □ 接受入院宣教 □ 医师询问病史、既往病史、用药情况，收集资料 □ 进行体格检查	□ 配合完善术前相关化验、检查，术前宣教 □ 乳腺肿瘤疾病知识、临床表现、治疗方法 □ 术前用物准备：备皮刀、弹力胸带 □ 手术室接患者，配合核对 □ 医师与患者及家属介绍病情及手术谈话 □ 手术时家属在等候区等候 □ 探视及陪护制度
重点诊疗及检查	**重点诊疗** □ 二级护理 □ 既往基础用药	**重点诊疗** □ 术前准备 备皮 术前签字 **重要检查** □ 心电图、X线胸片 □ 彩超，钼靶 □ 乳腺 MR
饮食及活动	□ 普通饮食 □ 正常活动	□ 术前12小时禁食、禁水 □ 正常活动

日期	住院第3天 （手术日）		住院第4天 （术后第1日）	住院第5天 （术后第2日，出院日）
	术前与术中	术后		
监测	□ 测量生命体征	□ 每日测量生命体征	□ 测量生命体征	□ 办理出院手续
医患配合	□ 摘除患者各种活动物品	□ 下床活动，功能训练	□ 功能训练	□ 办理出院手续
重点诊疗及检查	□ 术前更衣	□ 术后活动：按相应麻醉采取体位，术后活动 □ 全身麻醉后禁食、禁水6小时	□ 更换伤口辅料，观察伤口愈合情况	□ 办理出院手续 □ 确定复查时间
饮食及活动	□ 禁食、禁水12小时	□ 正常饮食 □ 正常活动	□ 正常饮食 □ 正常活动	□ 正常饮食 □ 正常活动

附：原表单（2011 年版）

乳腺良性肿瘤临床路径表单

适用对象：第一诊断为乳腺良性肿瘤（ICD-10：D24）

行乳腺肿物切除术或病变导管切除术（ICD-9-CM-3：85.21）

患者姓名：	性别：　　年龄：　　门诊号：	住院号：
住院日期：　　年　月　日	出院日期：　　年　月　日	标准住院日：3～5 天

日期	住院第 1 天	住院第 2 天 （手术准备日）
主要诊疗工作	□ 询问病史及体格检查 □ 完成住院病历和首次病程记录 □ 开实验室检查单 □ 上级医师查房 □ 初步确定诊治方案和特殊检查项目	□ 手术医嘱 □ 上级医师查房 □ 完成术前准备与术前评估 □ 根据检查检验结果，行术前讨论，确定手术方案 □ 完成必要的相关科室会诊 □ 住院医师完成上级医师查房记录、术前小结 □ 完成术前总结（拟行手术方式、手术关键步骤、术中注意事项等） □ 签署手术知情同意书（含标本处置）、自费用品协议书、输血同意书、麻醉同意书或授权委托书 □ 向患者及家属交代交代病情、手术安排及围术期注意事项
重点医嘱	**长期医嘱** □ 外科二级或三级护理常规 □ 饮食：根据患者情况而定 □ 患者既往基础用药 **临时医嘱** □ 血常规+血型、尿常规 □ 凝血功能、血电解质、肝肾功能、感染性疾病筛查 □ 心电图、胸部 X 线检查 □ 乳腺彩超、钼靶摄片 □ 必要时行血气分析、肺功能、超声心动图	**长期医嘱** □ 外科护理常规 □ 二级或三级护理 □ 饮食 □ 患者既往基础用药 **临时医嘱** □ 术前医嘱： □ 常规准备明日在局部麻醉/区域阻滞麻醉/全身麻醉下行乳腺肿物切除术/病变导管切除术 □ 术前禁食、禁水 □ 药敏试验 □ 备皮术前禁食 4～6 小时，禁水 2～4 小时 □ 麻醉前用药（术前 30 分钟）
主要护理工作	□ 入院介绍 □ 入院评估 □ 静脉抽血 □ 健康教育 □ 饮食指导 □ 患者相关检查配合的指导 □ 执行入院后医嘱 □ 心理支持	□ 健康教育 □ 饮食：术前禁食、禁水 □ 术前沐浴、更衣，取下活动义齿、饰物 □ 告知患者及家属手术流程及注意事项 □ 手术备皮、药敏试验 □ 术前手术物品准备 □ 促进睡眠（环境、药物） □ 心理支持

续 表

日期	住院第 1 天	住院第 2 天 （手术准备日）
病情变异记录	□ 无 □ 有，原因： 1. 2.	□ 无 □ 有，原因： 1. 2.
护士签名		
医师签名		

日期	住院第 3 天 （手术日）		住院第 4 天 （术后第 1 日）	住院第 5 天 （术后第 2 日，出院日）
	术前与术中	术后		
主要诊疗工作	□ 送患者入手术室 □ 麻醉准备，监测生命体征 □ 施行手术 □ 解剖标本，送病理检查	□ 麻醉医师完成麻醉记录 □ 完成术后首次病程记录 □ 完成手术记录 □ 向患者及家属说明手术情况	□ 上级医师查房 □ 住院医师完成常规病程记录 □ 必要时进行相关特殊检查	□ 上级医师查房 □ 明确是否符合出院标准 □ 完成出院记录、病案首页、出院证明书等 □ 通知出入院处 □ 通知患者及家属 □ 向患者告知出院后注意事项，如康复计划、返院复诊、后续治疗，及相关并发症的处理等 □ 出院小结、诊断证明书及出院须知交予患者
重点医嘱	**长期医嘱** □ 禁食、禁水 **临时医嘱** □ 术前 0.5 小时使用抗菌药物 □ 液体治疗 □ 相应治疗（视情况）	**长期医嘱** □ 按相应麻醉术后护理 □ 饮食（禁食、禁水 6 小时，全身麻醉后） □ 心电监测 6 小时（全身麻醉后） **临时医嘱** □ 酌情镇痛 □ 观察术后病情变化 □ 观察创口出血及引流情况 □ 给予术后饮食指导 □ 指导并协助术后活动	**长期医嘱** □ 二级或三级护理（视情况）	**临时医嘱** □ 切口换药（酌情） **出院医嘱** □ 出院后相关用药 □ 伤口门诊拆线
主要护理工作	□ 健康教育 □ 术前更衣 □ 饮食指导：禁食、禁水 □ 指导术前注射麻醉用药后注意事项 □ 安排陪送患者入手术室 □ 心理支持	□ 术后活动：按相应麻醉采取体位，指导并协助术后活动 □ 全身麻醉后禁食、禁水 6 小时 □ 密切观察患者情况 □ 疼痛护理 □ 生活护理 □ 术后饮食指导 □心理支持（患者及家属）	□ 体位与活动：自主体位 □ 观察患者情况 □ 协助生活护理 □ 心理支持（患者及家属） □ 康复指导（运动指导、功能锻炼）	□ 出院指导 □ 办理出院手续 □ 复诊时间 □ 作息、饮食、活动 □ 服药指导 □ 日常保健 □ 清洁卫生 □ 疾病知识
病情变异记录	□ 无　□ 有，原因： 1. 2.	□ 无　□ 有，原因： 1. 2.	□ 无　□ 有，原因： 1. 2.	□ 无　□ 有，原因： 1. 2.
护士签名				
医师签名				

第十章

乳腺癌临床路径释义

一、乳腺癌编码

1. 国家卫生和计划生育委员会原编码：

疾病名称及编码：乳腺癌（C50.900）

手术操作名称及编码：乳腺癌根治术（保乳、改良根治、根治术）

2. 修改编码：

疾病名称及编码：乳腺癌（ICD-10：C50）

手术操作名称及编码：乳腺癌根治术（保乳、改良根治、根治术）（ICD-9-CM-3：85.33-85.48）

二、临床路径检索方法

C50 伴（85.33-85.48）

三、乳腺癌临床路径标准住院流程

（一）适用对象

第一诊断为乳腺癌（C50.900），拟行乳腺癌根治术（保乳、改良根治、根治术）。

释义

■ 适用对象编码参见第一部分。

■ 本路径适用对象为临床诊断为乳腺癌的患者，包括经穿刺或开放活检病理证实的乳腺癌患者和影像学检查高度可疑为乳腺癌的患者。

■ 可手术乳腺癌 0、Ⅰ、部分Ⅱ期患者，及部分Ⅱ、Ⅲ期（炎性乳腺癌除外）经新辅助化疗降期患者。

■ 适用对象中不包括良性肿瘤、炎性疾病等。

（二）诊断依据

1. 病史：乳腺肿块、乳头溢液、无痛。
2. 体征：肿块质硬、边界不清、活动度差，与皮肤粘连。
3. 橘皮征、血性乳头溢液等。
4. 辅助检查：彩超、钼靶、MRI 等。
5. 病理：穿刺或活检诊断。

释义

■ 本路径的制订主要参考国际及国内权威参考书籍及诊疗指南。上述临床资料及实验室检查是确诊乳腺癌及评估患者是否有手术指征的重要依据。

■ 病史和体征是诊断乳腺癌的依据，根据病史中肿瘤的性质、活动度、边界、乳头乳晕异常、溢液性质、腋窝淋巴结性质等给予临床初步诊断。橘皮征和乳头血性溢液对诊断乳腺癌有帮助，但并非乳腺癌患者的特有体征。

■ 彩超及乳腺 X 线摄影是乳腺癌诊断的主要辅助手段。

■ 术前乳腺 MRI 检查是排除多中心或多灶性微小病变的重要检查手段。

■ 空心针穿刺或开放活检病理学诊断是乳腺癌的确诊方法，细胞学检查不能作为确诊依据。

■ 早期乳腺癌患者临床症状及体征均不明显，如影像学检查高度可疑，亦可进入路径。

（三）治疗方案的选择及依据

1. 改良根治术：明确乳腺癌患者。
2. 保乳手术：有保乳意愿、适宜行保乳手术的乳腺癌患者。
3. 其他术式：不适合上述术式的乳腺癌患者。
4. 可行前哨淋巴结活检等。

释义

■ 本病确诊后即应开始综合治疗，包括局部治疗和系统治疗。局部治疗包括手术治疗和放疗，系统治疗包括化疗、内分泌治疗、靶向治疗等。其中手术治疗是乳腺癌的主要治疗手段，其他治疗称为辅助治疗。综合治疗的目的在于消除原发病灶，控制全身微小转移灶，降低局部复发和远处转移风险，改善患者预后。

■ 改良根治术是乳腺癌的经典术式。包括患侧乳房切除和腋窝淋巴结清扫（Ⅰ、Ⅱ站）。

■ 保乳手术是乳腺癌局部治疗的趋势。对于有保乳意愿、无放疗禁忌证的患者，如可获得可靠的阴性切缘和满意的术后外观，均可行保乳手术。

■ 对于不适合行保乳手术但对术后外观要求较高的患者，在充分沟通和知情同意的基础上，可进行Ⅰ期乳房重建手术（包括假体重建和自体组织重建）。

■ 患者对腋窝淋巴结清扫导致的患肢功能障碍等重要并发症知情，并同意行腋窝淋巴结清扫术。为了避免不必要的腋窝清扫，降低腋窝清扫术后并发症，对临床腋窝阴性（查体和影像学检查均未提示腋窝淋巴结转移）或临床阳性但经针吸活检病理证实阴性的乳腺癌患者，可由有经验的外科团队行前哨淋巴结活检术。

（四）标准住院日

≤18 天。

释义

■ 怀疑或确诊乳腺癌的患者入院后，全身检查除外远处转移需 2～3 天，第 4 天行手术治疗，患者术后恢复、获得术后病理约需 5～6 天，第 10～11 天开始化疗（如需要），化疗后5~6天观察化疗不良反应，给予对症处理，病情平稳（见“出院标准”）时可出院。总住院时间不超过18天符合本路径要求。

（五）进入路径标准

1. 第一诊断必须符合ICD-10：C50.900乳腺癌疾病编码。
2. 当患者合并其他疾病，但住院期间无需特殊处理也不影响第一诊断时，可以进入路径。

释义

■ 进入本路径的患者为第一诊断为乳腺癌，需除外合并其他急重症或远处转移等情况。

■ 本路径包括可手术乳腺癌0、Ⅰ、部分Ⅱ期患者，及部分Ⅱ、Ⅲ期（炎性乳腺癌除外）经新辅助化疗降期患者，但不包括良性肿瘤、炎性疾病等。

■ 对于合并其他疾病，但不需特殊处理，不影响第一诊断且对手术无较大影响者可以进入路径。

■ 对于合并其他疾病合理治疗后病情稳定，抑或目前尚需持续用药，但不影响手术预后和路径实施的，可以进入路径，但可能会延长住院时间，增加治疗费用。

■ 对于合并对手术有较大影响的内科疾病者，需请相关科室会诊，对病情进行评估和控制以保证手术安全，影响路径实施的应退出本路径。

（六）术前准备（术前评估）

3~5天。

1. 血常规、尿常规、粪常规、凝血实验、血糖、肝功能、肾功能、电解质、血脂、传染病四项、甲状腺功能、性激素六项。
2. X线胸片、肝胆胰脾彩超、甲状腺彩超、盆腔彩超、心电图、心脏彩超、双肾输尿管膀胱彩超。
3. 乳腺彩超、钼靶，必要时行双乳MRI检查等。
4. 根据临床需要选做：肿瘤标志物全套、血气分析、肺功能、24小时动态心电图、头、胸、上腹部CT、MRI、ECT等。

释义

■ 血常规、尿常规、便常规能是基本检验项目，进入路径的患者均需完成。肝肾功能、电解质、血糖、凝血功能、心电图、X线胸片可评估有无基础疾病，是否影响住院时间、费用及其治疗预后。性腺激素可进一步了解患者卵巢功能。肝胆胰脾肾彩超及盆腔彩超有助于判断患者是否存在远处转移。乳腺彩超、钼靶是基本的影像学检查，进入路径的患者均需完成。对于可疑的多灶或多中心病灶患者，推荐MRI检查，但MRI检查不应作为保乳手术前的必需检查。多数初治乳腺癌患者肿瘤标志物不高，但肿瘤标志物检测可作为患者的基线资料，建议检测。根据患者临床分期可选择行胸腹部CT、上腹MRI、ECT或PET-CT以除外全身转移。

■ 当无病理学确诊的可疑乳腺癌患者进入本路径时，需与其他引起乳房肿块的疾病相鉴别。如纤维腺瘤、叶状肿瘤也可表现为无痛性肿块，与老年人多见的黏液腺癌较难鉴别；导管内乳头状瘤也可表现为单孔或多孔乳头陈旧血性溢液，与浸润性乳腺癌、导管原位癌或导管内乳头状癌较难鉴别；非哺乳期乳腺炎有局部皮肤红肿热痛，有橘皮征，抗菌药物治疗效果不佳等表现，与炎性乳腺癌较难鉴别。因此，乳腺癌的确诊需依靠病理。

（七）预防性抗菌药物选择与使用时机

预防性抗菌药物应用应按《抗菌药物临床应用指导原则（2015 年版）》（国卫办医发〔2015〕43 号）

1. 预防性用药时间为术前 30 分钟。
2. 手术超过 3 小时加用 1 次抗菌药物。
3. 术后 24 小时内停止使用抗菌药物。

释义

■ 乳腺手术为清洁切口手术，不推荐围术期常规使用抗菌药物。

■ 患者存在感染高危因素如免疫缺陷、高龄、术前化疗导致免疫低下、乳房重建手术等情况，可酌情预防性应用抗菌药物。预防性应用抗菌药物应术前 30 分钟给予第一代或第二代头孢菌素，避免联合用药，手术时间超过 3 小时，可追加一次术中抗菌药物。预防用药应在 24 小时内停止。重度高危的患者可延长至 48 小时。

（八）手术日

入院第≤4 天。

1. 麻醉方式：全身麻醉。
2. 手术方式：乳房单纯切除术、乳癌改良根治术、乳癌保乳术、乳癌根治及扩大根治术，必要时行前哨淋巴结活检术及乳房重建术。
3. 手术内固定物：皮肤钉合器的应用、切缘银夹标志等。
4. 输血：视术中情况而定。
5. 病理：冰冻、石蜡切片，免疫组化检查，必要时行 FISH 基因检测。
6. 其他：必要时术中使用可吸收缝线、双极电凝、术后应用镇痛泵。

释义

■ 乳腺癌手术常规使用全身麻醉，依据具体情况选择是否使用术后镇痛泵。

■ 乳腺癌手术一般不需要输血，但应具备紧急输血条件，应对突发情况（如大血管破裂等）。

■ 术中可使用钛夹标记瘤床位置便于术后辅助放疗定位。

■ 腺体和切口的缝合可根据需要选择可吸收缝线、皮肤钉合器等。

■ 手术结束时可以使用 5-FU 液和红色诺卡氏菌细胞壁骨架（N-CWS）冲洗创腔，以减低复发和转移概率。

■ 原发肿瘤病理结果应包括 ER、PR、HER2、Ki-67 等重要免疫组化指标，对于免疫组化 HER2（++）者应行 FISH 检测。

（九）术后住院恢复

≤14 天。

释义

■ 如防治伤口引流管，通常于术后 7～10 天待引流量少于 20ml/d 时拔出，如发生伤口感染，出现的高峰时间为术后 7 天左右。乳腺癌是全身性疾病，必须采取综合治疗方法，术后还应采取化学药物、内分泌、放射、免疫及生物学治疗多种方法，红色诺卡氏菌细胞壁骨架（N-CWS）能够抑制乳腺癌细胞的转移，可加用 N-CWS 提高治疗近期疗效，减少化疗不良反应，改善患者生存质量。术后恢复、获得术后病理约需 5～6 天，病情平稳（见出院标准）时可出院。术后恢复时间不超过 14 天符合本路径要求。

（十）出院标准（围绕一般情况、切口情况、第一诊断转归）

1. 切口愈合好，切口无感染，无皮瓣坏死（或门诊可处理的皮缘坏死）。
2. 没有需要住院处理的并发症或合并症。

释义

■ 患者出院前应一般情况良好。

■ 患者伤口无感染，无严重皮瓣坏死或严重皮下积液可出院。对于门诊可处理的皮瓣坏死和皮下积液，患者需遵医嘱返院处理伤口直至皮下积液消失、伤口完全愈合。

■ 没有需要住院处理的与本次手术有关的并发症如下肢深静脉血栓形成等。

（十一）有无变异及原因分析

1. 有影响手术的合并症，需要进行相应的诊断和治疗。
2. 行保乳手术时，必须行钼靶或 MRI 检查以排除多病灶。
3. 术前可行空心针等穿刺活检。
4. 患者其他方面的原因。
5. 本路径仅限手术方面，其他如新辅助化疗、术中放疗、术后辅助化疗等均未纳入本路径范围。

释义

■ 有影响手术的合并症，如糖尿病、心血管疾病等，可能需要同时治疗或疾病本身导致术后恢复缓慢，从而导致治疗时间延长或治疗费用增加，严重影响路径实施者退出路径。

■ 围术期的并发症，如术后出血等，可能导致二次手术或恢复延迟，从而造成住院日延长或费用超出参考标准。

■ 因患者主观方面的原因造成执行路径时出现变异，应在表单中明确说明。

■ 本路径仅限手术方面，如患者经术前评估需接受新辅助化疗，应退出本路径。术中放疗、术后辅助化疗等均未纳入本路径。

四、乳腺癌临床路径给药方案

【用药选择】

1. 内分泌治疗药物：内分泌治疗是激素受体阳性乳腺癌患者的重要治疗方法。内分泌治疗药物根据作用机制可分为雌激素受体拮抗剂、芳香化酶抑制剂（AI）、促黄体生成激素释放激素（LHRH）类似物等，其中雌激素受体拮抗剂和芳香化酶抑制剂是最常用的内分泌治疗药物。

（1）雌激素受体拮抗剂：他莫昔芬为代表性药物。根据国内外重要诊治指南与规范，推荐绝经前患者使用，绝经后患者如不能耐受芳香化酶抑制剂，也建议使用他莫昔芬。每日 2 次，每次 10mg 口服，推荐用药时间为 5 年，对于复发转移高风险患者，如耐受性良好，可延长用药至 10 年。

（2）芳香化酶抑制剂：通过抑制芳香化酶的活性，阻断卵巢以外组织中雄烯二酮和睾酮经芳香化作用转化成雌激素，抑制乳腺癌细胞生长。根据化学结构可分为非甾体类药物，如阿那曲唑、来曲唑和甾体类药物如依西美坦。AI 仅适用于绝经后患者使用，绝经前患者如使用 AI，应同时应用促黄体生成激素释放激素类似物。每日 1 次，每次 1 片口服。推荐用药时间为 5 年。对于围绝经期患者，可先应用他莫昔芬 2～3 年，确认绝经后换用 AI 2～3 年，或先使用他莫昔芬 5 年，确认绝经后换用 AI 5 年。

（3）LHRH 类似物：通过负反馈抑制下丘脑产生促性腺激素释放激素（GnRH），同时竞争性地与垂体细胞膜上的 GnRH 受体或 LHRH 受体结合，阻止垂体产生促性腺激素，从而减少卵巢分泌雌激素。代表性药物为戈舍瑞林。某些复发转移高风险的绝经前乳腺癌患者，可考虑术后辅助内分泌治疗应用 LHRH 类似物联合依西美坦。腹壁皮下注射，每 4 周应用 1 次。

2. 化疗药物：治疗乳腺癌的常用化疗药物，包括烷化剂、抗代谢性药物、抗菌药物、生物碱和紫杉醇类。化疗药物通过改变或抑制癌细胞的生化代谢过程，从而干扰癌细胞的繁殖。依其作用的细胞周期时相可分为：①细胞周期特异性药物，这类药物仅在细胞周期的特异时相才有作用，如抗代谢药物和有丝分裂抑制剂；②细胞周期非特异性药物，这类药物在细胞周期的任一时相都有作用，对非增殖周期的细胞也有作用，如烃化剂和抗菌药物类药物。

（1）蒽环类药物：表柔比星为代表，与环磷酰胺联用时推荐剂量为 $100mg/m^2$，与紫杉类药物联用时推荐剂量为 $75mg/m^2$。静脉输入，每 3 周 1 次。

（2）紫杉类药物：多西他赛为代表，只能用于静脉滴注。所有患者在接受多西他赛治疗期前均必须口服糖皮质激素类，如地塞米松，在多西他赛滴注 1 天前服用，每天 16mg，持续至少 3 天，以预防过敏反应和体液潴留。多西他赛单药的推荐剂量为 $100mg/m^2$，联合用药的

推荐剂量为 $75mg/m^2$，静脉滴注 1 小时，每 3 周 1 次。

3. 靶向治疗药物：用于浸润性乳腺癌 HER2 阳性的患者。HER2 阳性的定义为免疫组化 HER2（+++）或（++）但 FISH 检测 HER2 基因扩增。以曲妥珠单抗为代表药物。首次剂量 8mg/kg，维持剂量 6mg/kg，每 3 周静脉输入 1 次。推荐用药时间为 1 年。靶向治疗开始前需评估心脏功能，用药期间每 3 个月复查超声心动。

【药学提示】

1. 雌激素受体拮抗剂（他莫昔芬）：用药前应评估血栓栓塞的风险。用药前检查有视力障碍、肝肾功能不全者慎用。多数耐受性良好，常见不良反应包括子宫内膜增厚，高脂血症，血栓栓塞性疾病。用药期间定期复查肝肾功能及血脂，每年行妇科彩超检查。

2. 芳香化酶抑制剂：多数耐受性良好，常见不良反应包括骨质疏松，骨密度下降，骨折事件发生率升高，肌肉关节疼痛，乏力、不适等。用药期间应同时补充钙剂及维生素 D，定期复查骨密度。

3. 紫杉类药物：常见不良反应包括乏力、骨髓抑制、过敏、水钠潴留、腹泻及胃肠道反应。部分病例可发生严重过敏反应，其特征为低血压与支气管痉挛，需要中断治疗。停止滴注并立即治疗后患者可恢复正常。部分病例也可发生轻度过敏反应，如脸红，伴有或不伴有瘙痒的红斑、胸闷、背痛、呼吸困难、药物热或寒战。极少病例发生胸腔积液、腹水、心包积液、毛细血管通透性增加以及体重增加。为了减少液体潴留，应给患者预防性使用皮质类固醇。

4. 曲妥珠单抗：不良反应较少，主要为心脏功能损害。临床试验中观察到使用本药治疗的患者中有心功能不全的表现。在单独使用曲妥珠单抗治疗的患者中，中至重度心功能不全（NTHA 分级 III / IV）的发生率为 5%。用药前及用药开始后每 3 个月复查超声心动，评估左室射血分数。出现下列情况时，应停止曲妥珠单抗治疗至少 4 周，并每 4 周检测 1 次 LVEF。LVEF 较治疗前绝对数值下降≥16%；LVEF 低于该检测中心正常范围并且 LVEF 较治疗前绝对数值下降≥10%；4～8 周 LVEF 回升至正常范围或 LVEF 较治疗前绝对数值下降≤15%，可恢复使用曲妥珠单抗；LVEF 持续下降（>8 周），或者 3 次以上因心肌病而停止曲妥珠单抗治疗，应永久停止使用曲妥珠单抗。

【注意事项】

1. 他莫昔芬与华法林或任何其他香豆素抗凝药联合应用时可发生抗凝作用显著增高，故联合应用时应密切监测患者。与细胞毒药物联合使用时，血栓栓塞的风险增加。骨转移患者使用他莫昔芬治疗初期，如同时使用那些能够降低肾脏钙排泄的药物如噻嗪类利尿药，可能增加高钙血症的风险。

2. 多西他赛与顺铂联合使用时，宜先用多西他赛后用顺铂，以免降低多西他赛的消除率；而与蒽环类药物联合使用时，给药顺序与上述相反，宜先予蒽环类药物后予多西他赛。多西他赛与酮康唑之间可能发生相互作用，同用时应格外小心。

五、推荐表单

（一）医师表单

乳腺癌临床路径医师表单

适用对象：第一诊断为乳腺癌（C50.900）
行手术治疗

患者姓名：	性别：　　年龄：　　门诊号：	住院号：
住院日期：　　年　月　日	**出院日期：**　　年　月　日	**标准住院日：≤18 天**

时间	住院第 1 天	住院第 2 ~5 天	住院第 3 ~6 天 （手术日）
主要诊疗工作	□ 询问病史及体格检查 □ 交代病情，将乳腺肿瘤诊疗计划书交给患者 □ 书写病历 □ 开具实验室检查单 □ 上级医师查房与术前评估 □ 初步确定手术方式和日期	□ 上级医师查房 □ 完成术前准备与术前评估 □ 穿刺活检（视情况而定） □ 根据体检、彩超、钼靶、穿刺病理结果等，行术前讨论，确定手术方案 □ 完成必要的相关科室会诊 □ 住院医师完成术前小结、上级医师查房记录等病历书写 □ 签署手术知情同意书、自费用品协议书、输血同意书 □ 向患者及家属交代围术期注意事项	□ 实施手术 □ 术者完成手术记录 □ 住院医师完成术后病程记录 □ 上级医师查房 □ 向患者及家属交代病情及术后注意事项
重点医嘱	**长期医嘱** □ 乳腺外科护理常规 □ 二级护理 □ 饮食 □ 留陪 1 人 □ 患者既往基础用药 **临时医嘱** □ 血常规、尿常规、粪常规 □ 血糖、血脂、肝肾功能、电解质、甲状腺功能、性激素六项、凝血功能、传染病四项、肿瘤标志物全套 □ X 线胸片、肝胆胰脾彩超、甲状腺彩超、心脏彩超、心电图、双肾输尿管膀胱彩超 □ 双乳彩超、钼靶、MRI □ 肺功能、24 小时动态心动图（视情况而定）	**长期医嘱** □ 患者既往基础用药 **临时医嘱** □ 手术医嘱 □ 在全身麻醉下行乳腺癌改良根治术、乳腺癌根治术或扩大根治术、乳腺癌保乳术、乳腺单纯切除术，必要时行前哨淋巴结活检术、乳房再造 □ 术前 12 小时禁食，4 小时禁水 □ 送手术通知单，麻醉会诊单 □ 术区备皮 □ 预约术中快速冷冻 □ 预防性抗菌药物应用 □ 术晨留置尿管	**长期医嘱** □ 术后禁食、禁水 □ 一级护理 □ 吸氧、心电监护、尿管护理、会阴护理、口腔护理 □ 术后引流管护理、持续负压吸引 □ 置气垫床、平卧位 □ 双下肢气压泵治疗 **临时医嘱** □ 必要时给予止吐、镇痛药物 □ 给予止血、补液、雾化吸入等对症支持治疗 □ 必要时给予提高免疫力治疗

续 表

时间	住院第1天	住院第2～5天	住院第3～6天 （手术日）
病情变异记录	□无 □有，原因： 1. 2.	□无 □有，原因： 1. 2.	□无 □有，原因： 1. 2.
医师签名			

时间	住院第4~7天 （术后第1日）	住院第5~9天 （术后第2~3日）	至住院第18天 （术后第4~12日）
主要诊疗工作	□ 上级医师查房，注意病情变化 □ 住院医师完成常规病历书写 □ 注意引流量	□ 上级医师查房 □ 住院医师完成常规病历书写 □ 根据引流情况明确是否拔除引流管	□ 上级医师查房，进行手术及切口评估，确定有无手术并发症和切口愈合不良情况，明确是否出院 □ 完成出院记录、并案首页、出院证明书等，向患者交代出院后的注意事项，如：返院复诊的时间、地点，发生紧急情况时的处理等
重点医嘱	**长期医嘱** □ 普通饮食 □ 自主体位 □ 双下肢气压泵治疗 □ 负压吸引 □ 胸壁负压鼓护理，按时更换负压引流器 **临时医嘱** □ 继续止血、补液、雾化吸入治疗 □ 止吐（必要时） □ 镇痛（必要时） □ 提高免疫力治疗（必要时）	**长期医嘱** □ 胸壁引流管护理 □ 每日更换负压引流器 □ 负压吸引 **临时医嘱** □ 继续止血、补液、雾化吸入治疗 □ 止吐（必要时） □ 镇痛（必要时） □ 静脉输液（必要时） □ 提高免疫力治疗（必要时）	**出院医嘱** □ 出院带药 □ 适时切口换药
病情变异记录	□ 无　□ 有，原因： 1. 2.	□ 无　□ 有，原因： 1. 2.	□ 无　□ 有，原因： 1. 2.
医师签名			

（二）护士表单

乳腺癌临床路径护士表单

适用对象：第一诊断为乳腺癌（C50.900）
行手术治疗

患者姓名：	性别： 年龄： 门诊号：	住院号：
住院日期： 年 月 日	出院日期： 年 月 日	标准住院日：≤18 天

时间	住院第 1 天	住院第 2～5 天	住院第 3 天（手术日）	
			术前与术中	术后
健康宣教	□ 入院宣教 介绍主管医师、护士 介绍环境、设施 介绍住院注意事项	□ 术前宣教 宣教疾病知识、术前准备及手术过程 告知准备物品、沐浴 告知术后饮食、活动及探视注意事项告知术后可能出现的情况及应对方式 □ 主管护士与患者沟通，了解并指导心理应对 □ 告知家属等候区位置	□ 术后当日宣教 告知饮食、体位要求 告知疼痛注意事项 告知术后可能出现情况及应对方式 □ 给予患者及家属心理支持 □ 再次明确探视陪护须知	□ 术后宣教 药物作用及频率 饮食、活动指导 复查患者对术前宣教内容的掌握程度 疾病恢复期注意事项 下床活动注意事项
护理处置	□ 核对患者姓名，佩戴腕带 □ 建立入院护理病历 □ 卫生处置：剪指（趾）甲、沐浴，更换病号服	□ 协助医师完成术前检查化验 □ 术前准备 备皮、宣教 备皮、禁食、禁水	□ 送手术 摘除患者各种活动物品 核对患者资料及带药 填写手术交接单，签字确认 □ 接手术 核对患者及资料，签字确认	□ 功能训练指导
主要护理工作	□ 入院介绍 □ 入院评估 □ 静脉抽血 □ 健康教育 □ 饮食指导 □ 患者相关检查配合的指导 □ 执行入院后医嘱 □ 心理支持	□ 健康教育 □ 饮食：术前禁食、禁水 □ 术前沐浴、更衣，取下活动义齿、饰物 □ 告知患者及家属手术流程及注意事项 □ 手术备皮、药敏试验 □ 术前手术物品准备 □ 促进睡眠（环境、药物）	□ 健康教育 □ 术前更衣 □ 饮食指导：禁食、禁水 □ 指导术前注射麻醉用药后注意事项 □ 安排陪送患者入手术室 □ 心理支持	□ 术后活动：按相应麻醉采取体位，指导并协助术后活动 □ 全身麻醉后禁食、禁水 6 小时 □ 密切观察患者情况 □ 疼痛护理 □ 生活护理 □ 术后饮食指导 □ 心理支持（患者及家属）

续　表

时间	住院第1天	住院第2~5天	住院第3天 （手术日）	
			术前与术中	术后
病情变异记录	□无　□有，原因： 1. 2.	□无　□有，原因： 1. 2.	□无　□有，原因： 1. 2.	□无　□有，原因： 1. 2.
护士签名				

时间	住院第4~7天 （术后第1日）	住院第5~9天 （术后第2~3日）	至住院第18天 （术后第4~12日）
健康宣教	□记录生命体征 □记录引流量 □肢体功能锻炼指导 □术后宣教	□记录引流量 □肢体功能锻炼指导 □术后宣教	□出院宣教 □指导办理出院手续
护理处置	□功能锻炼指导 □翻身拍背	□功能锻炼指导	□出院指导
主要护理工作	□体位与活动：自主体位 □观察患者情况 □协助生活护理 □心理支持（患者及家属） □康复指导（运动指导、功能锻炼）	□体位与活动：自主体位 □观察患者情况 □协助生活护理 □心理支持（患者及家属） □康复指导（运动指导、功能锻炼）	□出院指导 □办理出院手续 □复诊时间 □作息、饮食、活动 □服药指导 □日常保健 □清洁卫生 □疾病知识
病情变异记录	□无　□有，原因： 1. 2.	□无　□有，原因： 1. 2.	□无　□有，原因： 1. 2.
护士签字			

（三）患者表单

乳腺癌临床路径患者表单

适用对象：第一诊断为乳腺癌（C50.900）
行手术治疗

患者姓名：	性别：　年龄：　门诊号：	住院号：
住院日期：　年　月　日	**出院日期：**　年　月　日	**标准住院日：≤18 天**

时间	住院第 1 天	住院第 2～5 天	住院第 3 天（手术日）	
			术前与术中	术后
监测	□ 测量生命体征、体重	□ 每日测量生命体征、询问排便，手术前 1 天晚测量生命体征		□ 测量生命体征
医患配合	□ 护士行入院护理评估（简单询问病史） □ 接受入院宣教 □ 医师询问病史、既往病史、用药情况，收集资料 □ 进行体格检查	□ 配合完善术前相关化验、检查，术前宣教 □ 乳腺肿瘤疾病知识、临床表现、治疗方法 □ 术前用物准备：备皮刀、弹力胸带 □ 手术室接患者，配合核对 □ 医师与患者及家属介绍病情及手术谈话 □ 手术时家属在等候区等候 □ 探视及陪护制度	□ 摘除患者各种活动物品	
重点诊疗及检查	**重点诊疗** □ 二级护理 □ 既往基础用药	**重点诊疗** □ 术前准备 备皮 术前签字 **重要检查** □ 心电图、X 线胸片 □ 彩超，钼靶 □ 乳腺 MR		□ 术前更衣
饮食及活动	□ 普通饮食 □ 正常活动	□ 术前 12 小时禁食、禁水 □ 正常活动	□ 禁食、禁水 12 小时	□ 正常饮食 □ 正常活动

时间	住院第4~7天 （术后第1日）	住院第5~9天 （术后第2~3日）	至住院第18天 （术后第4~12日）
监测	□ 记录生命体征 □ 记录引流量 □ 肢体功能锻炼	□ 测量生命体征	
医患配合	□ 下地活动 □ 功能锻炼	□ 功能训练	
重点诊疗及检查	□ 体位与活动：自主体位 □ 观察患者情况 □ 协助生活护理 □ 心理支持（患者及家属） □ 康复指导（运动指导、功能锻炼）	□ 更换伤口辅料，观察伤口愈合情况	□ 办理出院手续 □ 确定复查时间
饮食及活动	□ 禁食、禁水 12 小时	□ 正常饮食 □ 正常活动	□ 正常饮食 □ 正常活动

附：原表单（2016 年版）

乳腺癌临床路径表单

适用对象：第一诊断为乳腺癌（C50.900）
行手术治疗

患者姓名：	性别：　　年龄：　　门诊号：	住院号：
住院日期：　　年　月　日	出院日期：　　年　月　日	标准住院日：≤18 天

时间	住院第 1 天	住院第 2 ~ 5 天	住院第 3 ~ 6 天 （手术日）
主要诊疗工作	□ 询问病史及体格检查 □ 交代病情，将乳腺肿瘤诊疗计划书交给患者 □ 书写病历 □ 开具化验单 □ 上级医师查房与术前评估 □ 初步确定手术方式和日期	□ 上级医师查房 □ 完成术前准备与术前评估 □ 穿刺活检（视情况而定） □ 根据体检、彩超、钼靶、穿刺病理结果等，行术前讨论，确定手术方案 □ 完成必要的相关科室会诊 □ 住院医师完成术前小结、上级医师查房记录等病历书写 □ 签署手术知情同意书、自费用品协议书、输血同意书 □ 向患者及家属交代围术期注意事项	□ 实施手术 □ 术者完成手术记录 □ 住院医师完成术后病程记录 □ 上级医师查房 □ 向患者及家属交代病情及 □ 术后注意事项
重点医嘱	**长期医嘱** □ 乳腺外科护理常规 □ 二级护理 □ 饮食 □ 留陪 1 人 □ 患者既往基础用药 **临时医嘱** □ 血常规、尿常规、粪常规 □ 血糖、血脂、肝肾功能、电解质、甲状腺功能、性激素六项、凝血功能、传染病四项、肿瘤标志物全套 □ X 线胸片、肝胆胰脾彩超、甲状腺彩超、心脏彩超、心电图、双肾输尿管膀胱彩超 □ 双乳彩超、钼靶、MRI □ 肺功能、24 小时动态心动图（视情况而定）	**长期医嘱** □ 患者既往基础用药 **临时医嘱** □ 手术医嘱 □ 在全身麻醉下行乳腺癌改良根治术、乳腺癌根治术或扩大根治术、乳腺癌保乳术、乳腺单纯切除术，必要时行前哨淋巴结活检术、乳房再造 □ 术前 12 小时禁食，4 小时禁水 □ 送手术通知单，麻醉会诊单 □ 术区备皮 □ 预约术中快速冷冻 □ 预防性抗菌药物应用 □ 术晨留置尿管	**长期医嘱** □ 术后禁食、禁水 □ 一级护理 □ 吸氧、心电监护、尿管护理、会阴护理、口腔护理 □ 术后引流管护理、持续负压吸引 □ 置气垫床、平卧位 □ 双下肢气压泵治疗 **临时医嘱** □ 必要时给予止吐、镇痛药物 □ 给予止血、补液、雾化吸入等对症支持治疗 □ 必要时给予提高免疫力治疗

续 表

<table>
<tr><th>时间</th><th colspan="3">住院第 1 天</th><th colspan="3">住院第 2～5 天</th><th colspan="3">住院第 3～6 天
（手术日）</th></tr>
<tr><td>主要护理工作</td><td colspan="3">□ 入院介绍
□ 入院评估
□ 指导患者进行相关辅助检查</td><td colspan="3">□ 术前准备
□ 术前宣教（提醒患者术前禁食、禁水）
□ 心理护理</td><td colspan="3">□ 观察患者病情变化
□ 术后生活护理、疼痛护理
□ 定时巡视病房</td></tr>
<tr><td>病情变异记录</td><td colspan="3">□ 无 □ 有，原因：
1.
2.</td><td colspan="3">□ 无 □ 有，原因：
1.
2.</td><td colspan="3">□ 无 □ 有，原因：
1.
2.</td></tr>
<tr><td rowspan="2">护士签名</td><td>白班</td><td>小夜班</td><td>大夜班</td><td>白班</td><td>小夜班</td><td>大夜班</td><td>白班</td><td>小夜班</td><td>大夜班</td></tr>
<tr><td></td><td></td><td></td><td></td><td></td><td></td><td></td><td></td><td></td></tr>
<tr><td>医师签名</td><td colspan="3"></td><td colspan="3"></td><td colspan="3"></td></tr>
</table>

第十一章

乳腺癌改良根治术临床路径释义

一、乳腺癌编码

1. 国家卫生和计划生育委员会原编码：

疾病名称及编码：乳腺癌（ICD-10：C50/D05）

乳腺癌改良根治术（ICD-9-CM-3：85.43 或 85.44）

2. 修改编码：

疾病名称及编码：乳腺癌（ICD-10：C50）

手术操作名称及编码：单侧乳房改良根治术（ICD-9-CM-3：85.43）

双侧乳房改良根治术（ICD-9-CM-3：85.44）

二、临床路径检索方法

C50 伴（85.43/85.44）

三、乳腺癌改良根治术临床路径标准住院流程

（一）适用对象

第一诊断为乳腺癌（ICD-10：C50/D05）。

行乳腺癌改良根治术（ICD-9-CM-3：85.43 或 85.44）。

释义

■ 适用对象编码参见第一部分。

■ 本临床路径适用对象是第一诊断为乳腺癌的患者。

■ 适用对象中不包括良性肿瘤、炎性疾病等乳腺疾病。

■ 本路径的乳腺癌不包括ⅢB 期以上不可手术的乳腺癌。

■ 传统的改良根治术指全乳切除+腋窝淋巴结清扫。由于前哨淋巴结活检目前已经取代腋窝淋巴结清扫成为临床阴性乳腺癌患者腋窝分期的主要手段。因此，只要符合全乳切除的乳腺癌患者（包括保留乳头乳晕及皮肤的全乳切除者），无论采用何种方法对腋窝进行分期，均可拟定为乳腺癌改良根治术的临床路径。

（二）诊断依据

根据《乳腺癌诊疗规范（2011 年版）》（卫办医政发〔2011〕78 号），NCCN《乳腺癌临床实践指南（2011 年）》等。

1. 病史：发现乳腺肿块，可无肿块相关症状。
2. 体征：乳腺触及肿块，腺体局灶性增厚，乳头、乳晕异常，乳头溢液等。
3. 辅助检查：乳腺超声、乳腺 X 线摄影、乳腺 MRI、乳管镜等。
4. 病理学诊断明确（组织病理学、细胞病理学）。

释义

■ 现根据 NCCN《乳腺癌临床实践指南（2017 年）》《中国抗癌协会乳腺癌诊治指南与规范（2015 版）》《中国临床肿瘤学会（CSCO）乳腺癌诊疗指南（2017 年版）》等。

■ 本路径的制定主要参考国际及国内权威参考书籍及诊疗指南。

■ 典型的乳腺癌诊断并不困难，根据病史中肿瘤的性质、活动度、边界、乳头乳晕异常、溢液性质、腋下淋巴结性质等给予临床初步诊断。

■ 乳腺 B 超及数字化钼靶摄影可作为乳腺癌诊断的主要辅助手段。

■ 常规行胸部 X 线正侧位、B 超（颈部、锁骨上淋巴结、腋窝、上腹、盆腔）除外乳腺癌常见远端转移以利准确分期，必要时可行 CT、MRI、ECT、PET-CT 等以协助诊断。

■ 病理是诊断的金标准，常用粗针穿刺活检或切检明确，细胞学检查不能作为确诊依据。

（三）治疗方案的选择及依据

根据《乳腺癌诊疗规范（2011 年版）》（卫办医政发〔2011〕78 号），NCCN《乳腺癌临床实践指南（2011 年）》等。

（活检）+乳腺癌改良根治术。

释义

■ 现根据 NCCN《乳腺癌临床实践指南（2017 年）》《中国抗癌协会乳腺癌诊治指南与规范（2015 版）》《中国临床肿瘤学会（CSCO）乳腺癌诊疗指南（2017 年版）》等。

■ 本路径针对所有具备该手术适应证并排除手术禁忌证的患者。

■ 应根据患者年龄、一般状况、肿瘤特点、医疗条件、技术力量综合决定治疗方案。

■ 根据权威的诊疗规范，将不能手术的晚期患者及有条件行保乳术的患者另行选择相应路径入组。

■ 病理是诊断乳腺癌的金标准，粗针穿刺活检阳性的患者可不行术中切检，直接行改良根治术；阴性患者仍需行术中切检送快速病理进一步明确诊断。

（四）临床路径标准住院日

≤15 天。

释义

■ 根据病情决定具体住院天数。术前准备 2～4 天，手术日为入院的第 3～5 天，术后住院恢复 7～10 天，符合出院标准时可以出院，总住院时间不超过 15 天均符合路径。

（五）进入路径标准

1. 第一诊断必须符合 ICD-10：C50/D05 乳腺癌疾病编码。

2. 可手术乳腺癌（Ⅰ～ⅢA 期）。
3. 符合手术适应证，无手术禁忌证。
4. 知情并同意行乳房切除。
5. 当患者合并其他疾病，但住院期间不需要特殊处理也不影响第一诊断的临床路径流程实施时，可以进入路径。

释义

■ 本路径需第一诊断满足乳腺癌疾病编码。

■ 本路径不包括良性肿瘤、炎性疾病、ⅢB 期以上乳腺癌。

■ 对于合并其他疾病，但不需特殊处理，不影响第一诊断且对手术无较大影响者可以进入本路径。

■ 对于合并其他疾病经合理治疗后病情稳定，亦或目前尚需持续用药，但不影响手术预后和路径实施的，可进入本路径，但可能会延长住院时间，增加治疗费用。

■ 对于合并对手术有较大影响的内科疾病者，需请相关科室会诊，对病情进行评估和控制以保证手术安全，影响路径实施的退出本路径。

■ 患者对手术导致的乳房缺失及腋窝淋巴结清扫导致的患肢功能障碍等重要并发症知情，并同意行乳房切除及腋窝淋巴结清扫。

（六）术前准备

2～4 天。
1. 必须检查的项目：
（1）血常规+血型、尿常规、凝血功能、肝肾功能、电解质、血糖、感染性疾病筛查（乙型肝炎、丙型肝炎、梅毒、艾滋病等）。
（2）心电图、胸部 X 线平片。
（3）B 超：双乳、双腋下、双锁骨上、腹盆。
（4）双乳腺 X 线摄影。
2. 根据情况可选择的检查项目：
（1）肿瘤标志物。
（2）ECT 全身骨扫描。
（3）双乳 MRI、超声心动图、血或尿妊娠试验。
（4）检查结果提示肿瘤有转移时，可进行相关部位 CT 或 MRI 检查。
（5）肿瘤组织 ER、PR、HER2 检查。
（6）合并其他疾病相关检查，如心肌酶谱、24 小时动态心电图、心肺功能检查等。

释义

■ 择期手术，根据病情决定术前时间，不需急诊手术。

■ 乳腺癌治疗需根据具体病情决定治疗方案，术前必须全面了解病情，准确评估，确定治疗方案，选择合适的手术方式并确保手术安全，进入相应路径管理。

■ 根据临床情况，可以在术前行新辅助治疗。新辅助治疗可在重组人粒细胞集落刺激因子（rhGM-CSF）支持下进行。

（七）手术日

入院第3～5天。

1. 麻醉方式：全身麻醉。
2. 手术内固定物：如皮肤钉合器等。
3. 术中用药：麻醉常规用药等。
4. 输血：视术中情况而定。
5. 病理：冰冻、石蜡标本病理学检查。

释义

■ 乳腺癌改良根治术常规使用全身麻醉，麻醉药均为麻醉常规用药，麻醉期间注意加强合并内科病患者的控制。

■ 乳腺癌手术一般不需输血，但应具备紧急输血条件，应对突发情况，如大血管破裂等。

■ 手术可以使用合适器械，如皮肤钉合器等，不要求作为手术常规使用。

（八）术后住院恢复

7～10天。

1. 全身麻醉术后麻醉恢复平稳后，转回外科病房。
2. 术后用药：酌情镇痛、止吐、输液、维持水电解质平衡治疗。
3. 抗菌药物使用：按照《抗菌药物临床应用指导原则》（卫医发〔2004〕285号）执行，Ⅰ类手术切口原则上不使用抗菌药物；如为高龄或免疫缺陷者等高危人群，可预防性应用抗菌药物，术前0.5～2小时给药，总的预防性应用抗菌药物时间不超过24小时，个别情况可延长至48小时。

释义

■ 手术常规全身麻醉下进行，术后需行麻醉苏醒，平稳后由麻醉医师送至外科病房，及时监测相关指标确保安全。

■ 术后患者可出现术区疼痛、麻醉相关呕吐、暂时不能进食导致的水电解质平衡紊乱等，可酌情使用镇痛、止吐、补液等对症支持治疗。

■ 乳腺癌改良根治术切口属于Ⅰ类手术切口，不常规使用抗菌药物；但患者若存在感染高危因素如免疫缺陷、高龄、行术前化疗免疫低下等可酌情预防性应用抗菌药物，并严格按照术前0.5～2小时给药，总时间不超过24小时，重度高危的患者可延长至48小时。术后免疫功能低下的患者可酌情选用免疫调节药，如脾多肽注射液等，改善患者免疫功能，利于疾病恢复。

■ 出现院内感染者可经验性用药并及时行细菌培养，需根据细菌培养及药敏试验及时调整抗菌药物，轻度感染增强局部控制后不影响路径实施者可不退出路径，中重度感染可能导致住院时间延长及治疗费用增加的病例退出路径。

■ 术后行患肢功能锻炼帮助患肢功能恢复。

（九）出院标准

1. 患者一般情况良好，体温正常，完成复查项目。
2. 伤口愈合好：引流管拔除或引流液每日 50ml 以下，伤口无感染，伤口无皮下积液或皮下积液<20ml，无皮瓣坏死。
3. 没有需要住院处理的与本手术有关并发症。

释义

■ 患者出院前应一般情况良好。

■ 患者出院时引流液<50ml，无感染、无皮瓣坏死者可带管出院；拔管患者伤口无感染、无皮瓣坏死、无皮下积液者可以出院；拔管患者皮下积液<20ml 者可以出院，但需遵医嘱返院处理伤口至皮下积液消失、伤口完全贴合。

■ 没有需要住院处理的与本手术有关的并发症如皮瓣坏死、下肢深静脉血栓等。

（十）变异及原因分析

1. 有影响手术的合并症，需要进行相关的诊断和治疗。
2. 围术期并发症，可能造成住院日延长或费用超出参考费用标准。
3. 医师认可的变异原因分析。
4. 其他患者方面的原因等。

释义

■ 有影响手术的合并症，如糖尿病、心脑血管疾病等，可能需要同时治疗或疾病本身导致术后恢复缓慢，从而导致治疗时间延长或治疗费用增加，严重影响路径实施者退出路径。

■ 围术期的并发症，如术后出血等，可能导致二次手术或恢复延迟，从而造成住院日延长或费用超出参考标准。

■ 医师认可的变异原因主要是指患者入选路径后，医师在检查及治疗过程中发现患者合并存在一些事前未预知的对本路径治疗可能产生影响的情况，需要终止执行路径或者是延长治疗时间、增加治疗费用。该情况需在表单中明确说明。

■ 因患者方面的主观原因导致执行路径出现变异，该情况亦需在表单中明确说明。

（十一）参考费用标准：1.3 万~1.9 万元

释义

■ 建议参考费用标准：1.5 万~2.5 万元。

四、推荐表单

（一）医师表单

乳腺癌改良根治术医师表单

适用对象：第一诊断为乳腺癌（ICD-10：C50/D05）

行乳腺癌改良根治术（ICD-9-CM-3：85.43或85.44）

患者姓名：	性别：　年龄：　门诊号：	住院号：
住院日期：　年　月　日	**出院日期：**　年　月　日	**标准住院日：≤15天**

时间	住院第1天	住院第2~4天
主要诊疗工作	□ 询问病史及体格检查 □ 完成首次病程记录 □ 完成大病历 □ 开具常规检查 □ 上级医师查房 □ 确定初步诊断	□ 实施检查检验并回收结果，异常者复查或增加相应检查项目 □ 完成术前准备与术前评估 □ 完成三级查房 □ 完成术前小结，行术前讨论，确定手术方案 □ 完成上级医师查房记录等 □ 穿刺活检（视情况而定） □ 向患者及家属交代病情及围手术期注意事项 □ 签署手术及麻醉同意书、粗针吸活检或冰冻病理同意书、安全核查单、自费药品协议书、输血同意书、24小时病情告知书、授权委托书、不收受财物协议书等文书 □ 完成必要的相关科室会诊 □ 初步确定手术术式和日期 □ 递交手术单 □ 麻醉医师术前访视患者及完成记录
重点医嘱	**长期医嘱** □ 乳腺肿瘤外科护理常规 □ 二级护理 □ 饮食医嘱（普通饮食/糖尿病饮食） □ 患者既往合并用药 **临时医嘱** □ 血常规、血型 □ 尿常规 □ 凝血功能 □ 肝肾功能、电解质、血糖 □ 感染性疾病筛查 □ 激素全项 □ 乳腺肿瘤标志物 □ 胸部正侧位X线片 □ 多导心电图 □ 双乳腺X线摄影 □ B超：双乳腺、双腋下、颈部淋巴结、上腹、盆腔 □ 根据病情可选择：双乳MRI、超声心动等	**长期医嘱** □ 乳腺肿瘤外科护理常规 □ 二级护理 □ 饮食医嘱（普通饮食/糖尿病饮食） □ 患者既往合并用药 **临时医嘱** □ 备皮 □ 术前禁食、禁水 □ 术前无创血压监测 □ 艾司唑仑 □ 其他特殊医嘱：Holter、双下肢静脉B超等

续　表

时间	住院第 1 天	住院第 2 ~4 天
病情变异记录	□ 无　□ 有，原因： 1. 2.	□ 无　□ 有，原因： 1. 2.
医师签名		

时间	住院第3~5天 （手术日）	住院第4~6天 （术后第1日）
主要诊疗工作	□ 完成手术安全核对 □ 行肿瘤切除术并送快速冰冻病理 □ 实施乳腺癌改良根治术 □ 24小时内完成手术记录 □ 完成术后病程记录 □ 向患者及家属交代病情及术后注意事项 □ 手术标本常规送病理检查 □ 麻醉医师随访，检查麻醉并发症	□ 上级医师查房，观察病情变化 □ 查看引流情况，行伤口换药处理 □ 完成常规病历书写
重点医嘱	**长期医嘱** □ 全身麻醉下乳腺癌改良根治术后护理常规 □ 一级护理 □ 禁食、禁水 □ 吸氧（酌情） □ 心电监护（酌情） □ 口腔护理（酌情） □ 保留负压接引流管 □ 会阴护理 **临时医嘱** □ 导尿（酌情） □ 其他特殊医嘱 □ 补液维持水电解质平衡 □ 酌情使用止吐、镇痛药物	**长期医嘱** □ 普通饮食/糖尿病饮食 □ 一级护理 □ 雾化吸入（酌情） □ 保留负压接引流管 **临时医嘱** □ 补液维持水电解质平衡 □ 酌情使用止吐、镇痛药物 □ 患者既往合并用药
病情变异记录	□ 无 □ 有，原因： 1. 2.	□ 无 □ 有，原因： 1. 2.
医师签名		

时间	住院第7～9天 （术后第2～4日）	住院第10～15天 （术后第5～10日）
主要诊疗工作	□ 上级医师查房 □ 完成常规病历书写 □ 观察引流，酌情切口换药处理	□ 上级医师查房，进行手术及伤口评估，确定有无手术并发症和切口愈合不良情况，明确是否出院 □ 根据引流情况确定拔除引流管时间 □ 完成常规病历书写、出院记录、病案首页、出院证明书等文书 □ 向患者交代出院后注意事项
重点医嘱	**长期医嘱** □ 乳腺肿瘤外科护理常规 □ 二级护理（术后第2天开始） □ 肢体功能康复治疗 □ 饮食医嘱（普通饮食/糖尿病饮食） □ 患者既往合并用药 **临时医嘱** □ 常规换药	**出院医嘱** □ 出院带药
病情变异记录	□ 无　□ 有，原因： 1. 2.	□ 无　□ 有，原因： 1. 2.
医师签名		

（二）护士表单

乳腺癌改良根治术临床路径护士表单

适用对象：第一诊断为乳腺癌（ICD-10：C50/D05）

行乳腺癌改良根治术（ICD-9-CM-3：85.43或85.44）

患者姓名：	性别：　年龄：　门诊号：	住院号：
住院日期：　年　月　日	出院日期：　年　月　日	标准住院日：≤15天

时间	住院第1天	住院第2~4天
主要护理工作	□ 入院宣教 介绍主管医师、护士 介绍病室环境、设施 介绍常规制度及注意事项 介绍疾病相关注意事项 □ 核对患者姓名，佩戴腕带 □ 建立住院病历 □ 评估患者并书写护理评估单 □ 卫生处置：剪指（趾）甲、沐浴，更换病号服 □ 二级护理 □ 晨晚间护理 □ 患者安全管理 □ 遵医嘱通知实验室检查 □ 给予患者及家属心理支持	□ 术前宣教 □ 宣教疾病知识、术前准备及手术过程 □ 指导术前保持良好睡眠 □ 告知准备物品 □ 告知术后饮食、活动及探视注意事项 □ 告知术后可能出现的情况及应对方式 □ 告知家属等候区位置 □ 协助医师完成术前检查及化验 □ 术前准备 □ 备皮 □ 术前禁食、禁水 □ 术前无创血压监测 □ 艾司唑仑 □ 二级护理 □ 晨晚间护理 □ 患者安全管理 □ 遵医嘱完成相关检查 □ 给予患者及家属心理支持
重点医嘱	□ 详见医嘱执行单	□ 详见医嘱执行单
病情变异记录	□ 无　□ 有，原因： 1. 2.	□ 无　□ 有，原因： 1. 2.
护士签名		

时间	住院第3～5天 （手术日）	住院第4～6天 （术后第1日）
主要护理工作	□ 术后当日宣教 告知监护设备、管路功能及注意事项 告知饮食、体位要求 告知术后可能出现的情况及应对方式 再次明确探视陪护须知 □ 术前监测生命体征 □ 送手术 摘除患者各种活动物品 核对患者资料及带药 填写手术交接单，签字确认 □ 接手术 核对患者及资料，签字确认 □ 一级护理 □ 晨晚间护理 □ 卧位护理：雾化吸入护理；预防深静脉血栓形成 □ 排泄护理 □ 患者安全管理 □ 病情观察，写特护记录：日间 q2h、夜间 q4h 评估生命体征、伤口敷料、引流情况及出入量等 □ 遵医嘱指导康复锻炼 □ 给予患者及家属心理支持	□ 术后宣教 □ 复查患者对术前宣教内容的掌握程度 □ 饮食、活动、安全指导 □ 药物作用及频率 □ 疾病恢复期注意事项 □ 疼痛及睡眠指导 □ 一级护理 □ 晨晚间护理 □ 协助进食进水 □ 协助翻身、创伤移动、防止压疮 □ 排泄护理 □ 患者安全管理 □ 病情观察，写护理记录 □ 评估生命体征、伤口敷料、引流情况、尿管情况 □ 遵医嘱给予预防深静脉血栓形成治疗 □ 遵嘱指导康复锻炼 □ 给予患者及家属心理支持 □ 需要时，联系主管医师给予相关治疗及用药
重点医嘱	□ 详见医嘱执行单	□ 详见医嘱执行单
病情变异记录	□ 无　□ 有，原因： 1. 2.	□ 无　□ 有，原因： 1. 2.
护士签名		

时间	住院第7~9天 （术后第2~4日）	住院第10~15天 （术后第5~10日）
主要护理工作	□ 术后宣教 □ 复查患者对术前宣教内容的掌握程度 □ 饮食、活动、安全指导 □ 疾病恢复期注意事项 □ 一级或二级护理 □ 晨晚间护理 □ 协助进食进水 □ 协助翻身、创伤移动、防止压疮 □ 排泄护理 □ 患者安全管理 □ 病情观察，写护理记录 □ 评估生命体征、伤口敷料、引流情况 □ 遵医嘱给予预防深静脉血栓形成治疗 □ 遵嘱指导康复锻炼 □ 给予患者及家属心理支持	□ 出院宣教 □ 遵医嘱告示后续治疗（化疗、放疗、内分泌治疗、靶向治疗）安排 □ 告知随诊及复查时间 □ 嘱患者自行继续进行功能锻炼 □ 指导出院后患肢功能锻炼 □ 二级护理 □ 晨晚间护理 □ 指导床旁活动及患肢功能锻炼 □ 指导饮食 □ 患者安全管理 □ 病情观察 □ 评估生命体征，局部敷料及引流管情况 □ 遵嘱给予防止深静脉血栓形成功能锻炼 □ 遵医嘱指导出院后功能康复锻炼 □ 给予患者及家属心理支持 □ 办理出院手续
重点医嘱	□ 详见医嘱执行单	□ 详见医嘱执行单
病情变异记录	□ 无 □ 有，原因： 1. 2.	□ 无 □ 有，原因： 1. 2.
护士签名		

（三）患者表单

乳腺癌改良根治术临床路径患者表单

适用对象：第一诊断为乳腺癌（ICD-10：C50/D05）
　　　　　行乳腺癌改良根治术（ICD-9-CM-3：85.43 或 85.44）

患者姓名：	性别：　　年龄：　　门诊号：	住院号：
住院日期：　　年　月　日	**出院日期：**　　年　月　日	**标准住院日：≤15 天**

时间	入院	手术前	手术当天
医患配合	□ 配合询问病史，收集资料，请务必详细告知既往史、用药史、过敏史 □ 如服用抗凝药物，请明确告知 □ 配合测量生命体征，进行体格检查 □ 接受入院宣教 □ 遵守医院的相关规定和家属探视制度 □ 有不适症状请及时告知医师和护士	□ 配合完善术前相关化验检查，如采血、留尿、心电图、X线胸片、钼靶、B 超等 □ 医师向患者及家属介绍病情及治疗计划，告知手术方案及风险，术前签字 □ 麻醉师进行术前访视 □ 接受术前宣教，了解围术期需要注意的问题，提前做好准备 □ 完成术前准备：备皮、配合禁食、禁水、准备好必要物品、取下义齿及饰品等并将贵重物品交由家属保管、术前保证良好睡眠 □ 有不适症状请及时告知医师和护士	□ 晨起配合测量生命体征 □ 配合医师完成手术标示 □ 入手术室前协助完成核对 □ 出手术室后配合心电、呼吸、血氧、血压监测，以及输液、导尿等 □ 遵医嘱采取正确体位 □ 有不适症状及时告知医师和护士
重点诊疗及检查	**诊疗重点** □ 协助医师记录病史 □ 初步确定乳腺疾病治疗方案 □ 告知医师既往的基础疾病并继续治疗 **重要检查** □ 测量生命体征，身高体重 □ 进行全身体格检查 □ 进行专科检查	**诊疗重点** □ 按照预约时间完成必要的实验室检查 □ 了解病情和可选择的治疗方案 □ 了解麻醉和手术风险、围术期可能出现的并发症等 **重要检查** □ 完成血尿常规、血型、血凝常规、生化全项、感染性疾病筛查等实验室检查 □ 完成 X 线胸片、心电图、钼靶、B 超等检查 □ 根据专科情况完成必要的实验室检查，如激素全项、肿瘤标志物、CT、MR、ECT 等 □ 根据既往病史完成相关实验室检查，如心肌标志物、超声心动、甲状腺功能全项等	

时间	手术后	出院
医患配合	□ 配合定时测量生命体征、监测出入量、引流量等 □ 卧床期间注意活动下肢，预防静脉血栓形成，必要时接受抗凝治疗 □ 配合伤口换药 □ 接受进食、进水、排便等生活护理 □ 注意保护引流管及尿管，避免牵拉、脱出、打折等 □ 遵医嘱逐步进行功能锻炼，注意动作禁忌，避免因活动不当造成皮瓣游离 □ 出现不适症状及时告知医师和护士，如心前区不适、心悸、下肢疼痛等，并配合进行相应实验室检查 □ 配合拔除尿管、引流管 □ 注意活动安全，避免坠床或跌倒 □ 配合执行探视及陪护制度 □ 根据术后病理回报追加必要的实验室检查	□ 接受出院前指导 □ 获取出院诊断书 □ 获取出院带药 □ 知晓服药方法、作用、注意事项 □ 遵医嘱进行适度功能锻炼，注意动作禁忌 □ 知晓复查、术后放化疗等的时间及程序 □ 知晓在院外出现不适症状时应及时就诊 □ 接受出院宣教 □ 办理出院手续
重点诊疗及检查	□ 如出现心前区不适、心悸等症状，应配合完成心电图、心功能、心肌标志物等化验检查 □ 如出现腹痛、腹泻等症状应配合完成便常规、腹部B超等检查 □ 如出现下肢疼痛应配合完成下肢血管B超等检查 □ 如术后病理提示淋巴结转移转移较多，应配合完成相关检查除外远端转移，如头部、胸部或上腹CT、ECT、PET-CT等	

附：原表单（2012 年版）

乳腺癌改良根治术临床路径表单

适用对象：第一诊断为 0、Ⅰ、ⅡA（T_2，N_0，M_0）、ⅡB（T_2，N_1，M_0或 T_3，N_0，M_0）或ⅢA（仅 $T_3N_1M_0$）期的乳腺癌（ICD-10：C50/D05）

行乳腺癌改良根治术（ICD-9-CM-3：85.43 或 85.44）

患者姓名：	性别： 年龄： 门诊号：	住院号：
住院日期： 年 月 日	出院日期： 年 月 日	标准住院日：≤15 天

时间	住院第 1 天	住院第 2～4 天	住院第 3～5 天（手术日）
主要诊疗工作	□ 询问病史及体格检查 □ 完成入院病历书写 □ 开具实验室检查单及相关检查	□ 完成术前准备与术前评估 □ 三级医师查房 □ 术前讨论，确定手术方案 □ 完成上级医师查房记录等 □ 向患者及家属交代病情及围术期注意事项 □ 穿刺活检（视情况而定） □ 签署手术及麻醉同意书、自费药品协议书、输血同意书 □ 完成必要的相关科室会诊 □ 初步确定手术术式和日期 □ 麻醉医师术前访视患者及完成记录	□ 手术（包括手术安全核对） □ 完成手术记录 □ 完成术后病程记录 □ 向患者及家属交代病情及术后注意事项 □ 手术标本常规送病理检查
重点医嘱	**长期医嘱** □ 乳腺肿瘤护理常规 □ 三级护理 □ 普通饮食 □ 患者既往合并用药 **临时医嘱** □ 血常规、血型、尿常规、凝血功能、电解质、肝肾功能、血糖、感染性疾病筛查 □ X 线胸片、心电图 □ 双乳腺 X 线摄影 □ 超声：双乳、双腋下、双锁骨上、腹盆腔 □ 根据病情可选择：双乳 MRI、超声心动图、肿瘤标志物	**长期医嘱** □ 患者既往合并用药 **临时医嘱** □ 备皮 □ 术前禁食、禁水 □ 其他特殊医嘱	**长期医嘱** □ 全身麻醉下乳腺癌改良根治术后护理常规 □ 特级护理 □ 禁食禁水 □ 吸氧（酌情） □ 心电监护（酌情） □ 口腔护理（酌情） □ 保留闭式引流 □ 胸壁负压引流管接负压引流装置 □ 会阴护理 **临时医嘱** □ 导尿（酌情） □ 其他特殊医嘱 □ 输液、维持水电平衡 □ 酌情使用止吐、镇痛药物

续　表

时间	住院第1天	住院第2~4天	住院第3~5天 （手术日）
主要护理工作	□ 入院介绍 □ 入院评估 □ 指导患者进行相关辅助检查	□ 术前准备 □ 术前宣教（提醒患者术前禁食禁水） □ 沐浴、剪指甲、更衣 □ 心理护理 □ 患肢康复操指导	□ 观察患者病情变化 □ 术后生活护理 □ 术后疼痛护理 □ 定时巡视病房
病情变异记录	□ 无　□ 有，原因： 1. 2.	□ 无 □ 有，原因： 1. 2.	□ 无　□ 有，原因： 1. 2.
护士签名			
医师签名			

时间	住院第4~6天 （术后第1日）	住院第7~9天 （术后第2~4日）	住院第10~15天 （术后第5~10日）
主要诊疗工作	□ 上级医师查房，观察病情变化 □ 住院医师完成常规病历书写 □ 注意引流管	□ 上级医师查房 □ 住院医师完成常规病历书写 □ 观察引流量	□ 上级医师查房，进行手术及伤口评估，确定有无手术并发症和切口愈合不良情况，明确是否出院 □ 根据引流情况确定拔除引流管时间 □ 完成出院记录、病案首页、出院证明书等 □ 向患者交代出院后的注意事项，如返院复诊时间，发生紧急情况时处理等
重点医嘱	**长期医嘱** □ 普通饮食 □ 一级护理 □ 雾化吸入（酌情） **临时医嘱** □ 输液、维持水电平衡 □ 酌情使用止吐、镇痛药物	**长期医嘱** □ 二级护理（术后第二天开始） □ 肢体功能康复治疗 **临时医嘱** □ 常规换药	**出院医嘱** □ 出院带药
主要护理工作	□ 观察患者病情变化 □ 术后生活护理 □ 术后心理护理 □ 术后疼痛护理 □ 指导术后功能锻炼	□ 观察患者病情变化 □ 术后生活护理 □ 术后心理护理 □ 术后指导（功能锻炼等）	□ 指导患者术后康复 □ 出院指导 □ 协助办理出院手续
病情变异记录	□ 无　□ 有，原因： 1. 2.	□ 无　□ 有，原因： 1. 2.	□ 无　□ 有，原因： 1. 2.
护士签名			
医师签名			

第十二章
乳腺癌保留乳房手术临床路径释义

一、乳腺癌编码

1. 国家卫生和计划生育委员会原编码：
疾病名称及编码：乳腺癌（ICD-10：C50/D05）
手术操作名称及编码：乳腺癌保留乳房手术（ICD-9-CM-3：85.21-85.23）
2. 修改编码：
疾病名称及编码：乳腺癌（ICD-10：C50/D05）
手术操作名称及编码：乳腺癌保留乳房手术（ICD-9-CM-3：85.21-85.23/85.34/85.36）

二、临床路径检索方法

（C50/D05）伴（85.21-85.23/85.34/85.36）

三、乳腺癌保留乳房手术临床路径标准住院流程

（一）适用对象

第一诊断为乳腺癌（ICD-10：C50/D05），行乳腺癌保留乳房手术（ICD-9-CM-3：85.21 或 85.22 或 85.23，以下简称保乳手术）。

释义

■ 适用对象编码参见第一部分。

■ 本临床路径适用对象是第一诊断为乳腺癌的患者。

■ 可手术乳腺癌 0、Ⅰ、部分Ⅱ期及部分Ⅱ、Ⅲ期（炎性乳腺癌除外）经新辅助化疗降期患者。

■ 适用对象中不包括良性肿瘤、炎性疾病等乳腺疾病。

（二）诊断依据

根据《乳腺癌诊疗规范（2011 年版）》（卫办医政发〔2011〕78 号），NCCN《乳腺癌临床实践指南（2011 年）》等。

1. 病史：发现乳腺肿块，可无肿块相关症状。
2. 体征：乳腺触及肿块、腺体局灶性增厚、乳头溢液等。
3. 辅助检查：乳腺超声、乳腺 X 线摄影、乳腺 MRI、乳管镜等。
4. 病理学诊断明确（组织病理学、细胞病理学）。

释义

■ 现根据 NCCN《乳腺癌临床实践指南（2017 年）》《中国抗癌协会乳腺癌诊治指南与规范（2015 版）》《中国临床肿瘤学会（CSCO）乳腺癌诊疗指南（2017 年版）》等。

■ 本路径的制订主要参考国际及国内权威参考书籍及诊疗指南，上述临床资料及实验室检查是确诊乳腺癌及评估患者是否符合保乳手术适应证的重要依据。

■ 典型的乳腺癌诊断并不困难，根据病史中肿瘤的性质、活动度、边界、乳头乳晕异常、溢液性质、腋下淋巴结性质等给予临床初步诊断。

■ 乳腺B超及数字化钼靶摄影可作为乳腺癌诊断的主要辅助手段。

■ 常规行胸部X线正侧位、B超（颈部、锁骨上淋巴结、腋窝、上腹、盆腔）除外乳腺癌常见远端转移以利准确分期，必要时可行CT、MRI、ECT、PET-CT等以协助诊断。

■ 术前乳腺MRI是确定乳腺肿瘤范围，排除多灶或多中心肿瘤的重要手段。

■ 病理是诊断的金标准，常用粗针吸活检或切检明确，细胞学检查不能作为确诊依据。

（三）治疗方案的选择及依据

根据《乳腺癌诊疗规范（2011年版）》（卫办医政发〔2011〕78号），NCCN《乳腺癌临床实践指南（2011年）》等。

1. 早期乳腺癌行保乳手术加放疗可获得与乳房切除手术同样的效果。
2. 保乳手术相对乳房切除手术创伤小，并发症少，且可获得良好的美容效果。
3. 需要强调的是：

（1）应当严格掌握保乳手术适应证。
（2）开展保乳手术的医院应当能够独立完成手术切缘的组织病理学检查，保证切缘阴性。
（3）开展保乳手术的医院应当具备放疗的设备和技术，否则术后应当将患者转入有相应设备的医院进行放射治疗。

释义

■ NCCN《乳腺癌临床实践指南（2017年）》《中国抗癌协会乳腺癌诊治指南与规范（2015版）》《中国临床肿瘤学会（CSCO）乳腺癌诊疗指南（2017年版）》等。

■ 保乳手术因保留了大量乳腺组织，为确保患者手术安全，降低复发转移风险，应严格掌握其适应证。

■ 使患者充分了解保乳手术的相关治疗方案及风险，充分尊重患者意愿。

■ 术前检查、术中病理标本切缘诊断不符合保乳条件，或患者无法接受术后放疗时应退出本路径。

（四）标准住院日

≤12天。

释义

■ 完善术前相关辅助实验室检查需2~4天，第3~5天行手术治疗，术后恢复5~7天，病情平稳（见“出院标准”）时可出院。总住院时间不超过12天均符合路径要求。

（五）进入路径标准

1. 第一诊断必须符合ICD-10：C50/D05乳腺癌疾病编码。
2. 患者有保乳意愿且无手术禁忌；乳腺肿瘤可以完整切除，达到阴性切缘；可获得良好的美容效果。
3. 当患者合并其他疾病，但住院期间不需要特殊处理也不影响第一诊断的临床路径流程实施时，可以进入路径。

释义

■ 本路径需第一诊断满足乳腺癌疾病编码。

■ 本路径包括可手术乳腺癌0、Ⅰ、部分Ⅱ期及部分Ⅱ、Ⅲ期（炎性乳腺癌除外）经新辅助化疗降期患者。不包括乳头乳晕区病变、多中心及多造性病变、良性肿瘤、炎性疾病、ⅢB期以上乳腺癌。

■ 对于合并其他疾病，但不需特殊处理，不影响第一诊断且对手术无较大影响者可以进入路径。

■ 对于合并其他疾病经合理治疗后病情稳定，亦或目前尚需持续用药，但不影响手术预后和路径实施的，可进入路径，但可能会延长住院时间，增加治疗费用。

■ 对于合并对手术有较大影响的内科疾病者，需请相关科室会诊，对病情进行评估和控制以保证手术安全，影响路径实施的退出本路径。

■ 患者对保乳手术造成的双侧乳房外观不对称等情况知情并接受，同意行病变周围扩大切除。

■ 患者对手术行腋窝淋巴结清扫导致的患肢功能障碍等重要并发症知情，并同意行腋窝淋巴结清扫术。为了避免不必要的腋窝清扫，减低腋窝清扫术后并发症，对临床阴性和临床阳性但经针吸活检病理证实阴性的腋窝淋巴结可由有经验的外科团队行前哨淋巴结活检术。患者对前哨淋巴结活检术的获益和风险充分知情和同意。

■ 患者对保乳手术后须行辅助放疗知情，并对辅助放疗过程中相关并发症充分知情并接受。

■ 患者对保乳手术因术中切缘反复阳性造成保乳手术失败知情并接受。

（六）术前准备

2~4天。

1. 必须的检查项目：

（1）血常规+血型、尿常规、凝血功能、肝肾功能、电解质、血糖、感染性疾病筛查（乙型肝炎、丙型肝炎、梅毒、艾滋病等）。

（2）心电图、胸部X线平片。

（3）B 超：双乳、双腋下、锁骨上、腹盆；双乳腺 X 线摄影；双乳 MRI。
2. 根据情况可选择的检查项目：
（1）肿瘤标志物。
（2）ECT 全身骨扫描。
（3）超声心动图、血或尿妊娠试验。
（4）检查结果提示肿瘤有转移时，可进行相关部位 X 线、CT 或 MRI 检查。
（5）肿瘤组织 ER、PR、HER2 检查。
（6）合并其他疾病相关检查：如心肌酶谱、24 小时动态心电图、心肺功能检查等。

释义

■ 择期手术，根据病情决定术前时间，不需急诊手术。

■ 乳腺癌治疗需根据具体病情决定治疗方案，术前必须全面了解病情，准确评估，确定治疗方案，选择合适的手术方式并确保手术安全，进入相应路径管理。

■ 双乳 MRI 检查显示病变为多灶性或多中心时，不符合保乳手术适应证，应退出本路径，进入乳腺癌改良根治术路径。

■ 根据临床情况，可以在术前行新辅助治疗。

（七）手术日

入院第 3 ~ 5 天。
1. 麻醉方式：全身麻醉。
2. 手术内固定物：如切缘钛夹标志等。
3. 术中用药：麻醉常规用药等。
4. 输血：视术中情况而定。
5. 病理：
（1）术中病理诊断：保乳手术标本的规范处理包括原发灶标本进行上下、内外、前后标记；钙化灶活检时行钼靶摄片；由病理科进行标本周围断端冰冻检查，明确是否切缘阴性，切缘阴性即保乳手术成功。
（2）术后病理诊断：病理报告中对保乳标本的评价应包括以下内容：大体检查应明确多方位切缘情况（前、后、上、下、内、外侧）。

释义

■ 乳腺癌保留乳房手术常规使用全身麻醉，麻醉药均为麻醉常规用药，麻醉期间注意加强合并内科病患者的控制。

■ 乳腺癌手术一般不需输血，但应具备紧急输血条件，应对突发情况，如大血管破裂等。

■ 术中可以使用钛夹标记瘤床位置便于术后辅助放疗定位。

（八）术后住院恢复

5 ~ 7 天。
1. 全身麻醉术后麻醉恢复平稳后，转回外科病房。

2. 术后用药：酌情镇痛、止吐、输液、维持水电解质平衡治疗。
3. 抗菌药物使用：按照《抗菌药物临床应用指导原则》（卫医发〔2004〕285号）执行，Ⅰ类手术切口原则上可不使用抗菌药物；如为高龄或免疫缺陷者等高危人群，可预防性应用抗菌药物，术前0.5~2小时给药，总的预防性应用抗菌药物时间不超过24小时，个别情况可延长至48小时。

释义

■ 手术常规全身麻醉下进行，术后需行麻醉苏醒，平稳后由麻醉医师送至外科病房，及时监测相关指标确保安全。

■ 术后患者可出现术区疼痛、麻醉相关呕吐、暂时不能进食导致的水电解质平衡紊乱等，可酌情使用镇痛、止吐、补液等对症支持治疗。

■ 乳腺癌保留乳房手术属于Ⅰ类手术，不常规使用抗菌药物；但患者如存在感染高危因素如免疫缺陷、高龄、行术前化疗免疫低下等可酌情预防性应用抗菌药物，并严格按照术前0.5~2小时给药，总时间不超过24小时，重度高危的患者可延长至48小时。

■ 出现院内感染者可经验性用药并及时行细菌培养，需根据菌培养及药敏试验及时调整抗菌药物，轻度感染增强局部控制后不影响路径实施者可不退出路径，中重度感染可能导致住院时间延长及治疗费用增加的病例退出路径。

■ 术后行患肢功能锻炼帮助患肢功能恢复。

（九）出院标准

1. 患者一般情况良好，体温正常，完成复查项目。
2. 伤口愈合好：引流管拔除或引流液每日50ml以下，伤口无出血感染。。
3. 没有需要住院处理的与本手术有关并发症。
4. 没有需要住院处理的与本手术有关的并发症如下肢深静脉血栓等。

释义

■ 患者出院前应一般情况良好。

■ 患者引流液<50ml/d，且无出血感染者可带管出院，告知患者保持敷料清洁干燥，定期返院换药，待腋窝引流小于10ml/d时可拔除引流管。

■ 已拔管患者伤口无感染出血可以出院可以出院。

（十）变异及原因分析

1. 有影响手术的合并症，需要进行相关的诊断和治疗。
2. 术中保乳标本切缘阳性表示保乳失败，建议改为乳房切除手术。
3. 术前诊断行 Core needle 穿刺活检（包括真空辅助活检）。
4. 围手术期并发症，可能造成住院日延长或费用超出参考费用标准。
5. 医师认可的变异原因。
6. 其他患者方面的原因等。

释义

■ 有影响手术的合并症，如糖尿病、心脑血管疾病等，可能需要同时治疗或疾病本身导致术后恢复缓慢，从而导致治疗时间延长或治疗费用增加，严重影响路径实施者退出路径。

■ 围术期的并发症，如术后出血等，可能导致二次手术或恢复延迟，从而造成住院日延长或费用超出参考标准。

■ 医师认可的变异原因主要是指患者入选路径后，医师在检查及治疗过程中发现患者合并存在一些事前未预知的对本路径治疗可能产生影响的情况，需要终止执行路径或者是延长治疗时间、增加治疗费用。该情况需在表单中明确说明。

■ 因患者方面的主观原因导致执行路径出现变异，该情况亦需在表单中明确说明。

（十一）参考费用标准：1.2 万～1.8 万元

释义

■ 建议参考费用标准：1.5 万～2.5 万元。

四、推荐表单

（一）医师表单

乳腺癌保留乳房手术临床路径医师表单

适用对象：第一诊断为乳腺癌（ICD-10：C50/D05）：临床 0、Ⅰ、部分Ⅱ期及部分Ⅱ、Ⅲ期（炎性乳腺癌除外）经新辅助化疗降期患者

行乳腺癌保留乳房手术（ICD-9-CM-3：85.21 或 85.22 或 85.23）

患者姓名：	性别：　年龄：　门诊号：	住院号：
住院日期：　年　月　日	**出院日期：**　年　月　日	**标准住院日：≤12 天**

时间	住院第 1 天	住院第 2～4 天
主要诊疗工作	□ 询问病史及体格检查 □ 完成首次病程记录 □ 完成大病历 □ 开具各项检查单 □ 上级医师查房 □ 确定初步诊断	□ 实施检查检验并回收结果，异常者复查或增加相应检查项目 □ 完成术前准备与术前评估 □ 完成三级查房 □ 完成术前小结，行术前讨论，确定手术方案 □ 完成上级医师查房记录等 □ 穿刺活检（视情况而定） □ 向患者及家属交代病情及围术期注意事项 □ 签署手术及麻醉同意书、粗针吸活检或冰冻病理同意书、安全核查单、自费药品协议书、输血同意书、24 小时病情告知书、授权委托书、不收受财物协议书等文书 □ 完成必要的相关科室会诊 □ 初步确定手术术式和日期 □ 递交手术单 □ 麻醉医师术前访视患者及完成记录
重点医嘱	**长期医嘱** □ 乳腺肿瘤外科护理常规 □ 二级护理 □ 饮食医嘱（普通饮食/糖尿病饮食） □ 患者既往合并用药 **临时医嘱** □ 血常规、血型 □ 尿常规 □ 凝血功能 □ 肝肾功能、电解质、血糖 □ 感染性疾病筛查 □ 激素全项 □ 乳腺肿瘤标志物 □ 胸部正侧位 X 线片 □ 多导心电图	**长期医嘱** □ 同前 **临时医嘱** □ 备皮 □ 术前禁食、禁水 □ 术前无创血压监测 □ 艾司唑仑 □ 其他特殊医嘱：Holter、双下肢静脉 B 超等

续　表

时间	住院第1天	住院第2～4天
	□ 双乳腺X线摄影 □ B超：双乳腺、双腋下、颈部淋巴结、上腹、盆腔 □ 根据病情可选择：双乳MRI、超声心动等	
病情变异记录	□ 无　□ 有，原因： 1. 2.	□ 无　□ 有，原因： 1. 2.
医师签名		

时间	住院第3~5天 （手术日）	住院第4~6天 （术后第1日）
主要诊疗工作	□ 完成手术安全核对 □ 行肿瘤切除术并送快速冰冻病理 □ 实施乳腺癌保留乳房手术 □ 24 小时内完成手术记录 □ 完成术后病程记录 □ 向患者及家属交代病情及术后注意事项 □ 手术标本常规送病理检查 □ 麻醉医师随访，检查麻醉并发症	□ 上级医师查房，观察病情变化 □ 查看引流情况，行伤口换药处理 □ 完成常规病历书写
重点医嘱	**长期医嘱** □ 全身麻醉下乳腺癌保留乳房手术后护理常规 □ 一级护理 □ 禁食、禁水 □ 吸氧（酌情） □ 心电监护（酌情） □ 口腔护理（酌情） □ 保留负压接引流管 □ 会阴护理 **临时医嘱** □ 导尿（酌情） □ 其他特殊医嘱 □ 补液维持水电解质平衡 □ 酌情使用止吐、镇痛药物	**长期医嘱** □ 普通饮食/糖尿病饮食 □ 一级护理 □ 雾化吸入（酌情） □ 保留负压接引流管 **临时医嘱** □ 补液维持水电解质平衡 □ 酌情使用止吐、镇痛药物 □ 患者既往合并用药
病情变异记录	□ 无 □ 有，原因： 1. 2.	□ 无 □ 有，原因： 1. 2.
医师签名		

时间	住院第 7～9 天 （术后第 2～4 日）	住院第 10～12 天 （术后第 5～7 日）
主要诊疗工作	□ 上级医师查房 □ 完成常规病历书写 □ 观察引流，酌情切口换药处理	□ 上级医师查房，进行手术及伤口评估，确定有无手术并发症和切口愈合不良情况，明确是否出院 □ 根据引流情况确定拔除引流管时间 □ 完成常规病历书写、出院记录、病案首页、出院证明书等文书 □ 向患者交代出院后注意事项
重点医嘱	**长期医嘱** □ 乳腺肿瘤外科护理常规 □ 二级护理（术后第 2 天开始） □ 肢体功能康复治疗 □ 饮食医嘱（普通饮食/糖尿病饮食） □ 患者既往合并用药 **临时医嘱** □ 常规换药	**出院医嘱** □ 出院带药
病情变异记录	□ 无　□ 有，原因： 1. 2.	□ 无　□ 有，原因： 1. 2.
医师签名		

（二）护士表单

乳腺癌保留乳房手术临床路径护士表单

适用对象：第一诊断为乳腺癌（ICD-10：C50/D05）：临床 0、Ⅰ、部分Ⅱ期及部分Ⅱ、Ⅲ期（炎性乳腺癌除外）经新辅助化疗降期患者

行乳腺癌保留乳房手术（ICD-9-CM-3：85.21 或 85.22 或 85.23）

患者姓名：	性别：　年龄：　门诊号：	住院号：
住院日期：　年　月　日	出院日期：　年　月　日	标准住院日：≤12 天

时间	住院第 1 天	住院第 2～4 天
主要护理工作	□ 入院宣教 介绍主管医师、护士 介绍病室环境、设施 介绍常规制度及注意事项 介绍疾病相关注意事项 □ 核对患者姓名，佩戴腕带 □ 建立住院病历 □ 评估患者并书写护理评估单 □ 卫生处置：剪指（趾）甲、沐浴，更换病号服 □ 二级护理 □ 晨晚间护理 □ 患者安全管理 □ 遵医嘱通知实验室检查 □ 给予患者及家属心理支持	□ 术前宣教 □ 宣教疾病知识、术前准备及手术过程 □ 指导术前保持良好睡眠 □ 告知准备物品 □ 告知术后饮食、活动及探视注意事项 □ 告知术后可能出现的情况及应对方式 □ 告知家属等候区位置 □ 协助医师完成术前检查及实验室检查 □ 术前准备 □ 备皮 □ 术前禁食、禁水 □ 术前无创血压监测 □ 艾司唑仑 □ 二级护理 □ 晨晚间护理 □ 患者安全管理 □ 遵医嘱完成相关检查 □ 给予患者及家属心理支持
重点医嘱	□ 详见医嘱执行单	□ 详见医嘱执行单
病情变异记录	□ 无　□ 有，原因： 1. 2.	□ 无　□ 有，原因： 1. 2.
护士签名		

时间	住院第 3 ~5 天 （手术日）	住院第 4 ~6 天 （术后第 1 日）
主要护理工作	□ 术后当日宣教 告知监护设备、管路功能及注意事项 告知饮食、体位要求 告知术后可能出现的情况及应对方式 再次明确探视陪护须知 □ 术前监测生命体征 □ 送手术 摘除患者各种活动物品 核对患者资料及带药 填写手术交接单、签字确认 □ 接手术 核对患者及资料，签字确认 □ 一级护理 □ 晨晚间护理 □ 卧位护理：雾化吸入护理；预防深静脉血栓形成 □ 排泄护理 □ 患者安全管理 □ 病情观察，写特护记录：日间 q2h、夜间 q4h 评估生命体征、伤口敷料、引流情况及出入量等 □ 遵医嘱指导康复锻炼 □ 给予患者及家属心理支持	□ 术后宣教 □ 复查患者对术前宣教内容的掌握程度 □ 饮食、活动、安全指导 □ 药物作用及频率 □ 疾病恢复期注意事项 □ 疼痛及睡眠指导 □ 一级护理 □ 晨晚间护理 □ 协助进食进水 □ 协助翻身、创伤移动、防止压疮 □ 排泄护理 □ 患者安全管理 □ 病情观察，写护理记录 □ 评估生命体征、伤口敷料、引流情况、尿管情况 □ 遵医嘱给予预防深静脉血栓形成治疗 □ 遵嘱指导康复锻炼 □ 给予患者及家属心理支持 □ 需要时，联系主管医师给予相关治疗及用药
重点医嘱	□ 详见医嘱执行单	□ 详见医嘱执行单
病情变异记录	□ 无　□ 有，原因： 1. 2.	□ 无　□ 有，原因： 1. 2.
护士签名		

时间	住院第7~9天 （术后第2~4日）	住院第10~12天 （术后第5~7日）
主要护理工作	□ 术后宣教 □ 复查患者对术前宣教内容的掌握程度 □ 饮食、活动、安全指导 □ 疾病恢复期注意事项 □ 一级或二级护理 □ 晨晚间护理 □ 协助进食进水 □ 协助翻身、创伤移动、防止压疮 □ 排泄护理 □ 患者安全管理 □ 病情观察，写护理记录 □ 评估生命体征、伤口敷料、引流情况 □ 遵医嘱给予预防深静脉血栓形成治疗 □ 遵嘱指导康复锻炼 □ 给予患者及家属心理支持	□ 出院宣教 □ 遵医嘱告示后续治疗（化疗、放疗、内分泌治疗、靶向治疗）安排 □ 告知随诊及复查时间 □ 嘱患者自行继续进行功能锻炼 □ 指导出院后患肢功能锻炼 □ 二级护理 □ 晨晚间护理 □ 指导床旁活动及患肢功能锻炼 □ 指导饮食 □ 患者安全管理 □ 病情观察 □ 评估生命体征，局部敷料及引流管情况 □ 遵嘱给予防止深静脉血栓形成功能锻炼 □ 遵医嘱指导出院后功能康复锻炼 □ 给予患者及家属心理支持 □ 办理出院手续
重点医嘱	□ 详见医嘱执行单	□ 详见医嘱执行单
病情变异记录	□ 无 □ 有，原因： 1. 2.	□ 无 □ 有，原因： 1. 2.
护士签名		

（三）患者表单

乳腺癌保留乳房手术临床路径患者表单

适用对象：第一诊断为乳腺癌（ICD-10：C50/D05）

行乳腺癌保留乳房手术（ICD-9-CM-3：85.21 或 85.22 或 85.23）

患者姓名：	性别： 年龄： 门诊号：	住院号：
住院日期： 年 月 日	**出院日期：** 年 月 日	**标准住院日：≤12 天**

时间	入院	手术前	手术当天
医患配合	□ 配合询问病史，收集资料，务必详细告知既往史、用药史、过敏史 □ 如服用抗凝药物，明确告知 □ 配合测量生命体征，进行体格检查 □ 接受入院宣教 □ 遵守医院的相关规定和家属探视制度 □ 有不适症状及时告知医师和护士	□ 配合完善术前相关检查，如采血、留尿、心电图、X 线胸片、钼靶、B 超等 □ 医师向患者及家属介绍病情及治疗计划，告知手术方案及风险，术前签字 □ 麻醉师进行术前访视 □ 接受术前宣教，了解围手术期需要注意的问题，提前做好准备 □ 完成术前准备：备皮、配合禁食、禁水、准备好必要物品、取下义齿及饰品等并将贵重物品交由家属保管、术前保证良好睡眠 □ 有不适症状及时告知医师和护士	□ 晨起配合测量生命体征 □ 配合医师完成手术标示 □ 入手术室前协助完成核对 □ 出手术室后配合心电、呼吸、血氧、血压监测，以及输液、导尿等 □ 遵医嘱采取正确体位 □ 有不适症状及时告知医师和护士
重点诊疗及检查	**诊疗重点** □ 协助医师记录病史 □ 初步确定乳腺疾病治疗方案 □ 告知医师既往的基础疾病并继续治疗 **重要检查** □ 测量生命体征，身高体重 □ 进行全身体格检查 □ 进行专科检查	**诊疗重点** □ 按照预约时间完成必要的实验室检查 □ 了解病情和可选择的治疗方案 □ 根据病情和医师建议选择适合自己的手术方案 □ 了解麻醉和手术风险、围术期可能出现的并发症等 **重要检查** □ 完成血尿常规、血型、血凝常规、生化全项、感染性疾病筛查等实验室检查 □ 完成 X 线胸片、心电图、钼靶、B 超双乳 MR 等检查 □ 根据专科情况完成必要的实验室检查，如激素全项、肿瘤标志物、CT、ECT 等 □ 根据既往病史完成相关实验室检查，如心肌标志物、超声心动、甲状腺功能全项等	

时间	手术后	出院
医患配合	□ 配合定时测量生命体征、监测出入量、引流量等 □ 卧床期间注意活动下肢，预防静脉血栓形成，必要时接受抗凝治疗 □ 配合伤口换药 □ 接受进食、进水、排便等生活护理 □ 注意保护引流管及尿管，避免牵拉、脱出、打折等 □ 遵医嘱逐步进行功能锻炼，注意动作禁忌，避免因活动不当造成皮瓣游离 □ 出现不适症状及时告知医师和护士，如心前区不适、心悸、下肢疼痛等，并配合进行相应实验室检查 □ 配合拔除尿管、引流管 □ 注意活动安全，避免坠床或跌倒 □ 配合执行探视及陪护制度 □ 根据术后病理回报追加必要的实验室检查	□ 接受出院前指导 □ 获取出院诊断书 □ 获取出院带药 □ 知晓服药方法、作用、注意事项 □ 遵医嘱进行适度功能锻炼，注意动作禁忌 □ 知晓复查、术后放化疗等的时间及程序 □ 知晓在院外出现不适症状时应及时就诊 □ 接受出院宣教 □ 办理出院手续
重点诊疗及检查	□ 如出现心前区不适、心悸等症状，应配合完成心电图、心功能、心肌标志物等实验室检查 □ 如出现腹痛、腹泻等症状应配合完成便常规、腹部B超等检查 □ 如出现下肢疼痛应配合完成下肢血管B超等检查 □ 如术后病理提示淋巴结转移转移较多，应配合完成相关检查除外远端转移，如头部、胸部或上腹CT、ECT、PET-CT等	

附：原表单（2012 年版）

乳腺癌保留乳房手术临床路径表单

适用对象：第一诊断为乳腺癌（ICD-10：C50/D05）：临床 0、Ⅰ、部分Ⅱ期及部分Ⅱ、Ⅲ期（炎性乳腺癌除外）经新辅助化疗降期患者

行乳腺癌保留乳房手术（ICD-9-CM-3：85.21 或 85.22 或 85.23）

患者姓名：	性别：　年龄：　门诊号：	住院号：
住院日期：　年　月　日	**出院日期：**　年　月　日	**标准住院日：≤12 天**

时间	住院第 1 天	住院第 2～4 天	住院第 3～5 天 （手术日）
主要诊疗工作	□ 询问病史及体格检查 □ 完成入院病历书写 □ 开具实验室检查单及相关检查	□ 完成术前准备与术前评估 □ 三级医师查房 □ 术前讨论，确定手术方案 □ 完成上级医师查房记录等 □ 向患者及家属交代病情及围手术期注意事项 □ 穿刺活检（视情况而定） □ 签署手术及麻醉同意书、自费药品协议书、输血同意书 □ 完成必要的相关科室会诊 □ 初步确定手术方式和日期 □ 麻醉医师术前访视患者及完成记录	□ 手术（包括手术安全核对） □ 完成手术记录 □ 完成术后病程记录 □ 向患者及家属交代病情及术后注意事项 □ 手术标本常规送病理检查
重点医嘱	**长期医嘱** □ 乳腺肿瘤护理常规 □ 三级护理 □ 普通饮食 □ 患者既往合并用药 **临时医嘱** □ 血常规、血型、尿常规、凝血功能、电解质、肝肾功能、血糖、感染性疾病筛查 □ X 线胸片、心电图 □ 双乳腺 X 线摄影 □ 超声：双乳、双腋下、双锁上、腹盆腔 □ 根据病情可选择：双乳 MRI、超声心动图、肿瘤标志物	**长期医嘱** □ 患者既往合并用药 **临时医嘱** □ 备皮 □ 术前禁食禁水 □ 其他特殊医嘱	**长期医嘱** □ 全身麻醉下乳腺癌保乳术后护理常规 □ 禁食禁水 □ 吸氧（酌情） □ 心电监护（酌情） □ 口腔护理（酌情） □ 保留闭式引流 □ 腋下负压引流管接负压引流装置 □ 会阴护理（酌情） **临时医嘱** □ 导尿（酌情） □ 其他特殊医嘱 □ 输液、维持水电平衡 □ 酌情使用止吐、镇痛药物

时间	住院第1天	住院第2~4天	住院第3~5天 （手术日）
主要护理工作	□ 入院介绍 □ 入院评估 □ 指导患者进行相关辅助检查	□ 术前准备 □ 术前宣教（提醒患者术前禁食禁水） □ 沐浴、剪指甲、更衣 □ 心理护理 □ 患肢康复操指导	□ 观察患者病情变化 □ 术后生活护理 □ 术后疼痛护理 □ 定时巡视病房
病情变异记录	□ 无 □ 有，原因： 1. 2.	□ 无 □ 有，原因： 1. 2.	□ 无 □ 有，原因： 1. 2.
护士签名			
医师签名			

时间	住院第 4～6 天 （术后第 1 日）	住院第 7～9 天 （术后第 2～4 日）	住院第 10～12 天 （术后第 5～7 日）
主要诊疗工作	□ 上级医师查房，观察病情变化 □ 住院医师完成常规病历书写 □ 注意引流量	□ 上级医师查房 □ 住院医师完成常规病历书写 □ 观察引流量	□ 上级医师查房，进行手术及伤口评估，确定有无手术并发症和切口愈合不良情况，明确是否出院 □ 根据引流情况确定拔除引流管时间 □ 完成出院记录、病案首页、出院证明书等 □ 向患者交代出院后的注意事项，如返院复诊时间，发生紧急情况时处理等
重点医嘱	**长期医嘱** □ 一级护理 □ 普通饮食 □ 雾化吸入（酌情） □ 肢体功能治疗 **临时医嘱** □ 输液、维持水电平衡 □ 酌情使用止吐、镇痛药物	**长期医嘱** □ 二级护理（术后第二天开始） **临时医嘱** □ 换药	**出院医嘱** □ 出院带药
主要护理工作	□ 观察患者病情变化 □ 术后生活护理 □ 术后心理护理 □ 术后疼痛护理 □ 指导术后功能锻炼	□ 观察患者病情变化 □ 术后生活护理 □ 术后心理护理 □ 术后指导（功能锻炼等）	□ 指导患者术后康复 □ 出院指导 □ 协助办理出院手续
病情变异记录	□ 无　□ 有，原因： 1. 2.	□ 无 □ 有，原因： 1. 2.	□ 无　□ 有，原因： 1. 2.
护士签名			
医师签名			

第十三章

腹股沟疝临床路径释义

一、腹股沟疝编码

1. 国家卫生和计划生育委员会原编码：

疾病名称及编码：腹股沟疝（不伴有梗阻或坏疽者）（ICD-10：K43.9）

手术操作名称及编码：腹股沟疝无张力修补术

2. 修改编码：

疾病名称及编码：腹股沟疝（不伴有梗阻或坏疽者）（ICD-10：K40.2/K40.9/K41.2/K41.9）

手术操作名称及编码：腹腔镜腹股沟疝无张力修补术（ICD-9-CM-3：17.1/17.2）

腹股沟疝无张力修补术（ICD-9-CM-3：53.03-53.05/53.14-53.17）

股疝无张力修补术（ICD-9-CM-3：53.21/53.31）

二、临床路径检索方法

（K40.2/K40.9/K41.2/K41.9）伴（17.1/17.2/53.03-53.05/53.14-53.17/53.21/53.31）

三、腹股沟疝临床路径标准住院流程

（一）适用对象

第一诊断为腹股沟疝（不伴有梗阻或坏疽者）（ICD-10：K43.9）行腹股沟疝无张力修补术。

释义

■ 本临床路径适用于腹股沟区的斜疝、直疝、股疝等，难复性疝可以进入此路径。

■ 如患者发生包块无法回纳，还需考虑嵌顿性疝甚或绞窄性疝，应行急诊处理，进入其他相应路径。

■ 腹股沟疝无张力修补术包含开放手术及腹腔镜手术（TAPP 和 TEP）。

（二）诊断依据

根据《临床诊疗指南·外科学分册》（中华医学会编著，人民卫生出版社），《成人腹股沟疝、股疝修补手术治疗方案（修订稿）》（中华医学会外科分会疝与腹壁外科学组，2003）。

1. 有明确体征：腹股沟区可复性包（肿）块。患者一般无特殊不适。长时站立或出现包块较久时偶伴局部胀痛和牵涉痛。分为腹股沟斜疝与直疝。

2. 腹股沟斜疝：多见于儿童及青壮年，位于腹股沟韧带上内方，疝块外形呈梨形或椭圆，经腹股沟管途径突出。

3. 股沟直疝：多见于老年人，位于腹股沟韧带上方，疝块外形呈半球形，基底较宽，由直疝三角突出。

4. 排除鞘膜积液、腹股沟淋巴结等其他疾病。

释义

■ 最新文献可参考《成人腹股沟疝诊疗指南（2014 年版）》［中华医学会外科学分会疝与腹壁外科学组、中国医师协会外科医师分会疝和腹壁外科医师委员会（联合制定），中华外科杂志］。

■ 术前无需强调对腹股沟斜疝和直疝进行鉴别。

■ 为避免发生对非疝患者进行疝的手术，对腹股沟区存在包块患者需要鉴别以下疾病：鞘膜积液、异位睾丸、腹股沟淋巴结肿大、动（静）脉瘤、软组织肿瘤、脓肿及女性的妇科肿瘤、圆韧带囊肿等；对局部有疼痛不适症状且包块不明显的患者需鉴别以下疾病：髋关节炎、肌腱炎、滑囊炎、辐射性腰痛、子宫内膜异位症等。

■ 腹股沟疝可同时合并鞘膜积液、精索脂肪瘤及圆韧带囊肿。

■ 超声检查对腹股沟疝的诊断及鉴别有帮助：嘱患者腹部用力，可见疝内容物进出疝环口。但并不是常规项。

（三）治疗方案的选择

根据《临床诊疗指南·外科学分册》（中华医学会编著，人民卫生出版社），《成人腹股沟疝、股疝修补手术治疗方案（修订稿）》（中华医学会外科分会疝与腹壁外科学组，中华普通外科杂志，2003）。

1. 1 周岁以内婴儿，可暂不手术。
2. 儿童腹股沟疝仅做疝囊高位结扎（可腹腔镜下修补）。
3. 成人腹股沟疝需使用人工材料行无张力疝修补术（开放式或腹腔镜）。

释义

■ 最新文献可参考《成人腹股沟疝诊疗指南（2014 年版）》［中华医学会外科学分会疝与腹壁外科学组、中国医师协会外科医师分会疝和腹壁外科医师委员会（联合制定），中华外科杂志］。

■ 对于非手术治疗患者不进入此路径。

■ 非急诊的腹股沟疝手术属无菌手术，因此，凡手术区域（腹腔镜术式包含脐部）存在感染病灶应视为手术禁忌证。

■ 存在明显的腹腔高压因素者，如严重腹腔积液、便秘、咳嗽、前列腺肥大等，术前应行相应处理，待情况稳定或控制后择期行手术治疗。

■ 疝囊高位结扎仅适用于儿童及未发育成熟的青少年，术式包括开放手术及腹腔镜手术。

■ 疝修补术是指组织对组织的张力缝合修补，因其复发率高、术后疼痛率高，不建议常规使用，仅用于因特殊情况无法放置补片的患者。

■ 无张力疝修补术指使用补片行疝修补，术式包含李金斯坦手术、网塞-平片及腹膜前疝修补术。

■ 腹腔镜下的腹股沟疝修补术包括 TAPP 及 TEP 术式，因其复发率低、术后恢复快等优势，已成为腹股沟疝修补术的主要术式之一。

（四）标准住院日

24～48 小时。

（五）进入路径标准

1. 第一诊断必须符合 ICD-10：K43.9 腹股沟疝疾病编码。
2. 当患者同时具有其他疾病诊断时，但不需要特殊处理也不影响第一诊断的临床路径流程实施时，可以进入路径。
3. 已在门诊完成各项术前检查，无手术禁忌，经手术医师评估适合经行且经患者同意的病例，可进入路径。

（六）术前准备已完成

1. 必须的检查项目：
（1）血、尿、便常规。
（2）肝肾功能、电解质、血糖、血型、凝血功能、感染性疾病筛查（乙型肝炎、丙型肝炎、梅毒、艾滋病）。
（3）心电图及正位胸片。
2. 必要时行肺功能、超声心动图、立位阴囊/腹股沟 B 超及 CT 检查。

释义

■ 腹股沟疝患者较多为老年人，术前行肺功能、超声心动图有助于评估患者心肺功能、围术期手术及麻醉安全性。腹股沟 B 超有助于鉴别腹股沟区包块及明确疝内容物性质。腹部 CT 检查并非必需，对于诊断困难或复杂的腹股沟疝可行腹部 CT 检查。

（七）预防性抗菌药物选择与使用时机

按照《抗菌药物临床应用指导原则（2015 年版）》（国卫办医发〔2015〕43 号）执行，可选用二代头孢类，预防性用药时间为手术前 1 小时。

释义

■ 非急诊腹股沟疝手术为无菌手术，一般不需要常规预防性应用抗菌药物，仅对高危人群（如高龄、体弱、免疫力低下及患有糖尿病等全身性疾病）可适当预防性使用抗菌药物。抗菌药物选择可以覆盖革兰阳性菌的抗菌药物，如二代头孢类。术后无明确感染并发症无需继续使用抗菌药物。

（八）手术日

入院当天。

1. 麻醉方式：局部浸润麻醉联合神经安定麻醉，硬膜外麻醉，或全身麻醉。
2. 手术内固定物：人工合成疝修补网片。
3. 术中用药：麻醉常规用药。
4. 输血：通常无需输血。

释义

■ 麻醉方式根据手术方式进行选择，开放手术可选择局部麻醉、硬膜外麻醉或全身麻醉，腹腔镜术式选择全身麻醉。可根据患者具体情况合理选择麻醉及手术方式。

■ 手术内植入的选择：腹股沟疝补片推荐使用轻质大网孔补片，发育良好的青少年及生育期青壮年可选择生物补片。

（九）术后住院恢复

12～24 小时。

1. 必须复查的检查项目：根据患者病情变化情况而定。

2. 术后用药：一般不用抗菌药物，除非患者属高危感染人群，如糖尿病、肥胖、高龄、化疗或放疗等可致人体免疫力低下的病情等。

释义

■ 腹股沟疝术后无常规特殊的实验室检查，手术当日注意患者生命体征、腹部情况、阴囊情况，尤其是肥胖患者、疝缺损较大患者注意术后伤口下或阴囊内有无血肿及积液。术后可使用沙袋或紧身弹力裤加压固定。术后早期注意患者排便、排尿情况，避免便秘及排尿困难的发生。

■ 术后出现短时间的低热属术后机体反应，可对症处理。

■ 术后 1～2 天患者可因麻醉反应、牵拉腹膜反应出现头晕、恶心、呕吐等不适，可对症处理。

■ 术后镇痛：术后应评估患者的疼痛强度，进行管理及监测。腹股沟疝术后预期疼痛强度为轻中度疼痛，可使用非甾体抗炎药（氟比洛芬酯注射液）、曲马多、阿片类等镇痛药物实施多模式镇痛。

（十）出院标准

1. 伤口无渗血渗液。
2. 阴囊无水肿或血肿，无尿潴留等。
3. 没有需要住院处理的并发症。

（十一）有无变异及原因分析

1. 伴有影响手术的合并症，需进行相关诊断和治疗等。
2. 出现手术并发症，需进一步诊断和治疗。
3. 根据患者具体情况手术后尽早下地，如腹壁缺损巨大或内科疾病不稳定者应推迟。

释义

■ 按标准治疗方案如患者中途出现包块无法还纳或发现其他严重基础疾病，需行急诊手术或继续其他基础疾病的治疗，则终止本路径，并做好原因记录及分析。

四、推荐表单

（一）医师表单

腹股沟疝临床路径医师表单

适用对象：第一诊断为腹股沟疝（不伴有梗阻或坏疽）（ICD-10：K43.9）
拟行腹股沟疝无张力修补术

患者姓名：	性别：　年龄：　门诊号：	住院号：
住院日期：　年　月　日	**出院日期：**　年　月　日	**标准住院日：24～48小时**

时间	住院24～48小时
主要诊疗工作	□ 病史询问与体格检查，完善病历，上级医师查房与手术前评估，签署手术知情同意书、自费/贵重用品协议书，向患者及其家属交代围术期注意事项 □ 手术，完成手术记录和术后病程记录，向患者及家属交代病情及术后注意事项，确定有无术后并发症 □ 通知患者及其家属出院 □ 完成出院记录、病案首页、出院证明书 □ 向患者及其家属交代出院后注意事项，预约复诊日期及拆线日期 □ 将出院小结及出院证明书交患者或其家属
重点医嘱	**临时医嘱** □ 今日拟在全身麻醉下/硬膜外/局部麻醉+神经安定麻醉下行开放/腹腔镜左/右侧腹股沟疝无张力修补术 □ 术前禁食、禁水（必要时） □ 预防性抗菌药物应用（可选） □ 术后禁食6小时、补液（必要时） □ 心电监护、吸氧小时 □ 伤口处沙袋或弹力裤加压固定 □ 观察伤口情况 □ 出院带药 □ 其他特殊医嘱
主要护理工作	□ 介绍病房环境、设施和设备，入院护理评估，护理计划 □ 术前宣教，送手术 □ 观察患者病情变化，术后心理与生活护理 □ 指导并监督患者手术后活动，指导患者术后康复锻炼 □ 帮助患者办理出院手续、交费等事项
病情变异记录	□ 无　□ 有，原因： 1. 2.
护士签名	白班 | 小夜班 | 大夜班
医师签名	

（二）护士表单

腹股沟疝临床路径护士表单

适用对象：第一诊断为腹股沟疝（不伴有梗阻或坏疽）（ICD-10：K43.9）
拟行腹股沟疝无张力修补术

患者姓名：	性别：　年龄：　门诊号：	住院号：
住院日期：　年　月　日	**出院日期：**　年　月　日	**标准住院日：24～48 小时**

时间	住院 24～48 小时
健康宣教	□ 介绍主管医师、护士 □ 介绍医院内相关制度、环境、设施 □ 介绍住院注意事项、疾病相关知识 □ 介绍术前准备（备皮、禁食、禁水）方法及手术过程 □ 告知术前沐浴、物品管理 □ 告知签字及麻醉科访视事宜 □ 告知监护设备、管路功能及注意事项 □ 告知术后饮食、体位要求 □ 告知术后可能出现情况及应对方式 □ 指导办理出院手续
护理处置	□ 核对患者姓名，佩戴腕带条，更换病号服 □ 建立入院护理病历 □ 防跌倒、坠床宣教 □ 了解患者基础疾病，遵医嘱予以相应处理 □ 协助完成相关术前检查，做好解释说明 □ 送手术：核对患者及资料并摘除衣物；填写手术交接单 □ 接手术：核对患者及资料，填写手术交接单 □ 术后：核对患者及资料，填写手术交接单 □ 遵医嘱完成治疗、用药 □ 根据病情测量生命体征 □ 办理出院手续，书写出院小结
基础护理	□ 二级或一级护理 □ 晨晚间护理 □ 患者安全管理 □ 心理护理 □ 麻醉部位的护理
专科护理	□ 护理查体 □ 填写跌倒及压疮防范表（需要时） □ 密切监测患者生命体征及伤口情况
重点医嘱	□ 详见医嘱执行单
病情变异记录	□ 无　□ 有，原因： 1. 2.
护士签名	

（三）患者表单

腹股沟疝临床路径患者表单

适用对象：第一诊断为腹股沟疝（不伴有梗阻或坏疽）（ICD-10：K43.9）

拟行腹股沟疝无张力修补术

患者姓名：	性别： 年龄： 门诊号：	住院号：
住院日期： 年 月 日	出院日期： 年 月 日	标准住院日：24～48 小时

时间	住院 24～48 小时
监测	□ 监测生命体征、体重、24 小时出入量（必要时）
医患配合	□ 接受介绍相关制度 □ 医师询问现病史、既往病史、用药情况，收集资料并进行体格检查 □ 配合完善相关术前检查、化验 □ 配合进行病情介绍、手术谈话、术前签字 □ 配合检查生命体征、伤口敷料、肛门排气排便情况 □ 接受出院前指导、复查程序宣教 □ 获取出院诊断书
护患配合	□ 配合测量生命体征、身高、体重 □ 配合完成入院护理评估 □ 接受入院宣教及术前宣教 □ 接受备皮等术前准备 □ 送手术室前，协助完成核对 □ 返回病房后，协助完成核对 □ 配合术后心电监护、吸氧、输液等 □ 接受出院宣教 □ 办理出院手续 □ 获取出院带药，知道服药方法、作用、注意事项 □ 知道护理伤口方法 □ 知道复印病历方法
饮食	□ 遵医嘱普通饮食 □ 术前禁食、禁水 4～6 小时，予以补液治疗（必要时） □ 术后可予清流食或半流质饮食
排泄	□ 避免便秘
活动	□ 术前正常活动 □ 麻醉清醒后，可垫枕卧床休息，保护管路，双下肢床上活动 □ 术后可床边或下床活动，避免疲劳

附：原表单（2016 年版）

腹股沟疝临床路径表单

适用对象：第一诊断为腹股沟疝（不伴有梗阻或坏疽）（ICD-10：K43.9）
　　　　　拟行腹股沟疝无张力修补术

患者姓名：	性别：　　年龄：　　门诊号：	住院号：
住院日期：　　年　月　日	**出院日期：**　　年　月　日	**标准住院日：24～48 小时**

时间	住院 24～48 小时
主要诊疗工作	□ 病史询问与体格检查，完善病历，上级医师查房与手术前评估，签署手术知情同意书、自费/贵重用品协议书，向患者及其家属交代围术期注意事项 □ 手术，完成手术记录和术后病程记录，向患者及家属交代病情及术后注意事项，确定有无术后并发症 □ 通知患者及其家属出院 □ 完成出院记录、病案首页、出院证明书 □ 向患者及其家属交代出院后注意事项，预约复诊日期及拆线日期 □ 将出院小结及出院证明书交患者或其家属
重点医嘱	**临时医嘱** □ 今日拟在全身麻醉下/硬膜外/局部麻醉+神经安定麻醉下行开放/腹腔镜左/右侧腹股沟疝无张力修补术 □ 术前禁食、禁水 □ 预防性抗菌药物应用（可选） □ 术后禁食 6 小时、补液 □ 心电监护、吸氧小时 □ 伤口处沙袋加压 □ 观察伤口情况 □ 出院带药 □ 其他特殊医嘱
主要护理工作	□ 介绍病房环境、设施和设备，入院护理评估，护理计划 □ 术前宣教，送手术 □ 观察患者病情变化，术后心理与生活护理 □ 指导并监督患者手术后活动，指导患者术后康复锻炼 □ 帮助患者办理出院手续、交费等事项
病情变异记录	□ 无　□ 有，原因： 1. 2.

护士签名	白班	小夜班	大夜班

医师签名	

第十四章

胃十二指肠溃疡临床路径释义

一、胃十二指肠溃疡编码

1. 国家卫生和计划生育委员会原编码：

疾病名称及编码：胃十二指肠溃疡（ICD-10：K25-K27）

手术操作名称及编码：迷走神经切断（ICD-9-CM-3：44.0）

胃大部切除术伴吻合术（ICD-9-CM-3：43.5-43.7）

2. 修改编码：

疾病名称及编码：胃十二指肠溃疡（ICD-10：K25-K27 中亚目为.3.7.9）

手术操作名称及编码：胃大部切除术伴吻合术（ICD-9-CM-3：43.5-43.7）

迷走神经干切断（ICD-9-CM-3：44.01）

胃空肠吻合术（ICD-9-CM-3：44.3903）

二、临床路径检索方法

（K25-K27 中亚目为.3.7.9）伴［43.5/43.6/43.7/（44.3903+44.01）］

三、胃十二指肠溃疡临床路径标准住院流程

（一）适用对象

第一诊断为胃十二指肠溃疡（ICD-10：K25-K27），行胃大部切除术、迷走神经切断加胃窦切除术、胃空肠吻合加迷走神经切断术（ICD-9-CM-3：43.6-43.8，44.39）。

释义

■ 本路径适用对象是第一诊断为胃十二指肠溃疡者，包括胃溃疡、十二指肠溃疡以及胃十二指肠复合性溃疡。对于一些特殊类型的胃十二指肠溃疡，如应激性溃疡、胰源性溃疡、术后复发性溃疡等，不进入本路径。对于胃十二指肠溃疡有并发症者，如穿孔、瘢痕性幽门梗阻、出血、恶变等，不进入本路径。若术前诊断符合本路径，但术中或术后病理提示为胃癌等其他疾病者，按变异情况处理，进入其他相关路径。

■ 绝大多数胃十二指肠溃疡属于内科治疗范围，仅一小部分患者需要外科治疗。本路径针对的是因胃十二指肠溃疡行外科手术的患者。胃十二指肠溃疡的手术方式经过长期的发展与演变，目前主要存在胃部分切除术和迷走神经切断术两种基本方法。纳入本路径的具体术式包括胃大部切除术、迷走神经切断加胃窦切除术、胃空肠吻合加迷走神经切断术。其他手术方式，如选择性迷走神经切断术（或加幽门成形术）等，不进入本路径。腹腔镜手术不进入本路径。

（二）诊断依据

根据《临床诊疗指南·外科学分册》（中华医学会编著，人民卫生出版社），《外科学（第7版）》（人民卫生出版社），《胃肠外科学》（人民卫生出版社）。

1. 病史：慢性、节律性和周期性的上腹疼痛伴消化不良症状。
2. 体征：上腹局限性轻压痛。
3. 辅助检查：Hp 检测试验阳性，上消化道 X 线钡餐检查和（或）内镜检查明确。

释义

■ 临床表现是诊断胃十二指肠溃疡的初步依据。多数患者表现为慢性、节律性和周期性的上腹疼痛，可伴有反酸、胃灼热、恶心、呕吐等症状。十二指肠溃疡的节律性较胃溃疡更加明显。体格检查可于上腹有局限性轻压痛。少数患者可无明显临床症状和体征，仅通过其他辅助检查偶然发现。

■ 上消化道 X 线钡餐和（或）内镜检查是常用的检查方法，胃十二指肠溃疡的典型表现为龛影。十二指肠球部溃疡多数表现为间接征象，如球部激惹、球部变形、幽门痉挛等。对于 X 线钡餐检查不能确定者，应行内镜检查。内镜检查已成为溃疡病的最主要诊断手段，内镜下可见到溃疡的大小、形态等，还可进行组织活检除外癌变，并检测有无幽门螺杆菌感染。部分患者临床表现不典型，如 X 线钡餐或内镜检查支持胃十二指肠溃疡亦可进入路径。

（三）选择治疗方案的依据

根据《临床诊疗指南·外科学分册》（中华医学会编著，人民卫生出版社），《外科学（第7版）》（人民卫生出版社），《胃肠外科学》（人民卫生出版社）

胃十二指肠溃疡患者手术适应证：

1. 严格内科治疗（包括根治 Hp 措施）无效的顽固性溃疡，表现为溃疡不愈合或短期内复发。
2. 胃溃疡巨大（直径>2.5cm）或高位溃疡。
3. 胃十二指肠复合性溃疡。
4. 溃疡不能除外恶变者。

释义

■ 随着多种抗溃疡药物的出现以及对 Hp 感染的认识增加，目前内科药物治疗胃十二指肠溃疡的效果明显提高，需手术治疗的病例逐渐减少。确诊胃十二指肠溃疡为良性溃疡时，应首先考虑内科治疗，严格内科治疗（包括根治 Hp 措施）无效的顽固性溃疡，表现为溃疡不愈合或短期内复发，可考虑外科手术治疗。

■ 巨大胃溃疡指直径>2.5cm 者，高位胃溃疡常指距贲门 3cm 以内的小弯及贲门、胃底部的胃溃疡。这两类胃溃疡恶变率高，可考虑外科手术治疗。

■ 复合性溃疡指胃与十二指肠同时存在溃疡，多数是先发生十二指肠溃疡，后发生胃溃疡。本病病情较顽固，并发症发生率较高，出血率高达 50% 左右，且多为大出血，故应积极治疗。

■ 内镜下形态学观察及组织学活检是确诊溃疡病灶良恶性最重要和有效的诊断方法。对于经病理确诊的溃疡型胃癌，应进入相应临床路径。对于形态学观察不除外早期胃癌，或良性溃疡随诊中怀疑继发恶变，而病理学活检阴性的胃十二指肠溃疡，可考虑手术治疗，进入本路径。

（四）标准住院日

9～18天。

释义

■ 胃十二指肠溃疡患者入院后，术前准备2～6天，在第3～7天实施手术，术后恢复6～11天出院。

（五）进入路径标准

1. 第一诊断必须符合ICD-10：K25-K27胃十二指肠溃疡疾病编码。
2. 当患者同时患有其他疾病诊断，但在住院期间无需特殊处理，也不影响第一诊断的临床路径流程实施时，可以进入路径。

释义

■ 进入本路径的患者第一诊断必须为胃十二指肠溃疡，包括胃溃疡、十二指肠溃疡以及胃十二指肠复合性溃疡。需除外应激性溃疡、胰源性溃疡、术后复发性溃疡等特殊类型。本路径适用于择期手术患者，对胃十二指肠溃疡合并穿孔、出血、幽门梗阻等急症者需进入其他相关路径。

■ 入院后术前检查发现其他疾病，而该疾病的诊治对患者健康更为重要，或者该疾病可能影响手术实施、增加手术和麻醉风险、影响预后，则应优先考虑诊治该疾病，暂不宜进入路径，如高血压、糖尿病、心功能不全、肝肾功能不全、凝血功能障碍等。

■ 若既往患有上述疾病，经合理治疗后达到稳定，或目前尚需要维持药物治疗，经术前评估无手术及麻醉禁忌，则可进入路径。但可能会增加医疗费用，延长住院时间。

（六）术前准备

2～6天。

1. 必须的检查项目：
（1）血常规、尿常规、大便常规+隐血。
（2）肝肾功能、电解质、凝血功能、血型、感染性疾病筛查（乙型肝炎、丙型肝炎、艾滋病、梅毒等）。
（3）胃镜（可门诊完成）、腹部超声、上消化道钡剂造影（必要时门诊完成）。
（4）心电图、胸部正位片。
2. 根据患者病情选择：肺功能测定、超声心动图等。

释义

■ 血常规、尿常规、便常规+隐血、肝肾功能、电解质、凝血功能、心电图、胸部X线正位片等常规检查主要用于评估身体状况，评估有无合并其他基础疾病，除外手术禁忌。血型、感染性疾病筛查是为手术及输血做准备。上消化道钡剂造影、胃镜为进一步明确诊断。上消化道钡剂造影可显示胃十二指肠整体轮廓，并提示溃疡部位，便于制订手术方案。而胃镜可直视病灶，描述形态学变化，行组织活检除外胃癌，并行幽门螺杆菌检测，为后续内科治疗提供依据。腹部超声可评估腹腔脏器情况，鉴别其他腹腔脏器病变所引起的上腹痛症状，如肝、胆、胰等疾病。上述检查为术前必查项目，为缩短住院时间，可适当安排于门诊完成。

■ 高龄患者（年龄>65 岁）、既往有心肺疾病的患者、术前心电图或 X 线胸片提示异常的患者，应增加超声心动图和（或）肺功能检查。

（七）选择用药

1. 口服制酸剂：H_2受体拮抗剂或质子泵抑制剂。

2. 抗菌药物：按照《抗菌药物临床应用指导原则》（卫医发〔2004〕285 号）执行，并结合患者的病情决定抗菌药物的选择，预防性用药时间为 1 天。

释义

■ 抑酸剂可以缓解活动性溃疡的症状。目前抑酸剂主要包括 H_2受体拮抗剂（H_2RA）和质子泵抑制剂（PPI）两大类，PPI 较 H_2RA 抑制胃酸分泌的作用更强，持续时间更久。术前可予以口服抑酸剂治疗。

■ 按照《抗菌药物临床应用指导原则》，胃十二指肠手术属于清洁-污染手术，需预防性应用抗菌药物，可选用第一代、第二代头孢菌素，预防用药时间通常为 24 小时，必要时延长至 48 小时。

（八）手术日［门诊已完成胃镜和（或）X 线钡餐检查］

入院第 3～7 天。

1. 麻醉方式：气管插管全身麻醉或硬膜外麻醉。
2. 手术内固定物：无。
3. 术中用药：麻醉常规用药、术后镇痛泵的应用。
4. 输血：视术中情况定。

释义

■ 开腹胃手术的麻醉方式一般选择全身麻醉。若无禁忌，亦可选择硬膜外麻醉。

■ 对于手术切口引起的疼痛应该积极给予药物镇痛治疗，以减少患者痛苦，并避免因为腹部伤口疼痛限制患者的呼吸与咳痰，从而引发肺部感染等并发症，因此，术后可给予 PCA 镇痛泵。

（九）术后住院恢复

6～11 天。

1. 必须复查的检查项目：

（1）血常规、肝肾功能、电解质。

（2）出院1个月后门诊复诊。
（3）出院3个月后复查胃镜。
2. 术后用药：
抗菌药物：按照《抗菌药物临床应用指导原则》（卫医发〔2004〕285号）选用药物，用药时间1天。
3. 术后饮食指导。

释义

■ 胃术后3天内患者需禁食，予以补液治疗，故需注意复查血常规、肝肾功能、电解质等，及时发现并处理可能的感染、贫血、水电解质紊乱等情况，检查频率通常可按照术后当天、第3天、第6天以及出院前，可根据具体情况增加或减少检查次数。出院1个月后门诊复诊，了解患者饮食等恢复情况，并复查上述指标评价身体状况。出院3个月后复查胃镜观察吻合口情况。

■ 患者术后4~5天根据情况可予以少量饮水，术后3~4天后可逐步过渡至流食，减少补液至停液，术后1周左右恢复半流食。因胃大部切除术后食物改道及胃容积缩小，饮食恢复要循序渐进，由少到多，开始时要少量多餐，术后2个月内以每日5~6餐为宜，第3个月可改为4餐，第4个月可恢复正常人的进食习惯。

（十）出院标准

1. 无发热，恢复肛门排气排便，可进半流食。
2. 切口愈合良好：引流管拔除，伤口无感染，无皮下积液（或门诊可处理的少量积液）。
3. 没有需要住院处理的并发症和（或）合并症。

释义

■ 出院前需全面评估患者病情，在其恢复良好的情况下安排出院：化验检查无明显异常；体温正常，排气排便、饮食恢复满意；伤口愈合良好，包括引流管拔除后的伤口，简单的伤口换药及拆线可安排出院后在门诊进行。如果术后出现出血、吻合口溃疡、消化道梗阻、胃排空障碍等并发症，需积极处理，待病情好转后，方可出院，但可能增加医疗费用并延长住院时间。

（十一）变异及原因分析

1. 术前合并其他基础疾病影响手术的患者，需要进行相关的诊断和治疗。
2. 术前需确定手术方式（迷走神经切断+胃引流术，胃大部切除术），视术中情况定胃肠道重建方式。
3. 胃溃疡患者术中活检提示胃癌，则按胃癌处理，进入相应路径。
4. 有并发症（穿孔、瘢痕性幽门梗阻、出血、恶变等）的胃十二指肠溃疡患者，则转入相应临床路径。

释义

■ 患者既往存在或者术前检查发现其他基础疾病，如高血压、糖尿病、心功能不全、肝肾功能不全、凝血功能障碍等，则经过相关科室会诊后，考虑该疾病情况会增加手术和麻醉风险，需要先进行相关的诊断和治疗，则应退出本路径。

■ 术前根据患者具体病情决定行胃大部切除术或迷走神经切断相关术式。胃大部切除术后消化道重建主要分为毕Ⅰ和毕Ⅱ两种，需根据术中情况选择重建方式。

■ 入院后术前胃镜活检病理明确诊断为胃癌，或者术中冷冻病理明确诊断为胃癌的患者，需退出本路径，而转入胃癌相关临床路径。

■ 入院后在完善术前检查过程中发生胃十二指肠溃疡相关并发症，如出血、穿孔、幽门梗阻等，导致病情复杂，则退出本路径。

四、胃十二指肠溃疡手术临床路径给药方案

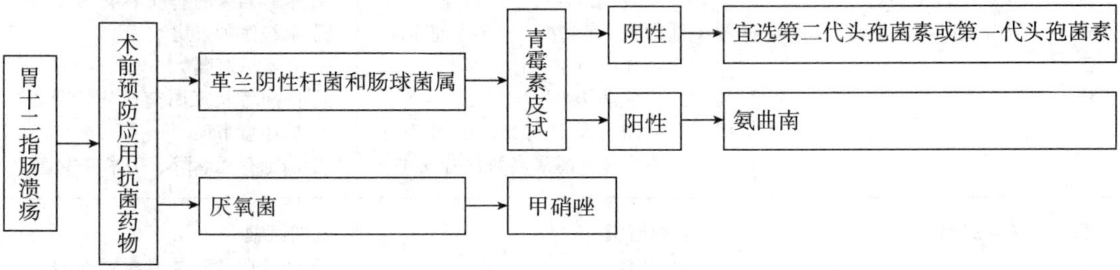

【用药选择】

1. 为预防术后切口或手术部位感染，应针对革兰阴性杆菌、肠球菌属和厌氧菌选用药物。
2. 第二代头孢菌素常用的注射剂有头孢呋辛、头孢替安等。第一代头孢菌素常用注射剂有头孢氨苄、头孢拉定、头孢唑林等。对青霉素过敏者不宜使用头孢菌素时可用氨曲南替代。

【药学提示】

1. 预防性抗菌药物给药时机极为关键，应在术前 0.5～2 小时给药，以保证在发生细菌污染之前血清及组织中的药物达到有效浓度。
2. 如手术时间超过 3 小时，或失血量大（超过 1500ml），可手术中给予第 2 剂。
3. 预防用药时间不超过 24 小时，必要时延长至 48 小时。

【注意事项】

1. 用药前必须详细询问患者先前有否对头孢菌素类、青霉素类或其他药物的过敏史。
2. 如果手术当中发生手术部位污染者，治疗时间应根据患者的症状、体温、血常规检查等综合决定。

五、推荐表单

（一）医师表单

胃十二指肠溃疡临床路径医师表单

适用对象：第一诊断为胃十二指肠溃疡（ICD-10：K25-K27）

行胃大部切除术、迷走神经切断加胃窦切除术、胃空肠吻合加迷走神经切断术（ICD-9-CM-3：43.6-43.8，44.39）

患者姓名：	性别：　　年龄：　　门诊号：	住院号：
住院日期：　　年　月　日	出院日期：　　年　月　日	标准住院日：9～18天

时间	住院第1天	住院第2～6天 （术前准备日）	住院第3～7天 （手术日）
主要诊疗工作	□ 询问病史，体格检查，完善病历 □ 开实验室检查单 □ 上级医师查房与手术前评估	□ 上级医师查房并确定有手术指征，确定手术方案 □ 疑难病例需要全科讨论 □ 改善一般情况，完善术前准备 □ 请相应科室会诊 □ 完成病历书写 □ 向患者及家属交代围术期注意事项、签署各种医疗文书	□ 手术 □ 完成手术记录、麻醉记录和术后当天的病程记录 □ 上级医师查房 □ 开术后医嘱 □ 向患者及家属交代病情及术后注意事项 □ 确定有无麻醉、手术并发症
重点医嘱	**长期医嘱** □ 普通外科护理常规 □ 二级护理 □ 饮食：按病情 □ 抑酸剂口服 **临时医嘱** □ 血常规、尿常规、便常规+隐血 □ 肝肾功能、电解质、凝血功能、血型、感染性疾病筛查 □ 胃镜、腹部超声、上消化道钡剂造影 □ 心电图、胸部X线正位片 □ 肺功能测定和超声心动图（必要时）	**长期医嘱** □ 同前 □ 至术前全停 **临时医嘱** □ 既往基础用药临时下达 □ 拟明日在硬膜外麻醉或全身麻醉下行胃大部切除术/迷走神经切断加胃窦切除术/胃空肠吻合加迷走神经切断术 □ 今日流食，术前禁食、禁水 □ 明晨留置胃管 □ 幽门梗阻者术前3天留置胃管，温盐水洗胃 □ 明晨留置尿管 □ 常规皮肤准备 □ 术前麻醉辅助药 □ 预防性抗菌药物	**长期医嘱** □ 今日在硬膜外麻醉或全身麻醉下行胃大部切除术/迷走神经切断加胃窦切除术/胃空肠吻合加迷走神经切断术 □ 普通外科术后常规护理 □ 一级护理 □ 禁食、禁水 □ 记24小时出入量 □ 留置胃管、胃肠减压、记量 □ 腹腔引流记量、尿管接袋记量 □ 静脉予以 H_2 受体拮抗剂或PPI抑制剂 **临时医嘱** □ 术后急查肝肾功能、血常规 □ 心电监护、吸氧 □ 抗菌药物、补液 □ 其他特殊医嘱
病情变异记录	□ 无　□ 有，原因： 1. 2.	□ 无　□ 有，原因： 1. 2.	□ 无　□ 有，原因： 1. 2.
医师签名			

时间	住院第 4～8 天 （术后第 1 日）	住院第 5～9 天 （术后第 2 日）	住院第 6～10 天 （术后第 3 日）
主要诊疗工作	□ 上级医师查房 □ 注意观察生命体征 □ 观察胃管、腹腔引流量及性状 □ 观察肠功能恢复情况 □ 观察切口情况 □ 评估辅助检查结果 □ 完成常规病历书写	□ 上级医师查房 □ 注意胃管、腹腔引流量及性状 □ 注意观察体温、血压等生命体征 □ 观察肠功能恢复情况 □ 观察切口情况 □ 完成常规病历书写	□ 上级医师查房 □ 住院医师完成病历书写 □ 注意病情变化、引流量 □ 注意观察体温、血压等 □ 根据引流情况明确是否拔除引流管
重点医嘱	**长期医嘱** □ 普通外科术后常规护理 □ 一级护理 □ 禁食、禁水 □ 记 24 小时出入量 □ 留置胃管、胃肠减压、胃管护理记量 □ 腹腔引流记量及护理 □ 尿管接袋记量 □ 会阴擦洗 □ 心电监护、吸氧 □ 补液 **临时医嘱** □ 切口换药	**长期医嘱** □ 普通外科术后常规护理 □ 一级护理 □ 禁食、禁水 □ 记 24 小时出入量 □ 留置胃管、胃肠减压、胃管记量（视情况早期拔除） □ 腹腔引流记量 □ 尿管接袋记量（视情况早期拔除） □ 心电监护、吸氧 □ 补液 **临时医嘱** □ 视情况早期拔除胃管、尿管	**长期医嘱** □ 普通外科术后常规护理 □ 一级或二级护理 □ 禁食、禁水 □ 停止引流记量 □ 停尿管接袋记量 □ 停胃肠减压、胃管记量 □ 测血压、脉搏 □ 补液 **临时医嘱** □ 切口换药 □ 复查血常规、肝肾功能、电解质 □ 拔除胃管、尿管（酌情）
病情变异记录	□ 无　□ 有，原因： 1. 2.	□ 无　□ 有，原因： 1. 2.	□ 无　□ 有，原因： 1. 2.
医师签名			

时间	住院第7～12天 （术后第4～5日）	住院第9～13天 （术后第6日）	住院第10～18天 （术后第7～11日，出院日）
主要诊疗工作	□ 上级医师查房，确定有无手术并发症和手术切口感染 □ 住院医师完成病历书写 □ 根据肠功能恢复情况，逐步恢复到流质饮食、减少补液 □ 注意观察体温、血压等	□ 上级医师查房，确定有无手术并发症和手术切口感染 □ 完成日常病程记录	□ 上级医师查房，进行手术及伤口评估，确定有无手术并发症和切口愈合不良情况，明确是否出院 □ 通知患者及其家属出院 □ 向患者及其家属交代出院后注意事项，预约复诊日期及拆线日期 □ 完成出院记录、病案首页、出院证明书 □ 将出院小结的副本交给患者或家属
重点医嘱	**长期医嘱** □ 普通外科术后常规护理 □ 二级护理 □ 清流半量 □ 补液 **临时医嘱** □ 伤口换药	**长期医嘱** □ 普通外科术后常规护理 □ 二级护理 □ 半流 **临时医嘱** □ 复查血常规、电解质、肝肾功能	**临时医嘱** □ 根据患者全身状况决定检查项目 □ 拆线、换药 □ 出院带药
病情变异记录	□ 无 □ 有，原因： 1. 2.	□ 无 □ 有，原因： 1. 2.	□ 无 □ 有，原因： 1. 2.
医师签名			

（二）护士表单

胃十二指肠溃疡临床路径护士表单

适用对象：第一诊断为胃十二指肠溃疡（ICD-10：K25-K27）

行胃大部切除术、迷走神经切断加胃窦切除术、胃空肠吻合加迷走神经切断术（ICD-9-CM-3：43.6-43.8，44.39）

患者姓名：	性别：　　年龄：　　门诊号：	住院号：
住院日期：　　年　月　日	出院日期：　　年　月　日	标准住院日：9～18 天

时间	住院第 1 天	住院第 2 天	住院第 3 天
健康宣教	□ 入院宣教 介绍主管医师、护士 介绍环境、设施 介绍住院注意事项 介绍探视和陪护制度 介绍贵重物品制度	□ 药物宣教 □ 胃镜检查前宣教 □ 宣教胃镜检查前准备及检查后注意事项 □ 告知胃镜检查后饮食 □ 告知患者在检查中配合医师 □ 主管护士与患者沟通，消除患者紧张情绪 □ 告知检查后可能出现的情况及应对方式	□ 胃镜检查当日宣教 □ 告知饮食、体位要求 □ 告知胃镜检查后需禁食 2～4 小时 □ 给予患者及家属心理支持再次明确探视陪护须知
护理处置	□ 核对患者姓名，佩戴腕带 □ 建立入院护理病历 □ 协助患者留取各种标本 □ 测量体重	□ 协助医师完成胃镜检查前的相关化验 □ 胃镜检查前准备 □ 禁食、禁水	□ 送患者至内镜中心 □ 摘除患者义齿 □ 核对患者资料及带药 □ 接患者 □ 核对患者及资料
基础护理	□ 三级护理 □ 晨晚间护理 □ 排泄管理 □ 患者安全管理	□ 三级护理 □ 晨晚间护理 □ 排泄管理 □ 患者安全管理	□ 二级或一级护理 □ 晨晚间护理 □ 患者安全管理
专科护理	□ 护理查体 □ 病情观察呕吐物及粪便的观察腹部体征的观察 □ 填写跌倒及压疮防范表（需要时） □ 请家属陪护（需要时） □ 确定饮食种类 □ 心理护理	□ 病情观察 □ 呕吐物及粪便的观察 □ 腹部体征的观察 □ 遵医嘱完成相关检查 □ 心理护理	□ 遵医嘱予补液 □ 病情观察 □ 呕吐物及粪便的观察 □ 腹部体征的观察 □ 心理护理
重点医嘱	□ 详见医嘱执行单	□ 详见医嘱执行单	□ 详见医嘱执行单
病情变异记录	□ 无　□ 有，原因： 1. 2.	□ 无　□ 有，原因： 1. 2.	□ 无　□ 有，原因： 1. 2.
护士签名			

时间	住院第 4 天	住院第 5～7 天 （出院日）
健康宣教	□ 胃镜检查后宣教 □ 药物作用及频率 □ 饮食、活动指导	□ 出院宣教 □ 复查时间 □ 服药方法 □ 活动休息 □ 指导饮食 □ 指导办理出院手续
护理处置	□ 遵医嘱完成相关检查	□ 办理出院手续 □ 书写出院小结
基础护理	□ 二级护理 □ 晨晚间护理 □ 排泄管理 □ 患者安全管理	□ 三级护理 □ 晨晚间护理 □ 协助或指导进食、进水 □ 协助或指导活动 □ 患者安全管理
专科护理	□ 病情观察 □ 监测生命体征 □ 出血、穿孔、感染等并发症的观察 □ 粪便的观察 □ 腹部体征的观察 □ 心理护理	□ 病情观察 □ 监测生命体征 □ 出血、穿孔、感染等并发症的观察 □ 粪便的观察 □ 腹部体征的观察 □ 出院指导（胃溃疡者需要治疗后复查胃镜和病理） □ 心理护理
重点医嘱	□ 详见医嘱执行单	□ 详见医嘱执行单
病情变异记录	□ 无 □ 有，原因： 1. 2.	□ 无 □ 有，原因： 1. 2.
护士签名		

（三）患者表单

胃十二指肠溃疡临床路径患者表单

适用对象：第一诊断为胃十二指肠溃疡（ICD-10：K25-K27）

行胃大部切除术、迷走神经切断加胃窦切除术、胃空肠吻合加迷走神经切断术（ICD-9-CM-3：43.6-43.8，44.39）

患者姓名：	性别： 年龄： 门诊号：	住院号：
住院日期： 年 月 日	**出院日期：** 年 月 日	**标准住院日：9～18天**

时间	入院	胃镜术前	胃镜检查当天
医患配合	□ 配合询问病史、收集资料，请务必详细告知既往史、用药史、过敏史 □ 配合进行体格检查 □ 有任何不适请告知医师	□ 配合完善胃镜检查前相关检查、化验，如采血、留尿、心电图、X线胸片 □ 医师向患者及家属介绍病情，并进行胃镜检查前谈话、胃镜检查前签字	□ 配合完善相关检查、化验，如采血、留尿、胃镜 □ 配合医师摆好检查体位
护患配合	□ 配合每日测量体温、脉搏、呼吸3次，血压、体重1次 □ 配合完成入院护理评估（简单询问病史、过敏史、用药史） □ 接受入院宣教（环境介绍、病室规定、订餐制度、贵重物品保管等） □ 配合执行探视和陪护制度 □ 有任何不适请告知护士	□ 配合测量体温、脉搏、呼吸3次，询问排便1次 □ 接受胃镜检查前宣教 □ 接受饮食宣教 □ 接受药物宣教	□ 配合测量体温、脉搏、呼吸3次，询问排便1次 □ 送内镜中心前，协助完成核对，带齐影像学检查资料及用药 □ 返回病房后，配合接受生命体征的测量 □ 配合检查意识（全身麻醉者） □ 配合缓解疼痛 □ 接受胃镜检查后宣教 □ 接受饮食宣教：胃镜当天禁食 □ 接受药物宣教 □ 有任何不适请告知护士
饮食	□ 遵医嘱饮食	□ 遵医嘱饮食	□ 遵医嘱饮食 □ 胃镜检查前禁食、禁水 □ 胃镜检查后，根据医嘱2小时后试饮水，无恶心、呕吐进少量流食或者半流食
排泄	□ 正常尿便	□ 正常尿便	□ 正常尿便
活动	□ 正常活动	□ 正常活动	□ 正常活动

时间	胃镜检查后	出院
医患配合	□ 配合腹部检查 □ 配合完善术后检查，如采血，留尿、便等	□ 接受出院前指导 □ 知道复查程序 □ 获取出院诊断书
护患配合	□ 配合定时测量生命体征、每日询问排便情况 □ 配合检查腹部 □ 接受输液、服药等治疗 □ 接受进食、进水、排便等生活护理 □ 配合活动，预防皮肤压力伤 □ 注意活动安全，避免坠床或跌倒 □ 配合执行探视及陪护	□ 接受出院宣教 □ 办理出院手续 □ 获取出院带药 □ 知道服药方法、作用、注意事项 □ 知道复印病历程序
饮食	□ 遵医嘱饮食	□ 遵医嘱饮食
排泄	□ 正常排尿便	□ 正常排尿便
活动	□ 正常适度活动，避免疲劳	□ 正常适度活动，避免疲劳

附：原表单（2009 年版）

胃十二指肠溃疡临床路径表单

适用对象：第一诊断为胃十二指肠溃疡（ICD-10：K25-K27）

行胃大部切除术、迷走神经切断加胃窦切除术、胃空肠吻合加迷走神经切断术（ICD-9-CM-3：43.6-43.8，44.39）

患者姓名：	性别： 年龄： 门诊号：	住院号：
住院日期： 年 月 日	**出院日期：** 年 月 日	**标准住院日：9～18 天**

时间	住院第 1 天	住院第 2～6 天 （术前准备日）	住院第 3～7 天 （手术日）
主要诊疗工作	□ 询问病史，体格检查，完善病历 □ 开实验室检查单 □ 上级医师查房与手术前评估	□ 上级医师查房并确定有手术指征，确定手术方案 □ 疑难病例需要全科讨论 □ 改善一般情况，完善术前准备 □ 请相应科室会诊 □ 完成病历书写 □ 向患者及家属交代围术期注意事项、签署各种医疗文书	□ 手术 □ 完成手术记录、麻醉记录和术后当天的病程记录 □ 上级医师查房 □ 开术后医嘱 □ 向患者及家属交代病情及术后注意事项 □ 确定有无麻醉、手术并发症
重点医嘱	**长期医嘱** □ 普通外科护理常规 □ 二级护理 □ 饮食：按病情 □ 制酸剂口服 **临时医嘱** □ 血常规、尿常规、便常规+隐血 □ 肝肾功能、电解质、凝血功能、血型、感染性疾病筛查 □ 胃镜、腹部超声、上消化道钡剂造影 □ 心电图、胸部正位片 □ 肺功能测定和超声心动图（必要时）	**长期医嘱** □ 同前 □ 至术前全停 **临时医嘱** □ 既往基础用药临时下达 □ 拟明日在硬膜外麻醉或全身麻醉下行胃大部切除术/迷走神经切断加胃窦切除术/胃空肠吻合加迷走神经切断术 □ 今日流食，术前禁食、禁水 □ 明晨留置胃管 □ 幽门梗阻者术前 3 天留置胃管温盐水洗胃 □ 明晨留置尿管 □ 常规皮肤准备 □ 术前麻醉辅助药 □ 预防性抗菌药物	**长期医嘱** □ 今日在硬膜外麻醉或全身麻醉下行胃大部切除术/迷走神经切断加胃窦切除术/胃空肠吻合加迷走神经切断术 □ 普通外科术后常规护理 □ 一级护理 □ 禁食、禁水 □ 记 24 小时出入量 □ 留置胃管、胃肠减压、记量 □ 腹腔引流记量、尿管接袋记量 □ 静脉予以 H_2受体拮抗剂或 PPI 抑制剂 **临时医嘱** □ 术后急查肝肾功能、血常规 □ 心电监护、吸氧 □ 抗菌药物、补液 □ 其他特殊医嘱
主要护理工作	□ 环境介绍、护理评估 □ 制定护理计划 □ 静脉取血（明晨取血） □ 指导患者到相关科室进行检查 □ 饮食、心理、生活指导 □ 服药指导	□ 饮食、心理指导 □ 静脉抽血 □ 术前指导 □ 术前准备：备皮、肠道准备等 □ 告知患者及家属术前流程及注意事项 □ 术前手术物品准备	□ 清洁肠道、保留胃管、尿管 □ 术后密切观察患者情况 □ 术后心理、生活护理 □ 疼痛护理及镇痛泵使用 □ 留置管道护理及指导 □ 记录 24 小时出入量

续　表

时间	住院第 1 天	住院第 2～6 天 （术前准备日）	住院第 3～7 天 （手术日）
病情变异记录	□无　□有，原因： 1. 2.	□无　□有，原因： 1. 2.	□无　□有，原因： 1. 2.
护士签名			
医师签名			

时间	住院第 4～8 天 （术后第 1 日）	住院第 5～9 天 （术后第 2 日）	住院第 6～10 天 （术后第 3 日）
主要诊疗工作	□ 上级医师查房 □ 注意观察生命体征 □ 观察胃管、腹腔引流量及性状 □ 观察肠功能恢复情况 □ 观察切口情况 □ 评估辅助检查结果 □ 完成常规病历书写	□ 上级医师查房 □ 注意胃管、腹腔引流量及性状 □ 注意观察体温、血压等生命体征 □ 观察肠功能恢复情况 □ 观察切口情况 □ 完成常规病历书写	□ 上级医师查房 □ 住院医师完成病历书写 □ 注意病情变化、引流量 □ 注意观察体温、血压等 □ 根据引流情况明确是否拔除引流管
重点医嘱	**长期医嘱** □ 普通外科术后常规护理 □ 一级护理 □ 禁食、禁水 □ 记 24 小时出入量 □ 留置胃管、胃肠减压、胃管护理记量 □ 腹腔引流记量及护理 □ 尿管接袋记量 □ 会阴擦洗 □ 心电监护、吸氧 □ 补液 **临时医嘱** □ 切口换药	**长期医嘱** □ 普通外科术后常规护理 □ 一级护理 □ 禁食、禁水 □ 记 24 小时出入量 □ 留置胃管、胃肠减压、胃管记量（视情况早期拔除） □ 腹腔引流记量 □ 尿管接袋记量（视情况早期拔除） □ 心电监护、吸氧 □ 补液 **临时医嘱** □ 视情况早期拔除胃管、尿管	**长期医嘱** □ 普通外科术后常规护理 □ 一级或二级护理 □ 禁食、禁水 □ 停止引流记量 □ 停尿管接袋记量 □ 停胃肠减压、胃管记量 □ 测血压 □ 补液 **临时医嘱** □ 切口换药 □ 复查血常规、肝肾功能、电解质 □ 拔除胃管、尿管（酌情）
主要护理工作	□ 体位：协助改变体位、取斜坡卧位 □ 密切观察患者病情变化 □ 观察胃肠功能恢复情况 □ 留置管道护理及指导 □ 生活、心理护理 □ 记录 24 小时出入量 □ 疼痛护理指导 □ 营养支持护理	□ 体位：协助改变体位、取斜坡卧位或半坐卧位 □ 密切观察患者病情变化 □ 观察胃肠功能恢复情况 □ 留置管道护理及指导 □ 生活、心理护理 □ 记录 24 小时出入量 □ 疼痛护理指导 □ 营养支持护理	□ 活动：斜坡卧位，协助下地活动 □ 密切观察患者病情变化， □ 静脉取血 □ 心理支持、饮食指导、协助生活护理 □ 按医嘱拔除胃管、尿管、镇痛泵管 □ 营养支持护理
病情变异记录	□ 无 □ 有，原因： 1. 2.	□ 无 □ 有，原因： 1. 2.	□ 无 □ 有，原因： 1. 2.
护士签名			
医师签名			

时间	住院第7～12天 （术后第4～5日）	住院第9～13天 （术后第6日）	住院第10～18天 （术后第7～11日，出院日）
主要诊疗工作	□ 上级医师查房，确定有无手术并发症和手术切口感染 □ 住院医师完成病历书写 □ 根据肠功能恢复情况，逐步恢复到流质饮食、减少补液 □ 注意观察体温、血压等	□ 上级医师查房，确定有无手术并发症和手术切口感染 □ 完成日常病程纪录	□ 上级医师查房，进行手术及伤口评估，确定有无手术并发症和切口愈合不良情况，明确是否出院 □ 通知患者及其家属出院 □ 向患者及其家属交代出院后注意事项，预约复诊日期及拆线日期 □ 完成出院记录、病案首页、出院证明书 □ 将出院小结的副本交给患者或家属
重点医嘱	**长期医嘱** □ 普通外科术后常规护理 □ 二级护理 □ 清流半量 □ 补液 **临时医嘱** □ 伤口换药	**长期医嘱** □ 普通外科术后常规护理 □ 二级护理 □ 半流 **临时医嘱** □ 复查血常规、电解质、肝肾功能	**临时医嘱** □ 根据患者全身状况决定检查项目 □ 拆线、换药 □ 出院带药
主要护理工作	□ 观察患者病情变化 □ 心理支持、饮食指导、协助生活护理 □ 营养支持护理 □ 留置深静脉导管护理	□ 指导半流质饮食 □ 观察患者生命体征、伤口敷料、腹部体征 □ 协助生活护理 □ 按医嘱拔除深静脉导管 □ 静脉取血 □ 按二级护理常规护理	□ 指导对疾病的认识及日常保健 □ 指导按时服药 □ 指导作息、饮食及活动 □ 指导复诊时间 □ 指导办理出院手续、结账等事项 □ 进行出院宣教
病情变异记录	□ 无 □ 有，原因： 1. 2.	□ 无 □ 有，原因： 1. 2.	□ 无 □ 有，原因： 1. 2.
护士签名			
医师签名			

第十五章

胃癌根治手术临床路径释义

一、胃癌编码

疾病名称及编码：胃癌（ICD-10：C16）

手术操作及编码：胃癌根治术（ICD-9-CM-3：43.5-43.9）

二、临床路径检索方法

C16 伴（43.5-43.9）

三、胃癌根治手术临床路径标准住院流程

（一）适用对象

1. 第一诊断为胃癌（ICD-10：C16）。
2. 行胃癌根治术（ICD-9-CM-3：43.5-43.9）。
3. 肿瘤分期为 cT1～4aN0～3M0（根据 AJCC 第 8 版）。

释义

■ 适用对象编码参见第一部分。

■ 本路径适用于外科手术途径（包括开腹手术、腹腔镜辅助手术和机器人腹腔镜辅助手术）治疗胃癌患者。手术切除是胃癌的主要治疗手段，也是目前能治愈胃癌的唯一方法。NCCN 对胃癌外科手术指征具有严格的适应证原则。

■ 早期局限于黏膜层和黏膜下层的部分 T1 期肿瘤可分别考虑内镜下黏膜切除术（EMR）和内镜下黏膜下层切除术（ESD），需要在有经验的单位进行诊断评估和治疗，但不进入本路径。不适合内镜手术的早期胃癌患者，应行标准胃癌根治术，进入路径。

■ 早期胃癌的诊断需要在有经验的医院和医师经过超声胃镜等分期检查确定。对于进展期胃癌，应实行标准胃癌根治术或扩大的胃癌根治术，推荐适用于临床ⅠB期、Ⅱ期，Ⅲ期即 T_{1b}-$T_{4a}N_{0\sim3}$ 的胃癌。临床 T_{4b} 期胃癌在 AJCC 第 8 版分期中为临床ⅣA 期不纳入临床路径，可以考虑腹腔镜探查灌洗细胞学检查或组织学检查，如果证实转移，分期为 cTcNpM1，既是临床Ⅳ期，也是病理学Ⅳ期，应该接受内科治疗或进入临床试验；即使无腹腔转移，也可以考虑将受侵部位联合切除，但不纳入临床路径。目前对临床ⅠB 期以上的胃癌进行围手术期化疗也是治疗的选择之一，因此接受围手术期化疗的患者如果在术前化疗结束后，再次入院拟行根治性手术治疗也可纳入本路径。手术方式为胃切除术加合理范围的区域淋巴结清扫术（D），进展期胃癌需行 D_2 淋巴结清扫手术。淋巴结检出数目一般应超过 15 枚。

■ 对于无法切除的肿瘤，短路手术有助于缓解梗阻症状，胃造口术和放置空肠营养管可改善患者生活质量，但不进入本路径。

（二）诊断依据

根据原卫生部《胃癌诊疗规范（2011 年）》、NCCN《胃癌临床实践指南中国版（2011 年）》等。

1. 临床表现：上腹不适、隐痛、贫血等。
2. 大便隐血试验多呈持续阳性。
3. 胃镜及超声胃镜（必要时）检查明确肿瘤情况，取活组织检查作出病理学诊断。
4. 影像学检查提示并了解有无淋巴结及脏器转移；钡剂造影、CT 或 MRI 检查了解肿瘤大小、形态和病变范围。
5. 根据上述检查结果进行术前临床分期。

释义

■ 早期可无症状和体征，常见的症状为无规律性上腹部疼痛、饱胀不适、食欲减退、消瘦，晚期可出现呕血、黑便。贲门部癌可引起吞咽困难。幽门部癌可出现幽门梗阻症状和体征。实验室检查大便隐血（+）。肿瘤标志物可有异常增高。

■ 影像学主要明确胃癌的临床分期及判断手术切除性，CT、内镜超声、双重对比造影、PET-CT、MRI 等均为参考手段，CT 腹部增强一般作为必需手段。影像学分期主要依靠对肿瘤局部情况、淋巴结及脏器转移情况综合判定。近年来 NCCN 推荐腹腔镜探查及腹腔游离细胞学检测亦可作为治疗前分期的手段。

■ 确诊主要依赖胃镜活检病理组织学诊断。

■ 正确的治疗前分期对指导选择手术适应证及制订综合治疗方案具有重要的临床意义。

■ 术前评估还应包括营养风险评估、心肺功能、是否伴随其他基础疾病（如糖尿病、高血压）等综合评估。

（三）治疗方案的选择

根据《临床诊疗指南·外科学分册》（中华医学会编著，人民卫生出版社），《临床诊疗指南·肿瘤分册》（中华医学会编著，人民卫生出版社），《NCCN 胃癌临床实践指南》（中国版，2012 年）等。

1. 胃癌根治手术（胃癌 D_2 根治术，缩小/扩大胃癌根治术）：早期胃癌或进展期胃癌，无远端转移。
2. 胃切除范围：全胃切除、远端胃大部切除、近端胃大部切除、胃部分切除。

释义

■ 国际、国内胃癌指南对不同分期的胃癌手术方式均有明晰的介绍，因此，术前分期对进入临床路径至关重要。

■ 胃癌手术治疗方式近年有较大进步，早期胃癌腹腔镜和机器人腔镜切除手术的安全和有效性已经得到证实，但需要在有经验的单位进行。进展期胃癌应行标准的开腹胃癌根治术，确保阴性的外科切缘（R0）、淋巴结清扫范围以及合理的消化道重建。

（四）标准住院日

16～18 天。

释义

■ 患者收治入院后，术前准备（术前评估）2～3 天，手术日为入院第 4～6 天，术后住院恢复 12～14 天，各医疗机构根据临床科室不同的运行状况在此时间范围内完成诊治均符合路径要求。可能包括确诊性质的部分检查需在入院前完成，且患者术后需正常恢复，无影响住院日的并发症出现。

（五）进入路径标准

1. 第一诊断必须符合 ICD-10：C16 胃癌疾病编码。
2. 术前评估肿瘤切除困难者可先行新辅助化疗后再次评估，符合手术条件者可以进入路径（包括新辅助化疗后符合手术条件者）。
3. 当患者合并其他疾病，但住院期间不需要特殊处理也不影响第一诊断的临床路径流程实施时，可以进入路径。
4. 早期患者行胃镜下肿物切除术，不进入本路径。

释义

■ 无论患者是否已经入院，进入路径前必须有确诊胃癌的临床病理证据。

■ 具备手术适应证，且无下列禁忌证：①全身状况恶化无法耐受手术；②局部浸润过于广泛已无法切除；③已有远端转移的确切证据，包括 D_2 手术范围外的淋巴结转移、腹腔转移（包括肉眼转移和腹腔游离细胞学检测阳性）和肝脏转移等；④心、肺、肝、肾等重要脏器功能有明显缺陷；⑤存在营养风险需要进行营养支持或存在严重的低蛋白血症和贫血、营养不良不耐受手术之可能者。

■ 对部分局部晚期胃癌（无法切除或切除困难者，胃周淋巴结转移较多）一般为经病理证实的进展期（Ⅱ、ⅢA、ⅢB、ⅢC 期）的胃癌患者，经多学科联合讨论（MDT）纳入术前化疗（新辅助化疗）但需有客观的基线检测水平（如可测量的病灶）便于评价效果，患者的其他脏器功能可以耐受化疗，经过 2～4 个周期治疗后，再次经 MDT 讨论后，对可获得手术治疗机会者亦可进入路径。接受新辅助放疗或放化疗的患者应参照上述原则。

■ 入院检查发现其他疾患或伴随疾病时，如该疾病必须于术前治疗或调整，否则增大手术风险，增加并发症出现概率，延长术前准备时间及住院时间影响患者预后，则不宜进入路径，如高血压三级、严重的未良好控制的糖尿病、心肺功能不全、肝肾功能不全、严重出血倾向、严重感染等。

■ 部分预约时间较长的检查以及活检病理等耗时较长的检查，应争取门诊完成。

（六）术前准备（术前评估）

2～3 天。

1. 必须的检查项目：

（1）血常规、尿常规、大便常规+隐血。
（2）肝功能、肾功能、电解质、凝血功能、消化道肿瘤标志物、幽门螺杆菌检查、感染性疾病筛查（乙型肝炎、丙型肝炎、艾滋病、梅毒等）。
（3）胃镜、腹部及盆腔超声（女性）、腹部及盆腔 CT 平扫+增强。
（4）心电图、胸部 X 线检查或胸部 CT。
（5）病理学活组织检查与诊断。
2. 根据患者病情可选择的检查：
（1）血型、交叉配血、血糖、血脂。
（2）年龄>60 岁或既往有心肺疾患病史，行超声心动图、肺功能、动脉血气分析。
（3）根据患者病情必要时行钡剂造影、超声内镜检查等鉴别诊断。

释义

■ 必需检查项目旨在术前明确诊断、明确手术指征、排除手术禁忌证并指导术后治疗和随访，不可或缺。对疑难者或出现指标明显异常者必要时复查明确，且应采取相应处置措施直至指标符合手术要求。

■ 多学科术前讨论能有效控制质量。

■ 胃癌肿瘤标志物检查是评价手术、放化疗效果及随访的重要指标。

■ 详细询问病情，了解患者既往史、家族史及用药情况是术前准备基础性的重要工作，也是保障围术期安全的重要因素。

■ 高龄患者应进行心肺肾功能评价，术前征询患者及家属的治疗意见非常重要。

■ PET-CT 对发现微小病变或转移灶，超声内镜对早期病变及肿瘤侵犯深度，淋巴结转移情况能够提供有效的证据，可进一步精确术前分期，明确治疗方向。有条件的医疗机构可以根据诊断具体需要添加。

■ 超声内镜检查（EUS）对于检测肿瘤浸润深度及周边淋巴结转移具有较好的指示意义，腹腔镜探查及腹腔脱落细胞学检查对于检测腹膜转移及远端转移具有较好的指示意义，各医疗机构可以根据具体需要添加，但尚不能替代上述传统的诊断手段。

（七）预防性抗菌药物选择与使用时机

抗菌药物使用：按照《抗菌药物临床应用指导原则》（卫医发〔2004〕285 号）执行，并结合患者的病情决定抗菌药物的选择与使用时间。建议使用第一、第二代头孢菌素。

释义

■ 胃癌手术切口为Ⅱ类切口，术后有发生感染的风险，按照规定于围术期可预防性使用抗菌药物，可选用第一代或第二代头孢菌素，或改良的青霉素类，但应严格掌握使用指征，使用剂量及疗程根据患者身体状况，手术分级，发热情况，血象情况综合判断。胃肠道内存在厌氧菌属，通常情况下应联合抗厌氧菌药物。

■ 围术期可根据患者情况预防性应用重组人粒细胞巨噬细胞集落刺激因子（rhGM-CSF）皮下注射 2～3μg/(kgd)，以增加体内巨噬细胞、中性粒细胞及树突状细胞数量并增强其活性、提高机体免疫抗感染能力，降低术后感染风险。

（八）手术日

入院第4～6天（检查齐全可提前）。

1. 麻醉方式：连续硬膜外麻醉或全身麻醉。
2. 手术耗材：根据患者病情，可能使用吻合器和闭合器（肠道重建用）。
3. 术中用药：麻醉常规用药，腹腔化疗、腹腔热灌注化疗相关耗材及药物。
4. 术中病理：冰冻（必要时），腹腔灌洗液细胞学检查（必要时）。
5. 输血：视术中情况而定。

释义

■ 应用外科器械进行切除吻合目前在具备相当条件的医疗机构中已经逐步成为常规，特别是对困难吻合者（近端胃切除高位吻合，全胃切除吻合等），可减少创伤，缩短手术时间。但这不意味着排斥传统的手工吻合。器械吻合会增加相应的治疗费用。

■ 术中行腹腔化疗或腹腔热灌注化疗，可预防或阻止腹膜转移和淋巴转移，减少或杀死腹腔脱落肿瘤细胞，如氟尿嘧啶植入剂以清除残留癌细胞，降低局部复发率。

■ 术中如发现可疑转移病灶（淋巴结、腹腔转移等）、术前未取得明确病理者、为明确肿瘤切除范围（切缘）等需术中获得病理证据时，应进行术中冰冻病理或细胞学检查，根据结果明确诊断，修正分期，明确治疗包括手术方式及范围。

■ 由于胃癌肿瘤的大小、浸润深度和范围、部位等会影响淋巴转移，因此肿瘤的淋巴流注及淋巴结转移有不确定性。为了彻底清除转移淋巴结，提高微转移淋巴结的清除率，明确病理分期，必要时可在术中采用淋巴示踪技术，为术后治疗方案的选择提供指南（放疗方案、化疗方案）。

■ 严重贫血影响手术治疗者应术前输注血制品纠正，除非出现急性失血状况或预计出现手术失血较多的情况下，否则不鼓励术中常规输血。

■ NCCN不推荐腹腔化疗和腹腔热灌注化疗。各医疗单位可以根据经验选择，并鼓励进行深入的临床研究。

■ 胃癌根治术剥离显露范围较广泛，必要时可使用止血药，如注射用尖吻蝮蛇血凝酶。

（九）术后住院恢复

12～14天。

1. 术后病理：病理学检查与诊断包括：

（1）切片诊断（分类、分型、分期、切缘、脉管侵犯、淋巴结情况、神经纤维受侵情况）。

（2）免疫组化指标，包括诊断、治疗、预后相关指标，如HER2、CK等。

2. 必须复查的检查项目：血常规、肝肾功能、电解质、消化道肿瘤标志物、幽门螺杆菌检查。

3. 术后抗菌药物使用：按照《抗菌药物临床应用指导原则》（卫医发〔2004〕285号）执行，并结合患者的病情决定抗菌药物的选择与使用时间。

释义

■ 胃癌术后获取足够数目的淋巴结需要病理科、外科共同配合，是诊疗单位胃癌诊治质量的关键指标。

■ 胃癌标准的病理报告应包括大体标本描述及病理诊断内容。Lauren 分型应作为病理常规报告。淋巴结应描述为：受累淋巴结数目/检取淋巴结总数目，应分组报告淋巴结转移情况。

■ 原发瘤的 HER2 免疫组织化学检测应作为常规，为指导下一步治疗提供依据。

■ 术后 1～7 天应根据患者的恢复状况按时复查，包括血象、肝肾功能、电解质情况、血糖等，及时掌握患者状态并完成相应处置。若患者出现水电解质紊乱，应及时考虑使用复方（糖）电解质注射液，如醋酸钠林格注射液等用于液体补充治疗。除此常规项目外，可根据患者围手术期出现的异常情况添加相关检查以便准确把握并正确处理。

（十）出院标准

1. 伤口愈合好：引流管拔除，无伤口感染、无皮下积液。
2. 患者恢复经口进流质饮食，无需肠外营养支持，满足日常能量和营养素供给。
3. 没有需要住院处理的并发症。

释义

■ 在伤口基本愈合，无感染、无积液及脂肪液化情况下，如患者同意且条件允许，可出院后拆线。

■ 对于肠内营养管饲患者，在本人或家属掌握肠内营养流程情况下，可出院继续予以肠内营养，直到恢复经口进食。

■ 出院证明材料中，应包括：手术时间及方式、肿瘤的详细病理诊断、出院注意事项、下一步治疗方案及复查计划等。

■ 无需住院处理的并发症包括胃肠道功能紊乱（便秘、腹泻）、食欲不振、近端胃切除患者反酸、术后轻度贫血、引流管口尚未完全愈合、营养不良等。

（十一）变异及原因分析

1. 围手术期的合并症和（或）并发症，需要进行相关的诊断和治疗，导致住院时间延长、费用增加。
2. 胃癌根治术中，胃的切除范围根据肿瘤部位、大小、浸润程度等决定，可分为根治性远端胃大部切除、近端胃大部切除、全胃切除术、胃部分切除。
3. 营养不良、贫血或幽门梗阻者术前准备阶段可延长 7 天。

释义

■ 围手术期时伴随疾病，住院期间必须予以治疗或调整改善，否则增加手术风险或术后增加患者出现并发症概率，影响恢复。如高血压、未良好控制的糖尿病、呼吸道感染、梗阻造成营养不良、出血、贫血、术前放化疗等情况，造成延长术前准备时间及住院时间，以及增加住院费用，应视为变异情况。

■ 术后出现并发症，包括感染情况（腹腔、伤口等）、出血（急性出血、慢性失血）、吻合口瘘、机械性梗阻、伤口延迟愈合等情况，部分并发症需进行再次手术解决，部分需经过相应的非手术治疗，造成延长准备时间及术后住院时间以及增加住院费用，应视为变异情况。

■ 手术方式（开腹手术、腹腔镜手术、机器人腔镜辅助手术）不同会造成住院费用的差异。

■ 患者或家属于术前准备期间因自身原因提出放弃手术或终止治疗出院，患者或家属术后恢复期间在尚未达到出院标准因自身原因提出终止治疗自动出院情况，应视为变异情况。

（十二）参考费用标准

3 万 ~ 5 万元。

四、胃癌根治手术临床路径给药方案

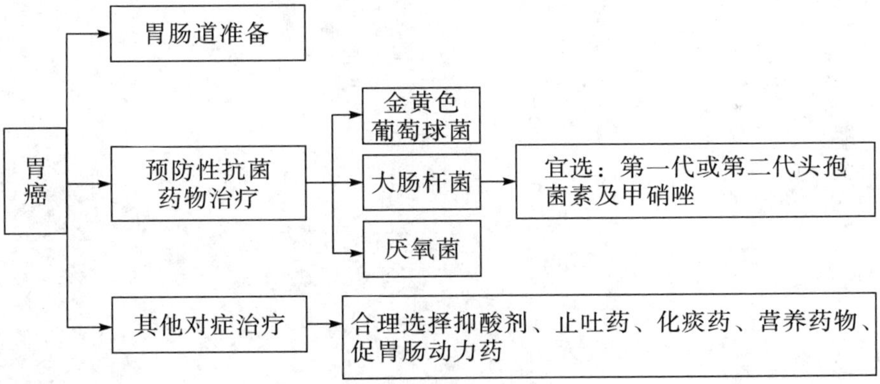

（一）抗菌药物使用

【用药选择】

1. 为预防术后切口感染，应针对金黄色葡萄球菌、大肠杆菌等革兰阴性杆菌以及部分厌氧菌选用药物。
2. 进入消化道的手术可以用第一代头孢菌素，常用的注射剂有头孢唑林、头孢噻吩、头孢拉定等，口服制剂有头孢拉定、头孢氨苄和头孢羟氨苄等。但考虑到深部器官或腔隙感染常由革兰阴性杆菌引起，可以选用第二代头孢菌素，注射剂有头孢呋辛、头孢替安等，口服制剂有头孢克洛、头孢呋辛酯和头孢丙烯等。考虑到厌氧菌感染，可以给予口服甲硝唑等。

【药学提示】

1. 接受胃癌根治手术者，应在术前 0.5 ~ 2 小时给药，或麻醉开始时给药，使手术切口暴露时局部组织中已达到足以杀灭手术过程中入侵切口细菌的药物浓度。

2. 若手术时间超过3小时，或失血量大（>1500ml），可手术中给予第2剂。
3. 接受胃癌根治手术者，抗菌药物的有效覆盖时间应包括整个手术过程和手术结束后4小时。总的预防用药时间不超过24小时，必要情况下可延长至48小时。

【注意事项】

1. 胃癌根治手术切口属于Ⅱ类切口，由于手术部位存在大量人体寄生菌群，手术时可能污染手术野，导致感染，故需要常规预防性使用抗菌药物。
2. 用药前必须详细询问患者先前有否对头孢菌素类、青霉素类或其他药物的过敏史，并做相应的皮试。

（二）根据病情，按照《国家基本药物》目录要求选择

（1）抑酸剂，如奥美拉唑、兰索拉唑等。
（2）止吐药，如甲氧氯普胺等。
（3）止血药或抗凝药：因为肿瘤患者常存在高凝状态，应该评估静脉血栓形成风险。对存在中高风险者，应用止血药可能增加手术后下肢静脉血栓形成甚至肺栓塞风险，因此建议不要常规使用止血药。
（4）化痰药。
（5）镇痛药。
（6）肠内肠外营养药物等，术后加强营养支持治疗，按照能量估计分配原则给予肠外营养，肠内营养应尽早给予以维持肠屏障功能，待患者能经口进食后停用。
（7）注意调节水、电解质和酸碱平衡紊乱。

五、推荐表单

（一）医师表单

胃癌根治手术临床路径医师表单

适用对象：第一诊断胃癌（ICD-10：C16）

行胃癌根治术（ICD-9-CM-3：43.5-43.9）

患者姓名：	性别：　年龄：　门诊号：	住院号：
住院日期：　年　月　日	**出院日期：**　年　月　日	**标准住院日：16～18天**

时间	住院第1天	住院第2天	住院第3或4天 （手术准备日）
主要诊疗工作	□ 询问病史及体格检查 □ 完成病历书写 □ 完善检查 □ 上级医师查房与初步术前评估 □ 初步确定手术方式和日期	□ 上级医师查房，根据检查结果完善诊疗方案 □ 根据检查结果进行术前分期，判断手术切除的可能性 □ 完成必要的会诊，综合评估身体健康状况 □ 完成上级医师查房记录等病历书写	□ 术前讨论，确定手术方案 □ 签署手术知情同意书、自费用品协议书、输血同意书 □ 麻醉科医师访视患者并完成麻醉前评估 □ 向患者及家属交待围术期注意事项
重点医嘱	**长期医嘱** □ 外科护理常规 □ 二级护理 □ 饮食：根据患者情况 **临时医嘱** □ 血、尿、大便常规+隐血 □ 肝肾功能、电解质、凝血功能、消化道肿瘤标志物 □ 乙型肝炎两对半、肝炎系列抗体、抗HIV抗体、梅毒抗体 □ X线胸片、胸部CT（可选）、心电图 □ 胃镜、幽门螺杆菌、腹部及盆腔超声、腹部及盆腔CT平扫+增强 □ 病理或会诊病理 □ 上消化道造影 □ PET-CT、EUS、MRI（可选） □ 营养风险筛查	**长期医嘱** □ 外科护理常规 □ 二级护理 □ 饮食：根据患者情况 □ 患者既往疾病基础用药 **临时医嘱** □ 纠正水电解质紊乱（酌情） □ 必要时行血型、配血、肺功能、超声心动图 □ 请相关科室会诊、MDT讨论	**长期医嘱** □ 同前 **临时医嘱** □ 术前医嘱 □ 拟明日在连续硬膜外或气管插管全身麻醉下行胃部分切除术/胃大部切除术/胃癌根治术 □ 明晨禁食、禁水 □ 明晨术前置胃管 □ 中心静脉置管 □ 术前留置导尿管 □ 手术区域皮肤准备 □ 肠道准备抗菌药物皮试 □ 阿托品0.5mg im，术前30分钟 □ 备血 □ 其他特殊医嘱
病情变异记录	□ 无　□ 有，原因： 1. 2.	□ 无　□ 有，原因： 1. 2.	□ 无　□ 有，原因： 1. 2.
医师签名			

时间	住院第 4～6 天 （手术日）	住院第 5～7 天 （术后第 1 日）	住院第 6～8 天 （术后第 2 日）
主要诊疗工作	□ 进行术中分期，根据分期决定手术范围 □ 确定有无手术或麻醉并发症 □ 向患者及家属交代术中情况及术后注意事项 □ 术者完成手术记录 □ 上级医师查房 □ 完成术后病程记录和上级医师查房记录	□ 上级医师查房，对手术及手术伤口进行评估 □ 完成病历书写 □ 注意观察胃液、腹腔引流液的量、颜色、性状 □ 观察胃肠功能恢复情况 □ 注意观察生命体征 □ 根据情况决定是否需要复查实验室检查	□ 上级医师查房，进行手术及伤口评估 □ 完成病历书写 □ 观察胃肠功能恢复情况，决定是否拔除胃管 □ 注意观察胃液、腹腔引流液的量、颜色、性状 □ 注意观察生命体征 □ 根据情况决定是否需要复查
重点医嘱	**长期医嘱** □ 外科手术术后护理常规 □ 一级护理 □ 手术后半卧位（血压平稳后） □ 心电监护、SpO_2 监护 □ 持续吸氧 □ 禁食、禁水 □ 胃肠减压记量 □ 腹腔引流记量 □ 尿管记量 □ 保留中心静脉置管、肠外营养 □ 记录 24 小时出入量 □ 补液、补钾 **临时医嘱** □ 酌情抑酸 □ 镇痛 □ 止血 □ 抗菌药物	**长期医嘱** □ 同前 **临时医嘱** □ 复查血常规、电解质、血糖，根据结果决定是否需要输血，调整电解质、血糖等 □ 换药 □ 镇痛 □ 抗菌药物 □ 改善呼吸功能，祛痰，雾化	**长期医嘱** □ 同前 □ 饮食：禁食或流质饮食 □ 拔尿管，停尿管接袋记量 **临时医嘱** □ 测心率、血压 □ 开始肠内营养，补液 □ 改善呼吸功能，祛痰，雾化
病情变异记录	□ 无 □ 有，原因： 1. 2.	□ 无 □ 有，原因： 1. 2.	□ 无 □ 有，原因： 1. 2.
医师签名			

时间	住院第7~9天 （术后第3日）	住院第8或9~15、16、17天 （术后第4~12日）	住院第16、17或18天 （出院日）
主要诊疗工作	□ 上级医师查房，进行术后恢复及伤口评估 □ 完成常规病历书写 □ 根据腹腔引流液情况，拔除部分引流管 □ 根据胃肠功能恢复情况，决定是否拔除胃管 □ 注意观察生命体征 □ 根据情况决定是否需要复查实验室检查等	□ 上级医师查房，进行手术及伤口评估 □ 完成常规病历书写 □ 根据腹腔引流液情况，拔除全部引流管 □ 根据情况决定是否需要复查血常规、肝肾功能、电解质、血糖等	□ 上级医师查房，进行手术后评估，明确是否出院 □ 根据术后病理进行最终病理分期，制订进一步治疗计划及随访计划 □ 完成出院记录、病案首页、出院证明书等 □ 向患者交待出院后注意事项，预约复诊日期，告知化疗方案
重点医嘱	**长期医嘱** □ 二级护理 □ 饮食：禁食或流质饮食 □ 腹腔引流接引流袋，记量 □ 保留中心静脉置管 □ 记录24小时出入量 □ 根据肠道功能恢复情况，拔除胃管者，停胃肠减压 **临时医嘱** □ 测心率、血压 □ 肠内营养	**长期医嘱** □ 二级护理 □ 饮食：禁食或流质饮食或半流质饮食 □ 保留中心静脉置管 □ 记录24小时出入量 **临时医嘱** □ 必要时复查血常规、肝肾功能、电解质、血糖 □ 换药 □ 拔引流管，根据肠道功能恢复情况，拔除胃管者，停胃肠减压 □ 逐渐减少肠外营养，直至完全停止	**出院医嘱** □ 门诊随诊 **临时医嘱** □ 复查血常规、肝功能、肿瘤标志物
病情变异记录	□ 无 □ 有，原因： 1. 2.	□ 无 □ 有，原因： 1. 2.	□ 无 □ 有，原因： 1. 2.
医师签名			

（二）护士表单

胃癌根治手术临床路径护士表单

适用对象：第一诊断胃癌（ICD-10：C16）

行胃癌根治术（ICD-9-CM-3：43.5-43.9）

患者姓名：	性别：　年龄：　门诊号：	住院号：
住院日期：　年　月　日	出院日期：　年　月　日	标准住院日：16~18 天

时间	住院第 1 天	住院第 2 天	住院第 3 或 4 天（手术准备日）
主要诊疗工作	□ 询问病史及体格检查 □ 完成病历书写 □ 完善检查 □ 上级医师查房与初步术前评估 □ 初步确定手术方式和日期	□ 上级医师查房，根据检查结果完善诊疗方案 □ 根据检查结果进行术前分期，判断手术切除的可能性 □ 完成必要的会诊，综合评估身体健康状况 □ 完成上级医师查房记录等病历书写	□ 术前讨论，确定手术方案 □ 签署手术知情同意书、自费用品协议书、输血同意书 □ 麻醉科医师访视患者并完成麻醉前评估 □ 向患者及家属交待围术期注意事项
重点医嘱	**长期医嘱** □ 外科护理常规 □ 二级护理 □ 饮食：根据患者情况 **临时医嘱** □ 血、尿、大便常规+隐血 □ 肝肾功能、电解质、凝血功能、消化道肿瘤标志物 □ 乙型肝炎两对半、肝炎系列抗体、抗 HIV 抗体、梅毒抗体 □ X 线胸片、胸部 CT（可选）、心电图 □ 胃镜、幽门螺杆菌、腹部及盆腔超声、腹部及盆腔 CT 平扫+增强 □ 病理或会诊病理 □ 上消化道造影 □ PET-CT、EUS、MRI（可选） □ 营养风险筛查	**长期医嘱** □ 外科护理常规 □ 二级护理 □ 饮食：根据患者情况 □ 患者既往疾病基础用药 **临时医嘱** □ 纠正水电解质紊乱（酌情） □ 必要时行血型、配血、肺功能、超声心动图 □ 请相关科室会诊、MDT 讨论	**长期医嘱** □ 同前 **临时医嘱** □ 术前医嘱 □ 拟明日在连续硬膜外或气管插管全身麻醉下行胃部分切除术/胃大部切除术/胃癌根治术 □ 明晨禁食、禁水 □ 明晨术前置胃管 □ 中心静脉置管 □ 术前留置导尿管 □ 手术区域皮肤准备 □ 肠道准备抗菌药物皮试 □ 阿托品 0.5mg im，术前 30 分钟 □ 备血 □ 其他特殊医嘱
主要护理工作	□ 入院宣教 □ 入院护理评估 □ 实施相应级别护理及饮食护理 □ 告知相关检验项目及注意事项，指导并协助患者到相关科室进行检查	□ 晨起空腹留取实验室检查 □ 实施相应级别护理及饮食护理 □ 告知特殊检查注意事项 □ 指导并协助患者进行检查 □ 相关治疗配合及用药指导 □ 心理疏导	□ 手术前皮肤准备、交叉配血、抗菌药物皮试 □ 手术前肠道准备 □ 手术前物品准备 □ 手术前心理疏导及手术相关知识的指导 □ 告知患者明晨禁食、禁水

续　表

时间	住院第 1 天	住院第 2 天	住院第 3 或 4 天 （手术准备日）
病情变异记录	□ 无　□ 有，原因： 1. 2.	□ 无　□ 有，原因： 1. 2.	□ 无　□ 有，原因： 1. 2.
护士签名			

时间	住院第4~6天 （手术日）	住院第5~7天 （术后第1日）	住院第6~8天 （术后第2日）
主要诊疗工作	□ 进行术中分期，根据分期决定手术范围 □ 确定有无手术、麻醉并发症 □ 向患者及家属交代术中情况及术后注意事项 □ 术者完成手术记录 □ 上级医师查房 □ 完成术后病程记录和上级医师查房记录	□ 上级医师查房，对手术及手术伤口进行评估 □ 完成病历书写 □ 注意观察胃液、腹腔引流液的量、颜色、性状 □ 观察胃肠功能恢复情况 □ 注意观察生命体征 □ 根据情况决定是否需要复查实验室检查	□ 上级医师查房，进行手术及伤口评估 □ 完成病历书写 □ 观察胃肠功能恢复情况，决定是否拔除胃管 □ 注意观察胃液、腹腔引流液的量、颜色、性状 □ 注意观察生命体征 □ 根据情况决定是否需要复查
重点医嘱	**长期医嘱** □ 外科手术术后护理常规 □ 一级护理 □ 手术后半卧位（血压平稳后） □ 心电监护、SpO_2 监护 □ 持续吸氧 □ 禁食、禁水 □ 胃肠减压记量 □ 腹腔引流记量 □ 尿管记量 □ 保留中心静脉置管、肠外营养 □ 记录24小时出入量 □ 补液、补钾 **临时医嘱** □ 酌情抑酸 □ 镇痛 □ 止血 □ 抗菌药物	**长期医嘱** □ 同前 **临时医嘱** □ 复查血常规、电解质、血糖，根据结果决定是否需要输血，调整电解质、血糖等 □ 换药 □ 镇痛 □ 抗菌药物 □ 改善呼吸功能，祛痰，雾化	**长期医嘱** □ 同前 □ 饮食：禁食或流质饮食 □ 拔尿管，停尿管接袋记量 **临时医嘱** □ 测心率、血压 □ 开始肠内营养，补液 □ 改善呼吸功能，祛痰，雾化
主要护理工作	□ 晨起完成术前常规准备 □ 术前置胃管、营养管、尿管，术前30分钟静脉输注抗菌药物 □ 全身麻醉复苏物品准备 □ 与医师进行术后患者交接 □ 书写重症护理记录 □ 各种管道的观察与护理 □ 观察患者病情变化 □ 准确记录出入量	□ 各种管道的观察与护理 □ 观察患者病情变化 □ 书写重症护理记录 □ 准确记录出入量 □ 协助患者床上活动，促进肠蠕动恢复，预防并发症发生 □ 用药及相关治疗指导	□ 各种管道的观察与护理 □ 观察患者病情变化 □ 书写护理记录 □ 准确记录出入量 □ 协助患者活动，促进肠蠕动恢复，预防并发症发生 □ 用药及相关治疗指导
病情变异记录	□ 无 □ 有，原因： 1. 2.	□ 无 □ 有，原因： 1. 2.	□ 无 □ 有，原因： 1. 2.

续　表

时间	住院第4～6天（手术日）	住院第5～7天（术后第1日）	住院第6～8天（术后第2日）
护士签名			

时间	住院第7～9天 （术后第3日）	住院第8或9～15、16、17天 （术后第4～11日）	住院第16、17或18天 （出院日）
主要诊疗工作	□ 上级医师查房，进行术后恢复及伤口评估 □ 完成常规病历书写 □ 根据腹腔引流液情况，拔除部分引流管 □ 根据胃肠功能恢复情况，决定是否拔除胃管 □ 注意观察生命体征 □ 根据情况决定是否需要复查实验室检查等	□ 上级医师查房，进行手术及伤口评估 □ 完成常规病历书写 □ 根据腹腔引流液情况，拔除全部引流管 □ 根据情况决定是否需要复查血常规、肝肾功能、电解质、血糖等	□ 上级医师查房，进行手术后评估，明确是否出院 □ 根据术后病理进行最终病理分期，制订进一步治疗计划及随访计划 □ 完成出院记录、病案首页、出院证明书等 □ 向患者交待出院后注意事项，预约复诊日期，告知化疗方案
重点医嘱	**长期医嘱** □ 二级护理 □ 饮食：禁食或流质饮食 □ 腹腔引流接引流袋，记量 □ 保留中心静脉置管 □ 记录24小时出入量 □ 根据肠道功能恢复情况，拔除胃管者，停胃肠减压 **临时医嘱** □ 测心率、血压 □ 肠内营养	**长期医嘱** □ 二级护理 □ 饮食：禁食或流质饮食或半流质饮食 □ 保留中心静脉置管 □ 记录24小时出入量 **临时医嘱** □ 必要时复查血常规、肝肾功能、电解质、血糖 □ 换药 □ 拔引流管，根据肠道功能恢复情况，拔除胃管者，停胃肠减压 □ 逐渐减少肠外营养，直至完全停止	**出院医嘱** □ 门诊随诊 **临时医嘱** □ 复查血常规、肝功能、肿瘤标志物
主要护理工作	□ 做好饮食指导 □ 拔除胃管后的观察 □ 各种管道的观察与护理 □ 观察患者病情变化 □ 书写护理记录 □ 准确记录出入量 □ 协助患者活动，促进肠蠕动恢复，预防并发症发生 □ 肠内营养液灌注后的观察 □ 心理及生活护理	□ 做好饮食指导 □ 各种管道的观察与护理 □ 定时观察患者病情变化 □ 书写一般护理记录 □ 准确记录出入量 □ 鼓励患者下床活动，并逐步增加活动量 □ 肠内营养液灌注后的观察 □ 心理及生活护理	□ 告知拆线及拔管后相关注意事项 □ 对即将出院的患者进行出院指导
病情变异记录	□ 无 □ 有，原因： 1. 2.	□ 无 □ 有，原因： 1. 2.	□ 无 □ 有，原因： 1. 2.
护士签名			

时间	住院第1天	住院第2~4天	住院第4或5天 （手术日）
健康宣教	□ 入院宣教 介绍病房环境、设施 介绍主管医师、责任护士、护士长 介绍住院注意事项 告知探视制度	□ 术前宣教 告知术前检查项目及注意事项 宣教疾病知识、说明手术的目的；术前准备及手术过程；强调洗胃的重要性 告知围手术期营养支持重要性 告知相关药物知识及不良反应预防 □ 训练床上排尿便、深呼吸、咳嗽 □ 责任护士与患者沟通，了解心理反应指导应对方法 □ 告知家属等候区位置	□ 术后当日宣教 告知监护设备的功能及注意事项 告知胃管、营养管、引流管等管路的功能及注意事项 告知饮食、体位的要求 告知术后可能出现情况的应对方式 □ 给予患者及家属心理支持 □ 再次明确探视陪护须知
护理处置	□ 核对患者信息，佩戴腕带 □ 卫生处置：剪指（趾）甲、洗澡，更换病号服 □ 入院评估	□ 协助医师完成术前检查 □ 术前准备 □ 交叉配血 □ 皮肤准备 □ 抗菌药物皮试 □ 洗胃 □ 肠道准备 □ 术前晚禁食、禁水	□ 术前置胃管 □ 送手术 摘除患者各种活动物品 核对患者资料及药物 核对手术交接单，签字确认 □ 接手术 核对患者及资料，签字确认 接通各管路，保持畅通 给予吸氧、心电监护
基础护理	□ 三级护理 □ 患者安全管理	□ 三级护理 □ 卫生处置 □ 患者睡眠管理 □ 患者安全管理	□ 特级护理 □ 卧位护理：协助翻身、床上移动、预防压疮 □ 排泄护理 □ 患者安全管理
专科护理	□ 护理查体 □ 跌倒、压疮等风险因素评估 需要时安置危险标志 □ 心理护理	□ 相关指征监测，如血压、血糖等 □ 心理护理 □ 饮食指导	□ 病情观察，记特护记录 □ 评估生命体征、引流液性质及量、出入量、伤口敷料、皮肤情况 □ 遵医嘱给予抗感染、营养支持治疗 □ 心理护理
病情变异记录	□ 无 □ 有，原因 1. 2.	□ 无 □ 有，原因 1. 2.	□ 无 □ 有，原因 1. 2.
护士签名			

时间	住院第6～15天 （术后第1～10日）	住院第16、17或18天 （出院日）
健康宣教	□ 术后宣教 □ 药物作用及频率 □ 饮食、活动指导 □ 强调拍背咳嗽的重要性 □ 复查患者对术前宣教内容的掌握程度 □ 指导下床活动注意事项 □ 告知拔管后注意事项 □ 告知拆线注意事项 □ 疾病恢复期注意事项	□ 出院宣教 □ 复查时间 □ 服药方法 □ 活动指导 □ 饮食指导 □ 告知办理出院的流程 □ 指导出院带管的注意事项
护理处置	□ 遵医嘱完成相应检查及治疗 □ 夹闭尿管，训练膀胱功能	□ 办理出院手续
基础护理	□ 特级或一级护理（根据患者病情和自理能力给予相应的护理级别） □ 晨晚间护理 □ 协助翻身、下床活动 □ 排泄护理 □ 协助进食、进水 □ 患者安全管理	□ 二级护理 □ 晨晚间护理 □ 协助进食、进水 □ 患者安全管理
专科护理	□ 病情观察，记特护记录 □ 评估生命体征、引流液性质及量、出入量、伤口敷料、皮肤情况 □ 遵医嘱给予抗感染、营养支持治疗 □ 鼓励患者下床活动 □ 肠内营养的护理 □ 心理护理	□ 病情观察 □ 心理护理
病情变异记录	□ 无　□ 有，原因： 1. 2.	□ 无　□ 有，原因： 1. 2.
护士签名		

（三）患者表单

胃癌根治手术临床路径患者表单

适用对象：第一诊断胃癌（ICD-10：C16）

行胃癌根治术（ICD-9-CM-3：43.5-43.9）

患者姓名：	性别： 年龄： 门诊号：		住院号：
住院日期： 年 月 日	**出院日期：** 年 月 日		**标准住院日：16 ~18 天**

时间	入院	住院第 2 ~3 天
医患配合	□ 配合询问病史、收集资料，详细告知既往史、用药史、过敏史、家族史 □ 如服用抗凝药，明确告知 □ 配合进行体格检查 □ 有任何不适告知医师	□ 配合完善术前相关检查：采血、留尿便、心电图、肺功能、X 线胸片、胃镜、上消化道造影、腹部、盆腔 B 超和 CT 等常规项目。需要时完成特殊检查，如 PET-CT、MRI 等（腹部检查要空腹） □ 医师与患者及家属介绍病情及手术谈话、术前签字 □ 麻醉师与患者进行术前访视
护患配合	□ 配合测量体温、脉搏、呼吸、血压、体重 □ 配合完成入院护理评估 □ 接受入院宣教（环境介绍、病室规定、订餐制度、探视制度、贵重物品保管等） □ 有任何不适告知护士	□ 配合测量体温、脉搏、呼吸、询问排便次数 □ 接受术前宣教 □ 接受配血，以备术中需要时用 □ 抗菌药物皮试 □ 接受备皮 □ 自行卫生处置：剪指（趾）甲、剃胡须、洗澡 □ 肠道准备 □ 准备好必要用物、吸水管、纸巾 □ 取下义齿、饰品等，贵重物品交家属保管
饮食	□ 普通饮食	□ 半流质饮食；术前 12 小时禁食、禁水
排泄	□ 正常排尿便	□ 正常排尿便
活动	□ 正常活动	□ 正常活动

时间	手术后	出院
医患配合	□ 术中分期，根据分期决定手术范围 □ 确定有无手术、麻醉并发症 □ 向患者及家属交代术中情况及术后注意事项 □ 术者完成手术记录 □ 上级医师查房 □ 完成术后病程记录和上级医师查房记录	□ 上级医师查房，对手术及手术伤口进行评估 □ 完成病历书写 □ 注意观察胃液、腹腔引流液的量、颜色、性状 □ 观察胃肠功能恢复情况 □ 注意观察生命体征 □ 根据情况决定是否需要复查实验室检查
护患配合	□ 配合定时测量生命体征、每日询问排便 □ 配合冲洗胃管，查看引流管，检查伤口情况 □ 接受输液、注射、服药、雾化吸入等治疗 □ 接受营养管注入肠内营养液 □ 配合夹闭尿管，训练膀胱功能 □ 配合晨晚间护理 □ 接受进食、进水、排便等生活护理 □ 配合拍背咳痰，预防肺部并发症 □ 配合活动，预防压疮 □ 注意活动安全，避免坠床或跌倒 □ 配合执行探视及陪护	□ 接受出院宣教 □ 办理出院手续 □ 获取出院带药 □ 知道服药方法、作用、注意事项 □ 知道护理伤口方法 □ 知道复印病历方法
饮食	□ 肛门排气前禁食、禁水 □ 肠道功能恢复后，根据医嘱试饮水，无恶心呕吐可进少量清流质饮食，到流质饮食再过渡到半流质饮食	□ 根据医嘱，从半流质饮食过渡到普通饮食
排泄	□ 保留尿管至正常排尿便	□ 正常排尿便
活动	□ 根据医嘱，半卧位至床边或下床活动 □ 注意保护管路，勿牵拉、脱出等	□ 正常适度活动，避免疲劳

附：原表单（2012年版）

胃癌根治性手术临床路径表单

适用对象：第一诊断胃癌（ICD-10：C16）

行胃癌根治术（ICD-9-CM-3：43.5-43.9）

患者姓名：	性别：　年龄：　门诊号：	住院号：
住院日期：　年　月　日	**出院日期：**　年　月　日	**标准住院日：16～18天**

时间	住院第1天	住院第2天	住院第3或4天（手术准备日）
主要诊疗工作	□ 询问病史及体格检查 □ 完成病历书写 □ 完善检查 □ 上级医师查房与初步术前评估 □ 初步确定手术方式和日期	□ 上级医师查房，根据检查结果完善诊疗方案 □ 根据检查结果进行术前分期，判断手术切除的可能性 □ 完成必要的会诊 □ 完成上级医师查房记录等病历书写	□ 术前讨论，确定手术方案 □ 签署手术知情同意书、自费用品协议书、输血同意书 □ 麻醉科医师看患者并完成麻醉前评估 □ 向患者及家属交待围术期注意事项
重点医嘱	**长期医嘱** □ 外科护理常规 □ 二级护理 □ 饮食：根据患者情况 **临时医嘱** □ 血、尿、大便常规+隐血 □ 肝肾功能、电解质、凝血功能、消化道肿瘤标志物 □ X线胸片、胸部CT（可选）、心电图 □ 胃镜、幽门螺杆菌、腹部及盆腔超声、CT平扫+增强 □ 病理或会诊病理 □ 钡餐造影（可选）	**长期医嘱** □ 外科护理常规 □ 二级护理 □ 饮食：根据患者情况 □ 患者既往疾病基础用药 **临时医嘱** □ 术前营养支持（营养不良或幽门梗阻者） □ 纠正贫血、低蛋白血症、水电解质紊乱（酌情） □ 必要时行血型、配血、肺功能、超声心动图、超声内镜检查	**长期医嘱** □ 同前 **临时医嘱** □ 术前医嘱 □ 拟明日在连续硬膜外或全身麻醉下行胃部分切除术/胃大部切除术/胃癌根治术 □ 明晨禁食、禁水 □ 明晨置胃管、营养管、尿管 □ 手术区域皮肤准备 □ 肠道准备（口服药物或灌肠） □ 抗菌药物皮试 □ 备血 □ 其他特殊医嘱
主要护理工作	□ 入院宣教 □ 入院护理评估 □ 实施相应级别护理及饮食护理 □ 告知相关检验项目及注意事项，指导并协助患者到相关科室进行检查	□ 晨起空腹留取实验室检查 □ 实施相应级别护理及饮食护理 □ 告知特殊检查注意事项 □ 指导并协助患者进行检查 □ 相关治疗配合及用药指导 □ 心理疏导	□ 手术前皮肤准备、交叉配血、抗菌药物皮试 □ 手术前肠道准备 □ 手术前物品准备 □ 手术前心理疏导及手术相关知识的指导 □ 告知患者明晨禁食、禁水
病情变异记录	□ 无　□ 有，原因： 1. 2.	□ 无　□ 有，原因： 1. 2.	□ 无　□ 有，原因： 1. 2.

续 表

时间	住院第 1 天	住院第 2 天	住院第 3 或 4 天 （手术准备日）
护士 签名			
医师 签名			

时间	住院第4或5天 （手术日）	住院第5或6天 （术后第1日）	住院第6或7天 （术后第2日）
主要诊疗工作	□ 进行术中分期，根据分期决定手术范围 □ 确定有无手术或麻醉并发症 □ 向患者及家属交代术中情况及术后注意事项 □ 术者完成手术记录 □ 上级医师查房 □ 完成术后病程记录和上级医师查房记录	□ 上级医师查房，对手术及手术伤口进行评估 □ 完成病历书写 □ 注意观察胃液、腹腔引流液的量、颜色、性状 □ 观察胃肠功能恢复情况 □ 注意观察生命体征 □ 根据情况决定是否需要复查实验室检查	□ 上级医师查房，进行手术及伤口评估 □ 完成病历书写 □ 观察胃肠功能恢复情况，决定是否拔除胃管 □ 注意观察胃液、腹腔引流液的量、颜色、性状 □ 注意观察生命体征 □ 根据情况决定是否需要复查
重点医嘱	**长期医嘱** □ 外科手术术后护理常规 □ 一级护理 □ 心电监护、SpO_2 监护 □ 禁食、禁水 □ 胃肠减压接袋记量 □ 腹腔引流接袋记量 □ 尿管接袋记量 □ 保留营养管 □ 记录出入量 **临时医嘱** □ 手术后半卧位 □ 心电、SpO_2 监护 □ 持续吸氧 □ 酌情抑酸 □ 镇痛、补液 □ 抗菌药物	**长期医嘱** □ 同前 **临时医嘱** □ 心电监护、SpO_2 监护 □ 持续吸氧 □ 复查血常规、电解质、血糖，根据结果决定是否需要输血，调整电解质、血糖等 □ 换药 □ 镇痛、补液 □ 抗菌药物 □ 改善呼吸功能，祛痰，雾化	**长期医嘱** □ 同前 □ 饮食：禁食或流质饮食 **临时医嘱** □ 测心率、血压 □ 持续吸氧 □ 开始肠内营养，补液 □ 抗菌药物 □ 改善呼吸功能，祛痰，雾化
主要护理工作	□ 晨起完成术前常规准备 □ 术前置胃管、营养管、尿管，术前30分钟静脉输注抗菌药物 □ 全身麻醉复苏物品准备 □ 与医师进行术后患者交接 □ 书写重症护理记录 □ 各种管道的观察与护理 □ 观察患者病情变化 □ 准确记录出入量	□ 各种管道的观察与护理 □ 观察患者病情变化 □ 书写重症护理记录 □ 准确记录出入量 □ 协助患者床上活动，促进肠蠕动恢复，预防并发症发生 □ 用药及相关治疗指导	□ 各种管道的观察与护理 □ 观察患者病情变化 □ 书写护理记录 □ 准确记录出入量 □ 协助患者活动，促进肠蠕动恢复，预防并发症发生 □ 用药及相关治疗指导
病情变异记录	□ 无　□ 有，原因： 1. 2.	□ 无　□ 有，原因： 1. 2.	□ 无　□ 有，原因： 1. 2.

续　表

时间	住院第4或5天 （手术日）	住院第5或6天 （术后第1日）	住院第6或7天 （术后第2日）
护士 签名			
医师 签名			

时间	住院第7或8天 （术后第3日）	住院第7或8～15、16或17天 （术后第4～11、12、13或14日）	住院第16、17或18天 （出院日）
主要诊疗工作	□ 上级医师查房，进行术后恢复及伤口评估 □ 完成常规病历书写 □ 根据腹腔引流液情况，拔除部分引流管 □ 根据胃肠功能恢复情况，决定是否拔除胃管 □ 注意观察生命体征 □ 根据情况决定是否需要复查实验室检查等	□ 上级医师查房，进行手术及伤口评估 □ 完成常规病历书写 □ 根据腹腔引流液情况，拔除全部引流管 □ 根据情况决定是否需要复查血常规、肝肾功能、电解质、血糖等	□ 上级医师查房，进行手术后评估，明确是否出院 □ 根据术后病理进行最终病理分期，制订进一步治疗计划 □ 完成出院记录、病案首页、出院证明书等 □ 向患者交待出院后注意事项，预约复诊日期，告知化疗方案
重点医嘱	**长期医嘱** □ 二级护理 □ 饮食：禁食或流质饮食 □ 腹腔引流接袋记量 □ 保留营养管 □ 记录出入量 □ 根据肠道功能恢复情况，拔除胃管者，停胃肠减压 □ 拔尿管，停尿管接袋记量 **临时医嘱** □ 测心率、血压 □ 肠内营养	**长期医嘱** □ 二级护理 □ 饮食：禁食或流质饮食或半流质饮食 □ 保留营养管 □ 记录出入量 **临时医嘱** □ 必要时复查血常规、肝肾功能、电解质、血糖 □ 换药 □ 拔引流管，根据肠道功能恢复情况，拔除胃管者，停胃肠减压 □ 逐渐减少肠外营养，直至完全停止	**出院医嘱** □ 门诊随诊 **临时医嘱** □ 复查血常规、肝功能、肿瘤标志物
主要护理工作	□ 做好饮食指导 □ 拔除胃管后的观察 □ 各种管道的观察与护理 □ 观察患者病情变化 □ 书写护理记录 □ 准确记录出入量 □ 协助患者活动，促进肠蠕动恢复，预防并发症发生 □ 肠内营养液灌注后的观察 □ 心理及生活护理	□ 做好饮食指导 □ 各种管道的观察与护理 □ 定时观察患者病情变化 □ 书写一般护理记录 □ 准确记录出入量 □ 鼓励患者下床活动，并逐步增加活动量 □ 肠内营养液灌注后的观察 □ 心理及生活护理	□ 告知拆线及拔管后相关注意事项 □ 对即将出院的患者进行出院指导
病情变异记录	□ 无　□ 有，原因： 1. 2.	□ 无　□ 有，原因： 1. 2.	□ 无　□ 有，原因： 1. 2.
护士签名			

续 表

时间	住院第7或8天 （术后第3日）	住院第7或8～15、16或17天 （术后第4～11、12、13或14日）	住院第16、17或18天 （出院日）
医师签名			

第十六章

胃癌联合脏器切除手术临床路径释义

一、胃癌联合脏器切除手术编码

1. 国家卫生和计划生育委员会原编码：

疾病名称及编码：胃癌（ICD-10：C16）

手术操作及编码：胃癌根治术（ICD-9-CM-3：43.5-43.9）

2. 修改编码：

疾病名称及编码：胃癌（ICD-10：C16）肿瘤分期为 T_4

手术操作及编码：胃癌根治术（ICD-9-CM-3：43.5-43.9）

脾切除术（ICD-9-CM-3：41.43/41.5）

胰腺部分切除术（ICD-9-CM-3：52.5）

胰十二指肠切除术（ICD-9-CM-3：52.6/52.7）

横结肠切除术（ICD-9-CM-3：45.74）

部分肝切除术（ICD-9-CM-3：50.22/50.3）

二、临床路径检索方法

C16 伴（43.5-43.9）+（41.43/41.5/52.5-52.7/45.74/50.22/50.3）

三、胃癌联合脏器切除手术临床路径标准住院流程

（一）适用对象

1. 第一诊断为胃癌（ICD-10：C16）。

2. 肿瘤分期为 T_4，与周围脏器浸润，无远端转移。

3. 需行联合脏器切除的扩大胃癌根治术（ICD-9-CM-3：43.5-43.9），或联合脏器切除的姑息性胃切除术（ICD-9-CM-3：43.5-43.9）。

释义

■ 适应对象编码参见第一部分。

■ 本路径适用于术前判断有可能需行联合脏器切除术手术者，包括胃肿瘤直接侵犯脏器和（或）脏器转移。

■ 术前的分期检查至关重要，根据最新 NCCN 指南，临床分期为 T_{4b} 考虑进入此临床路径，术前的增强影像学检查是必须的，临床分期未达到 T_4，但存在符合下述条件（治疗方案选择）肿瘤转移的胃癌病例也可酌情纳入临床路径。

■ 对脏器转移病灶的同期切除要慎重考虑，应在术前充分讨论、综合评价患者联合脏器切除后的生存或生活质量获益后决定。

■ 联合脏器切除实施应在保障患者安全的前提下，保证手术的根治性，不推荐姑息性联合脏器切除。联合脏器切除应当由有经验的外科医师完成，必要时请相关学科术中会诊，以减少术后并发症。

■ 多数 T_4 期患者，可首先考虑术前治疗，包括术前化疗或放化疗，然后再进入临床路径，以期达到术前降期和长期生存获益的目标。

■ 对于无法切除的肿瘤，短路手术有助于缓解梗阻症状，胃造口术和放置空肠营养管可改善患者生活质量，但不进入本路径。

（二）诊断依据

根据原卫生部《胃癌诊疗规范（2011 年）》、NCCN《胃癌临床实践指南中国版（2011 年）》等。

1. 临床表现：上腹不适、隐痛、贫血等。
2. 大便隐血试验多呈持续阳性。
3. 胃镜检查明确肿瘤情况，取活组织检查作出病理学诊断。
4. 影像学检查提示并了解有无淋巴结及肝脏转移，肿瘤局部脏器浸润；钡餐检查了解肿瘤大小、形态和病变范围。
5. 根据上述检查结果进行临床分期。

释义

■ 根据原卫生部《胃癌诊疗规范（2015 年）》、NCCN《胃癌临床实践指南中国版（2015 年）》等。

■ 早期可无症状和体征，常见的症状为无规律性上腹部疼痛、饱胀不适、食欲减退、消瘦，晚期可出现呕血、黑便。贲门部癌可引起吞咽困难。幽门部癌可出现幽门梗阻症状和体征。实验室检查大便隐血（+）。肿瘤标志物可有异常增高。

■ 影像学主要明确胃癌的临床分期及判断手术切除性，腹部及盆部超声、CT 平扫及增强、内镜超声及以上消化道造影，PET-CT、MRI 等均为有效手段，其中 PET-CT 不推荐常规使用，但对于常规检查无法明确的转移复发病灶可作为有效的辅助检查。影像学分期主要对肿瘤局部情况、淋巴结及脏器转移情况进行综合判定。近年来 NCCN 推荐腹腔镜探查及腹腔游离细胞学检测亦可作为治疗分期的手段。

■ 确诊主要依赖胃镜活检病理组织学诊断，应充分掌握肿瘤的浸润与远端转移情况。

■ 不能忽略充分的体格检查，如锁骨上窝淋巴结转移、盆腔转移等可通过查体发现。

■ 正确的治疗前分期对指导选择手术适应证及制订综合治疗方案具有重要的临床意义。

■ 术前评估还应包括营养风险评估、心肺功能、是否伴随其他基础疾病（如糖尿病、高血压）等综合评估。

（三）治疗方案的选择

根据原卫生部《胃癌诊疗规范（2011 年）》、NCCN《胃癌临床实践指南中国版（2011 年）》等。

1. 根治性手术：对于 T_4 期胃癌，行根治性联合脏器切除手术。

（1）胃癌根治联合脾脏切除：胃癌直接侵犯脾实质或脾门，或脾门区转移淋巴结融合成团。
（2）胃癌根治联合胰体尾加脾切除：胃癌直接侵犯胰腺体尾部实质或脾血管。
（3）胃癌根治联合部分肝切除：胃癌直接侵犯肝脏。
（4）胃癌根治联合横结肠及其系膜切除：胃癌直接侵犯横结肠或横结肠系膜。
（5）胃癌根治联合胰十二指肠切除：胃癌直接侵犯胰头区的胰腺实质。
2. 姑息手术：仅对于非手术治疗无法控制的出血、梗阻症状，且肿瘤与周围脏器浸润的胃癌患者。

释义

■ 根据原卫生部《胃癌诊疗规范（2015 年）》、NCCN《胃癌临床实践指南中国版（2015 年）》等。

■ 目前没有明确指南指示胃癌联合脏器切除术的适应证，多数数据来自临床报道和专家共识。胃癌联合脏器切除术后并发症发生率相应增加，应在术前与患者和家属充分沟通。

■ 术前或术中判断胃肿瘤直接侵犯脾脏、胰腺、肝脏、结肠及结肠系膜，需要综合评估患者病期、手术麻醉风险及手术团队能力及患者可能获益后决定是否行联合脏器切除。

■ 联合脾脏切除至今存在争议，目前保留脾脏的脾门淋巴结清扫术也已可行，若①脾门淋巴结转移、粘连并侵犯脾门血管或脾动脉干；②肿瘤直接侵犯脾脏或脾脏发生转移，可以进行联合脾脏切除，但不建议以淋巴结清扫为目的的预防性脾脏切除。

■ 胃癌根治联合胰体尾切除尤其适合淋巴结转移数目较少的情况，若胰尾、脾门明显肿大，淋巴结无法分离应加脾脏切除。

■ 胃癌根治联合部分肝切除适用于胃癌直接侵犯肝脏以及转移灶局限于 1 个肝叶内（H1）或 2 叶内散在的少数转移灶（H2）的患者，但是肝脏多灶性转移是本路径的禁忌证，若胃癌肝转移灶为单个或局限于单叶，在不存在其他非治愈因素时，可采用包含外科切除的综合治疗。临床肝转移手术成功的前提，往往具备以下的一个条件：①HER2 阳性、肝转移灶数目少，局限在 1 个肝叶或肝段，在肝转移灶切除前，经过多个周期的曲妥珠单抗联合化疗治疗有效，或者是在肝转移灶切除后，以曲妥珠单抗联合化疗巩固治疗的患者。②个别病例经过术前化疗后，肝转移灶明显缩小，缓解期较长。故肝转移灶的个数少，不存在其他非治愈因素时，经过全身治疗后病灶能获长期缓解时，可选择包含外科切除的综合治疗。

■ 胃癌根治联合横结肠及其系膜切除：胃癌直接侵犯横结肠或横结肠系膜、结肠中动脉。

■ 胃癌根治联合胰十二指肠切除：胃癌或转移的淋巴结侵犯十二指肠，淋巴结转移局限于第二站以内，原发灶及淋巴结能行根治性切除，无远端转移，且患者一般情况良好可以耐受手术。要强调的是此类手术创伤大，应该由有经验的医师实施。

■ 肝十二指肠韧带有肿瘤侵犯者慎行联合脏器切除。

■ 胃癌的姑息性切除应仅限于非手术治疗无法控制的出血、梗阻等症状，目标在于减轻患者症状和严重并发症，并改善患者生活质量。

（四）标准住院日

18~20天。

释义

■ 患者收治入院后，术前准备（术前评估）3~4天，手术日为入院第5~7天，术后住院恢复8~10天，各医疗机构根据临床科室不同的运行状况在此时间范围内完成诊治均符合路径要求。推荐标准住院日为14~16天可能包括确诊性质的部分检查需在入院前完成，且患者术后需正常恢复，无影响住院目的并发症出现。

（五）进入路径标准

1. 第一诊断必须符合ICD-10：C16胃癌疾病编码。
2. 术前评估肿瘤切除困难者可先行新辅助化疗后再次评估，符合手术条件者可以进入路径。
3. 当患者合并其他疾病，但住院期间不需要特殊处理也不影响第一诊断的临床路径流程实施时，可以进入路径。

释义

■ 无论患者是否已经入院，进入路径前必须有确诊胃癌的临床病理证据。

■ 具备手术适应证，且无下列禁忌证：①全身状况恶化无法耐受手术；②局部浸润过于广泛已无法切除；③已有远端转移的确切证据，包括D2手术范围外的淋巴结转移、腹腔转移（包括肉眼转移和腹腔游离细胞学检测阳性）和多发肝脏转移等；④心、肺、肝、肾等重要脏器功能有明显缺陷，或严重的低蛋白血症和贫血或营养不良等无法纠正、无法耐受手术之情况者。

■ 对部分局部晚期胃癌（无法切除或切除困难者，胃周淋巴结转移较多）一般为经病理证实的进展期的胃癌患者，经多学科联合讨论（MDT）纳入术前化疗（新辅助化疗），但需有客观可测量的病灶便于评价效果，患者的其他脏器功能可以耐受化疗，经过2~4周期治疗，再次经MDT讨论后，对可获得手术治疗机会者亦可进入路径。接受新辅助放疗或放化疗的患者应参照上述原则。

■ 入院检查发现其他疾患或伴随疾病时，如该疾病必须于术前治疗或调整，否则增大手术风险，增加并发症出现概率，延长术前准备时间及住院时间影响患者预后，则不宜进入路径，如高血压三级；严重的未良好控制的基础病，如糖尿病、心肺功能不全、肝肾功能不全、严重出血倾向、严重感染等；患有免疫系统疾病需服用糖皮质激素类药物患者可能影响愈合等情况。

■ 部分预约时间较长的检查，及活检病理等耗时较长的检查，应争取门诊完成。

（六）住院期间检查项目

1. 术前准备：

（1）血常规、尿常规、大便常规+隐血。

（2）肝功能、肾功能、电解质、凝血功能、消化道肿瘤标志物、感染性疾病筛查（乙型肝炎、丙型肝炎、艾滋病、梅毒等）、幽门螺杆菌检查。

（3）胃镜、钡餐造影。

（4）腹部及盆腔超声、CT 平扫+强化，全身 PET-CT。
（5）X 线胸片、心电图。
（6）病理学活组织检查与诊断。
（7）CVS 或 PICC 或输液港等深静脉输液通道的建立。
2. 根据患者病情可选择的检查：
（1）年龄>50 岁或既往有心肺疾患的患者，还需行肺功能、血气分析、超声心动图检查。
（2）超声胃镜检查、腹部及盆腔 MRI 平扫+增强、胸部 CT 平扫+增强等，腹腔血管重建（CTA）。

释义

■ 必须检查的项目旨在术前明确诊断、明确手术指征、排除手术禁忌证并指导术后治疗和随访，不可或缺。对疑难者或出现指标明显异常者必要时复查明确，且应采取相应处置措施直至指标符合手术要求。

■ 多学科术前讨论能有效控制质量。

■ 胃癌肿瘤标志物检查是评价手术、放化疗效果及随访的重要指标。

■ 详细询问病情，了解患者既往史、家族史及用药史是术前准备基础性的重要工作，也是保障围术期安全的重要因素。

■ 高龄患者应进行心、肺、肾功能评价，术前征询患者及家属的治疗意见非常重要。

■ PET-CT 对发现微小病变或转移灶，有助于预测胃癌患者术前化疗的疗效及评估复发。尽管可能存在假阳性，但其对隐匿性转移也有价值。因此，对于 CT 疑诊全身转移时，推荐对 PET 浓聚的潜在隐匿性转移灶进行组织学确认。超声内镜对早期病变及肿瘤侵犯深度、淋巴结转移情况能够提供有效的证据，可进一步精确术前分期，明确治疗方向。有条件的医疗机构可以根据诊断具体需要添加。

（七）预防性抗菌药物选择与使用时机

抗菌药物使用：按照《抗菌药物临床应用指导原则》（卫医发〔2004〕285 号）执行，并结合患者的病情决定抗菌药物的选择与使用时间。建议使用第一、二代头孢菌素。

释义

■ 胃癌手术切口为Ⅱ类切口，术后有发生感染的风险，按照规定围术期可预防性使用抗菌药物，可选用第一代或第二代头孢菌素，或改良的青霉素类，但应严格掌握使用指征，使用剂量及疗程根据患者身体状况、手术分级、发热情况、血象情况综合判断。单一药物可有效治疗的感染不需要联合用药，仅在有指征联合用药情况下才用联合用药。胃肠道内存在厌氧菌属，在联合脏器切除手术中涉及下消化道的手术，如联合阑尾、结直肠切除时，通常情况下应联合抗厌氧菌药物。

（八）手术日

入院第 5 ~ 6 天。
1. 麻醉方式：全身麻醉。
2. 手术耗材：根据患者病情，可能使用吻合器和闭合器（肠道重建用）。
3. 术中用药：麻醉常规用药。

4. 术中病理：冰冻（必要时），腹腔灌洗液细胞学检查（必要时）。
5. 输血：视术中情况而定。

释义

■ 术前预防性抗菌药物的使用应在术前0.5～2小时或麻醉开始时首次给药；手术时间超过3小时或失血量>1500ml，术中可给予第二剂；总预防用药时间一般不超过24小时，个别情况可延长至48小时。

■ 低分子肝素预防VTE，皮下注射，推荐术前12小时给药。

■ 术中应根据探查情况决定手术方式，应该提前与患者家属做好沟通。对于CT疑诊腹膜转移时可选择运用进行腹腔镜探查。

■ 应用外科器械进行切除吻合目前在具备相当条件的医疗机构中已经逐步成为常规，特别是对吻合困难者（近端胃切除高位吻合、全胃切除吻合等），可减少创伤，缩短手术时间。但这不意味着排斥传统的手工吻合。器械吻合会增加相应的治疗费用。

■ 术中如发现可疑转移病灶（淋巴结、腹腔转移等），术前未取得明确病理者，为明确肿瘤切除范围（切缘）等需术中获得病理证据时，应进行术中冷冻病理或细胞学检查，根据结果明确诊断，修正分期，明确治疗包括手术方式及范围。

■ 胃癌手术剥离显露范围较广泛，必要时可使用止血药物，如注射用尖吻蝮蛇血凝酶。

■ 严重贫血影响手术治疗者，应术前输注血制品、纠正缺铁性。除非出现急性失血状况或预计手术失血较多的情况，否则不鼓励术中常规输血。

（九）术后住院恢复

15～16天。

1. 术后病理：病理学检查与诊断包括：

（1）切片诊断（分类分型、分期、切缘、脉管侵犯、淋巴结情况、神经纤维受侵情况）。

（2）免疫组化指标，包括诊断、治疗、预后相关指标，如HER2、CK等。

2. 必须复查的检查项目：血常规、肝肾功能、电解质，引流液淀粉酶。

3. 术后用药：按照《抗菌药物临床应用指导原则》（卫医发〔2004〕285号）执行，并结合患者的病情决定抗菌药物的选择与使用时间。

释义

■ 胃癌术后获取足够数目（不少于15枚）的淋巴结需要、外科共同配合，是诊疗单位胃癌诊治质量的关键指标。

■ 胃癌标准的病理报告应包括大体标本描述及病理诊断内容。Lauren分型应作为病理报告常规。淋巴结应描述为：受累淋巴结数目/检取淋巴结总数目。

■ 应分组报告淋巴结转移情况；原发肿瘤的HER2免疫组织化学检测应作为常规。

■ 术后1～7天应根据患者的恢复状况按时复查，包括血象、肝肾功能、电解质情况、血糖等，及时掌握患者状态并完成相应处置。除常规项目外，可根据患者围术期出现的异常情况添加相关检查以便准确把握并正确处理。

■ 患者因手术导致免疫功能低下，可考虑选用免疫调节药，如脾多肽注射液等，以提高免疫功能，利于疾病恢复。

（十）出院标准

1. 伤口愈合好：引流管拔除，伤口无感染、无皮下积液。
2. 患者恢复经口进食，无需静脉输液，可以满足日常能量和营养素供给。
3. 没有需要住院处理的并发症。

释义

■ 在伤口基本愈合，无感染、无积液及脂肪液化情况下，如患者同意且条件允许，可出院后拆线。

■ 对于肠内营养管饲患者，在本人或家属掌握肠内营养流程情况下，可出院继续予以肠内营养，直到恢复经口进食。

■ 出院证明材料中，应包括手术时间及方式、肿瘤的详细病理诊断、出院注意事项、下一步治疗方案及复查计划等。

■ 无需住院处理的并发症包括胃肠道功能紊乱（便秘、腹泻）、食欲缺乏、近端胃切除患者反酸、术后轻度贫血、引流管口尚未完全愈合、营养不良等。

（十一）变异及原因分析

1. 围术期的合并症或并发症，需要进行相关的诊断和治疗，导致住院时间延长、费用增加。
2. 胃癌根治术中，胃的切除范围根据肿瘤部位、大小、浸润程度等决定，联合脏器切除术根据胃癌浸润脏器而定。

释义

■ 围术时伴随疾病，住院期间必须予以治疗或调整改善，否则增加手术风险或术后增加患者出现并发症概率，影响恢复。如高血压、未良好控制的糖尿病、呼吸道感染、梗阻造成营养不良、出血、贫血、术前放化疗等情况，造成术前准备时间及住院时间延长，以及住院费用增加，应视为变异情况。

■ 术后出现并发症，包括感染情况（肺部感染、泌尿系统感染等）、出血（急性出血、慢性失血及延迟出血）、吻合口瘘、胰瘘、胆瘘、机械性梗阻、伤口延迟愈合等情况，部分并发症需进行再次手术解决，部分需经过相应的非手术治疗，造成准备时间及术后住院时间延长，以及住院费用增加，应视为变异情况。

■ 患者或家属于术前准备期间因自身原因提出放弃手术或终止治疗出院，患者或家属术后恢复期间在尚未达到出院标准因自身原因提出终止治疗自动出院，应视为变异情况。

（十二）参考费用标准

4～7 万元。

释义

■ 建议参考费用标准为：8～12万元。

四、胃癌联合脏器切除术临床路径给药方案

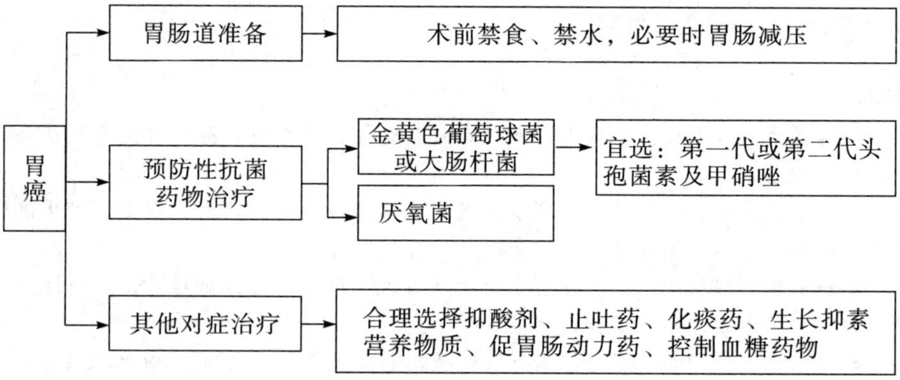

【用药选择】

1. 为预防术后切口感染，应针对金黄色葡萄球菌，大肠杆菌等革兰阴性杆菌以及部分厌氧菌选用药物。

2. 进入消化道的手术可以用第一代头孢菌素，常用的注射剂有头孢唑林、头孢噻肟、头孢拉定等，口服制剂有头孢拉定、头孢氨苄和头孢羟氨苄等。但考虑到深部器官或腔隙感染常由革兰阴性杆菌引起，可以选用第二代头孢菌素，注射剂有头孢呋辛、头孢替安等，口服制剂有头孢克洛、头孢呋辛酯和头孢丙烯等。考虑到厌氧菌感染，可以给予口服甲硝唑等。

3. 根据病情，按照《国家基本药物》目录要求选择

①抑酸剂，如奥美拉唑、兰索拉唑等。

②止吐药，如甲氧氯普胺等。

③纠正贫血。

④化痰药。

⑤镇痛药，若患者术后疼痛剧烈，给予术后镇痛泵或吗啡皮下注射，常用量：一次5～15mg，一日10～40mg；极量：一次20mg，一日60mg。

⑥肠内肠外营养药物等，术后加强营养支持治疗，按照能量估计分配原则给予肠外营养，肠内营养应尽早给予以维持肠屏障功能，待患者能经口进食后停用。

⑦注意调节水、电解质和酸碱平衡紊乱。

⑧生长抑素或生长抑素类似物：静脉给药，通过慢速冲击注射（3～5分钟）0.25mg或以每小时0.25mg的速度连续滴注给药（一般是每小时每公斤体重用药量为0.0035mg），3mg配备够使用12小时的药液。

⑨Caprini评分≥3分的运用低分子肝素钠，<3分的不推荐使用。低分子肝素钠预防VTE，皮下注射，1次/天。建议术前12小时开始给药，4000～4500IU。

【抗菌药物药学提示】

1. 接受胃癌联合脏器切除手术者，应在术前0.5～2小时给药，或麻醉开始时给药，使手术切口暴露时局部组织中已达到足以杀灭手术过程中入侵切口细菌的药物浓度。
2. 若手术时间超过3小时，或失血量大（>1500ml），可手术中予以第2剂。
3. 接受胃癌联合脏器切除术者，抗菌药物的有效覆盖时间应包括整个手术过程和手术结束后4小时。总的预防用药时间不超过24小时，必要情况下可延长至48小时。

【注意事项】

1. 胃癌联合脏器切除术切口属于Ⅱ类切口，由于手术部位存在大量人体寄生菌群，手术时可能污染手术野，导致感染，故需要常规预防性使用抗菌药物。
2. 用药前必须详细询问患者先前有否对头孢菌素类、青霉素类或其他药物的过敏史，并作相应的皮试。

五、推荐表单

（一）医师表单

胃癌联合脏器切除术临床路径医师表单

适用对象：第一诊断胃癌（ICD-10：C16）

行胃癌联合脏器切除术（ICD-9-CM-3：43.5-43.9）

患者姓名：	性别：　年龄：　门诊号：	住院号：
住院日期：　年　月　日	**出院日期：**　年　月　日	**标准住院日：18～20 天**

时间	住院第 1 天	住院第 2 天	住院第 3～4 天
主要诊疗工作	□ 询问病史及体格检查 □ 完成病历书写 □ 完善检查 □ 上级医师查房与初步术前评估 □ 初步确定手术方式和日期	□ 上级医师查房，根据检查结果完善诊疗方案 □ 根据检查结果进行术前分期，判断手术切除的可能性 □ 完成必要的会诊 □ 完成上级医师查房记录等病历书写	□ 上级医师查房，根据检查结果完善诊疗方案 □ 根据检查结果进行术前分期，判断手术切除的可能性 □ 完成必要的会诊 □ 完成上级医师查房记录等病历书写
重点医嘱	**长期医嘱** □ 外科护理常规 □ 一级或二级护理 □ 饮食：禁食、禁水或软质半流质为主，根据患者情况雾化、肺功能锻炼 **临时医嘱** □ 血常规、尿常规、大便常规+隐血 □ 肝功能、肾功能、电解质、凝血功能、生化全套、消化道肿瘤标志物、感染性疾病筛查，血型，必要时备皮 □ 胃镜、钡餐造影，必要时行超声内镜检查 □ 腹部及盆腔超声、CT 平扫+强化 □ 应激反应 □ X 线胸片、心电图；有条件时建议选择 PET-CT 查转移灶	**长期医嘱** □ 外科护理常规 □ 二级护理 □ 饮食：根据患者情况 □ 患者既往疾病基础用药 **临时医嘱** □ 开始术前营养支持（营养不良或幽门梗阻者） □ 继续完善术前检查盆腔超声、CT，肺功能，超声心动图 □ 病理或会诊病理 □ 行血型、配血	**长期医嘱** □ 外科护理常规 □ 二级护理 □ 饮食：根据患者情况 □ 患者既往疾病基础用药 **临时医嘱** □ 继续术前营养支持（营养不良或贲门幽门梗阻者） □ 纠正贫血、低蛋白血症、水电解质紊乱（酌情） □ 抑酸护胃 □ 必要时免疫治疗 □ 检验（急） □ 输血，白蛋白

续　表

时间	住院第1天	住院第2天	住院第3~4天
主要护理工作	□ 入院宣教 □ 入院护理评估 □ 实施相应级别护理及饮食护理 □ 告知相关检验项目及注意事项，指导并协助患者到相关科室进行检查 □ 入院处置（卫生处置，戴腕带） □ 执行医嘱，抽血	□ 病情观察 □ 晨起空腹留取实验室检查 □ 实施相应级别护理及饮食护理 □ 告知特殊检查注意事项 □ 指导并协助患者进行检查 □ 相关治疗配合及用药指导 □ 心理疏导	□ 病情观察 □ 必要时肠道准备 □ 根据患者血红蛋白，血白蛋白情况予以其他相关 □ 晨起空腹留取实验室检查 □ 实施相应级别护理及饮食护理 □ 告知特殊检查注意事项 □ 指导并协助患者进行检查 □ 相关治疗配合及用药指导 □ 心理疏导
病情变异记录	□ 无　□ 有，原因： 1. 2.	□ 无　□ 有，原因： 1. 2.	□ 无　□ 有，原因： 1. 2.
医师签名			

时间	住院第4~5天 （手术准备日）	住院第5~6天 （手术日）	住院第6~7天 （术后第1日）
主要诊疗工作	□ 术前讨论：确定手术方案 □ 签署手术知情同意书、自费用品协议书、输血同意书 □ 麻醉科医师看患者并完成麻醉前评估 □ 向患者及家属交待围术期注意事项 □ 备皮	□ 导尿，插胃管或营养管 □ 补充液体 □ 进行术中分期，根据分期决定手术范围 □ 确定有无手术、麻醉并发症 □ 向患者及家属交代术中情况及术后注意事项 □ 术者完成手术记录 □ 上级医师查房 □ 完成术后病程记录和上级医师查房记录	□ 上级医师查房，对手术及手术伤口进行评估 □ 完成病历书写 □ 注意观察胃液、腹腔引流液的量、颜色、性状 □ 观察胃肠功能恢复情况 □ 注意观察生命体征 □ 根据情况决定是否需要复查实验室检查
重点医嘱	**长期医嘱** □ 同前 **临时医嘱** □ 术前医嘱 □ 拟明日在连续硬膜外或全身麻醉下行扩大胃癌根治术 □ 通知麻醉会诊 □ 营养支持 □ 流质饮食 □ 术前小时禁食、禁水 □ 明晨置胃管、营养管、尿管 □ 手术区域皮肤准备 □ 肠道准备（口服药物或灌肠） □ 抗菌药物皮试 □ 备血 □ 通知血库手术用血 □ 其他特殊医嘱 □ 快速康复［术前12小时饮800ml碳水化合物（12.5%）饮品，术前2~3小时再饮400ml］	**长期医嘱** □ 胃外科手术术后护理常规 □ 一级护理 □ 心电监护、SpO_2 监护 □ 禁食、禁水 □ TPN □ 胃管护理 □ 胃肠减压接袋记量 □ 腹腔引流接袋记量 □ 尿管接袋记量 □ 中心静脉置管护理 □ 肠外静脉营养支持治疗 □ 保留营养管 □ 记录出入量 □ 肝素钠；必要时生长抑素 **临时医嘱** □ 术前30分钟抗菌药物使用 □ 手术后半卧位 □ 心电、SpO_2 监护 □ 持续吸氧 □ 持续胃肠减压 □ 抑酸（胃次全切除者）可选 □ 镇痛、补液 □ 抗菌药物	**长期医嘱** □ 同前 □ TPN **临时医嘱** □ 心电监护、SpO_2 监护 □ 持续吸氧 □ 复查血常规、电解质、血糖，根据结果决定是否需要输血，调整电解质、血糖等 □ 镇痛、补液、支持治疗 □ 术后24小时内进行鼻饲 □ 改善呼吸功能，祛痰，雾化 □ 根据情况决定是否给予保肝治疗

续　表

时间	住院第4～5天 （手术准备日）	住院第5～6天 （手术日）	住院第6～7天 （术后第1日）
主要护理工作	□ 病情观察 □ 流质饮食 □ 手术前皮肤准备、交叉配血、抗菌药物皮试 □ 手术前肠道准备 □ 手术前物品准备 □ 手术前心理疏导及手术相关知识的指导 □ 告知患者术前8小时禁食、禁水 □ 促进睡眠（环境、药物）	□ 晨起完成术前常规准备 □ 置胃管、营养管、尿管，术前30分钟静脉输注抗菌药物 □ 全身麻醉复苏物品准备 □ 与医师进行术后患者交接 □ 书写重症护理记录 □ 各种管道的观察与护理 □ 观察患者病情变化 □ 准确记录出入量	□ 各种管道的观察与护理 □ 观察患者病情变化 □ 书写重症护理记录 □ 准确记录出入量 □ 协助患者床上活动，促进肠蠕动恢复，预防并发症发生 □ 用药及相关治疗指导
病情变异记录	□ 无　□ 有，原因： 1. 2.	□ 无　□ 有，原因： 1. 2.	□ 无　□ 有，原因： 1. 2.
医师签名			

时间	住院第7或8天 （术后第2日）	住院第8或9天 （术后第3日）	住院第9或10~12天 （术后第4~6日）
主要诊疗工作	□ 上级医师查房，进行手术及伤口评估 □ 完成病历书写 □ 观察胃肠功能恢复情况，决定是否拔除胃管 □ 注意观察胃液、腹腔引流液的量、颜色、性状 □ 注意观察生命体征 □ 根据情况决定是否需要复查	□ 上级医师查房，进行术后恢复及伤口评估 □ 完成常规病历书写 □ 根据腹腔引流液情况，拔除部分引流管 □ 根据胃肠功能恢复情况，决定是否拔除胃管 □ 注意观察生命体征 □ 根据情况决定是否需要复查实验室检查等	□ 上级医师查房，进行手术及伤口评估 □ 完成常规病历书写 □ 根据腹腔引流液情况，拔除全部引流管 □ 根据情况决定是否需要复查血常规、肝肾功能、电解质、血糖等
重点医嘱	**长期医嘱** □ 同前 □ 饮食：禁经口饮食 **临时医嘱** □ 测心率、血压 □ 持续吸氧 □ 改善呼吸功能，祛痰，雾化	**长期医嘱** □ 一级护理 □ 腹腔引流接袋记量 □ 保留营养管 □ 记录出入量 □ 观察引流情况，肠道功能恢复情况 **临时医嘱** □ 排除吻合口瘘 □ 测心率、血压 □ 继续营养支持	**长期医嘱** □ 二级护理 □ 饮食：全胃切除者，禁食或流质饮食；远侧胃大部切除者，经口流质饮食 □ 保留营养管 □ 停心电监护，停尿管，远侧胃大部切除者拔胃管 □ 记录出入量 **临时医嘱** □ 必要时复查血常规、肝肾功能、电解质、血糖 □ 伤口换药 □ 拔引流管 □ 逐渐减少肠外营养
主要护理工作	□ 各种管道的观察与护理 □ 观察患者病情变化 □ 书写护理记录 □ 准确记录出入量 □ 协助患者活动，促进肠蠕动恢复，预防并发症发生 □ 用药及相关治疗指导	□ 做好饮食指导 □ 拔除胃管后的观察 □ 各种管道的观察与护理 □ 观察患者病情变化 □ 书写护理记录 □ 准确记录出入量 □ 协助患者活动，促进肠蠕动恢复，预防并发症发生 □ 肠内营养液灌注后的观察 □ 心理及生活护理	□ 做好饮食指导 □ 各种管道的观察与护理 □ 定时观察患者病情变化 □ 书写一般护理记录 □ 准确记录出入量 □ 鼓励患者下床活动，并逐步增加活动量 □ 肠内营养液灌注后的观察 □ 心理及生活护理
病情变异记录	□ 无 □ 有，原因： 1. 2.	□ 无 □ 有，原因： 1. 2.	□ 无 □ 有，原因： 1. 2.
医师签名			

时间	住院第 13 天 （术后第 7 日）	住院第 14～16 天 （术后第 8～10 日，出院日）
主要诊疗工作	□ 上级医师查房，进行手术及伤口评估 □ 完成常规病历书写 □ 根据腹腔引流液情况，拔除全部引流管 □ 根据情况决定是否需要复查血常规、肝肾功能，电解质、血糖等	□ 根据术后病理进行病理分期，制订进一步治疗计划 □ 上级医师查房，进行手术后评估，明确是否出院 □ 评估切口恢复情况 □ 完成出院记录、病案首页、出院证明书等 □ 向患者交待出院后注意事项，及进一步治疗计划，预约复诊日期，告知化疗方案
重点医嘱	**长期医嘱** □ 二级护理 □ 饮食：远侧胃大部切除者经口半流质饮食，全胃切除者经口流质饮食 □ 停营养管 **临时医嘱** □ 必要时复查血常规、肝肾功能、电解质、血糖、引流液实验室检查，腹部超声或 CT □ 换药 □ 远侧胃大部切除者拔鼻饲管 □ 全胃切除者拆线 □ 逐渐减少肠外营养 □ 促进排气 □ 可能需要的检查 □ 可疑腹腔感染检查 □ 雾化吸入 □ 化痰 □ 保肝 □ 纠正贫血 □ 补液，升白蛋白 □ 营养支持 □ 抗感染	**出院医嘱** □ 8 天，远侧胃大部切除者出院；9 天，全胃切除者经口半流质饮食；10 天，全胃切除者出院 □ 出院带药 □ 门诊随诊，定期化疗 □ 门诊随诊，定期复查 □ 快速检验：复查血常规、肝功能、肿瘤标志物 □ 临出院治疗
主要护理工作	□ 做好饮食指导 □ 各种管道的观察与护理 □ 定时观察患者病情变化 □ 书写一般护理记录 □ 准确记录出入量 □ 肠内营养液灌注后的观察 □ 心理及生活护理	□ 告知拆线及拔管后相关注意事项 □ 对即将出院的患者进行出院指导
病情变异记录	□ 无　□ 有，原因： 1. 2.	□ 无　□ 有，原因： 1. 2.
医师签名		

（二）护士表单

胃癌联合脏器切除术临床路径护士表单

适用对象：第一诊断胃癌（ICD-10：C16）

行胃癌联合脏器切除术（ICD-9-CM-3：43.5-43.9）

患者姓名：	性别：　　年龄：　　门诊号：	住院号：
住院日期：　　年　月　日	出院日期：　　年　月　日	标准住院日：18～20天

时间	住院第1天	住院第2～4天	住院第4或5天（手术日）
主要诊疗工作	□ 入院宣教 介绍病房环境、设施 介绍主管医师、责任护士、护士长 介绍住院注意事项 告知探视制度	□ 术前宣教 □ 告知术前检查、实验室检查项目及注意事项 □ 宣教疾病知识、说明手术的目的 □ 术前准备及手术过程；强调洗胃的重要性 □ 告知围术期营养支持的重要性 □ 告知相关药物知识及不良反应预防 □ 训练床上排尿便、深呼吸、咳嗽 □ 责任护士与患者沟通，了解心理反应，指导应对方法 □ 告知家属等候区位置	□ 术后当日宣教 □ 告知监护设备的功能及注意事项 告知胃管、营养管、引流管等管路的功能及注意事项 告知饮食、体位的要求 告知术后可能出现情况的应对方式 □ 给予患者及家属心理支持 □ 再次明确探视陪护须知
护理处置	□ 核对患者信息，佩戴腕带 □ 卫生处置：剪指（趾）甲、洗澡，更换病号服 □ 入院评估	□ 协助医师完成术前检查实验室检查 □ 术前准备 □ 交叉配血 □ 皮肤准备 □ 抗菌药物皮试 □ 洗胃 □ 肠道准备 □ 术前晚禁食、禁水	□ 术前置胃管 □ 送手术 摘除患者各种活动物品 核对患者资料及药物 核对手术交接单，签字确认 □ 接手术 核对患者及资料，签字确认 接通各管路，保持畅通 给予吸氧、心电监护
基础护理	□ 三级护理 □ 患者安全管理	□ 三级护理 □ 卫生处置 □ 患者睡眠管理 □ 患者安全管理	□ 特级护理 □ 卧位护理：协助翻身、床上 □ 移位、预防压疮 □ 排泄护理 □ 患者安全管理
专科护理	□ 护理查体 □ 跌倒、压疮等风险因素评估，需要时安置	□ 护理查体 □ 跌倒、压疮等风险因素评估，需要时安置	□ 护理查体 □ 跌倒、压疮等风险因素评估，需要时安置

续　表

时间	住院第 1 天	住院第 2 ~4 天	住院第 4 或 5 天 （手术日）
病情变异情况	□无　□有，原因： 1. 2.	□无　□有，原因： 1. 2.	□无　□有，原因： 1. 2.
护士签名			

时间	住院第 6 ~ 13 天 （术后第 1 ~ 7 日）	住院第 14、15 或 16 天 （出院日）
健康宣教	□ 术后宣教 □ 药物作用及频率 □ 饮食、活动指导 □ 强调拍背咳嗽的重要性 □ 复查患者对术前宣教内容的掌握程度 □ 指导下床活动注意事项 □ 告知拔管后注意事项 □ 告知拆线注意事项 □ 疾病恢复期注意事项	□ 出院宣教 □ 复查时间 □ 服药方法 □ 活动方法 □ 饮食指导 □ 告知办理出院的流程 □ 指导出院带管的注意事项
护理处置	□ 遵医嘱完成相应检查及治疗 □ 拔导尿管，训练膀胱功能	□ 办理出院手续
基础护理	□ 特级或一级护理（根据患者病情和自理能力给予相应的护理级别） □ 晨晚间护理 □ 协助翻身、下床活动 □ 排泄护理 □ 协助进食、进水 □ 患者安全管理	□ 二级护理 □ 晨晚间护理 □ 协助进食、进水 □ 患者安全管理
专科护理	□ 病情观察，记特护记录 □ 评估生命体征、引流液性质及量、出入量、伤口敷料、皮肤情况 □ 遵医嘱给予抗感染、营养支持治疗 □ 鼓励患者下床活动 □ 肠内营养的护理 □ 心理护理	□ 病情观察 □ 心理护理
病情变异情况	□ 无　□ 有，原因： 1. 2.	□ 无　□ 有，原因： 1. 2.
护士签名		

（三）患者表单

胃癌联合脏器切除术临床路径患者表单

适用对象：第一诊断胃癌（ICD-10：C16）

　　　　　行胃癌联合脏器切除术（ICD-9-CM-3：43.5-43.9）

患者姓名：	性别：　　年龄：　　门诊号：	住院号：
住院日期：　　年　月　日	**出院日期：**　　年　月　日	**标准住院日：18 ~20 天**

时间	入院	住院第 2 ~3 天
医患配合	□ 配合询问病史、收集资料，详细告知既往史、用药史、过敏史、家族史 □ 如服用抗凝药，明确告知 □ 配合进行体格检查 □ 有任何不适告知医师	□ 配合完善术前相关检查、实验室检查：采血、留尿便、心电图、肺功能、X 线胸片、胃镜、上消化道造影、腹部及盆部 B 超和 CT 等常规项目。需要时完成特殊检查，如 PET-CT、MRI 等（腹部检查要空腹） □ 医师与患者及家属介绍病情及手术谈话、术前签字 □ 麻醉师对患者进行术前访视
护患配合	□ 配合测量体温、脉搏、呼吸、血压、体重 □ 配合完成入院护理评估 □ 接受入院宣教（环境介绍、病室规定、订餐制度、探视制度、贵重物品保管等） □ 有任何不适告知护士	□ 配合测量体温、脉搏、呼吸、询问排便次数 □ 接受术前宣教 □ 接受配血，以备术中需要时用 □ 抗菌药物皮试 □ 接受备皮 □ 自行卫生处置：剪指（趾）甲、剃胡须、洗澡 □ 肠道准备 □ 准备好必要用物、吸水管、纸巾 □ 取下义齿、饰品等，贵重物品交家属保管
饮食	□ 普通饮食	□ 普通饮食或半流质饮食：术前 12 小时禁食、禁水
排泄	□ 正常排尿便	□ 正常排尿便
医师签名	□ 正常活动	□ 正常活动

时间	手术后	出院
医患配合	□ 术中分期，根据分期决定手术范围 □ 确定有无手术、麻醉并发症 □ 向患者及家属交代术中情况及术后注意事项 □ 术者完成手术记录 □ 上级医师查房 □ 完成术后病程记录和上级医师查房记录	□ 上级医师查房，对手术及手术伤口进行评估 □ 完成病历书写 □ 注意观察胃液、腹腔引流液的量、颜色、性状 □ 观察胃肠功能恢复情况 □ 注意观察生命体征 □ 根据情况决定是否需要复查实验室检查
护患配合	□ 配合定时测量生命体征、每日询问排便 □ 配合冲洗胃管，查看引流管，检查伤口情况 □ 接受输液、注射、服药、雾化吸入等治疗 □ 配合营养管注入肠内营养液 □ 配合夹闭尿管，训练膀胱功能 □ 配合晨晚间护理 □ 接受进食、进水、排便等生活护理 □ 配合拍背咳嗽，预防肺部并发症 □ 配合活动，预防压疮 □ 注意活动安全，避免坠床或跌倒 □ 配合执行探视及陪护	□ 接受出院宣教 □ 办理出院手续 □ 获取出院带药 □ 知道服药方法、作用、注意事项 □ 知道护理伤口方法 □ 知道复印病历方法
饮食	□ 肛门排气前禁食、禁水 □ 肠道功能恢复后，根据医嘱试饮水，无恶心呕吐可进少量清流质饮食，到流质饮食再过渡到半流质饮食	□ 根据医嘱，从半流质饮食过渡到普通饮食
排泄	□ 保留尿管至正常排尿便	□ 正常排尿便
活动	□ 根据医嘱，半卧位至床边或下床活动 □ 注意保护管路，无牵拉、脱出等	□ 正常适度活动，避免疲劳

附：原表单（2012年版）

胃癌联合脏器切除术临床路径表单

适用对象：第一诊断胃癌（ICD-10：C16）

行胃癌联合脏器切除术（ICD-9-CM-3：43.5-43.9）

患者姓名：	性别：　　年龄：　　门诊号：	住院号：
住院日期：　　年　月　日	出院日期：　　年　月　日	标准住院日：18～20天

时间	住院第1天	住院第2天	住院第3～4天
主要诊疗工作	□ 询问病史及体格检查 □ 完成病历书写 □ 完善检查 □ 上级医师查房与初步术前评估 □ 初步确定手术方式和日期	□ 上级医师查房，根据检查结果完善诊疗方案 □ 根据检查结果进行术前分期，判断手术切除的可能性 □ 完成必要的会诊 □ 完成上级医师查房记录等病历书写	□ 上级医师查房，根据检查结果完善诊疗方案 □ 根据检查结果进行术前分期，判断手术切除的可能性 □ 完成必要的会诊 □ 完成上级医师查房记录等病历书写
重点医嘱	**长期医嘱** □ 外科护理常规 □ 二级护理 □ 饮食：根据患者情况 **临时医嘱** □ 血常规、尿常规、大便常规+隐血 □ 肝功能、肾功能、电解质、凝血功能、消化道肿瘤标志物、感染性疾病筛查、幽门螺杆菌检查 □ 胃镜、钡餐造影 □ 腹部及盆腔（妇科）超声（女性）、或腹部及盆腔CT平扫+强化 □ X线胸片、心电图	**长期医嘱** □ 外科护理常规 □ 二级护理 □ 饮食：根据患者情况 □ 患者既往疾病基础用药 **临时医嘱** □ 开始术前营养支持（营养不良或幽门梗阻者） □ 继续完善术前检查盆腔超声、盆腔强化CT，肺功能，超声心动图 □ 病理或会诊病理 □ 必要时行血型、配血	**长期医嘱** □ 外科护理常规 □ 二级护理 □ 饮食：根据患者情况 □ 患者既往疾病基础用药 **临时医嘱** □ 继续术前营养支持（营养不良或幽门梗阻者） □ 纠正贫血、低蛋白血症、水电解质紊乱（酌情）
主要护理工作	□ 入院宣教 □ 入院护理评估 □ 实施相应级别护理及饮食护理 □ 告知相关检验项目及注意事项，指导并协助患者到相关科室进行检查	□ 晨起空腹留取实验室检查 □ 实施相应级别护理及饮食护理 □ 告知特殊检查注意事项 □ 指导并协助患者进行检查 □ 相关治疗配合及用药指导 □ 心理疏导	□ 晨起空腹留取实验室检查 □ 实施相应级别护理及饮食护理 □ 告知特殊检查注意事项 □ 指导并协助患者进行检查 □ 相关治疗配合及用药指导 □ 心理疏导
病情变异记录	□ 无　□ 有，原因： 1. 2.	□ 无　□ 有，原因： 1. 2.	□ 无　□ 有，原因： 1. 2.

续　表

时间	住院第 1 天	住院第 2 天	住院第 3 ~4 天
护士签名			
医师签名			

时间	住院第 4～5 天 （手术准备日）	住院第 5～6 天 （手术日）	住院第 6～7 天 （术后第 1 日）
主要诊疗工作	□ 术前讨论，确定手术方案 □ 签署手术知情同意书、自费用品协议书、输血同意书 □ 麻醉科医师看患者并完成麻醉前评估 □ 向患者及家属交待围术期注意事项	□ 进行术中分期，根据分期决定手术范围 □ 确定有无手术、麻醉并发症 □ 向患者及家属交代术中情况及术后注意事项 □ 术者完成手术记录 □ 上级医师查房 □ 完成术后病程记录和上级医师查房记录	□ 上级医师查房，对手术及手术伤口进行评估 □ 完成病历书写 □ 注意观察胃液、腹腔引流液的量、颜色、性状 □ 观察胃肠功能恢复情况 □ 注意观察生命体征 □ 根据情况决定是否需要复查实验室检查
重点医嘱	**长期医嘱** □ 同前 **临时医嘱** □ 术前医嘱 □ 拟明日在连续硬膜外或全身麻醉下行扩大胃癌根治术 □ 明晨禁食、禁水 □ 明晨置胃管、营养管、尿管 □ 手术区域皮肤准备 □ 肠道准备（口服药物或灌肠） □ 抗菌药物皮试 □ 备血，其他特殊医嘱	**长期医嘱** □ 外科手术术后护理常规 □ 一级护理 □ 心电监护、SpO_2 监护 □ 禁食、禁水 □ 胃肠减压接袋记量 □ 腹腔引流接袋记量 □ 尿管接袋记量 □ 保留营养管 □ 记录出入量 **临时医嘱** □ 手术后半卧位 □ 心电、SpO_2 监护 □ 持续吸氧 □ 抑酸（胃次全切除者） □ 镇痛、补液 □ 抗菌药物	**长期医嘱** □ 同前 **临时医嘱** □ 心电监护、SpO_2 监护 □ 持续吸氧 □ 复查血常规、电解质、血糖，根据结果决定是否需要输血，调整电解质、血糖等 □ 换药 □ 镇痛、补液、支持治疗 □ 抗菌药物 □ 改善呼吸功能，祛痰，雾化 □ 根据情况决定是否给予保肝治疗
主要护理工作	□ 手术前皮肤准备、交叉配血、抗菌药物皮试 □ 手术前肠道准备 □ 手术前物品准备 □ 手术前心理疏导及手术相关知识的指导 □ 告知患者明晨禁食、禁水	□ 晨起完成术前常规准备 □ 置胃管、营养管、尿管，术前 30 分钟静脉输注抗菌药物 □ 全身麻醉复苏物品准备 □ 与医师进行术后患者交接 □ 书写重症护理记录 □ 各种管道的观察与护理 □ 观察患者病情变化 □ 准确记录出入量	□ 各种管道的观察与护理 □ 观察患者病情变化 □ 书写重症护理记录 □ 准确记录出入量 □ 协助患者床上活动，促进肠蠕动恢复，预防并发症发生 □ 用药及相关治疗指导
病情变异记录	□ 无　□ 有，原因： 1. 2.	□ 无　□ 有，原因： 1. 2.	□ 无　□ 有，原因： 1. 2.
护士签名			

续 表

时间	住院第4～5天 （手术准备日）	住院第5～6天 （手术日）	住院第6～7天 （术后第1日）
医师签名			

时间	住院第 7 或 8 天 （术后第 2 日）	住院第 8 或 9 天 （术后第 3 日）	住院第 9 或 10 ~ 15 天 （术后第 4 ~ 9 日）
主要诊疗工作	□ 上级医师查房，进行手术及伤口评估 □ 完成病历书写 □ 观察胃肠功能恢复情况，决定是否拔除胃管 □ 注意观察胃液、腹腔引流液的量、颜色、性状 □ 注意观察生命体征 □ 根据情况决定是否需要复查	□ 上级医师查房，进行术后恢复及伤口评估 □ 完成常规病历书写 □ 根据腹腔引流液情况，拔除部分引流管 □ 根据胃肠功能恢复情况，决定是否拔除胃管 □ 注意观察生命体征 □ 根据情况决定是否需要复查实验室检查等	□ 上级医师查房，进行手术及伤口评估 □ 完成常规病历书写 □ 根据腹腔引流液情况，拔除全部引流管 □ 根据情况决定是否需要复查血常规、肝肾功能、电解质、血糖等
重点医嘱	**长期医嘱** □ 同前 □ 饮食：禁食 **临时医嘱** □ 测心率、血压 □ 持续吸氧 □ 考虑开始肠内营养，继续支持治疗 □ 抗菌药物 □ 改善呼吸功能，祛痰，雾化	**长期医嘱** □ 一级护理 □ 饮食：禁食 □ 腹腔引流接袋记量 □ 保留营养管 □ 记录出入量 □ 观察引流情况，肠道功能恢复情况 **临时医嘱** □ 测心率、血压 □ 继续营养支持	**长期医嘱** □ 二级护理 □ 饮食：禁食或流质饮食 □ 保留营养管 □ 停心电监护，停尿管，停胃管 □ 记录出入量 **临时医嘱** □ 必要时复查血常规、肝肾功能、电解质、血糖 □ 伤口换药 □ 拔引流管 □ 逐渐减少肠外营养
主要护理工作	□ 各种管道的观察与护理 □ 观察患者病情变化 □ 书写护理记录 □ 准确记录出入量 □ 协助患者活动，促进肠蠕动恢复，预防并发症发生 □ 用药及相关治疗指导	□ 做好饮食指导 □ 拔除胃管后的观察 □ 各种管道的观察与护理 □ 观察患者病情变化 □ 书写护理记录 □ 准确记录出入量 □ 协助患者活动，促进肠蠕动恢复，预防并发症发生 □ 肠内营养液灌注后的观察 □ 心理及生活护理	□ 做好饮食指导 □ 各种管道的观察与护理 □ 定时观察患者病情变化 □ 书写一般护理记录 □ 准确记录出入量 □ 鼓励患者下床活动，并逐步增加活动量 □ 肠内营养液灌注后的观察 □ 心理及生活护理
病情变异记录	□ 无 □ 有，原因： 1. 2.	□ 无 □ 有，原因： 1. 2.	□ 无 □ 有，原因： 1. 2.
护士签名			
医师签名			

时间	住院第 16～18 天 （术后第 10～12 日）	住院第 18～20 天 （术后第 12～14 日，出院日）
主要诊疗工作	□ 上级医师查房，进行手术及伤口评估 □ 完成常规病历书写 □ 根据腹腔引流液情况，拔除全部引流管 □ 根据情况决定是否需要复查血常规、肝肾功能、电解质、血糖等	□ 完成出院记录、病案首页、出院证明书等 □ 向患者交待出院后注意事项及进一步治疗计划，预约复诊日期，告知化疗方案
重点医嘱	**长期医嘱** □ 二级护理 □ 饮食：流质饮食 □ 停营养管 **临时医嘱** □ 必要时复查血常规、肝肾功能、电解质、血糖、引流液实验室检查，腹部超声或 CT □ 换药 □ 拔引流管，拆线 □ 逐渐减少肠外营养	**出院医嘱** □ 门诊随诊 □ 复查血常规、肝功能、肿瘤标志物
主要护理工作	□ 做好饮食指导 □ 各种管道的观察与护理 □ 定时观察患者病情变化 □ 书写一般护理记录 □ 准确记录出入量 □ 肠内营养液灌注后的观察 □ 心理及生活护理	□ 告知拆线及拔管后相关注意事项 □ 对即将出院的患者进行出院指导
病情变异记录	□ 无　□ 有，原因： 1. 2.	□ 无　□ 有，原因： 1. 2.
护士签名		
医师签名		

第十七章

克罗恩病临床路径释义

一、克罗恩病编码

1. 国家卫生和计划生育委员会原编码：

疾病名称及编码：克罗恩病（ICD-10：K50）

手术操作名称及编码：单肠段切除吻合术（ICD-9-CM-3：45.62/45.72-45.8）

2. 修改编码：

疾病名称及编码：克罗恩病（ICD-10：K50）

手术操作名称及编码：小肠部分切除术（ICD-9-CM-3：45.61-45.62）

大肠部分切除术（ICD-9-CM-3：45.7）

二、临床路径检索方法

K50 伴（45.61/45.62/45.7）

三、克罗恩病临床路径标准住院流程

（一）适用对象

第一诊断为克罗恩病（ICD-10：K50）

行单肠段切除吻合术（ICD-9-CM-3：45.62/45.72-45.8）。

释义

■ 适用对象编码参见第一部分。

■ 本路径适用于诊断明确的克罗恩病患者，克罗恩病是一种以药物治疗为主的疾病，当其出现梗阻、出血、穿孔、内瘘等并发症以及药物治疗效果不佳时，可考虑外科治疗。具体手术时机和指征参见《中国炎症性肠病诊断治疗规范的共识(2012 年版)》。

■ 根据患者全身和局部情况，可选择病变肠管切除吻合手术，如全身中毒症状重、一般情况差，可选择病变肠管切除、近端肠管造瘘术。

■ 手术方式应以解决症状为主。切除克罗恩肠病病变时，仅以切除有病变的部分为主，一是认为克罗恩病的病变呈节段性，二是为以后的再次、三次手术保留肠襻。再如，克罗恩病所致的狭窄，采用狭窄成形术亦即狭窄部纵切横缝，还有在内镜下行狭窄部气囊扩张者，采取非手术治疗肠外瘘。目的在于保留肠襻，避免难以处理的短肠综合征。

（二）诊断依据

根据《临床诊疗指南・普通外科分册（第 1 版）》（中华医学会编著，人民卫生出版社）、《克罗恩病的诊断及治疗标准》（中华医学会 2000 年修订）。

1. 临床表现：慢性、反复发作性右下腹或脐周腹痛、腹泻、腹胀，可伴腹部肿块、肠瘘和肛门病变，以及发热、贫血、体重下降、发育迟缓等全身症状。

2. 体征：消瘦体质，脐周轻压痛，常伴肠鸣音亢进，偶可有炎性包块或外瘘口。

3. 辅助检查：钡剂小肠造影、钡剂灌肠或纤维结肠镜检查可明确诊断，超声内镜检查有助于确定病变范围和深度，确诊需要病理结果支持。

释义

■ 克罗恩病可发生于结肠和小肠，但以回肠及右半结肠最为常见。

■ 结肠镜和活检被列为克罗恩病诊断的首选检查，镜下表现为节段性、非对称性各种黏膜炎性反应。其中最具特征性表现为非连续性病变、纵行溃疡和卵石样外观。无论结肠镜检查结果如何，均需选择有关检查明确小肠和上消化道受累情况，以便为诊断提供证据。

■ 少部分克罗恩病可累及食管、胃和十二指肠，但很少单独累及，原则上胃镜检查应列为常规检查，尤其是有消化道症状者。

■ CT 肠道成像（CTE）或磁共振肠道成像（MRE）是迄今评估小肠炎性病变的标准影像学检查。活动期克罗恩病的 CTE 表现为肠壁明显增厚（>4mm），肠黏膜明显强化伴肠壁分层改变“双边征”，肠系膜血管增多、扩张、扭曲，呈“梳齿征”。相应系膜脂肪密度增高、模糊，肠系膜淋巴结肿大。还可观察肠壁的炎性反应改变、病变分布部位和范围、肠管狭窄的存在、肠腔外并发症如瘘管形成、腹腔脓肿或蜂窝织炎。

（三）选择治疗方案的依据

根据《临床诊疗指南·普通外科分册（第 1 版）》（中华医学会编著，人民卫生出版社）、《克罗恩病的诊断及治疗标准》（中华医学会 2000 年修订）。

1. 基本治疗：包括营养支持、纠正代谢紊乱、心理支持及对症处理等。

2. 药物治疗：根据病情选择水杨酸制剂，病情重时改用免疫抑制剂或皮质类固醇激素，肠道继发感染时加用广谱抗菌药物。

3. 必要时手术治疗。

释义

■ 各单位执行克罗恩病临床路径时，要根据患者具体情况选择名称。

■ 克罗恩病患者个体之间病情差异较大，要根据指南来选择适合患者具体情况的治疗方案。

■ FMT 作为一种治疗 CDI 的方法在 2013 年美国已将其写入了临床指南。

■ 药物治疗主要以联合用药为主：①水杨酸类药物，如柳氮磺胺嘧啶、美沙拉嗪等；②肾上腺皮质激素，如泼尼松龙，同时它还可以抵制机体免疫系统；③免疫调节剂，如硫唑嘌呤；④生物制剂，如 TNFα 抗体、类克 infliximab；⑤联合应用生物制剂与免疫调节剂，如硫唑嘌呤+TNFα 抗体。最近，又有其他的生物制剂 Vedolizumab（抗 $\alpha_4\beta_7$），etrolizmab（抗 β_7抗体），PF-00547，659（抗 MACLCAM-1 抗体），toafacitinib（抑制 Janus kinase1、2 与 3）。还有用 Ustekinumab 治疗顽固性克罗恩病；更有用干细胞治疗者，亦有以肠内营养作为调控缓解期的措施。上述药物的应用，可参照炎症性肠病学组《炎症性肠病诊断与治疗的共识意见（2012 年·广州）》实施。

（四）标准住院日

9～18天。

释义

■ 克罗恩病患者入院后。常规检查包括CT、肠镜和病理等，术前准备3～6天。术后恢复7～11天。总住院时间小于18天均符合本路径要求。

■ 住院前行胃肠镜检查和病理活检明确诊断，可缩短住院日，亦符合本路径要求。

（五）进入路径标准

1. 第一诊断必须符合ICD-10：K50克罗恩病疾病编码。
2. 当患者合并其他疾病，但住院期间不需要特殊处理也不影响第一诊断的临床路径流程实施时，可以进入路径。

释义

■ 本路径适用对象为诊断明确的克罗恩病患者。对诊断不明确，需要与肠结核等疾病相鉴别时，应做相应检查或诊断性治疗，待诊断明确后再进入路径。

（六）术前准备检查项目

1. 必须的检查项目：

（1）血常规+血型、尿常规、大便常规+隐血。

（2）肝功能、肾功能、电解质、凝血功能、感染性疾病筛查（乙型肝炎、丙型肝炎、艾滋病、梅毒等）。

（3）血沉、C反应蛋白。

（4）心电图、胸部正位片。

2. 根据患者病情选择：肠镜（包括纤维结肠镜或小肠镜，可门诊完成）、腹部超声、消化道钡剂造影、CT、肺功能测定、超声心动图等。

释义

■ 腹部CT作为必须检查。

■ 必查项目是确保手术治疗安全、有效、顺利开展的基础，术前必须完成，即使在急诊手术情况下，亦要完成。

■ 为缩短平均住院日，这些检查项目可以在门诊完成。

■ 病理检查至关重要，非急诊情况下，应于术前完成。

（七）选择用药

1. 口服药物：柳氮磺胺吡啶片（SASP），或水杨酸类制剂，免疫抑制剂、地塞米松或泼尼松（必要时）。
2. 灌肠剂：地塞米松、5-ASA制剂。

3. 抗菌药物：按照《抗菌药物临床应用指导原则》（卫医发〔2004〕285 号）执行。建议使用第二代头孢菌素或头孢曲松或头孢噻肟，可加用甲硝唑；明确感染患者，可根据药敏试验结果调整抗菌药物。预防性用抗菌药物，时间为术前 0.5 小时，手术超过 3 小时加用 1 次抗菌药物；总预防性用药时间一般不超过 24 小时，个别情况可延长至 48 小时。

释义

■ 抗菌药物选择与使用时间严格按照《抗菌药物临床应用指导原则（2015 年版）》要求实施。

■ 药物的选择，要根据疾病活动性严重程度及对治疗反应的情况选择相应治疗方案，临床上用克罗恩病活动指数（CDAI 计算法）来评估疾病活动性严重程度。轻度活动性 CD 首选氨基水杨酸类，中度活动性 CD 首选激素治疗。重度活动性 CD 要考虑综合的治疗方案，包括全身使用激素、IFX 单抗以及手术治疗。

（八）手术日

入院后第 4 ~ 7 天。

1. 麻醉方式：气管内插管全身麻醉和（或）硬膜外麻醉。
2. 术中用药：麻醉常规用药。
3. 输血：根据术前血红蛋白状况及术中出血情况而定。
4. 根据患者病情使用空肠营养管，吻合器，PICC。
5. 病理学检查：切除标本解剖后作病理学检查，必要时行术中冰冻病理学检查。

释义

■ 术前用抗菌药物参考《抗菌药物临床应用指导原则》执行。

■ 手术方法分为肠管切除吻合和肠管切除造瘘，根据患者局部和全身情况而定。

■ 手术剥离显露范围较广泛，必要时可使用止血药，如注射用尖吻蝮蛇血凝酶。

（九）术后住院恢复

6 ~ 11 天。

1. 术后复查检查检验项目：

（1）必须复查的检查项目：血常规、肝肾功能、电解质。

（2）可选择的复查项目：CRP，血沉。

2. 术后用药

（1）抗菌药物：按照《抗菌药物临床应用指导原则》（卫医发〔2004〕285 号）选用药物。

（2）可选择用药：生长抑素、生长激素（必要时）。

3. 术后饮食指导。
4. 出院 1 个月内门诊复诊。

释义

■ 术后可根据患者恢复情况做必须复查的项目，并根据病情变化增加检查的频次。

■ 病理检查在患者出院前完成，要根据病理检查结果为患者制订药物治疗方案。

■ 克罗恩病肠切除术后复发率相当高。有高危因素者（吸烟、肛周病变、穿透性疾病行为、有肠切除术史等），术后需要早期开始药物治疗（术后2周开始用药），并定期复查肠镜。

（十）出院标准

1. 无发热，恢复肛门排气排便，可进半流食。
2. 没有需要住院处理的并发症和（或）合并症。

释义

■ 主治医师在出院前仔细评估，排除发生并发症（如伤口感染、吻合口漏或瘘、肠腔出血等）的可能性后决定出院。

（十一）变异及原因分析

1. 术前合并重度营养不良或合并腹盆腔脓肿、内瘘以及其他基础疾病影响手术的患者，不进入本路径。
2. 临床症状改善不明显，调整药物治疗，导致住院时间延长。
3. 复杂性病例以及需要多肠段切除，再次手术或复发性病例，不进入本路径。
4. 出现术后并发症（手术切口不愈合，吻合口瘘、术后早期炎性肠梗阻等），则转入相应临床路径。

释义

■ 对于轻微变异，不会影响最终治疗效果，仅是没有完成某一天的操作而延期，不会增加更多住院天数和住院费用，可不退出本路径。

■ 除上述变异原因外，如出现其他影响治疗效果和费用的因素要及时退出路径。同时对这些因素进行分析总结，以便日后完善路径。

四、克罗恩病临床路径给药方案

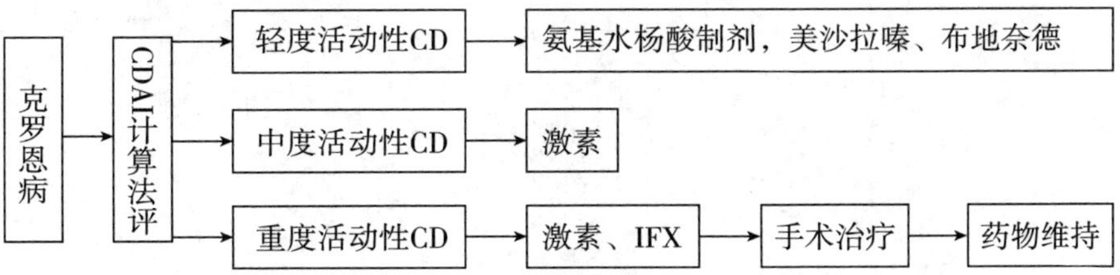

【用药选择】

1. 氨基水杨酸制剂包括 SASP、巴柳氮、奥沙拉嗪及美沙拉嗪。激素制剂，泼尼松 0.75mg/(kg·d)。达到症状缓解开始减量，每周减 5mg，至 20mg/d 时每周减 2.5mg 至停药。局部作用激素：有布地奈德。硫嘌呤类免疫抑制剂包括硫嘌呤（AZA）、6-巯基嘌呤（6-MP）。免疫抑制剂还包括肿瘤坏死因子（TNF）抑制剂英夫利昔单抗。
2. 建议使用第二代头孢菌素注射剂有头孢呋辛、头孢替安等，口服制剂有头孢克洛、头孢呋辛酯和头孢丙烯等。可加用甲硝唑；明确感染者，可根据药敏试验结果调整抗菌药物。

【药学提示】

1. 克罗恩病复发率高，轻度和中度活动性患者以药物治疗为主。即使是重度活动者，手术前后亦要密切配合药物治疗。药物的选择，可参考《中国炎症性肠病诊断治疗规范的共识意见》。激素和英夫利昔单抗，主要用于诱导重度活动性 CD 的缓解，氨基水杨酸类制剂用于维持缓解。对于高危患者，宜开展早起积极治疗，不必进行“递进式”模式治疗，一开始即给予更强的治疗方案，一是激素联合免疫抑制剂，或者直接给予英夫利昔单抗。
2. 克罗恩病患者接受常规切除手术者，应在术前 0.5～2 小时给抗菌药，或麻醉开始时给药，使手术切口暴露时局部组织中已达到足以杀灭手术过程中入侵切口细菌的药物浓度。手术时间较短（<2 小时）的清洁手术，术前用药一次即可。手术时间超过 3 小时，或失血量大（>1500ml），可手术中给予第 2 剂。

【注意事项】

1. 需要手术的 CD 患者多半病情较重，长期使用激素或者其他免疫抑制剂药物，往往合并严重营养不良和感染，存在巨大手术风险。围术期处理非常重要。手术前后要加强营养支持。
2. 用药前必须详细询问患者先前有否对头孢菌素类、青霉素类或其他药物的过敏史。
3. 硫嘌呤类药物常有骨髓抑制作用，有些用药 1 年后出现。可检测硫嘌呤甲基转移酶基因型，预测骨髓抑制的发生。

五、推荐表单

（一）医师表单

克罗恩病临床路径医师表单

适用对象：第一诊断为克罗恩病（ICD-10：K50）

行单肠段切除吻合术（ICD-9-CM-3：45.62/45.72-45.8）

患者姓名：	性别：　　年龄：　　门诊号：	住院号：
住院日期：　　年　月　日	出院日期：　　年　月　日	标准住院日：9~18天

时间	住院第1天	住院第2天	住院第3~4天 （手术前日）
主要诊疗工作	□ 询问病史和体格检查 □ 完成首次病程记录、住院病历 □ 开具实验室检查单 □ 评估有无急性并发症（如大出血、穿孔等） □ 上级医师查房	□ 上级医师查房 □ 完成术前准备与术前评估 □ 完成必要的相关科室会诊 □ 根据各项检查检验结果，进行术前讨论，确定治疗方案 □ 基础疾病治疗	□ 上级医师查房并确定下一步诊疗计划，完成上级医师查房记录，疑难病例需要全科讨论 □ 改善一般情况，完善术前准备 □ 请相应科室会诊 □ 向患者及家属介绍手术方案和可能出现的并发症，交代围术期注意事项 □ 签署各种医疗文书（病理活检、输血、麻醉、手术同意书）
重点医嘱	**长期医嘱** □ 普通外科护理常规 □ 二级护理 □ 饮食（根据患者病情） □ 必要时5-ASA制剂、激素或免疫抑制剂 □ 对症处理 **临时医嘱** □ 血常规+血型、尿常规、便常规+隐血、肝肾功能、电解质、凝血功能、感染性疾病筛查、血沉、C反应蛋白 □ 心电图、胸部正位片 □ 必要时行肠镜（包括消化内镜检查）、腹部超声、消化道钡剂造影、CT □ 必要时行肺功能测定和超声心动图 □ 排除肠结核检查如PPD试验等	**长期医嘱** □ 患者既往基础用药 □ 若有轻中度营养不良者，则予肠内肠外营养治疗 □ 其他相关治疗 **临时医嘱** □ 相关专科医师的会诊单 □ 必要时术前营养支持 □ 复查有异常的检查及化验	**长期医嘱** □ 普通外科护理常规 □ 二级护理 □ 饮食（视情况） □ 必要时5-ASA制剂、激素或免疫抑制剂 □ 对症处理 **临时医嘱** □ 既往基础用药 □ 拟明日在硬膜外麻醉或全身麻醉下行病变肠段切除吻合术 □ 术前或术中留置胃管、尿管 □ 常规皮肤准备 □ 术前麻醉辅助药 □ 预防性抗菌药物 □ 必要时行肠道准备 □ 药物过敏试验

续 表

时间	住院第1天	住院第2天	住院第3~4天 （手术前日）
病情变异记录	□无 □有，原因： 1. 2.	□无 □有，原因： 1. 2.	□无 □有，原因： 1. 2.
医师签名			

时间	住院第4～7天 （手术日）		住院第5～8天 （术后第1日）
	术前与术中	术后	
主要诊疗工作	□ 送患者入手术室 □ 麻醉准备，监测生命体征 □ 施行手术 □ 保持各引流管通畅 □ 必要时冷冻病理检查	□ 完成术后各项处理 □ 住院医师完成常规病程记录书写 □ 完成手术记录、麻醉记录和术后当天的病程记录（常规情况术后24小时内） □ 向患者及家属介绍手术情况，交代病情及术后注意事项 □ 防治肺部感染和深静脉血栓形成 □ 实施阵痛措施	□ 上级医师查房 □ 监测术后病情。观察、预判和处理可能出现的并发症（肺部感染、腹腔感染、深静脉血栓），修订监测和治疗方案 □ 实施镇痛 □ 促进肠功能早日恢复 □ 指导下地活动计划 □ 完成常规病程记录
重点医嘱	**长期医嘱** □ 今日在硬膜外麻醉和（或）全身麻醉下行病变肠段切除吻合术 □ 二级护理 □ 禁食 **临时医嘱** □ 手术切开前30分钟使用抗菌药物 □ 液体治疗 □ 相应治疗（视情况）	**长期医嘱** □ 外科术后护理常规和肠外瘘术 □ 护理常规 □ 一级护理 □ 禁食 □ 相关监护 □ 合理氧治疗 □ 记24小时出入量 □ 胃肠减压记量、腹腔引流记量、尿管接袋记量 □ 患者既往基础用药 **临时医嘱** □ 液体治疗及纠正水电解质失衡 □ 抗菌药物：手术时间长或污染重，可加用 □ 根据病情变化施行相关治疗	**长期医嘱** □ 今日在硬膜外麻醉或全身麻醉下行病变肠段切除吻合术 □ 一级护理 □ 防治肺部感染，拍背、雾化吸入 □ 下肢静脉气压泵使用、弹力袜佩戴 □ 相应监护和氧治疗记24小时出入量记录相关引流量 □ 饮食指导 □ 镇痛泵使用，镇痛药物 **临时医嘱** □ 相关检验复查 □ 引流管管理和引流记量 □ 必要时抗菌药物（非常规使用） 必要时抑酸剂（非常规使用） 必要时生长抑素（非常规使用） □ 液体和营养治疗（如根据情况小剂量开始肠内营养，逐日递进） □ 其他特殊医嘱
病情变异记录	□ 无　□ 有，原因： 1. 2.	□ 无　□ 有，原因： 1. 2.	□ 无　□ 有，原因： 1. 2.
医师签名			

时间	住院第7~13天 （术后第2~6日）	住院第10~18天 （术后第7~11日，出院日）
主要诊疗工作	□ 上级医师查房 □ 监测术后恢复情况。观察、预判和处理可能出现的并发症（肺部感染、腹腔感染、深静脉血栓） □ 根据病情变化修订治疗措施 □ 处置各种管路 □ 完成病历书写 □ 根据胃肠功能恢复情况指导饮食、减少补液 □ 早期恢复肠内营养 □ 早起下床活动	□ 上级医师查房 □ 手术效果、术后并发症、伤口愈合评估 □ 明确是否出院 □ 通知患者及其家属出院 □ 向患者及其家属交代出院后注意事项，预约复诊日期及拆线日期 □ 完成出院记录、病案首页、出院证明书 □ 将出院小结的副本交给患者或家属
重点医嘱	**长期医嘱** □ 二级或三级护理 □ 饮食指导、液体和营养治疗 □ 记录相关引流量 □ 防治肺部感染，拍背、雾化吸入 □ 下肢静脉气压泵使用、弹力袜佩戴 **临时医嘱** □ 引流管和伤口处理（视情况） □ 复查必要检验（视病情）	**临时医嘱** □ 根据患者全身状况决定检查项目 □ 拆线、换药 □ 出院带药
病情变异记录	□ 无 □ 有，原因： 1. 2.	□ 无 □ 有，原因： 1. 2.
医师签名		

（二）护士表单

克罗恩病临床路径护士表单

适用对象：第一诊断为克罗恩病（ICD-10：K50）

行单肠段切除吻合术（ICD-9-CM-3：45.62/45.72-45.8）

患者姓名：	性别：　　年龄：　　门诊号：	住院号：
住院日期：　　年　月　日	出院日期：　　年　月　日	标准住院日：9～18 天

时间	住院第 1 天	住院第 2 天	住院第 3～4 天 （手术前日）
健康宣教	□ 入院宣教 介绍主管医师、护士 介绍环境、设施 介绍住院注意事项	□ 术前宣教，宣教疾病知识 □ 主管护士与患者沟通，了解并指导心理应对 □ 饮食、心理、生活指导 □ 服药指导	□ 术前宣教，术前准备 □ 告知准备物品、沐浴 □ 告知术后饮食、活动及探视注意事项 □ 告知术后可能出现的情况及应对方式 □ 告知家属等候区位置
护理处置	□ 核对患者姓名，佩戴腕带 □ 建立入院护理病历 □ 卫生处置：剪指（趾）甲、沐浴，更换病号服 □ 完成入院评估	□ 静脉抽血 □ 指导患者到相关科室进行检查	□ 术前准备配血、抗菌药物皮试、备皮、药物灌肠、禁食禁水
基础护理	□ 三级护理 □ 晨晚间护理 □ 患者安全管理	□ 三级护理 □ 晨晚间护理 □ 患者安全管理	□ 三级护理 □ 晨晚间护理 □ 患者安全管理
专科护理	□ 护理查体，检查腹部情况 □ 瞳孔、意识监测 □ 需要时，填写跌倒及压疮防范表 □ 需要时，请家属陪护		□ 术前禁食、禁水、备皮
重点医嘱	□ 详见医嘱执行单	□ 详见医嘱执行单	□ 详见医嘱执行单
病情变异记录	□ 无　□ 有，原因： 1. 2.	□ 无　□ 有，原因： 1. 2.	□ 无　□ 有，原因： 1. 2.
护士签名			

时间	住院第4～7天 （手术日）	住院第5～9天 （术后第1～6日）	住院第10～18天 （术后第7～11日，出院日）
健康宣教	□ 术后当日宣教 □ 告知监护设备、管路功能及注意事项，告知饮食、体位要求，告知疼痛注意事项，告知术后可能出现情况及应对方式，告知用药情况 □ 给予患者及家属心理支持 □ 再次明确探视陪护须知	□ 术后宣教 □ 药物作用及频率，饮食、活动指导，复查患者对术前宣教内容的掌握程度 □ 疾病恢复期注意事项（若有肠造口的宣教） □ 拔尿管后注意事项 □ 防治深静脉血栓意义 □ 防治肺部感染的意义 □ 早期下床活动意义	□ 出院宣教 复查时间，服药方法，活动休息，指导饮食 □ 康复训练方法 □ 指导办理出院手续
护理处置	□ 送手术 摘除患者各种活动物品 核对患者资料及带药 填写手术交接单，签字确认 □ 接手术，核对患者及资料，签字确认 □ 遵医嘱予输液、抗感染、止血、抑酸、激素、控制血糖等治疗	□ 夹闭尿管，锻炼膀胱功能 □ 遵医嘱予输液、抗感染、抑酸、激素、控制血糖等治疗 □ 防治深静脉血栓（弹力袜，下肢气压治疗） □ 雾化吸入，拍背，防治肺部感染	□ 办理出院手续 □ 书写出院小结
基础护理	□ 特级或一级护理 □ 病情观察，制定特护记录 □ q2h 评估生命体征、瞳孔、意识、皮肤情况 □ 排泄护理 □ 防治深静脉血栓形成 □ 患者安全管理	□ 特级或二级护理 □ 晨晚间护理 □ 协助早期进食、进水 □ 排泄护理 □ 协助更衣 □ 患者安全管理 □ 预防深静脉血栓形成	□ 三级护理 □ 晨晚间护理 □ 协助指导进食、进水 □ 协助或指导下地活动，每天4～8小时 □ 患者安全管理
专科护理	□ 卧位护理：麻醉清醒后半卧位，协助翻身、床上移动、预防压疮 □ 病情观察，写特护记录 □ 皮肤情况、伤口敷料、各种引流管情况、出入量 □ 术后观察意识、生命体征、腹部体征	□ 病情观察，必要时写特护记录 □ 观察腹部症状和体征、伤口敷料、各种引流管情况、出入量 □ 半卧位 □ 遵医嘱予、抗感染、激素、控制血糖治疗 □ 需要时，联系主管医师给予相关处置	□ 病情观察 □ 腹部情况，伤口愈合、引流管路情况
重点医嘱	□ 详见医嘱执行单	□ 详见医嘱执行单	□ 详见医嘱执行单
病情变异记录	□ 无 □ 有，原因： 1. 2.	□ 无 □ 有，原因： 1. 2.	□ 无 □ 有，原因： 1. 2.
护士签名			

（三）患者表单

克罗恩病临床路径患者表单

适用对象：第一诊断为克罗恩病（ICD-10：K50）

行单肠段切除吻合术（ICD-9-CM-3：45.62/45.72-45.8）

患者姓名：	性别：　年龄：　门诊号：	住院号：
住院日期：　年　月　日	**出院日期：**　年　月　日	**标准住院日：9～18 天**

时间	住院第 1 天	住院第 2 天	住院第 3～4 天 （手术前日）
监测	□ 测量生命体征、体重	□ 每日测量生命体征、询问排便，术前 1 晚测量生命体征	□ 手术清晨测量生命体征、血压 1 次
医患配合	□ 护士行入院护理评估（简单询问病史） □ 接受入院宣教 □ 医师询问病史、既往病史、用药情况，收集资料 □ 进行体格检查	□ 配合完善术前相关化验、检查 □ 接受术前宣教 □ 克罗恩病知识、临床表现、治疗方法	□ 医师与患者及家属介绍病情及手术谈话 □ 术前宣教，术前用物准备 □ 告知准备物品、沐浴 □ 告知术后饮食 □ 告知术后探视及陪护制度 □ 告知术后可能出现的情况及应对方式 □ 告知家属手术室等候区位置 □ 手术室接患者，配合核对
重点诊疗及检查	**重点诊疗** □ 三级护理 □ 既往基础用药	**重点诊疗** □ 三级护理 □ 既往基础用药 □ 重要检查 □ 心电图、X 线胸片、肠镜、活检 □ 必要时查肺功能、心脏彩超	**重点诊疗** □ 术前准备 □ 术前准备配血、抗菌药物皮试、备皮、药物灌肠、禁食、禁水、皮肤准备 □ 术前各种知情同意书签字（输血、病理活检、麻醉、手术）
重点诊疗及检查	□ 三级护理 □ 晨晚间护理 □ 患者安全管理	□ 三级护理 □ 晨晚间护理 □ 患者安全管理	□ 三级护理 □ 晨晚间护理 □ 患者安全管理
饮食及活动	□ 根据病情半流食或鼻饲 □ 根据病情选用配方制剂 □ 正常活动	□ 根据病情半流食或鼻饲 □ 根据病情选用配方制剂 □ 卧床休息，自主体位	□ 术前 12 小时禁食、禁水 □ 正常活动

时间	住院第4～7天 （手术日）	住院第5～10天 （术后第1～6日）	住院第11～18天 （术后第7～11日）
监测	□ 定时监测生命体征，各种管道情况	□ 定时监测生命体征 □ 每日询问肠功能恢复、静脉血栓和肺部感染情况	□ 每日询问腹部症状和体征
医患配合	**术后宣教** □ 术后体位：麻醉未醒时平卧，清醒后，4～6小时无不适反应可垫枕或根据医嘱予监护设备、吸氧 □ 配合护士定时监测生命体征、瞳孔、伤敷料和引流管等 □ 不要随意动引流管 □ 疼痛的注意事项及处理 □ 告知医护不适及异常感受	□ 医师巡视了解病情 □ 配合饮食、活动指导 □ 护士协助进食、进水、排泄等生活护理 □ 配合防治深静脉血栓防治、肺部感染 □ 护士行晨晚间护理 □ 配合监测出入量 □ 膀胱功能锻炼，成功后可将尿管拔除 □ 注意探视及陪护时间	□ 护士行晨晚间护理 □ 医师拆线 □ 伤口注意事项 □ 配合康复训练（必要时） **出院宣教** □ 接受出院前康复宣教 □ 学习出院注意事项 □ 了解复查程序 □ 办理出院手续，取出院带药
重点诊疗及检查	**重点诊疗** □ 特级护理 □ 予监护设备、吸氧 □ 注意留置管路安全与通畅 □ 用药：抗菌药、止血药、抑酸、激素、补液药物的应用 □ 护士协助记录出入量	**重点诊疗** □ 特级或一级护理 □ 静脉用药逐渐过渡至口服药医师定时予伤口换药 **重要检查** □ 定期抽血化验 □ 必要时行腹部影像学检查	**重点诊疗** □ 二级或三级护理 □ 普通饮食或配方制剂 □ 医师观察伤口（必要时） **重要检查** □ 定期抽血化验（必要时）
饮食及活动	□ 根据病情半流食或鼻饲 □ 卧床休息，自主体位	□ 协助早期进食、进水。根据病情 □ 逐渐由半流食过渡到普通饮食 □ 协助下地活动，5～7次/天，10～30分钟/次。过渡到每天4～8小时	□ 半流食、普通饮食，或膳食配方制剂 □ 协助或指导下地活动，每天4～8小时

附：原表单（2011 年版）

克罗恩病临床路径表单

适用对象：第一诊断为克罗恩病（ICD-10：K50）
行单肠段切除吻合术（ICD-9-CM-3：45.62/45.72-45.8）

患者姓名：	性别：　年龄：　门诊号：	住院号：
住院日期：　年　月　日	**出院日期**：　年　月　日	**标准住院日**：9～18 天

时间	住院第 1 天	住院第 2 天	手术前日
主要诊疗工作	□ 询问病史和体格检查 □ 完成首次病程记录、住院病历 □ 开具实验室检查单 □ 评估有无急性并发症（如大出血、穿孔等） □ 上级医师查房	□ 上级医师查房 □ 完成术前准备与术前评估 □ 完成必要的相关科室会诊 □ 根据各项检查检验结果，进行术前讨论，确定治疗方案	□ 上级医师查房并确定下一步诊疗计划，完成上级医师查房记录，疑难病例需要全科讨论 □ 改善一般情况，完善术前准备 □ 请相应科室会诊 □ 向患者及家属交代围术期注意事项、签署各种医疗文书
重点医嘱	**长期医嘱** □ 普通外科护理常规 □ 二级护理 □ 饮食（根据患者病情） □ 必要时 5-ASA 制剂、激素或免疫抑制剂 □ 对症处理 **临时医嘱** □ 血常规+血型、尿常规、大便常规+隐血 □ 肝肾功能、电解质、凝血功能、感染性疾病筛查 □ 心电图、胸部正位片 □ 血沉、C 反应蛋白 □ 必要时行肠镜（包括消化内镜检查）、腹部超声、消化道钡剂造影、CT □ 必要时行肺功能测定和超声心动图 □ 排除肠结核检查如 PPD 试验等	**长期医嘱** □ 患者既往基础用药 □ 若有轻中度营养不良者，则予静脉肠外营养治疗 □ 肠内营养使用 □ 其他相关治疗 **临时医嘱** □ 相关专科医师的会诊单 □ 必要时术前营养支持 □ 复查有异常的检查及化验	**长期医嘱** □ 普通外科护理常规 □ 二级护理 □ 饮食（视情况） □ 必要时 5-ASA 制剂、激素或免疫抑制剂 □ 对症处理 **临时医嘱** □ 既往基础用药 □ 拟明日在硬膜外麻醉或全身麻醉下行病变肠段切除吻合术 □ 术前或术中 □ 留置胃管、尿管 □ 常规皮肤准备 □ 术前麻醉辅助药 □ 预防性抗菌药物 □ 必要时行肠道准备 □ 药物过敏试验
主要护理工作	□ 环境介绍、护理评估 □ 制定护理计划 □ 静脉取血（明晨取血） □ 指导患者到相关科室进行检查 □ 饮食、心理、生活指导 □ 服药指导 □ 造口的宣教	□ 饮食、心理指导 □ 静脉抽血 □ 术前指导	□ 饮食、心理指导 □ 静脉抽血 □ 术前指导 □ 术前准备：备皮、肠道准备等 □ 告知患者及家属术前流程及注意事项 □ 术前手术物品准备 □ 造口的宣教

续 表

时间	住院第1天	住院第2天	手术前日
病情变异记录	□无 □有，原因： 1. 2.	□无 □有，原因： 1. 2.	□无 □有，原因： 1. 2.
护士签名			
医师签名			

时间	住院第4～7天（手术日）		住院第5～8天（术后第1日）
	术前与术中	术后	
主要诊疗工作	□ 送患者入手术室 □ 麻醉准备，监测生命体征 □ 施行手术 □ 保持各引流管通畅 □ 必要时冰冻病理检查	□ 完成术后各项处理 □ 住院医师完成常规病程记录书写 □ 完成手术记录、麻醉记录和术后当天的病程记录（常规情况术后24小时内） □ 向患者及家属交代病情及术后注意事项	□ 上级医师查房 □ 监测术后病情，修订监测和治疗方案 □ 完成常规病程记录
重点医嘱	**长期医嘱** □ 今日在硬膜外麻醉和（或）全身麻醉下行病变肠段切除吻合术 □ 一级护理 □ 禁食 **临时医嘱** □ 手术切开前30分钟使用抗菌药物 □ 液体治疗 □ 相应治疗（视情况）	**长期医嘱** □ 外科术后护理常规和肠外瘘术后护理常规 □ 一级护理 □ 禁食 □ 相关监护 □ 合理氧治疗 □ 记24小时出入量 □ 胃肠减压记量 □ 腹腔引流记量 □ 可以拔出，尿管接袋记量 □ 患者既往基础用药 **临时医嘱** □ 液体治疗及纠正水电解质失衡 □ 抗菌药物：手术时间长或污染重，可加用 □ 肠内、外营养治疗 □ 根据病情变化施行相关治疗	**长期医嘱** □ 今日在硬膜外麻醉或全身麻醉下行病变肠段切除吻合术 □ 一级护理 □ 相应监护和氧治疗 □ 记24小时出入量 □ 记录相关引流量 □ 饮食指导 **临时医嘱** □ 相关检验复查 □ 引流管管理和引流记量 □ 必要时造口记量 □ 必要时抗菌药物 □ 必要时制酸剂 □ 必要时生长抑素 □ 液体和营养治疗 □ 其他特殊医嘱
主要护理工作	□ 术晨按医嘱清洁肠道、留置胃管、尿管 □ 术前注射麻醉用药（酌情） □ 指导术前注射麻醉用药后注意事项 □ 术前护理、饮食指导 □ 安排陪送患者入手术室 □ 心理支持	□ 指导和协助体位与活动 □ 生活护理（一级护理） □ 饮食指导 □ 密切观察患者病情变化 □ 观察患者腹部体征及肠道功能恢复的情况 □ 管道护理及指导 □ 记录24小时出入量 □ 疼痛护理 □ 皮肤护理 □ 营养支持护理 □ 伤口和造口护理 □ 心理支持（患者及家属） □ 康复指导（运动指导）	□ 指导体位和活动 □ 生活护理（一级护理） □ 密切观察患者病情变化 □ 观察患者腹部体征及肠道功能恢复的情况 □ 管道护理及指导 □ 记录24小时出入量 □ 疼痛护理 □ 皮肤护理 □ 营养支持护理 □ 治疗护理 □ 造口护理（必要时） □ 心理支持（患者及家属）

续 表

时间	住院第4～7天（手术日）		住院第5～8天（术后第1日）
	术前与术中	术后	
病情变异记录	□无 □有，原因： 1. 2.	□无 □有，原因： 1. 2.	□无 □有，原因： 1. 2.
护士签名			
医师签名			

时间	住院第 6 ~9 天 （术后第 2 日）	住院第 7 ~13 天 （术后第 3 ~6 日）	住院第 10 ~18 天 （术后第 7 ~11 日，出院日）
主要诊疗工作	□ 上级医师查房 □ 监测术后恢复情况 □ 根据病情变化修订观察指标和治疗措施 □ 完成病历书写 □ 根据胃肠功能恢复情况指导、减少补液	□ 上级医师查房 □ 监测术后恢复情况 □ 根据病情变化修订观察指标和治疗措施 □ 完成病历书写 □ 根据胃肠功能恢复情况指导、减少补液	□ 上级医师查房 □ 手术效果、术后并发症、伤口愈合评估 □ 明确是否出院 □ 通知患者及其家属出院 □ 向患者及其家属交代出院后注意事项，预约复诊日期及拆线日期 □ 完成出院记录、病案首页、出院证明书 □ 将出院小结的副本交给患者或家属
重点医嘱	**长期医嘱** □ 二级或三级护理 □ 饮食指导、液体和营养治疗（鼓励早期恢复饮食、减少输液） □ 记录相关引流量 **临时医嘱** □ 引流管和伤口处理（视情况） □ 复查必要检验（视病情）	**长期医嘱** □ 二级或三级护理 □ 饮食指导、液体和营养治疗（鼓励早期恢复饮食、减少输液） □ 记录相关引流量 **临时医嘱** □ 引流管和伤口处理（视情况） □ 复查必要检验（视病情）	**临时医嘱** □ 根据患者全身状况决定检查项目 □ 拆线、换药 □ 出院带药
主要护理工作	□ 观察病情变化和康复情况 □ 指导体位与活动 □ 协助生活护理 □ 协助指导饮食 □ 营养支持护理 □ 伤口和造口护理（视病情）	□ 观察病情变化和康复情况 □ 指导体位与活动 □ 协助生活护理 □ 协助指导饮食 □ 营养支持护理 □ 伤口和造口护理（视病情）	□ 出院指导 □ 办理出院手续 □ 复诊时间 □ 服药指导 □ 康复指导 □ 疾病知识及后续治疗 □ 造口护理指导
病情变异记录	□ 无　□ 有，原因： 1. 2.	□ 无　□ 有，原因： 1. 2.	□ 无　□ 有，原因： 1. 2.
护士签名			
医师签名			

第十八章

肠梗阻临床路径释义

一、肠梗阻编码

1. 国家卫生和计划生育委员会原编码：

疾病名称及编码：肠梗阻（ICD-10：K56）

手术操作名称及编码：肠粘连松解术、小肠部分切除吻合术、肠短路吻合术、肠外置术、结肠造口术（ICD-9-CM-3：45.62/ 45.91/46.01 /46.10/54.59）

2. 修改编码：

疾病名称及编码：肠梗阻（ICD-10：K56）

手术操作名称及编码：肠粘连松解术（ICD-9-CM-3：54.5）

小肠部分切除吻合术（ICD-9-CM-3：45.62）

肠短路吻合术（ICD-9-CM-3：45.9）

肠外置术（ICD-9-CM-3：46.01）

结肠造口术（ICD-9-CM-3：46.1）

二、临床路径检索方法

K56 伴（54.5/45.62/45.9/46.1）

三、肠梗阻临床路径标准住院流程

（一）适用对象

第一诊断为肠梗阻（ICD-10：K56.0/K56.2 /K56.5- K56.7），行肠粘连松解术、小肠部分切除吻合术、肠短路吻合术、肠外置术、结肠造口术（ICD-9-CM-3：45.62/45.91/46.01 / 46.10/54.59）。

（二）诊断依据

根据《临床诊疗指南·外科学分册》（中华医学会编著，人民卫生出版社），《外科学（第8版）》（人民卫生出版社），《胃肠外科学》（人民卫生出版社）。

1. 病史：腹痛、腹胀、呕吐并肛门停止排气排便。

2. 体征：单纯梗阻早期患者表情痛苦，严重患者可出现脱水、虚弱或休克现象。

3. 查体：腹部查体可见腹胀、肠型、蠕动波，触诊可有压痛，叩诊鼓音，听诊肠鸣音活跃，可闻及气过水声及高调金属音或振水音。绞窄性肠梗阻，可表现为腹膜炎体征，有时可有移动性浊音，腹壁压痛，肠鸣音微弱或消失。

4. 辅助检查：白细胞计数、血红蛋白和红细胞比容都可增高，尿比重增高，血气分析、血生化、肾功能紊乱。腹部立位平片、腹部 CT 和钡剂灌肠检查可辅助诊断。

释义

■ 在临床实践中，以粘连性肠梗阻最为常见，多发生在以往有过腹部手术、损伤或腹膜炎病史的患者。肿瘤所致的肠梗阻约占20%，需特别提高警惕。嵌顿性腹外疝或绞窄性腹外疝是常见的肠梗阻原因之一，约占所有肠梗阻的10%。新生儿以肠道先天性畸形为多见。2周岁以内小儿，则肠套叠多见。蛔虫团所致的肠梗阻常发生于儿童。老年人则以肿瘤及粪块阻塞为常见。

■ 有以下表现者，应考虑绞窄性肠梗阻可能：①腹痛发作急骤，起始即为持续性剧烈疼痛，或在阵发性加重之间仍有持续性疼痛。肠鸣音可不亢进。有时出现腰背部痛，呕吐出现早、剧烈而频繁；②病情发展迅速，早期出现休克，抗休克治疗后改善不显著；③有明显腹膜刺激征，体温升高、脉率增快、白细胞计数增高；④腹胀不对称，腹部有局部隆起或触及有压痛的肿块（胀大的肠襻）；⑤呕吐物、胃肠减压抽出液、肛门排出物为血性，或腹腔穿刺抽出血性液体；⑥经积极非手术治疗而症状体征无明显改善；⑦腹部X线检查见孤立、突出胀大的肠襻、不因时间而改变位置，或有假肿瘤状阴影；或肠间隙增宽，提示有腹腔积液。

■ 腹部立位平片：一般在肠梗阻发生4~6小时，X线检查即显示出肠腔内气体；立位或侧卧位透视或拍片，可见液平面及气胀肠襻。但无上述征象，也不能排除肠梗阻的可能。由于肠梗阻的部位不同，X线表现也各有其特点：如空肠黏膜环状皱襞可显示“鱼肋骨刺”状；回肠黏膜则无此表现；结肠胀气位于腹部周边，显示结肠袋形。

■ 腹部CT和钡剂灌肠用于怀疑肠套叠、乙状结肠扭转或结肠肿瘤时，同时可以初步判断梗阻部位及梗阻的原因。钡剂消化道造影检查可用于一些可疑的肠梗阻患者。但腹部CT不建议作为肠梗阻的早期诊断。腹部立位平片可用于60%左右的肠梗阻患者，而20%~30%的肠梗阻患者需要腹部CT检查。

■ 血气分析主要用于对电解质紊乱和酸碱失衡的判断。

■ 在肠梗阻的诊断中应该重点辨明是单纯性肠梗阻还是绞窄性肠梗阻。

（三）选择治疗方案的依据

根据《临床诊疗指南·外科学分册》（中华医学会编著，人民卫生出版社），《外科学（第8版）》（人民卫生出版社），《胃肠外科学》（人民卫生出版社）。

经保守治疗无效拟行肠粘连松解术、小肠部分切除吻合术、肠短路吻合术、肠外置术、结肠造口术。

释义

■ 只有少部分完全性肠梗阻的患者经保守治疗好转，多数患者需要手术治疗。手术风险较大者（高龄、妊娠期、合并较严重内科病），需向患者或家属交代病情；如不同意手术，应当充分告知风险，履行签字手续，并予严密观察。

■ 肠粘连松解术：主要用于粘连或束带造成的肠管折叠成角、肠管形成内疝、肠襻间粘连等未造成肠管坏死的病变。

■ 小肠部分切除吻合术：主要用于绞窄性肠梗阻，如肠扭转、绞窄性疝所造成的小肠坏死。

■ 肠短路吻合术：当梗阻部位的肠管切除有困难，如肿瘤向周围组织广泛侵犯，或是粘连广泛难以分离，但肠管无坏死现象，为解除梗阻，可分离梗阻部远、近端肠管做短路吻合，旷置梗阻部。

■ 肠外置术或肠造口术：主要适用于低位肠梗阻，如急性结肠梗阻，由于回盲瓣的作用，结肠完全性梗阻时多形成闭襻性肠梗阻，肠腔压力很高，结肠的血液供应也不如小肠丰富，容易发生肠壁血运障碍，且结肠内细菌较多，所以一期肠切除吻合，常不易顺利愈合。因此采用梗阻近端造口，以解除梗阻。如已有肠坏死或肠肿瘤，可切除坏死或肿瘤肠段，将两断端外置做造口术，以后再行二期手术重建肠道的连续性。

■ 对于肠梗阻症状较轻、高位肠梗阻的患者可选择腹腔镜手术治疗。腹腔镜手术可缩短住院时间，减少二次粘连的可能。

■ 肠梗阻的非手术治疗，胃肠减压、纠正水、电解质紊乱和酸碱失衡、抗感染、加强营养支持是重要的治疗措施。

■ 诊断不明确时，禁用强烈镇痛药。

■ 本病多为急症，各种类型的绞窄性肠梗阻，以及非手术治疗无效的患者，应行急诊手术。

（四）标准住院日

9～18天。

释义

■ 肠梗阻多为急症，在急诊完善相关检查（血常规、生化、心电图、凝血功能、腹部立位平片、腹部CT）后，即可行手术治疗，术后恢复7～10天；对于保守治疗48～72小时后，症状不缓解的患者可行手术治疗，或在保守治疗中出现症状加重者，可立刻行手术治疗，术后恢复7～10天。如术后出现切口感染、腹腔内感染、肠瘘、肠梗阻、吻合口出血等并发症，可适当延长住院时间。

（五）进入路径标准

1. 第一诊断必须符合ICD-10：K56.0/K56.2/K56.5－K56.7肠梗阻疾病编码。
2. 当患者合并其他疾病，但住院期间不需要特殊处理也不影响第一诊断的临床路径流程实施时，可以进入路径。

释义

■ 本路径适用对象为肠梗阻患者。

■ 患者如果合并高血压、糖尿病、冠心病、慢性阻塞性肺疾病、慢性肾病等其他慢性疾病，需要术前对症治疗时，如果不影响麻醉和手术，不影响术前准备的时间，可进入本路径。上述慢性疾病如果需要经治疗稳定后才能手术、或抗凝、抗血小板治疗等，术前需特殊准备的，先进入其他相应内科疾病的诊疗路径。

（六）术前准备

1～3天。

1. 必须的检查项目：
（1）血常规、尿常规。
（2）肝功能、肾功能、电解质、凝血功能、血型、血淀粉酶、感染性疾病筛查（乙型肝炎、丙型肝炎、艾滋病、梅毒等）。
（3）腹部立卧位片。
（4）心电图、胸部正位片。
2. 其他根据病情可考虑选择：如消化系统肿瘤标志物检查、腹部超声检查、腹部 CT、肺功能测定、钡灌肠或结肠镜、动脉血气分析、超声心动图等。

释义

■ 必查项目是确保手术治疗安全、有效开展的基础，术前必须完成，对保证围术期的安全提供治疗依据。

■ 部分患者需行急诊手术治疗，检查项目可以在急诊入院时完成，如血常规、肝功能、肾功能、电解质、凝血功能、血型、血淀粉酶、腹部立卧位片、心电图、腹部 CT。血淀粉酶的检查一般用于排除胰腺炎等疾病。腹部 CT 的检查，在明确梗阻病因、梗阻部位和程度等方面与腹部平片相比有一定优势。

■ 高龄患者或有心肺功能异常患者，术前可根据病情，增加心脏彩超、肺功能、血气分析等检查。

（七）选择用药

1. 按照《抗菌药物临床应用指导原则》（卫医发〔2004〕285 号）执行。建议使用第二代头孢菌素或第三代头孢菌素，如头孢曲松或头孢噻肟，可加用甲硝唑；明确感染患者，可根据药敏试验结果调整抗菌药物。
2. 根据患者病情，可考虑选择：
（1）静脉用制酸剂：H_2受体拮抗剂或质子泵抑制剂。
（2）注射用电解质：氯化钾、氯化钠、葡萄糖酸钙、碳酸氢钠等。
（3）循环、呼吸系统用药：维持血流动力学和气体交换稳定。
（4）通便、灌肠药物。

释义

■ 肠梗阻可以造成细菌的移位或肠腔内细菌直接穿透肠壁，引起继发性腹腔感染，常是混合感染，以革兰阴性杆菌和厌氧菌为主，因此应该常规使用抗菌药。非手术治疗的患者，梗阻缓解、无全身症状即可停用抗菌药。患者合并糖尿病、贫血、低蛋白血症、营养不良，应适当延长术后使用抗菌药的时间。

■ 肠梗阻一般是等渗或低渗性脱水，各种电解质有不同程度的丧失，首先应输注 5% 葡萄糖盐水或平衡盐溶液。碳酸氢钠用于纠正代谢性酸中毒。输液所需的容量和配方，根据脱水程度、尿量、尿比重、血细胞比容、电解质及血气分析等结果来调整。

■ 严重的缺水、血液浓缩、血容量减少、电解质紊乱、酸碱平衡失调、细菌感染、中毒等，可引起严重休克。肠坏死、穿孔，发生腹膜炎时，全身中毒尤为严重。肠腔膨胀使腹压增高，膈肌上升，腹式呼吸减弱，影响肺内气体交换，同时妨碍下腔静脉血液回流，而致呼吸、循环功能障碍。为维持血流动力学和气体交换稳定，应使用循环、呼吸系统药物。

（八）手术日

入院第4~7天。

1. 麻醉方式：气管插管全身麻醉或硬膜外麻醉。
2. 手术植入物：吻合器（可选用）。
3. 术中用药：麻醉常规用药。
4. 输血：根据术前血红蛋白状况及术中出血情况决定。

释义

■ 原则上动力性肠梗阻采用非手术治疗，机械性完全性肠梗阻采用手术治疗，绞窄性肠梗阻应急诊手术。

■ 行肠切除和肠吻合时，使用吻合器可以提高手术效率，应熟悉各种吻合器的性能和型号，选用合适的管型吻合器或一次性切割吻合器。吻合完成后，必要时应加强缝合，直至满意为止。

■ 单纯性肠梗阻的晚期或绞窄性肠梗阻时因丢失大量血浆，有效循环血量进一步减少，胶体渗透压降低，在适当补液后应输注血浆，可选用混合糖电解质注射液补充水分、能量及电解质，胰岛素抵抗患者可选用果糖注射液。外科患者血红蛋白<70g/L或术中出血量超过800ml时，应考虑输注红细胞悬液；血红蛋白在70~100g/L之间，应根据患者的贫血程度、心肺代偿功能及有无代谢率增高等因素决定。

（九）术后住院恢复

5~11天。

1. 必须复查的检查项目：血常规、肝功能、肾功能、电解质、血尿淀粉酶。
2. 复查安排：

（1）出院1个月后门诊复诊。

（2）出院3个月后复查肠镜。

3. 术后用药：

抗菌药物：按照《抗菌药物临床应用指导原则》（卫医发〔2004〕285号）选用抗菌药物，用药时间1~3天。

4. 术后饮食指导。

释义

■ 术后可根据患者恢复情况做必须复查的检查项目，并根据病情变化增加检查的频次。复查项目并不仅局限于路径中的项目。

■ 术后饮食指导：宜选择清淡、纤维素含量多、易消化并富有营养的食物；应少食多餐，不可暴饮暴食，避免饭后剧烈活动。忌食生冷水果、过酸食物及产气食物。

■ 出院3个月后复查电子肠镜，排除结肠的器质性病变。肠道准备充分、并且术者有一定的操作经验，其准确率可达95%以上。尤其对怀疑低位肠梗阻或排便习惯及性状异常者，此项检查更有意义。

（十）出院标准

1. 患者一般情况良好，恢复正常饮食，恢复肛门排气排便。
2. 切口愈合良好：引流管拔除，伤口无感染，无皮下积液（或门诊可处理的少量积液）。
3. 体温正常，腹部无阳性体征，相关实验室检查结果和腹平片基本正常，没有需要住院处理的并发症和（或）合并症。

释义

■ 主治医师应在出院前，通过复查的各项检查并结合患者恢复情况决定是否能出院。如果确有需要继续留院治疗的情况，超出了路径所规定的时间，应先处理并发症待符合出院条件后再准许患者出院。

■ 如果出现并发症，是否需要继续住院处理，由主管医师具体决定。

（十一）变异及原因分析

1. 术前合并其他影响手术的基础疾病，需要进行相关的诊断和治疗。
2. 术前根据患者病情初步确定手术方式，根据患者术中情况更改手术方式。
3. 机械性肠梗阻患者术中活检提示肿瘤、结核、Crohn’s病、胰腺炎等，转入相应临床路径管理。
4. 手术后继发切口感染、腹腔内感染、肠瘘、肠梗阻、吻合口出血等并发症，导致围术期住院时间延长与费用增加。
5. 住院后出现其他内、外科疾病需进一步明确诊断，导致住院时间延长与费用增加。

释义

■ 微小变异：如由于某种原因，路径指示应当于某一天的操作不能如期进行而要延期的；因为节假日不能按照要求完成检查；患者不愿配合完成相应检查，短期不愿按照要求出院随诊。这种改变不会对最终结果产生重大改变，也不会更多的增加住院天数和住院费用，可不出本路径。

■ 重大变异：如因基础疾病需要进一步诊断和治疗；因各种原因需要其他治疗措施；医院与患者或家属发生医疗纠纷，患者要求离院或转院；不愿按照要求出院随诊而导致入院时间明显延长。此时应阐明变异相关问题的重要性，必要时须及时退出本路径，并应将特殊的变异原因进行归纳、总结，以便重新修订路径时作为参考，不断完善和修订路径。

四、肠梗阻临床路径给药方案

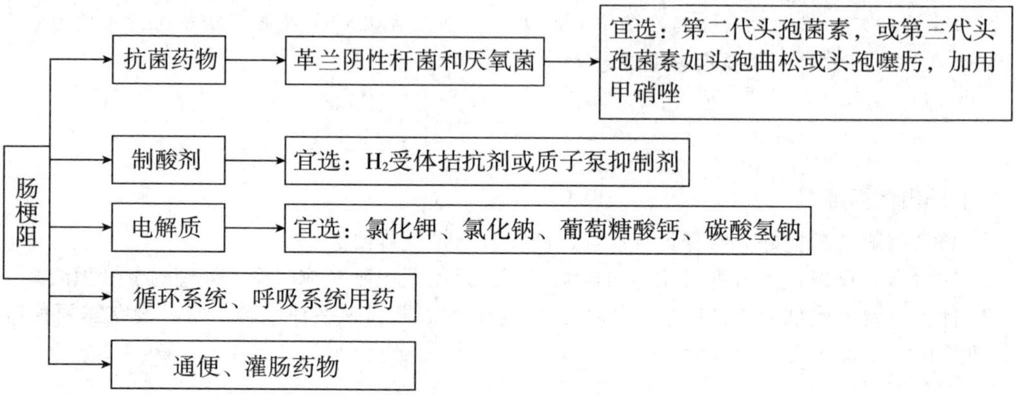

【用药选择】

1. 肠梗阻常是混合感染，以革兰阴性杆菌和厌氧菌为主，因此建议使用第二代头孢菌素，或第三代头孢菌素如头孢曲松或头孢噻肟，加用甲硝唑；明确感染患者，可根据药敏试验结果调整抗菌药物。第二代头孢菌素注射剂有头孢呋辛、头孢替安等。头孢菌素过敏者可考虑使用氨曲南。
2. 为减少消化液分泌量或预防急性胃黏膜病变，可选用 H_2 受体拮抗剂或质子泵抑制剂，如西咪替丁、雷尼替丁、法莫替丁、奥美拉唑或埃索美拉唑等。
3. 根据患者电解质及血气分析结果，适当补充氯化钾、氯化钠、葡萄糖酸钙、碳酸氢钠等。
4. 血流动力学和气体交换不稳定，可适当使用循环系统、呼吸系统药物，如多巴胺，去甲肾上腺素、前列腺素 E_1 等。
5. 肠梗阻时可根据病情适当选用通便、灌肠药物，如开塞露等。

【药学提示】

1. 接受手术者，应在术前 0.5～2 小时给药，或麻醉开始时给药，使手术切口暴露时局部组织中已达到足以杀灭手术过程中入侵切口细菌的药物浓度。
2. 手术时间超过 3 小时，或失血量大（>1500ml），可手术中给予第 2 剂。抗菌药物的有效覆盖时间应包括整个手术过程和手术结束后 4 小时。污染手术可依据患者情况酌量延长。对手术前已形成感染者，抗菌药物使用时间应按治疗性应用而定。

【注意事项】

1. 肠梗阻可以造成细菌的移位或肠腔内细菌直接穿透肠壁，引起继发性腹腔感染，常是混合感染，以革兰阴性杆菌和厌氧菌为主，因此应该常规使用抗菌药物。
2. 患者合并糖尿病、贫血、低蛋白血症、营养不良，应适当延长术后使用抗菌药物的时间。
3. 用药前必须详细询问患者先前有否对头孢菌素类、青霉素类或其他药物的过敏史。

五、推荐表单

（一）医师表单

肠梗阻临床路径医师表单

适用对象：第一诊断为肠梗阻（ICD-10：K56.0/K56.2 /K56.5- K56.7）
行肠粘连松解术、小肠部分切除吻合术、肠短路吻合术、肠外置术、结肠造口术（ICD-9-CM-3：45.62/ 45.91/46.01 /46.10/54.59）

患者姓名：	性别：　　年龄：　　门诊号：	住院号：
住院日期：　　年　月　日	出院日期：　　年　月　日	标准住院日：9~18 天

日期	住院第 1 天	住院第 2~4 天
主要诊疗工作	□ 询问病史和体格检查 □ 完成住院病历和首次病程记录 □ 开实验室检查单 □ 上级医师查房 □ 初步确定诊治方案和特殊检查项目	□ 上级医师查房 □ 完成术前准备与术前评估 □ 完成必要的相关科室会诊 □ 根据各项检验及检查结果，进行术前讨论，确定治疗方案
重点医嘱	**长期医嘱** □ 普通外科护理常规 □ 一级或二级护理 □ 饮食：禁食、禁水 □ 测生命体征 □ 留置胃管、胃肠减压、记量（必要时） □ 记尿量 □ 记 24 小时液体出入量 □ 通便灌肠（必要时） □ 药物治疗：抑酸剂（必要时） □ 维持水电解质平衡 □ 应用抗菌药物 **临时医嘱** □ 血常规、尿常规 □ 肝肾功能、电解质、凝血功能、血型、血尿淀粉酶、感染性疾病筛查 □ 腹部立卧位片、心电图、胸部正位片 □ 肺功能测定、超声心动图、CT、动脉血气分析（必要时）	**长期医嘱** □ 患者既往基础用药 □ 若有梗阻或轻中度营养不良者，则予静脉肠外营养治疗 □ 其他相关治疗 **临时医嘱** □ 相关专科医师会诊 □ 术前营养支持（必要时） □ 复查有异常的检查及化验
病情变异记录	□ 无　□ 有，原因： 1. 2.	□ 无　□ 有，原因： 1. 2.
医师签名		

日期	住院第3~5天 （术前1日）	入院第4~7天 （手术日）	
		术前与术中	术后
主要诊疗工作	□ 手术医嘱 □ 完成上级医师查房记录、术前小结等，术前造口评估 □ 完成术前总结 □ 向患者及家属交代病情、手术安排及围术期注意事项 □ 签署手术知情同意书、自费用品协议书、输血同意书、麻醉同意书、授权委托书 □ 必要时预约ICU	□ 送患者入手术室 □ 麻醉准备，监测生命体征 □ 施行手术 □ 保持各引流管通畅 □ 解剖标本，送病理检查	□ 完成手术记录、麻醉记录和术后当天的病程记录 □ 上级医师查房 □ 手术后医嘱 □ 向患者及家属交代病情及术后注意事项 □ 有切除标本时送病理检查
重点医嘱	**长期医嘱** □ 外科二级护理常规 □ 半流饮食 **临时医嘱** □ 术前医嘱 常规准备明日在气管内插管全身麻醉下行肠梗阻松解术 □ 备皮及造口定位 □ 术前禁食4~6小时，禁水2~4小时 □ 必要时行肠道准备 □ 麻醉前用药 □ 术前留置胃管和尿管 □ 术中特殊用药带药 □ 备血 □ 药物过敏试验	**长期医嘱** □ 肠梗阻常规护理 □ 一级护理 □ 禁食 **临时医嘱** □ 术前0.5小时使用抗菌药物 □ 液体治疗 □ 相应治疗（视情况）	**长期医嘱** □ 普通外科术后常规护理 □ 一级护理 □ 禁食、禁水 □ 记24小时出入量 □ 留置胃管、胃肠减压、记量 □ 腹腔引流记量 □ 尿管接袋记量 □ 抗菌药物 □ 制酸剂、生长抑素（必要时） □ 液体治疗 **临时医嘱** □ 术后、查血生化、肝肾功能、血常规、血淀粉酶 □ 心电监护、吸氧 □ 其他特殊医嘱
病情变异记录	□ 无 □ 有，原因： 1. 2.	□ 无 □ 有，原因： 1. 2.	□ 无 □ 有，原因： 1. 2.
医师签名			

日期	住院第 5～8 天 （术后第 1 日）	住院第 6～9 天 （术后第 2 日）	住院第 7～10 天 （术后第 3 日）
主要诊疗工作	□ 上级医师查房 □ 注意胃管、腹腔引流量及性状 □ 注意观察体温、血压等生命体征 □ 观察肠功能恢复情况 □ 观察切口情况 □ 完成常规病程记录 □ 评估镇痛效果（视情况）	□ 上级医师查房 □ 观察病情变化 □ 观察引流量和性状 □ 评估镇痛效果（视情况） □ 复查实验室检查 □ 住院医师完成常规病程记录 □ 必要时进行相关特殊检查	□ 上级医师查房 □ 住院医师完成病历书写 □ 注意病情变化、引流量 □ 注意观察体温、血压等 □ 根据引流情况明确是否拔除引流管 □ 复查化验检查
重点医嘱	**长期医嘱** □ 一级或二级护理 □ 禁食、禁水 □ 记 24 小时液体出入量 □ 留置胃管、胃肠减压、胃管记量（视情况早期拔除） □ 腹腔引流记量 □ 尿管接袋记量（视情况） □ 心电监护、吸氧 □ 液体治疗 **临时医嘱** □ 早期拔除胃管、尿管、引流管（视情况）	**长期医嘱** □ 继续监测生命体体征（视情况） □ 肠外营养支持或液体治疗 □ 无感染证据时停用抗菌药物 **临时医嘱** □ 营养支持或液体支持 □ 血常规、血液生化、肝功能	**长期医嘱** □ 二级或三级护理 □ 禁食、禁水 □ 停止引流记量 □ 停尿管接袋记量 □ 停胃肠减压、胃管记量 □ 液体治疗 **临时医嘱** □ 手术伤更换敷料 □ 复查血常规、肝肾功能、电解质
病情变异记录	□ 无　□ 有，原因： 1. 2.	□ 无　□ 有，原因： 1. 2.	□ 无　□ 有，原因： 1. 2.
医师签名			

时间	住院第8~12天 （术后第4~5日）	住院第9~13天 （术后第6日）	住院第10~18天 （出院日）
主要诊疗工作	□ 上级医师查房，确定有无手术并发症和手术切口感染 □ 住院医师完成病程记录 □ 根据肠功能恢复情况，逐步恢复到流质饮食，减少补液 □ 注意观察体温、血压等 □ 复查化验检查	□ 上级医师查房，确定有无手术并发症和手术切口感染 □ 完成日常病程记录	□ 上级医师查房，进行手术及伤口评估，确定有无手术并发症和切口愈合不良情况，明确是否出院 □ 通知患者及其家属办理出院 □ 向患者及其家属交代出院后注意事项，预约复诊日期及拆线日期 □ 完成出院记录、病案首页、出院证明书 □ 将出院小结的副本交给患者或家属
重点医嘱	**长期医嘱** □ 二级或三级护理 □ 流质饮食 □ 补液 **临时医嘱** □ 伤口换药	**长期医嘱** □ 三级护理 □ 半流食 **临时医嘱** □ 复查血常规、电解质、肝肾功能	**临时医嘱** □ 根据患者全身状况决定检查项目 □ 拆线、换药 □ 出院带药
病情变异记录	□ 无 □ 有，原因： 1. 2.	□ 无 □ 有，原因： 1. 2.	□ 无 □ 有，原因： 1. 2.
医师签名			

（二）护士表单

肠梗阻临床路径护士表单

适用对象：第一诊断为肠梗阻（ICD-10：K56.0/K56.2 /K56.5- K56.7）

行肠粘连松解术、小肠部分切除吻合术、肠短路吻合术、肠外置术、结肠造口术（ICD-9-CM-3：45.62/ 45.91/46.01 /46.10/54.59）

患者姓名：	性别：　年龄：　门诊号：	住院号：
住院日期：　年　月　日	**出院日期：**　年　月　日	**标准住院日：9～18 天**

日期	住院第 1 天	住院第 2～4 天
主要护理工作	□ 入院介绍 □ 入院评估 □ 协助生活护理 □ 停留胃管 □ 停留尿管（必要时） □ 记录 24 小时出入量 □ 健康教育：活动指导、饮食指导、患者相关检查配合的指导、疾病知识指导、术前指导、用药指导、心理支持 □ 留置管道护理及指导 □ 治疗护理 □ 密切观察患者病情变化	□ 静脉抽血 □ 健康教育 □ 饮食：术前禁食、禁水 □ 术前沐浴、更衣，取下义齿、饰物 □ 告知患者及家属术前流程及注意事项 □ 备皮、配血、药物过敏试验等 □ 术前手术物品准备 □ 促进睡眠（环境、药物） □ 心理支持（患者及家属）
重点医嘱	**长期医嘱** □ 普通外科护理常规 □ 一级或二级护理 □ 饮食：禁食、禁水 □ 测生命体征 □ 留置胃管、胃肠减压、记量（必要时） □ 记尿量 □ 记 24 小时液体出入量 □ 通便灌肠（必要时） □ 药物治疗：抑酸剂（必要时） □ 维持水电解质平衡 □ 应用抗菌药物 **临时医嘱** □ 血常规、尿常规 □ 肝肾功能、电解质、凝血功能、血型、血尿淀粉酶、感染性疾病筛查 □ 腹部立卧位片、心电图、胸部正位片 □ 肺功能测定、超声心动图、CT、动脉血气分析（必要时）	**长期医嘱** □ 患者既往基础用药 □ 若有梗阻或轻中度营养不良者，则予静脉肠外营养治疗 □ 其他相关治疗 **临时医嘱** □ 相关专科医师会诊 □ 术前营养支持（必时） □ 复查有异常的检查及化验
病情变异记录	□ 无　□ 有，原因 1. 2.	□ 无　□ 有，原因 1. 2.
护士签名		

日期	住院第3~5天 （术前1日）	住院第4~7天 （手术日）	
		术前与术中	术后
主要护理工作	□ 患者活动：无限制 □ 饮食：禁食（术前1天晚上8点后） □ 心理支持 □ 进行备皮、肠道准备等术前准备 □ 告知患者手术流程及注意事项	□ 术晨按医嘱清洁肠道，留置胃管、尿管 □ 术前注射麻醉用药 □ 健康教育 □ 饮食指导：禁食禁水 □ 指导术前注射麻醉用药后注意事项 □ 安排陪送患者入手术室 □ 心理支持（患者及家属）	□ 体位与活动：去枕平卧6小时，协助改变体位及足部活动，指导有效咳嗽排痰 □ 生活护理（一级护理） □ 禁食、禁水 □ 密切观察患者病情变化 □ 观察患者腹部体征及观察肠功能恢复情况 □ 疼痛护理、皮肤护理、管道护理及指导、治疗护理 □ 记录24小时出入量 □ 营养支持护理 □ 造口护理（必要时） □ 心理支持（患者及家属）
重点医嘱	**长期医嘱** □ 外科二级护理常规 □ 半流饮食 **临时医嘱** □ **术前医嘱** □ 常规准备明日在气管内插管全身麻醉下行肠梗阻松解术 □ 备皮及造口定位 □ 术前禁食4~6小时，禁水2~4小时 □ 必要时行肠道准备 □ 麻醉前用药 □ 术前留置胃管和尿管 □ 术中特殊用药带药 □ 备血 □ 药物过敏试验	**长期医嘱** □ 肠梗阻常规护理 □ 一级护理 □ 禁食 **临时医嘱** □ 术前0.5小时使用抗菌药物 □ 液体治疗 □ 相应治疗（视情况）	**长期医嘱** □ 普通外科术后常规护理 □ 一级护理 □ 禁食、禁水 □ 记24小时出入量 □ 留置胃管、胃肠减压、记量 □ 腹腔引流记量 □ 尿管接袋记量 □ 抗菌药物 □ 抑酸剂、生长抑素（必要时） □ 液体治疗 **临时医嘱** □ 术后、查血生化、肝肾功能、血常规、血淀粉酶 □ 心电监护、吸氧 □ 其他特殊医嘱
病情变异记录	□ 无 □ 有，原因： 1. 2.	□ 无 □ 有，原因： 1. 2.	□ 无 □ 有，原因： 1. 2.
护士签名			

日期	住院第5～8天 （术后第1日）	住院第6～9天 （术后第2日）	住院第7～10天 （术后第3日）
主要护理工作	□ 体位与活动：协助翻身、取半坐或斜坡卧位，指导床上活动 □ 生活护理（一级护理） □ 饮食：禁食、禁水 □ 密切观察患者病情变化 □ 观察患者腹部体征及肠道功能恢复的情况 □ 记录24小时出入量 □ 疼痛护理 □ 皮肤护理 □ 管道护理及指导营养支持护理 □ 治疗护理 □ 造口护理（必要时） □ 康复指导（运动指导）	□ 体位与活动：取半卧位，指导床上或床边活动 □ 禁食、禁水 □ 疼痛护理 □ 留置管道护理及指导（腹腔、深静脉管） □ 生活护理（一级护理） □ 观察患者腹部体征、伤口、敷料、胃肠道功能恢复等情况 □ 皮肤护理 □ 营养支持护理 □ 心理支持（患者及家属） □ 康复指导	□ 体位与活动：斜坡卧位，协助下床活动 □ 协助生活护理 □ 饮食：禁食、禁水 □ 密切观察患者病情变化，观察患者腹部体征及肠道功能恢复的情况 □ 遵医嘱拔除胃管、尿管 □ 营养支持护理 □ 造口护理（必要时） □ 心理支持（患者及家属） □ 康复指导 □ 静脉抽血
重点医嘱	**长期医嘱** □ 一级或二级护理 □ 禁食、禁水 □ 记24小时液体出入量 □ 留置胃管、胃肠减压、胃管记量（视情况早期拔除） □ 腹腔引流记量 □ 尿管接袋记量（视情况） □ 心电监护、吸氧 □ 液体治疗 **临时医嘱** □ 早期拔除胃管、尿管、引流管（视情况）	**长期医嘱** □ 继续监测生命体征（视情况） □ 肠外营养支持或液体治疗 □ 无感染证据时停用抗菌药物 **临时医嘱** □ 营养支持或液体支持 □ 血常规、血液生化、肝功能	**长期医嘱** □ 二级或三级护理 □ 禁食、禁水 □ 停止引流记量 □ 停尿管接袋记量 □ 停胃肠减压、胃管记量 □ 液体治疗 **临时医嘱** □ 手术伤口更换敷料 □ 复查血常规、肝肾功能、电解质
病情变异记录	□ 无　□ 有，原因： 1. 2.	□ 无　□ 有，原因： 1. 2.	□ 无　□ 有，原因： 1. 2.
护士签名			

时间	住院第 8～12 天 （术后第 4～5 日）	住院第 9～13 天 （术后第 6 日）	住院第 10～18 天 （出院日）
主要护理工作	□ 体位与活动：自主体位，鼓励离床活动 □ 协助生活护理 □ 清流质饮食指导 □ 密切观察患者病情变化 □ 营养支持护理 □ 造口护理（必要时） □ 康复指导	□ 体位与活动：离床活动 □ 协助生活护理 □ 半流质饮食指导 □ 密切观察患者病情变化 □ 造口护理（必要时） □ 静脉抽血 □ 康复指导	□ 出院指导 □ 办理出院手续 □ 预约复诊时间 □ 作息、饮食、活动指导 □ 服药指导 □ 日常保健 □ 清洁卫生 □ 疾病知识及后续治疗宣教 □ 造口护理教育
重点医嘱	**长期医嘱** □ 二级或三级护理 □ 流质饮食 □ 补液 **临时医嘱** □ 伤口换药	**长期医嘱** □ 三级护理 □ 半流食 **临时医嘱** □ 复查血常规、电解质、肝肾功能	**临时医嘱** □ 根据患者全身状况决定检查项目 □ 拆线、换药 □ 出院带药
病情变异记录	□ 无 □ 有，原因： 1. 2.	□ 无 □ 有，原因： 1. 2.	□ 无 □ 有，原因： 1. 2.
护士签名			

（三）患者表单

肠梗阻临床路径患者表单

适用对象：第一诊断为肠梗阻（ICD-10：K56.0/K56.2 /K56.5- K56.7）
行肠粘连松解术、小肠部分切除吻合术、肠短路吻合术、肠外置术、结肠造口术
（ICD-9-CM-3：45.62/ 45.91/46.01 /46.10/54.59）

患者姓名：	性别：　　年龄：　　门诊号：	住院号：
住院日期：　　年　月　日	**出院日期：**　　年　月　日	**标准住院日：9～18 天**

日期	住院第 1 天	住院第 2～4 天及术前 1 天	住院第 4～7 天（手术日）
医患配合	□ 护士行入院护理评估（简单询问病史） □ 接受入院宣教 □ 医师询问病史、既往病史、用药情况，收集资料 □ 进行体格检查	□ 上级医师查房 □ 完成术前准备与术前评估 □ 根据各项检验及检查结果，进行术前讨论，确定治疗方案	**术后宣教** □ 术后体位：麻醉未醒时平卧，清醒后，4～6 小时无不适反应可垫枕或根据医嘱予监护设备、吸氧 □ 配合护士定时监测生命体征、腹腔引流液、尿量、伤口敷料等 □ 不要随意动引流管 □ 疼痛的注意事项及处理 □ 告知医护不适及异常感受 □ 配合评估手术效果
重点诊疗及检查	**重点诊疗** □ 普通外科护理常规 □ 一级或二级护理 □ 饮食：禁食、禁水 □ 测生命体征 □ 留置胃管、胃肠减压、记量（必要时） □ 记尿量 □ 记 24 小时液体出入量 □ 通便灌肠（必要时） □ 药物治疗：抑酸剂（必要时） □ 维持水电解质平衡 □ 应用抗菌药物 □ 如需急诊手术应急诊行如下检查：血常规、尿常规 □ 肝肾功能、电解质、凝血功能、血型、血尿淀粉酶 □ 腹部立卧位片、心电图、CT、动脉血气分析（必要时） □ 暂行保守治疗（在急诊检查的前提下还需行如下检查）：肺功能测定、超声心动图、感染性疾病筛查、胸部正位片	**重点诊疗** □ 患者既往基础用药的调整 □ 若有梗阻或轻中度营养不良者，则予静脉肠外营养治疗 □ 其他相关治疗 □ 配合相关专科医师会诊 □ 术前营养支持（必要时） □ 复查有异常的检查及化验 □ 向患者及家属交代病情、手术安排及围术期注意事项 □ 签署手术知情同意书、自费用品协议书、输血同意书、麻醉同意书、授权委托书 □ 必要时预约 ICU □ 术前禁食 4～6 小时，禁水 2～4小时 □ 必要时行肠道准备 □ 麻醉前用药 □ 术前留置胃管和尿管 □ 备血 □ 药物过敏试验	**重点诊疗** □ 特级护理 □ 予监护设备、吸氧 □ 注意留置管路安全与通畅 □ 用药：抗菌药物、止血药、抑酸、化痰、生长抑素（必要时）、补液药物的应用 □ 护士协助记录出入量 □ 术后、查血生化、肝肾功能、血常规、血淀粉酶等检查
饮食及活动	□ 饮食：禁食、禁水 □ 正常活动	□ 饮食：禁食、禁水 □ 正常活动	□ 饮食：禁食、禁水 □ 卧床休息，自主体位

时间	住院第5~8天 （术后第1日）	住院第6~9天 （术后第2日）	住院第7~10天 （术后第3日）
医患配合	□ 医师巡视，了解病情 □ 各项生命体征的观察、腹腔引流液、胃管、尿量、伤口敷料、造口、腹部切口的检查 □ 护士行晨晚间护理 □ 护士协助擦身等生活护理，造口护理（必要时）配合监测出入量 □ 膀胱功能锻炼，成功后可将尿管拔除 □ 注意探视及陪护时间	□ 医师巡视，了解病情 □ 各项生命体征的观察、腹腔引流液、胃管、尿量、伤口敷料、造口、腹部切口的检查 □ 护士行晨晚间护理 □ 护士协助擦身等生活护理，造口护理（必要时）配合监测出入量 □ 注意探视及陪护时间	□ 医师巡视，了解病情 □ 各项生命体征的观察、腹腔引流液、胃管、伤口敷料、造口、腹部切口的检查 □ 护士行晨晚间护理 □ 护士协助擦身等生活护理，造口护理（必要时）配合监测出入量 □ 注意探视及陪护时间
重点诊疗及检查	**重点诊疗** □ 一级或二级护理 □ 禁食、禁水 □ 留置胃管、胃肠减压、胃管记量（视情况早期拔除） □ 腹腔引流记量 □ 尿管接袋记量（视情况） □ 心电监护、吸氧 □ 液体治疗 □ 用药：抗菌药物、止血药、抑酸、化痰、生长抑素（必要时）的应用 **重要检查** □ 定期抽血化验	**重点诊疗** □ 一级或二级护理 □ 禁食、禁水 □ 腹腔引流记量 □ 尿管接袋记量（视情况） □ 营养支持或液体支持 **重要检查** □ 血常规、血液生化、肝功能	**重点诊疗** □ 二级或三级护理 □ 禁食、禁水 □ 停止引流记量 □ 停尿管接袋记量 □ 停胃肠减压、胃管记量 □ 液体治疗 □ 手术伤口更换敷料 **重要检查** □ 复查血常规、肝肾功能、电解质
饮食及活动	□ 饮食：禁食、禁水 □ 卧床休息，自主体位	□ 饮食：禁食、禁水 □ 早期下床活动	□ 饮食：禁食、禁水 □ 下床活动

时间	住院第 8～12 天 （术后第 4～5 日）	住院第 9～13 天 （术后第 6 日）	住院第 10～18 天 （出院日）
医患配合	□ 上级医师查房，确定有无手术并发症和手术切口感染 □ 观察腹腔引流液、造口的检查，根据情况可拔出腹腔引流管 □ 护士行晨晚间护理 □ 护士协助造口护理（必要时） □ 注意探视及陪护时间	□ 上级医师查房，确定有无手术并发症和手术切口感染 □ 造口的检查，有无造口并发症 □ 护士行晨晚间护理 □ 护士协助造口护理（必要时） □ 注意探视及陪护时间	□ 上级医师查房，进行手术及伤口评估，确定有无手术并发症和切口愈合不良情况，明确是否出院 □ 通知患者及其家属办理出院 □ 向患者及其家属交代出院后注意事项，预约复诊日期 □ 将出院小结的副本交给患者或家属
重点诊疗及检查	**重点诊疗** □ 二级或三级护理 □ 流质饮食 □ 补液 □ 手术伤口更换敷料	**重点诊疗** □ 三级护理 □ 半流质饮食 □ 检查：复查血常规、电解质、肝肾功能	**重点诊疗** □ 根据患者全身况决定检查项目 □ 拆线、换药 □ 出院带药
饮食及活动	□ 饮食：流质饮食 □ 下床活动	□ 饮食：半流质饮食 □ 自由活动	□ 饮食：半流质饮食 □ 自由活动

附：原表单（2011 年版）

肠梗阻临床路径表单

适用对象：第一诊断为肠梗阻（ICD-10：K56.0/K56.2 /K56.5- K56.7）
行肠粘连松解术、小肠部分切除吻合术、肠短路吻合术、肠外置术、结肠造口术
（ICD-9-CM-3：45.62/ 45.91/46.01 /46.10/54.59）

患者姓名：	性别： 年龄： 门诊号：	住院号：
住院日期： 年 月 日	**出院日期：** 年 月 日	**标准住院日：9～18 天**

日期	住院第 1 天	住院第 2～4 天
主要诊疗工作	□ 询问病史和体格检查 □ 完成住院病历和首次病程记录 □ 开实验室检查单 □ 上级医师查房 □ 初步确定诊治方案和特殊检查项目	□ 上级医师查房 □ 完成术前准备与术前评估 □ 完成必要的相关科室会诊 □ 根据各项检验及检查结果，进行术前讨论，确定治疗方案
重点医嘱	**长期医嘱** □ 普通外科护理常规 □ 一级或二级护理 □ 饮食：禁食、禁水 □ 测生命体征 □ 留置胃管、胃肠减压、记量（必要时） □ 记尿量 □ 记 24 小时液体出入量 □ 通便灌肠（必要时） □ 药物治疗：抑酸剂（必要时） □ 维持水电解质平衡 □ 应用抗菌药物 **临时医嘱** □ 血常规、尿常规 □ 肝肾功能、电解质、凝血功能、血型、血尿淀粉酶、感染性疾病筛查 □ 腹部立卧位片、心电图、胸部正位片 □ 肺功能测定、超声心动图、CT、动脉血气分析（必要时）	**长期医嘱** □ 患者既往基础用药 □ 若有梗阻或轻中度营养不良者，则予静脉肠外营养治疗 □ 其他相关治疗 **临时医嘱** □ 相关专科医师会诊 □ 术前营养支持（必要时） □ 复查有异常的检查及化验
主要护理工作	□ 入院介绍 □ 入院评估 □ 协助生活护理 □ 停留胃管 □ 停留尿管（必要时） □ 记录 24 小时出入量 □ 健康教育：活动指导、饮食指导、患者相关检查配合的指导、疾病知识指导、术前指导、用药指导、心理支持 □ 留置管道护理及指导 □ 治疗护理 □ 密切观察患者病情变化	□ 静脉抽血 □ 健康教育 □ 饮食：术前禁食、禁水 □ 术前沐浴、更衣，取下义齿、饰物 □ 告知患者及家属术前流程及注意事项 □ 备皮、配血、药物过敏试验等 □ 术前手术物品准备 □ 促进睡眠（环境、药物） □ 心理支持（患者及家属）

续　表

日期	住院第 1 天	住院第 2 ~4 天
病情变异记录	□无　□有，原因： 1. 2.	□无　□有，原因： 1. 2.
护士签名		
医师签名		

日期	住院第3～5天 （术前1日）	住院第4～7天 （手术日） 术前与术中	术后
主要诊疗工作	□ 手术医嘱 □ 完成上级医师查房记录、术前小结等，术前造口评估 □ 完成术前总结 □ 向患者及家属交代病情、手术安排及围术期注意事项 □ 签署手术知情同意书、自费用品协议书、输血同意书、麻醉同意书、授权委托书 □ 必要时预约 ICU	□ 送患者入手术室 □ 麻醉准备，监测生命体征 □ 施行手术 □ 保持各引流管通畅 □ 解剖标本，送病理检查	□ 完成手术记录、麻醉记录和术后当天的病程记录 □ 上级医师查房 □ 开术后医嘱 □ 向患者及家属交代病情及术后注意事项 □ 有切除标本时送病理检查
重点医嘱	**长期医嘱** □ 外科二级护理常规 □ 半流饮食 **临时医嘱** □ 术前医嘱 □ 常规准备明日在气管内插管全身麻醉下行肠梗阻松解术 □ 备皮及造口定位 □ 术前禁食4～6小时，禁水2～4小时 □ 必要时行肠道准备 □ 麻醉前用药 □ 术前留置胃管和尿管 □ 术中特殊用药带药 □ 备血 □ 药物过敏试验	**长期医嘱** □ 肠梗阻常规护理 □ 一级护理 □ 禁食 **临时医嘱** □ 术前0.5小时使用抗菌药物 □ 液体治疗 □ 相应治疗（视情况）	**长期医嘱** □ 普通外科术后常规护理 □ 一级护理 □ 禁食、禁水 □ 记24小时出入量 □ 留置胃管、胃肠减压、记量 □ 腹腔引流记量 □ 尿管接袋记量 □ 抗菌药物 □ 抑酸剂、生长抑素（必要时） □ 液体治疗 **临时医嘱** □ 术后、查血生化、肝肾功能、血常规、血淀粉酶 □ 心电监护、吸氧 □ 其他特殊医嘱
主要护理工作	□ 患者活动：无限制 □ 饮食：禁食（术前1天晚上8点后） □ 心理支持 □ 进行备皮、肠道准备等术前准备 □ 告知患者手术流程及注意事项	□ 术晨按医嘱清洁肠道、留置胃管、尿管 □ 术前注射麻醉用药 □ 健康教育 □ 饮食指导：禁食、禁水 □ 指导术前注射麻醉用药后注意事项 □ 安排陪送患者入手术室 □ 心理支持（患者及家属）	□ 体位与活动：去枕平卧6小时，协助改变体位及足部活动，指导有效咳嗽排痰 □ 生活护理（一级护理） □ 禁食、禁水 □ 密切观察患者病情变化，观察患者腹部体征及观察肠功能恢复情况 □ 疼痛护理、皮肤护理、管道护理及指导、治疗护理 □ 记录24小时出入量 □ 营养支持护理 □ 造口护理（必要时） □ 心理支持（患者及家属）

续　表

日期	住院第 3 ~5 天 （术前 1 日）	住院第 4 ~7 天 （手术日）	
		术前与术中	术后
病情变异记录	□ 无　□ 有，原因： 1. 2.	□ 无　□ 有，原因： 1. 2.	□ 无　□ 有，原因： 1. 2.
护士签名			
医师签名			

日期	住院第5~8天 （术后第1日）	住院第6~9天 （术后第2日）	住院第7~10天 （术后第3日）
主要诊疗工作	□ 上级医师查房 □ 注意胃管、腹腔引流量及性状 □ 注意观察体温、血压等生命体征 □ 观察肠功能恢复情况 □ 观察切口情况 □ 完成常规病程记录 □ 评估镇痛效果（视情况）	□ 上级医师查房 □ 观察病情变化 □ 观察引流量和性状 □ 评估镇痛效果（视情况） □ 复查实验室检查 □ 住院医师完成常规病程记录 □ 必要时进行相关特殊检查	□ 上级医师查房 □ 住院医师完成病历书写 □ 注意病情变化、引流量 □ 注意观察体温、血压等 □ 根据引流情况明确是否拔除引流管 □ 复查化验检查
重点医嘱	**长期医嘱** □ 一级或二级护理 □ 禁食、禁水 □ 记24小时液体出入量 □ 留置胃管、胃肠减压、胃管记量（视情况早期拔除） □ 腹腔引流记量 □ 尿管接袋记量（视情况） □ 心电监护、吸氧 □ 液体治疗 **临时医嘱** □ 早期拔除胃管、尿管、引流管（视情况）	**长期医嘱** □ 继续监测生命体征（视情况） □ 肠外营养支持或液体治疗 □ 无感染证据时停用抗菌药物 **临时医嘱** □ 营养支持或液体支持 □ 血常规、血液生化、肝功能	**长期医嘱** □ 二级或三级护理 □ 禁食、禁水 □ 停止引流记量 □ 停尿管接袋记量 □ 停胃肠减压、胃管记量 □ 液体治疗 **临时医嘱** □ 手术伤口更换敷料 □ 复查血常规、肝肾功能、电解质
主要护理工作	□ 体位与活动：协助翻身、取半坐或斜坡卧位，指导床上活动 □ 生活护理（一级护理） □ 饮食：禁食、禁水 □ 密切观察患者病情变化 □ 观察患者腹部体征及肠道功能恢复的情况 □ 记录24小时出入量 □ 疼痛护理 □ 皮肤护理 □ 管道护理及指导营养支持护理 □ 治疗护理 □ 造口护理（必要时） □ 康复指导（运动指导）	□ 体位与活动：取半卧位，指导床上或床边活动 □ 禁食、禁水 □ 疼痛护理 □ 留置管道护理及指导（腹腔、深静脉管） □ 生活护理（一级护理） □ 观察患者腹部体征、伤口敷料、胃肠道功能恢复等情况 □ 皮肤护理 □ 营养支持护理 □ 心理支持（患者及家属） □ 康复指导	□ 体位与活动：斜坡卧位，协助下床活动 □ 协助生活护理 □ 饮食：禁食、禁水 □ 密切观察患者病情变化 □ 观察患者腹部体征及肠道功能恢复的情况 □ 遵医嘱拔除胃管、尿管 □ 营养支持护理 □ 造口护理（必要时） □ 心理支持（患者及家属） □ 康复指导 □ 静脉抽血
病情变异记录	□ 无 □ 有，原因： 1. 2.	□ 无 □ 有，原因： 1. 2.	□ 无 □ 有，原因： 1. 2.
护士签名			
医师签名			

时间	住院第 8～12 天 （术后第 4～5 日）	住院第 9～13 天 （术后第 6 日）	住院第 10～18 天 （出院日）
主要诊疗工作	□ 上级医师查房，确定有无手术并发症和手术切口感染 □ 住院医师完成病程记录 □ 根据肠功能恢复情况，逐步恢复到流质饮食、减少补液 □ 注意观察体温、血压等 □ 复查化验检查	□ 上级医师查房，确定有无手术并发症和手术切口感染 □ 完成日常病程记录	□ 上级医师查房，进行手术及伤口评估，确定有无手术并发症和切口愈合不良情况，明确是否出院 □ 通知患者及其家属办理出院 □ 向患者及其家属交代出院后注意事项，预约复诊日期及拆线日期 □ 完成出院记录、病案首页、出院证明书 □ 将出院小结的副本交给患者或其家属
重点医嘱	**长期医嘱** □ 二级或三级护理 □ 流质饮食 □ 补液 **临时医嘱** □ 伤口换药	**长期医嘱** □ 三级护理 □ 半流食 **临时医嘱** □ 复查血常规、电解质、肝肾功能	**临时医嘱** □ 根据患者全身状况决定检查项目 □ 拆线、换药 □ 出院带药
主要护理工作	□ 体位与活动：自主体位，鼓励离床活动 □ 协助生活护理 □ 清流质饮食指导 □ 密切观察患者病情变化 □ 营养支持护理 □ 造口护理（必要时） □ 康复指导	□ 体位与活动：离床活动 □ 协助生活护理 □ 半流质饮食指导 □ 密切观察患者病情变化 □ 造口护理（必要时） □ 静脉抽血 □ 康复指导	□ 出院指导 □ 办理出院手续 □ 预约复诊时间 □ 作息、饮食、活动指导 □ 服药指导 □ 日常保健 □ 清洁卫生 □ 疾病知识及后续治疗宣教 □ 造口护理教育
病情变异记录	□ 无　□ 有，原因： 1. 2.	□ 无　□ 有，原因： 1. 2.	□ 无　□ 有，原因： 1. 2.
护士签名			
医师签名			

第十九章

直肠息肉临床路径释义

一、直肠息肉编码

1. 国家卫生和计划生育委员会原编码：

疾病名称及编码：直肠息肉（ICD-10：K62.1；D12.8，M8210/0）

手术操作名称及编码：息肉切除术（ICD-9-CM-3：48.36）

2. 修改编码：

疾病名称及编码：直肠息肉（ICD-10：K62.1）

腺瘤样息肉（ICD-10：D12.8 M8210/0）

手术操作名称及编码：息肉切除术（ICD-9-CM-3：48.36）

二、临床路径检索方法

（K62.1/ D12.8 M8210/0）伴 48.36

三、直肠息肉临床路径标准住院流程

（一）适用对象

第一诊断为直肠息肉（ICD-10：K62.1；D12.8，M8210/0），行息肉切除术（ICD-9CM-3：48.36）。

释义

■ 本临床路径适用对象是第一诊断为单发的良性直肠息肉患者，直肠息肉癌变应视为直肠癌，患者需进入其他相应路径。结直肠息肉病也需进入其他相应路径。

（二）诊断依据

根据《临床诊疗指南·外科学分册》（中华医学会编著，人民卫生出版社）。

1. 症状：大便带血，肛门肿物脱出，大便次数增多，黏液便或黏液血便。
2. 体征：直肠指检触及质软、有弹性或带蒂的肿物，指套或带血或黏液。
3. 肠镜提示（如无法作肠镜可考虑 CT 等检查）。

释义

■ 直肠息肉体积较小者，患者常无特异性症状，多于查体或结肠镜检查时无意中发现。随着直肠息肉体积增大，患者会出现相应症状，如粪便带血，肛门肿物脱出，排便次数增多，黏液便或黏液血便。通过直肠指检或结肠镜检查可以诊断。

■ 直肠息肉应注意与直肠癌鉴别。直肠癌患者多有排便习惯改变和粪便带血。中晚期可出现急性或慢性肠梗阻表现，便隐血为阳性，血清癌胚抗原（CEA）可升高。腹部增强 CT 可见直肠壁增厚、异常强化或肠腔狭窄等征象。结肠镜检查和活检可明确诊断。

■ 结直肠息肉病与直肠息肉的区别首先在于息肉或腺瘤数目之分。根据 Morson 的标准为 100 个以上腺瘤者属息肉（腺瘤）病。另外，不同结直肠息肉病有各自的特征，如黑斑息肉病患者口腔黏膜、口唇、口周、肛周及双手指掌足、底常有斑是色素沉着；Gardner 综合征患者常并发胃及小肠腺瘤、骨瘤病和皮肤软组织肿瘤。上述特征有助于鉴别。

（三）治疗方案的选择

根据《临床诊疗指南·外科学分册》（中华医学会编著，人民卫生出版社）。

1. 对于有蒂息肉，直径小于 2cm 的广基息肉，非息肉病者，可行经肛门的切除术或行内镜下圈套摘除、活检钳钳除、高频电凝凝除。

2. 对直径大于 2cm 的广基息肉，可根据临床实际情况选择手术方案：

（1）经肛门手术：适用于位于腹膜反折以下直肠息肉。

（2）经腹手术：适应于腹膜反折以上基底直径大于 2cm 的息肉。

（3）内镜黏膜下剥离术：直径大于 2cm 的广基息肉，病变仅位于黏膜层。

（4）对于息肉距肛缘 5～15cm 者，有条件可行经肛门内镜微创手术（TEM 术）切除息肉。

（5）对于息肉距肛缘 5～10cm 者，也可行经肛门括约肌途径的切除术（Mason 术）。

释义

■ 息肉是直肠常见疾病，由于其临床及病理特征，处理正确与否涉及其预后。

■ 直肠息肉的外科手术切除有多种方法可供选择，应综合考虑息肉的具体部位、大小、术前活检的病理结果以及手术者的经验，选择合适的手术方式。常见手术方式包括：①EMR 术；②ESD 术；③经肛手术；④TEM 手术；⑤腹腔镜手术。

■ 局部切除术在现代直肠肿瘤患者的治疗中起着有限的但又十分重要的作用，其优势是创伤小、保留肛门括约肌功能、消除永久性肠造口所带来的极大不便。

（四）标准住院日

4～9 天。

释义

■ 进入本路径的直肠息肉患者入院后一般住院后第 2～3 天安排手术治疗，术后主要观察患者体温、腹部体征、伤口及排便情况，根据患者胃肠道恢复情况进食。总住院时间不超过 9 天符合本路径要求。

（五）进入路径标准

1. 第一诊断必须符合 ICD-10：K62.1；D12.8，M8210/0 直肠息肉疾病编码。
2. 门诊纤维内镜不能切除的广基息肉，病理未排除腺瘤癌变、家族性腺瘤性息肉病的患者。
3. 当患者同时具有其他疾病诊断，但在住院期间不需要特殊处理也不影响第一诊断的临床路径流程实施时，可以进入路径。

释义

■ 进入本路径的患者第一诊断为直肠息肉，需要外科手术治疗。

■ 入院后常规检查发现以往没有发现的疾病或既往有基础病（如高血压、冠状动脉粥样硬化性心脏病、糖尿病、肝肾功能不全等），经系统评估后对手术治疗无特殊影响，仅需要药物维持治疗者，可进入路径。但可能会增加医疗费用，延长住院时间。

（六）术前准备

1 天。

必须的检查项目：

1. 血常规、尿常规、大便常规+隐血。
2. 肝肾功能、电解质、血型、凝血功能、感染性疾病筛查（乙型肝炎、丙型肝炎、梅毒、艾滋病等）。
3. X 线胸片、心电图。

释义

■ 血常规、尿常规、便常规+隐血是基本的常规检查，每个进入路径的患者均需完成。肝肾功能、凝血功能、心电图、X 线胸片主要是评估有无基础病，可能会影响到手术风险、住院时间、费用以及治疗预后；感染性疾病筛查主要是用于手术前准备。

（七）预防性抗菌药物选择与使用时机

预防性抗菌药物：按照《抗菌药物临床应用指导原则》（卫医发〔2004〕285 号）执行，并结合患者的病情决定抗菌药物的选择，预防性用药时间为 1 天。

释义

■ 直肠息肉手术预防性抗菌药物应用首选第二代头孢菌素及部分第三代头孢菌素（头孢曲松钠）；对青霉素过敏者不宜使用头孢菌素时可用喹诺酮类替代。

■ 预防性抗菌药物给药时机极为关键，应在术前 0.5~2 小时 1 次性给药，以保证在发生细菌污染之前血清及组织中的药物达到有效浓度。术后如无感染并发症不再使用抗菌药物。

（八）手术日

入院第2天。

1. 麻醉方式：全身麻醉或局部麻醉。
2. 手术内固定物：吻合器的应用。
3. 术中用药：麻醉常规用药。
4. 输血：视术中情况而定。
5. 病理学检查：冷冻加石蜡切片。

释义

■ 根据不同的手术方式选择不同的麻醉方式，可供选择的麻醉方式包括全身麻醉、腰麻及硬膜外麻醉或局部麻醉。

■ 经腹手术行肠切除肠吻合，可能需用吻合器。

■ 如怀疑直肠息肉癌变，术中需送冷冻病理检查。

（九）术后住院恢复

2~7天。

1. 根据患者情况复查血常规、肝功能、电解质。
2. 术后用药：预防性抗菌药物使用，按照《抗菌药物临床应用指导原则》（卫医发〔2004〕285号）执行，并结合患者的病情决定抗菌药物的选择，用药时间1天。

释义

■ 腰麻或硬膜外麻醉患者需去枕平卧6小时，恢复进食前静脉补液，可选用混合糖电解质注射液补充水分、能量及电解质，胰岛素抵抗患者可选用果糖注射液。短期禁食者无需静脉营养支持。严格遵循预防性抗菌药物应用的原则，术后如无感染并发症不再使用抗菌药物。

■ 患者排气后可以进水，如无不适可以进流食，逐渐过渡到半流食。

■ 术后换药主要观察切口有无红肿渗出，如有切口红肿时可使用75%酒精湿敷，如已有局部感染及时敞开切口，取除线结，充分引流。

（十）出院标准

1. 伤口愈合好：伤口无感染及皮下积液，引流管拔除或无便血，体温正常。
2. 没有需要住院处理的并发症。

释义

■ 出院标准以患者症状、体征及临床化验为评判标准。无便血及手术并发症，自主进半流无不适，局部无明显压痛，血常规基本恢复正常。

■ 切口愈合良好的患者无需住院等待拆线，术后7~14天门诊拆线。

（十一）变异及原因分析

1. 息肉性质判断与术中情况或术后病理不符，需进行相关检查和治疗，导致住院时间延长。
2. 腺瘤癌变术前病理分期，需进行相关检查。
3. 息肉大小、数目、性质影响手术方式的选择。
4. 腺瘤癌变者（高级别上皮内瘤变）患者，按直肠癌临床路径执行。
5. 有影响手术的并发症，需要进行相关的诊断和治疗。

释义

■ 变异是指入选临床路径的患者未能按路径流程完成医疗行为或未达到预期的医疗质量控制目标，包含以下情况：①按路径流程完成治疗，但超出了路径规定的时限或限定的费用，如术后腹腔感染、切口感染、术后粘连性肠梗阻，导致术后住院时间延长。住院后发现的其他疾病，需本次住院期间诊断和治疗，导致住院时间延长与费用增加；②不能按路径流程完成治疗，患者需要中途退出路径。检查发现直肠息肉癌变则建议行直肠癌根治术，转入相应路径。围术期出现严重并发症，需二次手术或需接受重症监护治疗。

■ 医师认可的变异原因主要指患者入选路径后，医师在检查及治疗过程中发现患者合并存在一些事前未预知的对本路径治疗可能产生影响的情况，需要终止执行路径或者是延长治疗时间、增加治疗费用。医师需在表单中明确说明。

■ 因患者方面的主观原因导致执行路径出现变异，也需要医师在表单中予以说明。

四、直肠息肉手术临床路径给药方案

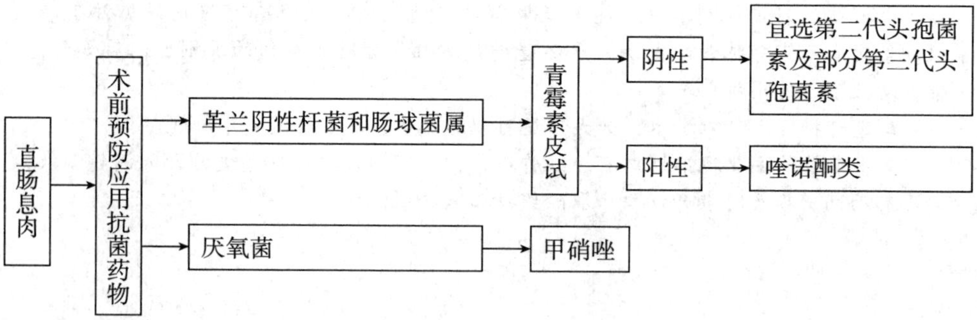

【用药选择】

1. 为预防术后切口或手术部位感染，应针对革兰阴性杆菌、肠球菌属和厌氧菌选用药物。
2. 第三代头孢菌素常用的注射剂有头孢曲松、头孢他啶等。对于感染较重者可选用第三代头孢菌素+甲硝唑；对青霉素过敏者不宜使用头孢菌素时可用喹诺酮类抗菌药物替代。

【药学提示】

1. 预防性抗菌药物给药时机极为关键，应在术前0.5~2小时给药，以保证在发生细菌污染之前血清及组织中的药物达到有效浓度。
2. 预防用药时间不超过24小时，必要时延长至48小时。

【注意事项】

1. 用药前必须详细询问患者先前有否对头孢菌素类、青霉素类或其他药物的过敏史。

2. 如果手术当中发生手术部位污染者。治疗时间应根据患者的症状、体温、血常规检查等综合决定。

五、推荐表单

（一）医师表单

直肠息肉临床路径医师表单

适用对象：第一诊断为直肠息肉（ICD-10：K62.1；D12.8，M8210/0）
行息肉切除术（ICD-9-CM-3：48.36）

患者姓名：	性别：　　年龄：　　门诊号：	住院号：	
住院日期：　　年　月　日	**出院日期：**　　年　月　日	**标准住院日：4~9 天**	

时间	门诊	住院第 1~2 天 （手术准备日）	住院第 2~3 天 （手术日）
主要诊疗工作	□ 询问病史与体格检查 □ 完成门诊病历 □ 完善检查 □ 完成电子结肠镜检查及病理学检查	□ 上级医师查房 □ 完成术前准备与术前评估 □ 根据体检、肠镜、病理等，行术前讨论，确定手术方案 □ 完成必要的相关科室会诊 □ 向患者及家属交代病情，签署手术同意书 □ 麻醉师访视并签麻醉同意书	□ 上级医师查房 □ 手术 □ 根据术中病理决定手术方式 □ 术者完成手术记录 □ 住院医师完成术后病程 □ 向患者及家属交代病情及术后注意事项
重点医嘱	□ 门诊处方 □ 血常规、凝血功能（可术前完成） □ 电子结肠镜	□ 门诊处方 □ 血常规、凝血功能（可术前完成） □ 电子结肠镜 **长期医嘱** □ 普通外科护理常规 □ 二级护理 **临时医嘱** □ 血常规、尿常规、便常规+隐血 □ 肝肾功能、电解质、血型、凝血功能、感染性疾病筛查 □ 心电图、正侧位 X 线胸片 □ 术前准备 □ 拟明日全身麻醉或局部麻醉行息肉切除术 □ 禁食、禁水 □ 留置尿管 □ 抗菌药物（术中） □ 术前肠道准备：口服泻药+ 清洁灌肠 □ 麻醉辅助药（术前 30 分钟）	**长期医嘱** □ 今日行直肠息肉切除术 □ 普通外科术后护理常规 □ 一级护理 □ 禁食、禁水 □ 低流量吸氧 □ 尿管接无菌引流袋、记量 □ 会阴擦洗，bid □ 记 24 小时尿量 □ 抗菌药物 **临时医嘱** □ 术中抗菌药物 □ 心电监护（必要时） □ 血常规、电解质 □ 镇痛、镇静（必要时） □ 更换敷料
病情变异记录	□ 无　□ 有，原因： 1. 2.	□ 无　□ 有，原因： 1. 2.	□ 无　□ 有，原因： 1. 2.
医师签名			

时间	住院第 3 ~ 4 天 （术后第 1 日）	住院第 4 ~ 9 天 （出院日）
主要诊疗工作	□ 上级医师查房，注意病情变化 □ 完成常规病历书写 □ 注意观察心率、血压、血氧、呼吸、体温 □ 评估伤口情况 □ 根据病情可考虑拔除尿管	□ 上级医师查房，进行手术评估，确定是否出院 □ 评估肠鸣音及注意肝门排气、排便情况 □ 视情况予流质饮食 □ 完成常规病历、出院记录、病案首页、出院证明书 □ 向患者交代出院后的注意事项 □ 将出院小结的副本交给患者
重点医嘱	**长期医嘱** □ 直肠息肉切除术后常规护理 □ 一级护理 □ 根据病情可进水和清流饮食 □ 低流量吸氧 □ 尿管接无菌引流袋 □ 会阴擦洗，bid □ 记 24 小时尿量 □ 停用抗菌药物（酌情） **临时医嘱** □ 更换敷料（视情况）	**出院医嘱** □ 拔除尿管 □ 更换敷料 □ 切口拆线 □ 门诊随诊
病情变异记录	□ 无　□ 有，原因： 1. 2.	□ 无　□ 有，原因： 1. 2.
医师签名		

（二）护士表单

直肠息肉临床路径护士表单

适用对象：第一诊断为直肠息肉（ICD-10：K62.1；D12.8，M8210/0）
行息肉切除术（ICD-9-CM-3：48.36）

患者姓名：	性别：　年龄：　门诊号：	住院号：	
住院日期：　年　月　日	出院日期：　年　月　日	标准住院日：4～9天	

时间	住院第1天 （手术日）	住院第2～3天 （手术准备日）	住院第4天 （手术日）
健康宣教	□ 入院宣教 介绍主管医师、护士 介绍环境、设施 介绍住院注意事项	□ 术前宣教 宣教疾病知识、术前准备，特别是肠道准备方法及手术过程 告知准备物品、沐浴 告知术后饮食、活动及探视注意事项 告知术后可能出现的情况及应对方式 □ 主管护士与患者沟通，了解并指导心理应对告知家属等候区位置	□ 术后当日宣教 告知监护设备、管路功能及注意事项 告知饮食、体位要求 告知疼痛注意事项 告知术后可能出现情况的应对方式 □ 给予患者及家属心理支持 □ 再次明确探视陪护须知
护理处置	□ 核对患者姓名，佩戴腕带 □ 建立入院护理病历 □ 卫生处置：剪指（趾）甲、沐浴，更换病号服 □ 防跌倒、坠床宣教	□ 协助医师完成术前检查化验 □ 术前准备 □ 抗菌药物皮试 □ 备会阴部皮肤 □ 肠道准备：术前2日禁食、不禁水，口服肠内营养制剂及导泻药物；术前1日禁食予静脉补液及口服泻药，术前12小时禁食、禁水	□ 送手术 摘除患者各种活动物品 核对患者资料及带药 填写手术交接单，签字确认 □ 接手术 核对患者及资料，签字确认
基础护理	□ 三级护理 □ 晨晚间护理 □ 患者安全管理	□ 三级护理 □ 晨晚间护理 □ 患者安全管理	□ 特级护理 □ 卧位护理：协助翻身、床上移动、预防压疮 □ 排泄护理 □ 患者安全管理
专科护理	□ 护理查体 □ 填写跌倒及压疮防范表（需要时） □ 请家属陪护（需要时） □ 心理护理	□ 遵医嘱完成相关检查和治疗 □ 观察肠道准备是否干净 □ 观察有无肠道准备不良反应 □ 心理护理	□ 病情观察，写特护记录日间至少q2h，夜间至少q4h □ 评估生命体征、出入量、伤口敷料情况 □ 遵医嘱予抑酸禁食补液治疗 □ 心理护理

续　表

时间	住院第1天 （手术日）	住院第2~3天 （手术准备日）	住院第4天 （手术日）
重点医嘱	□ 详见医嘱执行单	□ 详见医嘱执行单	□ 详见医嘱执行单
病情变异记录	□ 无　□ 有，原因： 1. 2.	□ 无　□ 有，原因： 1. 2.	□ 无　□ 有，原因： 1. 2.
护士签名			

时间	住院第5～6天 （术后第1～2日）	住院第7～9天 （术后第3～5日）
健康宣教	□ 术后宣教 饮食、活动指导 下床活动注意事项 复查患者对术前宣教内容的掌握程度 疾病恢复期注意事项 □ 下床活动注意事项 □ 拔尿管后注意事项	□ 出院宣教 复查时间 服药方法 活动休息 指导饮食 □ 指导办理出院手续
护理处置	□ 遵医嘱完成相关检查 □ 夹闭尿管，锻炼膀胱功能	□ 办理出院手续 □ 书写出院小结
基础护理	□ 一级或二级护理 □ 晨晚间护理 □ 协助饮水、进食米汤 □ 协助翻身、床上移动及床旁活动、预防压疮 □ 排泄护理 □ 协助更衣 □ 患者安全管理	□ 二级护理 □ 晨晚间护理 □ 协助或指导进食半流少渣饮食 □ 协助或指导床旁活动 □ 患者安全管理
专科护理	□ 病情观察，写一般护理记录 □ 评估生命体征、出入量、伤口敷料、肛周皮肤、肛门排气排便情况 □ 遵医嘱给予抑酸、补液治疗 □ 需要时，联系主管医师给予相关治疗及用药 □ 心理护理	□ 病情观察 □ 评估生命体征、伤口敷料、排尿、肛周皮肤、肛门排气排便情况以及排便次数、大便性状 □ 心理护理
重点医嘱	□ 详见医嘱执行单	□ 详见医嘱执行单
病情变异记录	□ 无 □ 有，原因： 1. 2.	□ 无 □ 有，原因： 1. 2.
护士签名		

（三）患者表单

直肠息肉临床路径患者表单

适用对象：第一诊断为直肠息肉（ICD-10：K62.1；D12.8，M8210/0）

行息肉切除术（ICD-9-CM-3：48.36）

患者姓名：	性别： 年龄： 门诊号：	住院号：
住院日期： 年 月 日	**出院日期：** 年 月 日	**标准住院日：4~9天**

时间	入院	手术前	手术当天
医患配合	□配合询问病史、收集资料，请务必详细告知既往史、用药史、过敏史 □如服用抗凝剂，请明确告知 □配合进行体格检查 □有任何不适请告知医师	□配合完善术前相关检查、化验，如采血、留尿、心电图、X线胸片、经肛门直肠腔内超声（ERUS）、电子结肠镜 □医师与患者及家属介绍病情及手术谈话、术前签字 □麻醉师与患者进行术前访视	□配合评估手术效果 □配合检查生命体征、伤口敷料、肛门排气排便情况；记录出入量
护患配合	□配合测量体温、脉搏、呼吸、血压、体重1次 □配合完成入院护理评估（简单询问病史、过敏史、用药史） □接受入院宣教（环境介绍、病室规定、订餐制度、贵重物品保管、防跌倒坠床等） □有任何不适请告知护士	□配合测量体温、脉搏、呼吸、询问排便1次 □接受术前宣教 □接受会阴部备皮 □抗菌药物皮试 □肠道准备：术前2日禁食、不禁水，口服肠内营养制剂及导泻药物大量饮水；术前1日禁食停用肠内营养制剂给予静脉补液，继续口服泻药大量饮水；术前12小时禁食、禁水 □自行沐浴，加强会阴部清洁 □准备好必要用物，如吸水管、纸巾等 □取下义齿、饰品等，贵重物品交家属保管	□清晨测量体温、脉搏、呼吸1次 □送手术室前，协助完成核对，带齐影像资料，脱去衣物，上手术车 □返回病房后，协助完成核对，配合移至病床 □配合检查生命体征、伤口敷料、肛门排气排便情况；记录出入量 □配合术后吸氧、监护仪监测、输液、排尿用尿管 □配合缓解疼痛 □有任何不适请告知护士
饮食	□遵医嘱半流或全流	□术前2日禁食、不禁水，口服肠内营养制剂；术前1日禁食，停用肠内营养制剂给予静脉补液，术前12小时禁食、禁水	□禁食、禁水
排泄	□正常排尿便	□尿：正常 □便：机械性肠道准备	□保留尿管、无排便活动
活动	□正常活动	□正常活动	□麻醉清醒后，头高位或半坐卧位 □卧床休息，保护管路 □双下肢床上活动

时间	手术后	出院
医患配合	□ 配合检查观察生命体征、伤口情况、肛门排气排便情况 □ 需要时，配合伤口换药 □ 配合拔除尿管	□ 接受出院前指导 □ 知道复查程序 □ 获取出院诊断书
护患配合	□ 配合定时测量生命体征、每日询问排便情况 □ 配合检查伤口敷料、肛门排气排便情况，记录出入量 □ 接受输液等治疗 □ 配合夹闭尿管、锻炼膀胱功能 □ 接受进水、进食、排便等生活护理 □ 注意活动安全，避免坠床或跌倒 □ 配合执行探视及陪护	□ 接受出院宣教 □ 办理出院手续 □ 获取出院带药 □ 知道服药方法、作用、注意事项 □ 知道护理伤口的方法 □ 知道复印病历方法饮食
饮食	□ 根据医嘱，可进水或清流饮食	□ 根据医嘱予以少渣半流质饮食
排泄	□ 保留尿管、无排便或稀便 □ 避免便秘	□ 拔除尿管：正常排尿，无排便或稀便 □ 避免便秘
活动	□ 可床边或下床活动 □ 注意保护管路，勿牵拉、脱出等	□ 正常适度活动，避免疲劳

附：原表单（2009 年）

直肠息肉临床路径表单

适用对象：第一诊断为直肠息肉（ICD-10：K62.1；D12.8，M8210/0）
行息肉切除术（ICD-9-CM-3：48.36）

患者姓名：	性别：　年龄：　门诊号：	住院号：
住院日期：　年　月　日	出院日期：　年　月　日	标准住院日：4～9 天

时间	门诊	住院第 1 天 （手术准备日）	住院第 2 天 （手术日）
主要诊疗工作	□ 询问病史与体格检查 □ 完成门诊病历 □ 完善检查 □ 完成纤维结肠镜检查及病理学检查	□ 上级医师查房 □ 完成术前准备与术前评估 □ 根据体检、肠镜、病理等，行术前讨论，确定手术方案 □ 完成必要的相关科室会诊 □ 向患者及家属交代病情，签署手术同意书 □ 麻醉师访视并签麻醉同意书	□ 上级医师查房 □ 手术 □ 根据术中病理决定手术方式 □ 术者完成手术记录 □ 住院医师完成术后病程 □ 向患者及家属交代病情及术后注意事项
重点医嘱	□ 门诊处方 □ 血常规、凝血功能（可术前完成） □ 纤维结肠镜	**长期医嘱** □ 普通外科护理常规 □ 二级护理 **临时医嘱** □ 血常规、尿常规、大便常规+隐血 □ 肝肾功能、电解质、血型、凝血功能、感染性疾病筛查 □ 心电图、正侧位胸片 □ 术前准备 □ 拟明日全身麻醉或局部麻醉行息肉切除术 □ 禁食、禁水 □ 留置尿管 □ 抗菌药物（术中） □ 术前肠道准备：口服泻药+清洁灌肠 □ 麻醉辅助药（术前 30 分钟）	**长期医嘱** □ 今日行直肠息肉切除术 □ 普通外科术后护理常规 □ 一级护理 □ 禁食、禁水 □ 低流量吸氧 □ 尿管接无菌引流袋、记量 □ 会阴擦洗，bid □ 记 24 小时尿量 □ 抗菌药物 **临时医嘱** □ 术中抗菌药物 □ 心电监护（必要时） □ 血常规、电解质 □ 镇痛、镇静（必要时） □ 更换敷料
主要护理工作	□ 患者活动：无限制 □ 饮食：半流或全流 □ 肠道准备等检查说明及指导 □ 心理支持	□ 患者活动：无限制 □ 禁食 □ 心理支持 □ 入院护理评估 □ 术前准备	□ 饮食：禁食、禁水 □ 观察患者病情变化 □ 术后生活、心理护理 □ 术后疼痛护理及指导 □ 留置管道护理及指导 □ 记录出入量

续 表

时间	门诊	住院第1天 （手术准备日）	住院第2天 （手术日）
病情变异记录	□无 □有，原因： 1. 2.	□无 □有，原因： 1. 2.	□无 □有，原因： 1. 2.
护士签名			
医师签名			

时间	住院第 3 天 （术后第 1 日）	住院第 4～9 天 （出院日）
主要诊疗工作	□ 上级医师查房，注意病情变化 □ 完成常规病历书写 □ 注意观察心率、血压、血氧、呼吸、体温 □ 评估伤口情况 □ 根据病情可考虑拔除尿管	□ 上级医师查房，进行手术评估，确定是否出院 □ 评估肠鸣音及注意肛门排气、排便情况 □ 视情况予流质饮食 □ 完成常规病历、出院记录、病案首页、出院证明书 □ 向患者交代出院后的注意事项 □ 将出院小结的副本交给患者
重点医嘱	**长期医嘱** □ 直肠息肉切除术后常规护理 □ 一级护理 □ 根据病情可进水和清流饮食 □ 低流量吸氧 □ 尿管接无菌引流袋 □ 会阴擦洗，bid □ 记 24 小时尿量 □ 停用抗菌药物（酌情） **临时医嘱** □ 更换敷料（视情况）	**出院医嘱** □ 拔除尿管 □ 更换敷料 □ 切口拆线 □ 门诊随诊
主要护理工作	□ 观察患者病情变化 □ 术后心理护理 □ 术后疼痛护理及指导 □ 术后生活护理 □ 留置管道护理及指导 □ 会阴或伤口皮肤护理 □ 记录出入量	□ 指导患者术后康复锻炼 □ 指导出院后饮食及活动 □ 帮助患者办理出院手续、交费等事项
病情变异记录	□ 无　□ 有，原因： 1. 2.	□ 无　□ 有，原因： 1. 2.
护士签名		
医师签名		

第二十章

直肠癌低位前切除手术临床路径释义

一、直肠癌低位前切除手术编码

疾病名称及编码：直肠癌（ICD-10：C20）

手术操作名称及编码：直肠前切除术同时伴结肠造口术（ICD-9-CM-3：48.62）

其他直肠切除术（ICD-9-CM-3：48.63）

二、临床路径检索方法

C20 伴（48.62/48.63）

三、直肠癌低位前切除手术临床路径标准住院流程

（一）适用对象

1. 第一诊断为直肠癌（ICD-10：C20），行直肠癌低位前切除手术（ICD-9-CM-3：48.62 或 48.63）。

2. 可 R0 切除的高中位直肠癌（Ⅰ期及部分Ⅱ、Ⅲ期患者）。

（二）诊断依据

根据国家卫生和计划生育委员会《结直肠癌诊疗规范（2010 年）》等。

1. 症状：便血、脓血便、排便习惯改变、里急后重、下腹坠痛等。

2. 体格检查：

（1）一般情况评价：体力状况评估、是否有贫血、全身浅表淋巴结肿大。

（2）腹部检查：是否看到肠型及肠蠕动波、触及肿块、叩及鼓音、听到高调肠鸣音或金属音。

（3）直肠指检：明确肿瘤位于直肠壁的位置，下极距肛缘的距离；占肠壁周径的范围。肿瘤大体类型（隆起、溃疡、浸润），基底部活动度及与周围脏器的关系，了解肿瘤向肠壁外浸润情况。观察是否有指套血染。

3. 实验室检查：大便常规+隐血；血清肿瘤标志物 CEA 和 CA19-9，必要时可查 CA242、CA72-4、AFP 和 CA125。

4. 辅助检查：术前肿瘤定性及 TNM 分期，指导选择正确的术式。

（1）结肠镜取活检，病理检查明确肿瘤组织类型（腺癌、黏液腺癌、印戒细胞癌）和分化程度（高、中、低）；排除同时性结直肠多原发癌。可使用乙状结肠镜确定直肠肿瘤位置（低位、中位、高位）。

（2）术前应当明确肿瘤分期；行盆腔 MRI 或 CT 明确肿瘤与周围脏器和盆壁的关系，或行直肠腔内超声内镜，诊断肿瘤浸润肠壁深度及周围淋巴结是否转移。

（3）术前还应进行胸部 CT 和腹部增强 CT 扫描，以除外肝肺等部位转移。

5. 鉴别诊断：必要时需行经肛门直肠壁穿刺活检病理，并请相关科室会诊。

（1）其他常见的结直肠疾病：胃肠道间质瘤（GIST）、炎性肠疾病、淋巴瘤、寄生虫感染、息肉等。

（2）腹腔其他脏器疾病累及直肠：妇科肿瘤、子宫内膜异位症及男性前列腺癌累及直肠。

释义

■ 本路径的制订主要参考国家卫生和计划生育委员会《结直肠癌诊疗规范（2015 年）》及国内权威参考书籍和诊疗指南。

■ 早期直肠癌大多数无症状，直肠癌的主要表现为便血，脓血便，排便习惯改变。直肠指诊为主要检查手段，大约 80% 的直肠癌可以通过直肠指诊发现，必要时辅以肠镜检查。

■ 虽然通过硬质乙状结肠镜可以对绝大多数直肠癌患者进行组织学检查，但全结肠的电子结肠镜检查仍十分必要，有助于发现结肠内其他病灶。

■ 病理诊断是直肠癌诊断的金标准，建议术前能通过各种方法取得病理诊断。直肠癌的分期根据 AJCC 直肠癌 TNM 分期（第八版）的分期标准。

■ 直肠癌的术前分期首选盆腔 MRI，术前准确分期有利于后续诊治工作开展。

（三）治疗方案的选择

根据原卫生部《结直肠癌诊疗规范（2010 年）》和 NCCN《结肠癌临床实践指南中国版（2011 年）》等。

1. 直肠癌低位前切除手术。
2. 抗菌药物使用按照《抗菌药物临床应用指导原则》（卫医发〔2004〕285 号）执行。
3. 术前临床分期为 cT3 或 cN+的患者可接受术前放化疗（参考放疗临床路径）。

释义

■ 根据国家卫生和计划生育委员会《结直肠癌诊疗规范（2015 年）》和 NCCN《结肠癌临床实践指南中国版（2016 年）》等。

■ 本病确诊后即应开始以手术为主的综合性治疗。

■ 术前新辅助放化疗目前已成为进展期直肠癌的重要内容，建议有条件的单位采纳。

■ 直肠癌低位前切除术应遵循全直肠系膜切除术（TME）原则。

（四）临床路径标准住院日

14～16 天。

释义

■ 对有症状的患者入院完善各项检查 3 天，术前准备 1 天，手术及术后康复 8～10 天。

（五）进入路径标准

1. 第一诊断必须符合 ICD-10：C20 直肠癌疾病编码。
2. 有手术适应证，无绝对禁忌证。

3. 当患者合并其他疾病，但住院期间不需要特殊处理也不影响第一诊断的临床路径流程实施时，可以进入路径。

释义

■ 进入本路径的患者第一诊断为直肠癌，临床分期为Ⅰ期，部分Ⅱ和Ⅲ期。

■ 同时合并有其他疾病，但不影响手术方式及术后恢复的直肠癌患者可进入本路径。

■ 入院后常规检查发现有基础疾病，如高血压、冠状动脉粥样硬化性心脏病、糖尿病、肝肾功能不全等，经系统评估后对手术治疗无特殊影响者，可进入路径。但可能增加医疗费用，延长住院时间。

■ 对于有明确局部梗阻、出血、穿孔等症状的，可不进入路径。

■ 对于长期服用激素类、抗凝类药物的患者，以及重度贫血、低蛋白等严重营养不良患者，可以不进入路径。

（六）住院期间检查项目

1. 必须的检查项目：

（1）血常规、尿常规、大便常规+隐血。

（2）凝血功能、肝功能、肾功能、电解质、血糖、血清肿瘤标志物、血型、感染性疾病筛查、心电图检查。

（3）结肠镜。

（4）胸部平扫 CT，必要时强化。

（5）腹部强化 CT 或 MRI 或超声主要排除脏器转移。

（6）盆腔 MRI 或盆腔增强 CT，或直肠腔内超声。

2. 根据患者病情可选择的检查：

（1）疑似膀胱或尿道受累者应行膀胱镜检查，疑似阴道受累者应行阴道镜检查，必要时取组织活检。

（2）疑似骨转移应行全身 ECT 骨扫描检查。

（3）高龄、危重患者应行血气分析、肺功能及超声心动图检查。

（4）合并其他疾病应行相关检查，如心肌酶、血糖等。

3. 肠道准备：

（1）无肠梗阻病例：于术前 12~24 小时开始口服泻药，2~3 小时内服完。

（2）不完全性肠梗阻病例：于入院当日起每日口服 2 次小剂量泻药。

（3）完全性肠梗阻病例：禁忌任何方式的肠道准备。

4. 签署手术及其他相关同意书。

释义

■ 血常规、尿常规、便常规+隐血是最基本的三大常规检查，每个进入路径的患者均需完成。便隐血试验和血红蛋白检测可以进一步了解患者有无急性或慢性失血；肝肾功能、电解质、血糖、凝血功能、心电图、X 线胸片可评估有无基础疾病，是否影响住院时间、费用及其治疗预后；血型、Rh 因子、感染性疾病筛查用于备血和术前准备；无禁忌证患者均应行肠镜检查。

■ 本病需与其他引起直肠内占位的疾病如间质瘤、腺瘤、淋巴瘤等疾病相鉴别。

■ 血清肿瘤标志物可协助判断疗效，并用于术后随访。

■ 盆腔 MRI 或直肠腔内超声等检查用于评估直肠癌的临床分期至关重要。胸腔、腹腔 CT 或 MRI 等检查排除胸部、腹部转移等异常情况，对于了解术前肾脏等泌尿系统情况、子宫妇科情况也十分必要。

■ 年龄较大、长期吸烟及伴有心脑肺血管等基础病的患者，应在术前进行充分检查，充分评估手术风险，并积极予以干预，必要时排除出路径。

■ 术前肠道准备的目的是使肠道清洁空虚便于手术操作，并减少肠道内致病菌的数量以降低术后感染并发症。

（七）预防性抗菌药物选择与使用时机。

按照《抗菌药物临床应用指导原则》（卫医发〔2004〕285 号）执行，并根据患者的病情决定抗菌药物的选择与使用时间。建议使用第二代头孢菌素或头孢曲松或头孢噻肟，可加用甲硝唑。

预防性应用抗菌药物：术前 0.5 ~2 小时或麻醉开始时静脉给药，手术超过 3 小时可再给第二剂。

释义

■ 直肠癌低位前切除术属于清洁-污染手术（Ⅱ类切口），手术创面大，手术时可能污染手术野引致感染，故需要预防性应用抗菌药物。

■ 治疗性抗菌药物的使用，如果术前患者发热，直肠肿瘤已存在出血坏死穿孔或可疑合并感染者，应在术前抽血行细菌培养，根据病原菌种类和药敏结果选用治疗性抗菌药物。或者根据手术情况，结合患者症状、体温、血常规检查等综合决定。

（八）手术日

入院第 4 天。

1. 麻醉方式：全身麻醉或静脉复合连续硬膜外麻醉。
2. 手术方式：直肠癌低位前切除术。
3. 手术内固定物：部分患者可能使用肠道吻合器等。
4. 术中用药：麻醉常规用药。
5. 输血：根据术中情况而定。
6. 病理：术前病理诊断不明确者术中应行快速组织活检；术后切除标本全部送病理。病理报告必须符合原卫生部《结直肠癌诊疗规范（2010 年）》中病理评估的要求。
7. 高危患者，如术前行新辅助放疗和化疗等，可行预防性回肠造口。

释义

■ 病理报告必须符合国家卫生和计划生育委员会《结直肠癌诊疗规范（2015 年）》中病理评估的要求。

■ 直肠癌低位前切除术手术创伤较大，建议首选全身麻醉。

■ 直肠癌低位前切除术应遵循全直肠系膜切除术原则（TME）。

■ 术中必要时可送快速冷冻病理检查，术中切除的所有标本均应术后送常规石蜡切片组织病理学检查。

■ 可根据术中情况决定是否经腹或经盆留置引流管。

■ 手术多采用双吻合器吻合的方式。

■ 手术可采用开腹或腹腔镜的方式完成。

■ 病理报告应报告癌组织的组织学分型、分级、浸润深度、远近端切缘；环周切缘情况、脉管及神经侵犯情况、错配修复（MMR）蛋白表达情况。

■ 手术必要时可做临时预防性造口，造口可于术后3个月或辅助化疗后，经全面检查无转移迹象时回纳。

（九）入院后第5~13天（术后第1~9天）治疗

1. 静脉肠外营养治疗5~7天，维持水电解质平衡。
2. 排气后可考虑进食流质或半流质。
3. 术后隔日腹部切口换药；切口感染时应及时局部拆线，引流。
4. 术后第1天、3天和5天复查血常规、电解质等，根据检查结果调整抗菌药物和肠外营养治疗。
5. 术后第7~10天腹部切口拆线。

释义

■ 术后必须复查的检查项目应在术后3天内完成，目的是了解患者术后的恢复情况，及时发现贫血、电解质紊乱等常见的异常情况便于及时处理。对异常情况在治疗后应予复查，除必须的检查项目外，可根据病情需要增加检查项目。

■ 围手术期应遵循快速康复外科的原则，应用循证医学证据，优化围术期处理，减少创伤应激，减少并发症，缩短住院时间，加速患者康复。

（十）出院标准

1. 患者一般情况良好，基本恢复正常饮食和肠道功能。
2. 体温正常，腹部检查无阳性体征，相关实验室检查结果基本正常。
3. 腹部切口Ⅱ/甲愈合。

释义

■ 患者出院前应当生命体征平稳，无发热，肠道功能恢复，无吻合口漏的发生，实验室检查无严重贫血和电解质异常等。

■ 伤口愈合良好，无红肿、渗出，无脂肪液化或感染征象。

■ 无手术并发症或出现并发症但无需住院治疗的患者可以出院（如术后尿潴留需继续保留导尿管的患者）。

（十一）变异及原因分析

1. 有影响手术的合并症，需要进行相关的诊断和治疗。
2. 对于完全肠梗阻患者，可一期行乙状结肠双腔造口术，缓解梗阻症状后可行新辅助化疗。
3. 围手术期并发症可能造成住院日延长或费用超出参考标准。
4. 医师认为的变异原因。
5. 患者其他原因的变异。

释义

■ 认可的变异原因主要是指患者入选路径后，在检查及治疗过程中发现患者合并存在事前未预知的、对本路径治疗可能产生影响的情况，需要终止执行路径或延长治疗时间、增加治疗费用。医师需在表单中明确说明。

■ 术前检查发现其他严重基础疾病，需调整药物治疗或调整治疗方案的，则终止本路径，如下肢深静脉血栓、难以控制的高血压、糖尿病需要额外治疗等。

■ 术中发现术前检查未能发现的病变，导致无法按照术前计划实施根治性直肠癌低位前切除。如严重的腹盆腔粘连无法手术或合并其他恶性肿瘤需改变手术方案。

■ 因患者方面的主观原因导致执行路径出现变异，需医师在表单中予以说明。

（十二）费用参考标准

2 万 ~5 万元。

四、直肠癌低位前切除手术临床路径给药方案

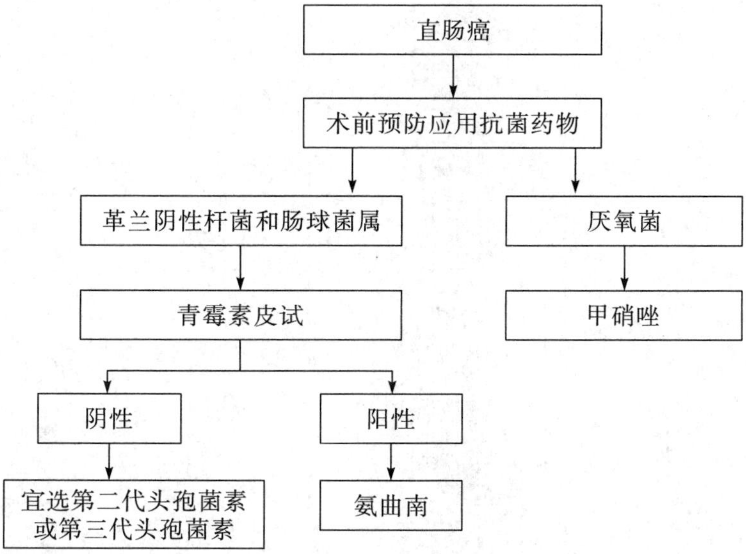

【用药选择】

1. 为预防术后切口或手术部位感染，应针对革兰阴性杆菌、肠球菌属和厌氧菌选用药物。
2. 第二代头孢菌素常用的注射剂有头孢呋辛、头孢替安等。对于感染较重者可选用第三代头孢菌素+甲硝唑；对青霉素过敏者不宜使用头孢菌素时可用氨曲南替代。

【药学提示】

1. 预防性抗菌药物给药时机极为关键，应在术前 0.5 ~ 2 小时给药，以保证在发生细菌污染之前血清及组织中的药物达到有效浓度。
2. 如手术时间超过 3 小时，或失血量大（>1500ml），可手术中给予第 2 剂。
3. 预防用药时间不超过 24 小时，必要时延长至 48 小时。

【注意事项】

1. 用药前必须详细询问患者先前有否对头孢菌素类、青霉素类或其他药物的过敏史。
2. 如果直肠肿瘤已存在梗阻、坏死、穿孔或可疑合并感染者，应在术前抽血行血细菌培养，根据病原菌种类和药敏结果选用治疗性抗菌药物，手术当中发生手术部位污染者也应选用治疗性抗菌药物。治疗时间应根据患者的症状、体温、血常规检查等综合决定。

五、推荐表单

（一）医师表单

直肠癌低位前切除手术临床路径医师表单

适用对象：第一诊断为直肠癌（ICD-10：C20）
行直肠癌低位前切除术（ICD-9-CM-3：48.62 或 48.63）

患者姓名：	性别：　年龄：　门诊号：	住院号：
住院日期：　年　月　日	出院日期：　年　月　日	标准住院日：14～16 天

时间	住院第 1 天 （术前 3 日）	住院第 2 天 （术前 2 日）	住院第 3 天 （术前 1 日）
主要诊疗工作	□ 询问病史、体格检查 □ 书写病历 □ 上级医师查房，完成查房记录 □ 完善相关检查并开始术前肠道准备	□ 三级医师查房 □ 术前讨论，分析检查结果，制订治疗方案 □ 完成上级医师查房记录等病历书写 □ 完成必要相关科室会诊	□ 向患者及家属交待病情，明确告知围术期治疗中可能出现的意外和危险 □ 签署手术及麻醉同意书、委托书、自费药品协议书、输血同意书 □ 完成术前准备 □ 完成手术医嘱及术前小结 □ 麻醉医师术前访视患者及完成记录 □ 通知手术室拟定手术时间
重点医嘱	**长期医嘱** □ 二级护理 □ 半流质饮食/无渣流质饮食/禁食、禁水 □ 口服抗菌药物 □ 继续合并症治疗用药 **临时医嘱**（如门诊未查） □ 血常规、尿常规、大便常规+隐血 □ 凝血功能、肝功能、肾功能、电解质、血糖、血清肿瘤标志物、血型、感染性疾病筛查、心电图检查 □ 结肠镜 □ 胸部 X 线检查或胸部平扫 CT，必要时强化 □ 盆腔 MRI 或盆腔增强 CT，或直肠腔内超声	**长期医嘱** □ 二级护理 □ 半流质饮食/无渣流质饮食/禁食、禁水 □ 口服抗菌药物 □ 继续合并症治疗用药 □ 新制订的治疗方案	**长期医嘱** □ 二级护理 □ 半流质饮食/无渣流质饮食/禁食、禁水 □ 口服抗菌药物 □ 继续合并症治疗用药 **临时医嘱** □ 晚 8 点开始口服复方聚乙二醇清洁肠道 □ 备皮 □ 检查血型，备血制品 □ 准备术中特殊器械及材料 □ 抗菌药物皮试
病情变异记录	□ 无　□ 有，原因： 1. 2.	□ 无　□ 有，原因： 1. 2.	□ 无　□ 有，原因： 1. 2.

续　表

时间	住院第1天 （术前3日）	住院第2天 （术前2日）	住院第3天 （术前1日）
医师签名			

时间	住院第 4 天 （手术日）	住院第 5～6 天 （术后第 1～2 日）	住院第 7～8 天 （术后第 3～4 日）
主要诊疗工作	□ 手术（包括手术安全核对） □ 完成手术记录 □ 完成术后病程记录 □ 向患者及家属交待术中情况及术后注意事项 □ 手术标本常规送病理检查	□ 上级医师查房：观察切口及出入量（特别注意尿量和引流）情况；根据各项检查结果评价重要脏器功能，提出诊治意见 □ 直肠指诊促进排气 □ 记录每日病程和上级医师查房意见	□ 切口换药，必要时引流 □ 检查腹部临床表现，注意排气情况 □ 记录每日病程
重点医嘱	**长期医嘱** □ 全身麻醉下经腹直肠癌根治术后护理常规 □ 一级护理 □ 禁食、禁水 □ 心电监护、吸氧、留置尿管长期开放 □ 记录出入量，注意引流情况 □ 预防性应用抗菌药物 □ 抑酸、化痰和镇痛治疗 □ 静脉肠外营养治疗，补充液量和能量，维持水电解质平衡 **临时医嘱** □ 复查血常规及相关指标	**长期医嘱** □ 雾化吸入 **临时医嘱** □ 试饮水 □ 直肠指诊	**长期医嘱** □ 酌情进流质饮食 □ 根据病情停用心电监护和吸氧 □ 尿管 q4h 开放 □ 根据病情停用预防性抗菌药物治疗 **临时医嘱** □ 切口换药 □ 复查血常规及相关指标
病情变异记录	□ 无　□ 有，原因： 1. 2.	□ 无　□ 有，原因： 1. 2.	□ 无　□ 有，原因： 1. 2.
医师签名			

时间	住院第 9～10 天 （术后第 5～6 日）	住院第 11～12 天 （术后第 7～8 日）	住院第 13～14 天 （术后第 9～10 日）	住院第 14～16 天 （出院日）
主要诊疗工作	□ 上级医师查房 □ 根据临床表现、血常规及相关生化检查结果调整治疗方案 □ 已排气排便，可拔除引流管 □ 依根据患者胃肠道功能决定饮食 □ 切口换药，检查愈合情况 □ 拔除尿管	□ 切口换药，可间断拆线 □ 根据血常规及相关指标检查结果，决定是否停用治疗性抗菌药物 □ 根据病理分期，制订术后放化疗方案 □ 书写病程记录	□ 上级医师查房 □ 询问进食情况 □ 观察排尿和排便情况 □ 切口换药拆线 □ 上级医师进行术后康复评估，决定出院日期 □ 向患者及家属交代病情	□ 完成出院记录、病案首页、出院证明等书写 □ 向患者交代出院后的注意事项，重点交代复诊时间及发生紧急情况时处理方法
重点医嘱	**长期医嘱** □ 二级护理 □ 半流质饮食 □ 停用相关治疗 □ 停导尿管和引流管 **临时医嘱** □ 复查血常规及相关指标 □ 切口换药	**长期医嘱** □ 停用治疗性抗菌药物 **临时医嘱** □ 切口换药、间断拆线	**长期医嘱** □ 三级护理 □ 普通饮食 **临时医嘱** □ 换药拆线	**出院医嘱** □ 出院带药
病情变异记录	□ 无 □ 有，原因： 1. 2.	□ 无 □ 有，原因： 1. 2.	□ 无 □ 有，原因： 1. 2.	□ 无 □ 有，原因： 1. 2.
医师签名				

（二）护士表单

直肠癌低位前切除手术临床路径护士表单

适用对象：第一诊断为直肠癌（ICD-10：C20）

行直肠癌低位前切除术（ICD-9-CM-3：48.62 或 48.63）

患者姓名：	性别：　年龄：　门诊号：	住院号：
住院日期：　年　月　日	**出院日期：**　年　月　日	**标准住院日：≤14 天**

时间	住院第 1 天 （术前 3 日）	住院第 2 天 （术前 2 日）	住院第 3 天 （术前 1 日）
健康宣教	□ 入院宣教 介绍主管医师、护士 介绍环境、设施 介绍住院注意事项	□ 术前宣教 宣教疾病知识、术前准备及手术过程 告知准备物品、洗澡 告知术后饮食、活动及探视注意事项 □ 主管护士与患者沟通，了解并指导心理应对	□ 术前宣教 宣教疾病知识、术前准备及手术过程 告知准备物品、洗澡 告知术后饮食、活动及探视注意事项 □ 主管护士与患者沟通，了解并指导心理应对
护理处理	□ 核对患者姓名，佩戴腕带 □ 建立入院护理病历 □ 卫生处置：剪指（趾）甲、洗澡、更换病号服	□ 协助医师完成术前检查 □ 术前准备 □ 禁食、禁水 □ 需要时备皮	□ 协助医师完成术前检查 □ 术前准备 □ 禁食、禁水 □ 需要时备皮
基础护理	□ 三级护理 □ 晨晚间护理 □ 患者安全管理	□ 三级护理 □ 晨晚间护理 □ 患者安全管理	□ 三级护理 □ 晨晚间护理 □ 患者安全管理
专科护理	□ 入院介绍 □ 入院评估：一般情况、营养状况、心理变化、生命体征等 □ 指导患者进行辅助检查	□ 观察患者病情及情绪变化等 □ 心理护理	□ 术前宣教（提醒患者术前禁食、禁水） □ 术前准备 □ 沐浴、更衣
重点医嘱	□ 详见医嘱执行单	□ 详见医嘱执行单	□ 详见医嘱执行单
病情变异记录	□ 无　□ 有，原因： 1. 2.	□ 无　□ 有，原因： 1. 2.	□ 无　□ 有，原因： 1. 2..
护士签名			

时间	住院第4天 （手术日）	住院第5~6天 （术后第1~2日）	住院第7~8天 （术后第3~4日）
健康宣教	□ 告知家属等候区位置 □ 术后当日宣教 □ 告知饮食、体位要求 □ 告知术后可能出现情况的应对方式 □ 如保留引流管，造口宣教注意事项 □ 如保留胃管，宣教注意事项 □ 给予患者及家属心理支持 □ 再次明确探视陪伴须知	□ 术后宣教 □ 药物作用及频率 □ 饮食、活动指导 □ 复查患者对宣教内容的掌握程度 □ 疾病恢复期注意事项	□ 术后宣教 □ 药物作用及频率 □ 饮食、活动指导 □ 复查患者对宣教内容的掌握程度 □ 疾病恢复期注意事项
护理处理	□ 送手术 摘除患者各种活动物品 核对患者资料及带药 填写手术交接单，签字确认 □ 接手术 核对患者及资料，签字确认	□ 遵医嘱完成相关治疗	□ 遵医嘱完成相关治疗
基础护理	□ 一级护理 □ 晨晚间护理 □ 患者安全管理 □ 遵医嘱吸氧及监护治疗 □ 协助及指导进食	□ 二级护理 □ 晨晚间护理 □ 协助或指导进食 □ 患者安全管理	□ 二级护理 □ 晨晚间护理 □ 协助或指导进食 □ 患者安全管理
专科护理	□ 病情观察，观察伤口情况 □ 如保留引流管，固定并观察引流管情况 □ 如保留胃管，观察胃管长度并固定 □ 书写护理记录 □ 遵医嘱予抗感染治疗 □ 口腔清洁 □ 心理护理	□ 观察患者一般状况及切口敷料 □ 术后生活护理 □ 鼓励患者床上活动预防 DVT □ 拍背排痰	□ 观察患者一般状况及切口敷料 □ 术后生活护理 □ 指导排尿 □ 鼓励患者下床活动，促进肠功能恢复
重点医嘱	□ 详见医嘱执行单	□ 详见医嘱执行单	□ 详见医嘱执行单
病情变异记录	□ 无 □ 有，原因： 1. 2.	□ 无 □ 有，原因： 1. 2.	□ 无 □ 有，原因： 1. 2..
护士签名			

时间	住院第9～10天 （术后第5～6日）	住院第11～12天 （术后第7～8日）	住院第13～14天 （术后第9～10日）	住院第14～16天 （出院日）
健康宣教	□ 术后宣教 □ 药物作用及频率 □ 饮食、活动指导 □ 复查患者对宣教内容的掌握程度 □ 疾病恢复期注意事项	□ 术后宣教 □ 药物作用及频率 □ 饮食、活动指导 □ 复查患者对宣教内容的掌握程度 □ 疾病恢复期注意事项	□ 术后宣教 □ 饮食指导 □ 疾病恢复期注意事项	□ 出院宣教 □ 复查时间 □ 服药方法 □ 活动休息 □ 指导饮食 □ 指导办理出院手续
护理处置	□ 遵医嘱完成相关治疗	□ 遵医嘱完成相关治疗	□ 遵医嘱完成相关治疗	□ 遵医嘱完成相关治疗
基础护理	□ 二级护理 □ 晨晚间护理 □ 协助或指导进食 □ 患者安全管理	□ 二级护理 □ 晨晚间护理 □ 协助或指导进食 □ 患者安全管理	□ 二级护理 □ 晨晚间护理 □ 协助或指导进食 □ 患者安全管理	□ 二级护理 □ 晨晚间护理 □ 协助及指导进食 □ 患者安全管理
专科护理	□ 观察患者一般状况及切口情况 □ 鼓励患者下床活动，促进肠功能恢复 □ 术后生活护理，注意进食情况	□ 观察患者一般状况及切口情况 □ 鼓励患者下床活动，促进肠功能恢复 □ 术后生活护理，注意进食情况和体温	□ 指导患者术后康复 □ 术后生活护理	□ 协助患者办理出院手续 □ 出院指导，重点出院后用药方法
重点医嘱	□ 详见医嘱执行单	□ 详见医嘱执行单	□ 详见医嘱执行单	□ 详见医嘱执行单
病情变异记录	□ 无　□ 有，原因： 1. 2.	□ 无　□ 有，原因： 1. 2.	□ 无　□ 有，原因： 1. 2.	□ 无　□ 有，原因： 1. 2..
护士签名				

（三）患者表单

直肠癌低位前切除手术临床路径患者表单

适用对象：第一诊断为直肠癌（ICD-10：C20）

行直肠癌低位前切除术（ICD-9-CM-3：48.62 或 48.63）

患者姓名：	性别：　　年龄：　　门诊号：	住院号：
住院日期：　　年　月　日	出院日期：　　年　月　日	标准住院日：≤14 天

时间	住院第 1 天	住院第 2～3 天	住院第 3～4 天 （手术日）
医患配合	□ 配合询问病史、收集资料，务必详细告知既往史、用药史、过敏史 □ 如服用抗凝剂激素类药物、降压药，明确告知 □ 配合进行体格检查 □ 有任何不适告知医师	□ 配合完善术前相关检查，如采血、留尿、心电图、X 线胸片等 □ 医师与患者及家属介绍病情及手术谈话、书前签字 □ 麻醉师与患者进行术前访视	□ 接受手术治疗 □ 如术后需要，配合监护及检查治疗 □ 交流手术情况及术后注意事项 □ 有任何不适告知医师
护患配合	□ 配合测量体温、脉搏、呼吸、血压、体重 1 次 □ 配合完成入院护理评估（简单询问病史、过敏史、用药时） □ 接受入院宣教（环境介绍、病室规定、订餐制度、贵重物品保管等） □ 有任何不适告知护士	□ 配合测量体温、脉搏、呼吸 □ 接受术前宣教 □ 接受术前准备 □ 需要时配合备皮 □ 准备好必要用物	□ 清晨测量体温、脉搏、呼吸 1 次 □ 术晨剃须、漱口 □ 取下义齿、饰品等贵重物品交家属保管 □ 送手术室前，协助完成核对，带齐影像资料，脱去衣物，上手术车 □ 返回病房后，协助完成核对，配合过病床 □ 配合输液治疗 □ 需要时配合术后吸氧，监护仪监测 □ 如保留引流管或胃管，配合固定，保持有效性 □ 如术后需要，配合监护及检查治疗 □ 有任何不适告知护士
饮食	□ 正常普通饮食或半流质饮食	□ 术前 12 小时禁食、禁水	□ 术前禁食、禁水 □ 如保留胃管，不能经口进食、进水
排泄	□ 正常排尿便	□ 正常排尿便	□ 如果需要配合尿管排尿和锻炼
活动	□ 正常活动	□ 正常活动	□ 术后 6 小时可垫枕，可床上翻身术

时间	手术后	出院
医患配合	□ 配合术后检查 □ 配合术后治疗 □ 配合术后换药 □ 如保留引流管，需要时配合拔除引流管 □ 如保留胃管，需要时配合拔除胃管	□ 接受出院前指导 □ 知道复查程序 □ 获取出院诊断书
护患配合	□ 配合定时测量生命体征、每日询问大便 □ 接受输液、服药等治疗 □ 接受饮食宣教 □ 接受用药及治疗宣教 □ 如保留引流管，配合固定及计量 □ 如保留胃管 □ 注意活动安全，避免坠床或跌倒 □ 配合执行探视及陪护 □ 配合口腔清洁	□ 接受出院宣教 □ 办理出院手续 □ 获取出院带药 □ 知道服药方法、作用、注意事项 □ 术后禁烟酒 □ 知道复印病历方法
饮食	□ 遵医嘱配合护士调整饮食	□ 遵医嘱配合护士调整饮食
排泄	□ 正常排尿便	□ 正常排尿便
活动	□ 遵医嘱配合护士调整活动量	□ 遵医嘱配合护士调整活动量

附：原表单（2012年版）

直肠癌低位前切除手术临床路径表单

适用对象：第一诊断为直肠癌（ICD-10：C20）
行直肠癌低位前切除术（ICD-9-CM-3：48.62或48.63）

患者姓名：	性别：　年龄：　门诊号：	住院号：
住院日期：　年　月　日	出院日期：　年　月　日	标准住院日：14～16天

时间	住院第1天 （术前3日）	住院第2天 （术前2日）	住院第3天 （术前1日）
主要诊疗工作	□ 询问病史、体格检查 □ 书写病历 □ 上级医师查房，完成查房记录 □ 完善相关检查并开始术前肠道准备	□ 三级医师查房 □ 术前讨论，分析检查结果，制订治疗方案 □ 完成上级医师查房记录等病历书写 □ 完成必要相关科室会诊	□ 向患者及家属交待病情，明确告知围术期治疗中可能出现的意外和危险 □ 签署手术及麻醉同意书、委托书、自费药品协议书、输血同意书 □ 完成术前准备 □ 完成手术医嘱及术前小结 □ 麻醉医师术前访视患者及完成记录 □ 通知手术室拟定手术时间
重点医嘱	**长期医嘱** □ 二级护理 □ 半流质饮食/无渣流质饮食/禁食、禁水 □ 口服抗菌药物 □ 继续合并症治疗用药 **临时医嘱**（如门诊未查） □ 血常规、尿常规、大便常规+隐血 □ 凝血功能、肝功能、肾功能、电解质、血糖、血清肿瘤标志物、血型、感染性疾病筛查、心电图检查 □ 结肠镜 □ 胸部X线检查或胸部平扫CT，必要时强化 □ 盆腔MRI或盆腔增强CT，或直肠腔内超声	**长期医嘱** □ 二级护理 □ 半流质饮食/无渣流质饮食/禁食、禁水 □ 口服抗菌药物 □ 继续合并症治疗用药 □ 新制订的治疗方案	**长期医嘱** □ 二级护理 □ 半流质饮食/无渣流质饮食/禁食、禁水 □ 口服抗菌药物 □ 继续合并症治疗用药 **临时医嘱** □ 晚8点开始口服复方聚乙二醇清洁肠道 □ 备皮 □ 检查血型，备血制品 □ 睡前地西泮10mg im □ 准备术中特殊器械及材料 □ 抗菌药物皮试
主要护理工作	□ 入院介绍 □ 入院评估：一般情况、营养状况、心理变化、生命体征等 □ 指导患者进行辅助检查	□ 观察患者病情及情绪变化等 □ 心理护理	□ 术前宣教（提醒患者术前禁食、禁水） □ 术前准备 □ 沐浴、剪指甲、更衣

续 表

时间	住院第1天 （术前3日）	住院第2天 （术前2日）	住院第3天 （术前1日）
病情变异记录	□无 □有，原因： 1. 2.	□无 □有，原因： 1. 2.	□无 □有，原因： 1. 2.
护士签名			
医师签名			

时间	住院第4天 （手术日）	住院第5～6天 （术后第1～2日）	住院第7～8天 （术后第3～4日）
主要诊疗工作	□ 手术（包括手术安全核对） □ 完成手术记录 □ 完成术后病程记录 □ 向患者及家属交待术中情况及术后注意事项 □ 手术标本常规送病理检查	□ 上级医师查房：观察切口及出入量（特别注意尿量和引流）情况；根据各项检查结果评价重要脏器功能，提出诊治意见 □ 直肠指诊促进排气 □ 记录每日病程和上级医师查房意见	□ 切口换药，必要时引流 □ 检查腹部临床表现，注意排气情况 □ 记录每日病程
重点医嘱	**长期医嘱** □ 全身麻醉下经腹直肠癌根治术后护理常规 □ 一级护理 □ 禁食、禁水 □ 心电监护、吸氧、留置尿管长期开放 □ 记录出入量，注意引流情况 □ 预防性应用抗菌药物 □ 抑酸、化痰和镇痛治疗 □ 静脉肠外营养治疗，补充液量和能量，维持水电解质平衡 **临时医嘱** □ 复查血常规及相关指标	**长期医嘱** □ 雾化吸入 **临时医嘱** □ 试饮水 □ 直肠指诊	**长期医嘱** □ 酌情进流质饮食 □ 根据病情停用心电监护和吸氧 □ 尿管 q4h 开放 □ 根据病情停用预防性抗菌药物治疗 **临时医嘱** □ 切口换药 □ 复查血常规及相关指标
主要护理工作	□ 定时巡视病房 □ 观察患者病情变化及切口敷料 □ 术后生活护理 □ 鼓励患者床上活动，尤其下肢，预防 DVT 的发生	□ 观察患者一般状况及切口敷料 □ 术后生活护理 □ 鼓励患者床上活动预防 DVT □ 拍背排痰	□ 观察患者一般状况及切口敷料 □ 术后生活护理 □ 指导排尿 □ 鼓励患者下床活动，促进肠功能恢复
病情变异记录	□ 无 □ 有，原因： 1. 2.	□ 无 □ 有，原因： 1. 2.	□ 无 □ 有，原因： 1. 2.
护士签名			
医师签名			

时间	住院第 9～10 天 （术后第 5～6 日）	住院第 11～12 天 （术后第 7～8 日）	住院第 13～14 天 （术后第 9～10 日）	住院第 14～16 天 （出院日）
主要诊疗工作	□ 上级医师查房 □ 根据临床表现、血常规及相关生化检查结果调整治疗方案 □ 已排气排便，可拔除引流管 □ 依根据患者胃肠道功能决定饮食 □ 切口换药，检查愈合情况 □ 拔除尿管	□ 切口换药，可间断拆线 □ 根据血常规及相关指标检查结果，决定是否停用治疗性抗菌药物 □ 根据病理分期，制订术后放化疗方案 □ 书写病程记录	□ 上级医师查房 □ 询问进食情况 □ 观察排尿和排便情况 □ 切口换药拆线 □ 上级医师进行术后康复评估，决定出院日期 □ 向患者及家属交代病情	□ 完成出院记录、病案首页、出院证明等书写 □ 向患者交代出院后的注意事项，重点交代复诊时间及发生紧急情况时处理方法
重点医嘱	**长期医嘱** □ 二级护理 □ 半流质饮食 □ 停用相关治疗 □ 停导尿管和引流管 **临时医嘱** □ 复查血常规及相关指标 □ 切口换药	**长期医嘱** □ 停用治疗性抗菌药物 **临时医嘱** □ 切口换药、间断拆线	**长期医嘱** □ 三级护理 □ 普通饮食 **临时医嘱** □ 换药拆线	**出院医嘱** □ 出院带药
主要护理工作	□ 观察患者一般状况及切口情况 □ 鼓励患者下床活动，促进肠功能恢复 □ 术后生活护理，注意进食情况	□ 观察患者一般状况及切口情况 □ 鼓励患者下床活动，促进肠功能恢复 □ 术后生活护理，注意进食情况和体温	□ 指导患者术后康复 □ 术后生活护理	□ 协助患者办理出院手续 □ 出院指导，重点出院后用药方法
病情变异记录	□ 无　□ 有，原因： 1. 2.	□ 无　□ 有，原因： 1. 2.	□ 无　□ 有，原因： 1. 2.	□ 无　□ 有，原因： 1. 2.
护士签名				
医师签名				

第二十一章

直肠癌腹会阴联合切除手术临床路径释义

一、直肠癌腹会阴联合切除手术编码

1. 国家卫生和计划生育委员会原编码：

疾病名称及编码：直肠癌（ICD-10：C20）

手术操作名称及编码：直肠癌腹会阴联合切除手术（ICD-9-CM-3：48.49 或 48.65）

2. 修改编码：

疾病名称与编码：直肠癌（ICD-10：C20）

手术操作名称及编码：腹会阴直肠切除术（ICD-9-CM-3：48.5）

二、临床路径检索方法

C20 伴 48.5

三、直肠癌腹会阴联合切除手术临床路径标准住院流程

（一）适用对象

1. 第一诊断为直肠癌（ICD-10：C20），行直肠癌腹会阴联合切除手术（ICD-9-CM-3：48.49 或 48.65）。

2. 可 R0 切除的低位直肠癌（Ⅰ期及部分Ⅱ、Ⅲ期患者，cT1～4N0～2M0）。

释义

■ 本路径适用对象为将进行根治性切除作为首选治疗手段的低位直肠癌患者。

■ 可以进行低位或超低位保肛手术（开腹或腹腔镜手术）的中低位直肠癌患者不纳入本路径。

■ 原位癌（T 分期为 Tis）及部分早期浸润癌（T 分期为 T1 期）可行经肛门肿瘤局部切除术的低位直肠癌患者不进入本路径。

■ 对于无法手术或不愿意进行手术，采用根治性放疗作为首选治疗方式的中低位直肠癌患者或采用放化疗等综合治疗的晚期或复发性直肠癌患者均不进入本路径。

（二）诊断依据

依据国家卫生和计划生育委员会《结直肠癌诊疗规范（2015 年）》。

1. 症状：便血、脓血便、排便习惯改变、里急后重、下腹坠痛等。

2. 体格检查：

（1）一般情况评价：体力状况评估、是否有贫血、全身浅表淋巴结肿大。

（2）腹部检查：是否看到肠型及肠蠕动波、触及肿块、叩及鼓音、听到高调肠鸣音或金属音。

（3）直肠指检：明确肿瘤位于直肠壁的位置，下极距肛缘的距离；占肠壁周径的范围。肿瘤大体类型（隆起、溃疡、浸润），基底部活动度及与周围脏器的关系，了解肿瘤向肠壁外浸润情况。观察是否有指套血染。

3. 实验室检查：大便常规+隐血；血清肿瘤标志物 CEA、CA19-9，必要时可查 AFP 和 CA125。

4. 辅助检查：明确肿瘤性质及临床分期（cTNM），指导选择正确的术式。

（1）结肠镜：可以取活检，病理检查明确肿瘤组织类型（腺癌、黏液腺癌、印戒细胞癌）和分化程度（高、中、低）；全结肠镜检查排除同时性结直肠多原发癌。可使用乙状结肠镜确定直肠肿瘤位置（低位、中位、高位）。

（2）盆腔 MRI 或 CT：盆腔 MRI 或 CT 明确肿瘤与周围脏器和盆壁的关系，肿瘤浸润肠壁深度及周围淋巴结是否转移，确定肿瘤的临床分期（cTNM）。

（3）直肠腔内超声或内镜超声：可以辅助判断肿瘤浸润肠壁深度及周围淋巴结是否转移。

5. 鉴别诊断：必要时需行经肛门直肠壁穿刺活检病理，并请相关科室会诊。

（1）其他常见的结直肠疾病：恶性黑色素瘤、肛管癌、胃肠道间质瘤（GIST）、炎性肠疾病、淋巴瘤、寄生虫感染、息肉等。

（2）腹腔其他脏器疾病累及直肠：妇科肿瘤、子宫内膜异位症、腹腔肿瘤转移至盆底及男性前列腺癌累及直肠。

释义

■ 依据国家卫生和计划生育委员会《结直肠癌诊疗规范（2015 年）》。

■ 早期直肠癌大多数无症状，直肠癌的主要表现为便血、脓血便、排便习惯改变。直肠指诊为主要检查手段，大约 80% 的直肠癌可以通过直肠指诊发现，必要时辅以硬质乙状结肠镜检查。

■ 通过硬质乙状结肠镜可以对绝大多数直肠癌患者进行组织学活检，并送病理学检查。直肠癌的治疗依据必须为组织病理学诊断，如通过硬质乙状结肠镜去活检困难或考虑患者存在多发性结肠肿瘤的情况，应进行全结肠的纤维结肠镜检查。

■ 直肠癌的术前分期检查首选盆腔 MRI 检查或直肠腔内超声检查。

■ 直肠癌分期根据 AJCC 直肠癌 TNM 分期（第七版）的分期标准。

■ PET-CT：不推荐常规使用，但对于病情复杂、常规检查无法明确诊断的患者可作为有效的辅助检查。术前检查提示为Ⅲ期以上肿瘤，为了解有无远端转移，推荐使用。

■ 直肠癌患者在诊断、治疗前、评价疗效、随访时必须检测 CEA、CA19-9；有肝转移患者建议检测 AFP；疑有卵巢转移患者建议检测 CA125。

（三）治疗方案的选择

根据国家卫生和计划生育委员会《结直肠癌诊疗规范（2015 年）》和 NCCN《Clinical Practice Guidelines in Oncology-Rectal Cancer. Version 2（2017）》等。

1. 直肠癌腹会阴联合切除手术。

2. 抗菌药物使用按照《抗菌药物临床应用指导原则》（国卫办医发〔2015〕43 号）执行。

3. 术前临床分期（cTNM）为 cT3 以上或 cN+的患者可接受术前新辅助放化疗（参考放疗临床路径）。

释义

■ 根据国家卫生和计划生育委员会《结直肠癌诊疗规范（2015年）》和NCCN《Clinical Practice Guidelines in Oncology-Rectal Cancer. Version 2（2017）》等。

■ 下段直肠癌行腹会阴联合切除手术必须遵循直肠癌全系膜切除术原则，尽可能锐性游离直肠系膜，连同肿瘤远侧系膜整块切除，尽量保证环周切缘阴性，对可疑环周切缘阳性者，应加后续治疗。

■ 直肠癌的新辅助放化疗：（1）直肠癌术前治疗推荐以氟尿嘧啶类药物为基础的新辅助放化疗。（2）T1～2N0M0或有放化疗禁忌的患者推荐直接手术，不推荐新辅助治疗。（3）T3和（或）N+的可切除直肠癌患者，推荐术前新辅助放化疗。（4）T4或局部晚期不可切除的直肠癌患者，必须行新辅助放化疗。治疗后必须重新评价，多学科讨论是否可行手术。

（四）临床路径标准住院日

19～21天。

释义

■ 住院治疗包括术前检查和术前准备、手术治疗、术后恢复，共三个部分，总住院时间不应超过16天。

■ 部分患者在手术治疗前行新辅助放化疗或术后接受辅助放化疗，均不计算在本路径的住院时间内。

（五）进入路径标准

1. 第一诊断必须符合ICD-10：C20直肠癌疾病编码。
2. 可R0切除的低位直肠癌（Ⅰ期和部分Ⅱ、Ⅲ期，cT1～4N0～2M0）。
3. 有手术适应证，无绝对禁忌证。
4. 当患者合并其他疾病，但住院期间不需要特殊处理也不影响第一诊断的临床路径流程实施时，可以进入路径。

释义

■ 进入本路径的患者第一诊断为直肠癌，临床分期为Ⅰ期和部分Ⅱ、Ⅲ期。

■ 同时合并有其他疾病，但不影响手术方式及术后恢复的直肠癌患者可以进入本路径。

■ 术前检查发现以往未发现的疾病或既往基础疾病（如高血压病、心脏病、糖尿病等），经相关科室会诊后，如果仅需要药物维持治疗，对手术及术后恢复无影响，可进入本路径。但可能会增加治疗费用，延长住院时间，需要主管医师在临床路径的表单中予以说明。

（六）术前准备（术前评估）

≤3 天。

1. 必须的检查项目：

（1）血常规、尿常规、大便常规+隐血。

（2）凝血功能、肝功能、肾功能、电解质、血糖、血清肿瘤标志物、血型、感染性疾病筛查、心电图检查。

（3）结肠镜。

（4）胸部 X 线检查或胸部平扫 CT，必要时强化。

（5）中上腹部强化 CT 或 MRI 或超声排除腹腔脏器转移。

（6）盆腔 MRI 或盆腔增强 CT，或直肠腔内超声。

2. 根据患者病情可选择的检查：

（1）疑似膀胱或尿道受累者应行膀胱镜检查，疑似阴道受累者应行阴道镜检查，必要时取组织活检。

（2）疑似骨转移应行全身 ECT 骨扫描检查。

（3）疑似输尿管受累者，行静脉尿路造影（IVU）或磁共振尿路造影（MRU）。

（4）高龄、危重患者应行血气分析、肺功能及超声心动图检查。

（5）合并其他疾病应行相关检查，如心肌酶、血糖等。

3. 肠道准备：

（1）无肠梗阻病例：于术前 12～24 小时开始口服泻药，2～3 小时内服完。

（2）不完全性肠梗阻病例：于入院当日起每日口服两次小剂量泻药。

（3）完全性肠梗阻病例：禁忌任何方式的肠道准备。

4. 签署手术及其他相关同意书。

释义

■ 血、尿、大便常规是最基本的三大常规检查，每个进入路径的患者均需要完成；肝肾功能、电解质、血糖、凝血功能、心电图及 X 线胸片检查主要是评估有无基础疾病，排除手术禁忌；感染性疾病筛查是为住院治疗期间的医疗安全以及为输血等治疗做准备。

■ 盆腔 MRI 或直肠腔内超声等检查用于评估直肠癌的临床分期至关重要。胸腔、腹腔 CT 或 MRI 等检查排除肺脏、肝脏、胆囊、胰腺、脾脏和肾脏等腹腔脏器以及盆腹腔淋巴结有无增大等异常情况，对于了解术前肾脏及输尿管等泌尿系统的情况也十分必要。对于可疑宫旁浸润影响输尿管或肾脏的患者，建议行静脉肾盂造影或 CT、磁共振尿路成像等泌尿系统检查。根据临床情况，部分患者需要术前进一步评估肾功能（如肾脏血流图检查）以及尿动力学检查。

■ 直肠癌的血清学肿瘤标志物 CEA、CA19-9 应作为常规检查项目。

■ 年龄较大、长期吸烟以及伴有心脑肺血管等基础病的患者，应在术前进行充分的检查，如心脏超声、血管超声、血气分析及肺功能检查等，充分评估手术风险，必要时予以干预，排除出本路径。

（七）预防性抗菌药物选择与使用时机

按照《抗菌药物临床应用指导原则》（国卫办医发〔2015〕43 号）执行，并根据患者的病情决定抗菌药物的选择与使用时间。建议使用第一、第二代头孢菌素±甲硝唑，或头霉素类，或头孢曲松±甲硝唑。
预防性应用抗菌药物：术前0.5~2小时或麻醉开始时静脉给药，手术超过3小时可再给第二剂。

释义

■ 预防性抗菌药物首选第二代头孢菌素，可以联合使用抗厌氧菌类药物。

■ 预防性抗菌药物的使用：预防用药从术前0.5~2小时给药，或麻醉开始时给药，使手术切口暴露时局部组织中已达到足以杀灭手术过程中入侵切口细菌的药物浓度。如果手术时间超过3小时，或失血量大（>1500ml），可手术中给予第2剂。预防用药时间不超过24小时，必要时延长至48小时。

■ 治疗性抗菌药物的使用：如果术前患者发热，直肠肿瘤已存在出血、坏死、穿孔或可疑合并感染者，应抽血行血细菌培养，根据病原菌种类和药敏结果选用治疗性抗菌药物。治疗时间应根据患者的症状、体温、血常规检查等综合决定。

（八）手术日

入院第4天。
1. 麻醉方式：全身麻醉或静脉复合连续硬膜外麻醉。
2. 手术方式：直肠癌腹会阴联合切除术。
3. 手术内固定物：部分患者可能使用肠道吻合器等。
4. 术中用药：麻醉常规用药，必要时腹腔化疗药物等。
5. 输血：根据术中情况而定。
6. 病理：术前病理诊断不明确者术中应行快速组织活检；术后切除标本全部送病理。病理报告必须符合国家卫生和计划生育委员会《结直肠癌诊疗规范（2015年）》中病理评估的要求。
7. 高危患者，如术前行新辅助放疗和化疗等，可行预防性回肠造口。

释义

■ 直肠癌腹会阴联合切除术存在腹部和会阴两个手术切口、术野暴露较大、手术时间较长、出血等手术风险较大，应当选择全身麻醉。

■ 术中除麻醉药、常规补液外，对于存在高血压病、心脏病等基础病的患者，应根据术中情况给予相应药物；术中出血较多的患者可酌情给予止血药物。

■ 直肠癌腹会阴联合切除术术中不进行常规输血。对于出血量较大的患者，为保证术中循环稳定和术后恢复，可根据出血量及术中检查血红蛋白的水平决定输血的治疗量。提倡成分输血。

■ 手术标本的病理报告内容和要求：（1）患者基本信息及送检信息。（2）大体情况：肿瘤大小、大体类型、肉眼所见浸润深度、切除肠管两端距肿瘤远近端的长度。（3）肿瘤分化程度（肿瘤分型、分级）。（4）肿瘤浸润深度（T分期）（T分期或ypT是根据有活力的肿瘤细胞来决定的，经过新辅助治疗的标本内无细胞的黏液湖不认为是肿瘤残留）。（5）检出淋巴结数目和阳性淋巴结数目（N分期）以及淋巴结外肿瘤种植（ENTD，Extra Nodal Tumor Deposit）（指沉积于远离原发肿瘤边缘的结直肠周围脂肪组织内的不规则肿瘤实性结节，没有残余淋巴结组织学证据，但分布于肿瘤的淋巴引流途径上）。（6）近端切缘、远端切缘的状况。（7）建议报告系膜/环周切缘的状况（如果肿瘤距切缘很近，应当在显微镜下测量并报告肿瘤与切缘的距离，肿瘤距切缘 1mm 以内报切缘阳性）。（8）新辅助放和（或）化疗疗效评估：0 级，完全反应，无肿瘤残留；1 级，中度反应，少量肿瘤残留；2 级，低度反应，大部分肿瘤残留；3 级，无反应。(9) 脉管侵犯情况（以 V 代表血管，V1 为镜下血管浸润，V2 为肉眼血管浸润，L 代表淋巴管）。建议尽量区分血管与淋巴管浸润。（10）神经侵犯。（11）错配修复（MMR）蛋白（MLH1、MSH2、MSH6、PMS2）表达情况。建议选择检测错配修复蛋白的基因状态和甲基化状态。(12) 确定为复发或转移性结直肠癌时，推荐检测 K-ras、N-ras、BRAF 基因状态。如无手术切除标本可从活检标本中测定。

■ 一般应经盆腔留置引流管。

■ 手术中如发现切除肿瘤标本的环周切缘可疑阳性，应在盆腔内可疑肿瘤残留部位留置银夹，以利术后放疗定位。

（九）入院后第 5 ~ 18 天（术后 1 ~ 14 天）治疗

1. 静脉肠外营养治疗 5 ~ 7 天，维持水电解质平衡。
2. 术后排气后即可进食流质或半流质饮食。
3. 术后隔日腹部切口换药；切口感染时应及时局部拆线，引流。
4. 术后第 1 天、3 天、5 天和 10 天复查血常规、电解质等，根据检查结果调整抗菌药物和肠外营养治疗。
5. 术后第 7 ~ 10 天腹部切口拆线；术后第 14 天会阴伤口拆线。

释义

■ 术后必须复查的检查项目应在术后 3 天内完成。目的是了解患者术后的恢复情况，及时发现贫血、电解质紊乱等常见的异常情况便于及时处理。对异常情况在治疗后应予以复查。除必须检查的项目外，可根据病情需要增加检查项目，如：怀疑血栓形成的患者需要进行凝血功能检查、双下肢静脉 B 超等；怀疑肺栓塞的患者需进一步检查血气分析及胸部 CT 等；怀疑肠梗阻的患者应进行 X 线腹部平片或立位片检查；怀疑泌尿系瘘的患者应进行膀胱美蓝注射检查或静脉肾盂造影检查等。

■ 术后应常规观察患者的生命体征、出入量及各脏器功能恢复情况以确定对症治疗的手段与时间；尤其应关注患者的伤口愈合情况、胃肠道功能恢复情况；鼓励患者尽早离床活动，预防血栓形成；尽量减少输液治疗；留置引流管的拔除时机应根据术中情况和术后引流液的性状等决定。

■ 直肠癌腹会阴联合切除术由于手术创面较大，对周围组织损伤范围较广，术后容易出现尿潴留，因此在拔除导尿管前应间断夹闭尿管进行膀胱功能锻炼以增加导尿管拔除后患者能够自主排尿的机会。导尿管拔除后应继续密切观察患者排尿情况，并通过 B 超检查测量残余尿量确认患者排尿功能的恢复；对于存在尿潴留的患者，应再次予以保留导尿管。

■ 如果患者术后无感染证据，需及时停用预防性应用抗菌药物。

■ 根据患者的症状、体征及血、尿常规等实验室检查结果诊断为细菌性感染者以及经病原微生物检查确诊为感染者，具有治疗性应用抗菌药物的指征。抗菌药物的使用因感染不同而异，一般宜使用至体温正常、症状消退后72～96小时。特殊情况，妥善处理。

■ 术后辅助治疗应根据患者原发部位、病理分期、分子指标及术后恢复状况来决定。

（1）术后病理分期pT3以上或pN+、手术远近端切缘或环周切缘肿瘤阳性，如术前未进行新辅助放化疗，术后需要进行辅助放化疗。

（2）术前已经进行过术前新辅助放化疗，则进行术后辅助化疗

（3）术后辅助治疗推荐术后8周内开始，辅助时限应当不超过6个月。

■ 会阴部伤口缝合线可以根据会阴部伤口的愈合情况延迟拆线。如遇到盆腔积液、感染等情况，可以根据情况局部拆除会阴缝合线以利盆腔引流。

■ 告知：术后主管医师应注意结合患者病情与患者本人及或患者委托人及时沟通。

（十）出院标准

1. 患者一般情况良好，基本恢复正常饮食和肠道功能。
2. 体温正常，腹部检查无阳性体征，相关实验室检查基本正常。
3. 切口Ⅱ/甲愈合。

释义

■ 患者出院前应当生命体征平稳，无发热，肠道功能恢复，无吻合口漏的发生（腹-会阴联合切除无吻合口），实验室检查无严重贫血和电解质异常等。

■ 腹部伤口对合良好，无红肿、渗出，无脂肪液化或感染征象的患者可以出院。会阴部伤口因愈合所需时间较长，部分患者可以拆线出院，部分患者根据伤口情况，出院后可返回医院拆线。

■ 术后恢复满意，无手术并发症，或术后出现并发症但无需继续住院治疗的患者可出院（如术后尿潴留需继续保留导尿管的患者）。

■ 告知：出院前主管医师应注意结合患者病理报告与患者本人及或患者委托人及时沟通，内容包括患者的预后、术后是否需要辅助放化疗、复查及随访要求。

（十一）变异及原因分析

1. 有影响手术的合并症，需要进行相关的诊断和治疗。
2. 对于完全肠梗阻患者，可一期行乙状结肠或横结肠双腔造口术，缓解梗阻症状后可行新辅助放化疗后再行手术治疗。
3. 围手术期并发症可能造成住院日延长或费用超出参考标准。
4. 医师认为的变异原因。
5. 患者其他原因的变异。

释义

■ 变异是指医疗不能按照预定的路径进行或不能达到预期的医疗目标。

■ 微小变异是指由于某种原因，表单中的检查或操作提前或延后进行，但不影响总体治疗进程和康复，或者整体住院日有小的出入，不影响纳入路径。

■ 重大变异是指入选临床路径的患者未能按照路径流程完成医疗行为或未达到预期的医疗治疗控制目标，需要终止执行路径；或者是因严重合并症或并发症导致治疗时间延长、治疗费用增加而无法按照规定完成路径。对这些患者，主管医师可决定患者退出临床路径，并进行变异原因分析，且需要在临床路径的表单中予以明确说明变异原因。这包含有以下情况。

（1）术前检查发现严重合并症，如血栓栓塞性疾病需要抗凝治疗、放置下腔静脉滤网等；严重感染需要抗感染治疗；无法控制的活跃出血需要介入治疗；合并未能控制的高血压病、糖尿病等需要治疗而影响住院时间和产生额外治疗费用等。

（2）术中发现术前检查未能发现的病变，导致无法按照术前计划实施根治性直肠癌低位腹会阴联合切除术。如：术中发现肝脏其他脏器发生转移无法完成手术；严重的盆腹腔粘连无法完成手术；腹膜后淋巴结广泛转移或无法行根治性直肠切除（可根据具体情况仅行腹膜后淋巴结清扫）；发现合并盆腔其他恶性肿瘤如妇科恶性肿瘤等需要改变手术范围及术后治疗方案等。

（3）术后组织病理学检查发现存在高危因素，需要术后进行放化疗等辅助治疗，影响患者住院时间及治疗费用等（见九）。

（4）术中、术后出现严重并发症需要进行相应诊断和治疗，导致住院时间明显延长和费用明显增加。如：肠梗阻患者需要手术治疗或肠道外营养支持治疗；术中、术后因严重贫血、感染、肺栓塞等需要转重症监护病房治疗；术中、术后发生吻合口漏、肠瘘、泌尿系瘘等并发症等需要进一步治疗等。

（5）因患者主观原因，如放弃手术治疗改为放疗等，导致本路径无法实施，也需要主管医师在表单中予以说明。

（十二）费用参考标准

3～6万元。

四、直肠癌腹会阴联合切除手术临床路径给药方案

【围手术期预防性应用抗菌药物用药选择】

给药应选用针对肠道革兰阴性菌和脆弱拟杆菌等厌氧菌的抗菌药物。第一、第二代头孢菌素±甲硝唑，或头霉素类，或头孢曲松±甲硝唑。如果对头孢菌素过敏患者可以可选择使用氨曲南或氨基糖苷类。

【药学提示】

给药途径大部分为静脉输注，仅有少数为口服给药。静脉输注应在皮肤、黏膜切开前0.5～1小时或麻醉开始时给药，在输注完毕后开始手术，保证手术部位暴露时局部组织中抗菌药物已达到足以杀灭手术过程中沾染细菌的药物浓度。

【注意事项】

抗菌药物的有效覆盖时间应包括整个手术过程。手术时间较短（<2 小时）的清洁手术术前给药 1 次即可。如手术时间超过 3 小时或超过所用药物半衰期的 2 倍以上，或成人出血量>1500ml，术中应追加 1 次。清洁手术的预防用药时间不超过 24 小时，清洁-污染手术和污染手术的预防用药时间亦为 24 小时，污染手术必要时延长至 48 小时。过度延长用药时间并不能进一步提高预防效果，且预防用药时间超过 48 小时，耐药菌感染机会增加。

五、推荐表单

（一）医师表单

直肠癌腹会阴联合切除手术临床路径医师表单

适用对象：第一诊断为直肠癌（ICD-10：C20）

行直肠癌腹会阴联合切除手术（ICD-9-CM-3：48.49 或 48.65）

患者姓名：	性别：　年龄：　门诊号：	住院号：
住院日期：　年　月　日	**出院日期：**　年　月　日	**标准住院日：9～21 天**

时间	住院第 1 天 （术前 3 日）	住院第 2 天 （术前 2 日）	住院第 3 天 （术前 1 日）
诊疗工作	□ 询问病史、体格检查 □ 书写病历 □ 上级医师查房，完成查房记录 □ 完善相关检查并开始术前肠道准备	□ 三级医师查房 □ 术前讨论，分析检查结果，制订治疗方案 □ 完成上级医师查房记录等病历书写 □ 完成必要相关科室会诊	□ 向患者及家属交待病情，明确告知围术期治疗中可能出现的意外和危险 □ 签署手术及麻醉同意书、委托书、自费药品协议书、输血同意书 □ 完成术前准备 □ 完成手术医嘱及术前小结 □ 麻醉医师术前访视患者及完成记录 □ 通知手术室拟定手术时间
重点医嘱	**长期医嘱** □ 二级护理 □ 半流质饮食/无渣流质饮食/禁食、禁水 □ 口服抗菌药物 □ 继续合并症治疗用药 **临时医嘱**（如门诊未查） □ 血常规和凝血功能、尿常规、大便常规＋隐血；肝肾功能、电解质、血糖及 CEA；感染疾病筛查 □ 中上腹部增强 CT；盆腔增强 MRI 或 CT；电子结肠镜，取活检病理及乙状结肠镜检查；胸部平扫 CT □ 心电图，肺功能，超声心动图	**长期医嘱** □ 二级护理 □ 半流质饮食/无渣流质饮食/禁食、禁水 □ 口服抗菌药物 □ 继续合并症治疗用药 □ 新制订的治疗方案	**长期医嘱** □ 二级护理 □ 半流质饮食/无渣流质饮食/禁食、禁水 □ 口服抗菌药物 □ 继续合并症治疗用药 **临时医嘱** □ 晚 8 点开始口服复方聚乙二醇清洁肠道 □ 备皮 □ 检查血型，备血制品 □ 睡前地西泮 10mg im □ 准备术中特殊器械及材料 □ 抗菌药物皮试 □ 乙状结肠造口定位
病情变异记录	□ 无　□ 有，原因： 1. 2.	□ 无　□ 有，原因： 1. 2.	□ 无　□ 有，原因： 1. 2.
医师签名			

时间	住院第4天 （手术日）	住院第5～6天 （术后第1～2日）	住院第7～8天 （术后第3～4日）
诊疗工作	□ 手术（包括手术安全核对） □ 完成手术记录 □ 完成术后病程记录 □ 向患者及家属交待术中情况及术后注意事项 □ 手术标本常规送病理检查	□ 上级医师查房：观察切口及出入量（特别注意尿量和引流）情况、以及造口情况、根据各项检查结果评价重要脏器功能，提出诊治意见 □ 乙状结肠指诊促进排气 □ 记录每日病程和上级医师查房意见	□ 切口换药，必要时引流 □ 检查腹部临床表现，注意排气情况及造口情况 □ 记录每日病程
重点医嘱	**长期医嘱** □ 全身麻醉下经腹直肠癌根治术后护理常规 □ 一级护理 □ 禁食、禁水 □ 心电监护、吸氧、尿管长期开放 □ 记录出入量，注意引流情况 □ 预防性应用抗菌药物 □ 抑酸、化痰和镇痛治疗 □ 静脉肠外营养治疗，补充液量和能量，维持水电解质平衡 **临时医嘱** □ 复查血常规及相关指标	**长期医嘱** □ 雾化吸入 **临时医嘱** □ 试饮水 □ 乙状结肠造口指诊	**长期医嘱** □ 酌情进流质饮食 □ 根据病情停用心电监护和吸氧 □ 尿管 q4h 开放 □ 根据病情停用预防性抗菌药物治疗 **临时医嘱** □ 腹部和会阴切口换药 □ 复查血常规及相关指标
病情变异记录	□ 无 □ 有，原因： 1. 2.	□ 无 □ 有，原因： 1. 2.	□ 无 □ 有，原因： 1. 2.
医师签名			

时间	住院第9～10天 （术后第5～6日）	住院第11～12天 （术后第7～8日）	住院第13～14天 （术后第9～10日）
诊疗工作	□ 上级医师查房 □ 根据临床表现、血常规及相关生化检查结果调整治疗方案 □ 会阴切口引流量<20ml可拔除引流管 □ 根据患者胃肠道功能决定饮食 □ 腹部和会阴切口换药，检查愈合情况 □ 男性患者可拔除尿管 □ 更换乙状结肠造口袋	□ 腹部和会阴切口换药，腹部切口可间断拆线 □ 根据血常规及相关指标检查结果，决定是否停用抗菌药物治疗 □ 根据病理分期，制订术后放化疗方案，向上级医师汇报 □ 向家属交待病理结果及放化疗方案，家属签字 □ 对以上如实记录病程	□ 上级医师查房 □ 询问进食情况 □ 询问排尿和排便情况 □ 观察腹部情况 □ 腹部和会阴切口换药，腹部切口拆线 □ 更换乙状结肠造口袋
重点医嘱	**长期医嘱** □ 二级护理 □ 半流质饮食 □ 停用相关治疗 □ 男性患者停导尿管 □ 停会阴引流管 **临时医嘱** □ 复查血常规及相关指标 □ 腹部和会阴切口换药 □ 乙状结肠造口护理	**长期医嘱** □ 停用抗菌药物 **临时医嘱** □ 腹部和会阴切口换药，腹部间断拆线	**长期医嘱** □ 三级护理 □ 普通饮食 **临时医嘱** □ 腹部和会阴切口换药，腹部切口拆线 □ 复查血常规及相关指标
病情变异记录	□ 无　□ 有，原因： 1. 2.	□ 无　□ 有，原因： 1. 2.	□ 无　□ 有，原因： 1. 2.
医师签名			

时间	住院第 14～16 天 （术后第 10～12 日）	住院第 16～18 天 （术后第 12～14 日）	住院第 19～21 天 （术后第 15～17 日，出院日）
诊疗工作	□ 询问患者进食和排便情况 □ 会阴切口换药，可间断拆线 □ 女性患者拔除尿管	□ 上级医师查房 □ 询问进食情况 □ 询问排尿和排便情况 □ 会阴切口换药、拆线 □ 上级医师进行术后康复评估，决定出院日期 □ 向患者及家属交代病情 □ 更换乙状结肠造口袋	□ 完成出院记录、病案首页、出院证明等书写 □ 向患者交代出院后的注意事项，重点交代复诊时间及发生紧急情况时处理方法
重点医嘱	□ 会阴切口换药，间断拆线 □ 女性患者停尿管 □ 复查血常规及相关指标	**长期医嘱** □ 三级护理 □ 普通饮食 **临时医嘱** □ 会阴切口换药拆线 □ 乙状结肠造口护理	**出院医嘱** □ 出院带药
病情变异记录	□ 无 □ 有，原因： 1. 2.	□ 无 □ 有，原因： 1. 2.	□ 无 □ 有，原因： 1. 2.
医师签名			

（二）护士表单

直肠癌腹会阴联合切除手术临床路径护士表单

适用对象：第一诊断为直肠癌（ICD-10：C20）

行直肠癌腹会阴联合切除手术（ICD-9-CM-3：48.49 或 48.65）

患者姓名：	性别：　　年龄：　　门诊号：		住院号：
住院日期：　　年　月　日	**出院日期：**　　年　月　日		**标准住院日：**　　天

时间	住院第 1 天 （术前 3 日）	住院第 2 天 （术前 2 日）	住院第 3 天 （术前 1 日）
主要护理工作	□ 入院宣教 介绍主管医师、护士 介绍病室环境、设施 介绍常规制度及注意事项 介绍疾病相关注意事项 □ 核对患者姓名，佩戴腕带 □ 建立住院病历 □ 评估患者并书写护理评估单 □ 卫生处置：剪指（趾）甲、沐浴，更换病号服 □ 二级护理 □ 晨晚间护理 □ 患者安全管理 □ 遵医嘱通知实验室检查	□ 化疗前宣教 宣教疾病知识、化疗前准备及化疗过程 告知准备物品 告知化疗过程中饮食、活动及探视注意事项 告知化疗后可能出现的不良反应及应对方式等 告知家属探视须知 □ 二级护理 □ 晨晚间护理 □ 患者安全管理 □ 抽血，大小便常规检查 □ 指导患者到相关科室进行检查并讲明各种检查的目的 □ 给予患者和家属心理支持	□ 化疗当日宣教 □ 告知监护设备、管理功能及注意事项 □ 告知饮食等要求 □ 告知化疗后可能出现的不良反应及应对方式 □ 再次明确探视陪护须知 □ 化疗前监测生命体征 □ 给予患者和家属心理支持 □ 一级或二级护理 □ 晨晚间护理 □ 患者安全管理 □ 药物配置、输液及抽血 □ 观察化疗期间患者反应及血管
重点医嘱	□ 详见医嘱执行单	□ 详见医嘱执行单	□ 详见医嘱执行单
病情变异记录	□ 无　□ 有，原因： 1. 2.	□ 无　□ 有，原因： 1. 2.	□ 无　□ 有，原因： 1. 2.
护士签名			

时间	住院第4天 （手术日）	住院第5~6天 （术后第1~2日）	住院第7~8天 （术后第3~4日）
主要护理工作	□ 定时巡视病房 □ 观察患者病情变化及切口敷料 □ 术后生活护理 □ 鼓励患者床上活动，尤其下肢，预防DVT的发生	□ 观察患者一般状况及切口敷料 □ 术后生活护理 □ 鼓励患者床上活动预防DVT □ 拍背排痰 □ 针对乙状结肠造口进行心理护理	□ 观察患者一般状况及切口敷料 □ 术后生活护理 □ 指导排尿 □ 鼓励患者床上活动，促进肠功能恢复 □ 针对乙状结肠造口进行心理护理
重点医嘱	□ 详见医嘱执行单	□ 详见医嘱执行单	□ 详见医嘱执行单
病情变异记录	□ 无 □ 有，原因： 1. 2.	□ 无 □ 有，原因： 1. 2.	□ 无 □ 有，原因： 1. 2.
护士签名			

时间	住院第9~10天 （术后第5~6日）	住院第11~12天 （术后第7~8日）	住院第13~14天 （术后第9~10日）
主要护理工作	□ 观察患者一般状况及切口情况 □ 鼓励患者床上活动，促进肠功能恢复 □ 术后生活护理，注意进食情况	□ 观察患者一般状况及切口情况 □ 鼓励患者下床活动，促进肠功能恢复 □ 术后生活护理，注意进食情况和体温	□ 指导患者和家属更换乙状结肠造口袋 □ 术后生活护理
重点医嘱	□ 详见医嘱执行单	□ 详见医嘱执行单	□ 详见医嘱执行单
病情变异记录	□ 无 □ 有，原因： 1. 2.	□ 无 □ 有，原因： 1. 2.	□ 无 □ 有，原因： 1. 2.
护士签名			

时间	住院第 14～16 天 （术后第 10～12 日）	住院第 16～18 天 （术后第 12～14 日）	住院第 19～21 天 （术后第 15～17 日，出院日）
主要护理工作	□ 向患者及家属宣教乙状结肠造口护理常识	□ 指导患者和家属更换乙状结肠造口袋	□ 协助患者办理出院手续 □ 出院指导，重点出院后用药方法
重点医嘱	□ 详见医嘱执行单	□ 详见医嘱执行单	□ 详见医嘱执行单
病情变异记录	□ 无　□ 有，原因： 1. 2.	□ 无　□ 有，原因： 1. 2.	□ 无　□ 有，原因： 1. 2.
护士签名			

（三）患者表单

直肠癌腹会阴联合切除手术临床路径患者表单

适用对象：第一诊断为直肠癌（ICD-10：C20）

行直肠癌腹会阴联合切除手术（ICD-9-CM-3：48.49 或 48.65）

患者姓名：	性别： 年龄： 门诊号：	住院号：
住院日期： 年 月 日	**出院日期：** 年 月 日	**标准住院日：19～21 天**

时间	住院第 1 天 （术前 3 日）	住院第 2 天 （术前 2 日）	住院第 3 天 （术前 1 日）
医患配合	□ 配合询问病史，务必详细告知既往史、用药史、过敏史 □ 如服用抗凝药物，明确告知 □ 配合测量生命体征和体格检查 □ 接受入院宣教 □ 遵守医院的相关规定和家属探视制度 □ 有不适症状及时告知医师和护士	□ 配合完善化疗前相关实验室检查，如采血，留尿、心电图、中上腹部增强 CT；盆腔增强 MRI 或 CT；电子结肠镜，取活检病理及乙状结肠镜检查；胸部平扫 CT 等 □ 有不适症状及时告知医师和护士	□ 签署手术及麻醉同意书、委托书、自费药品协议书、输血同意书 □ 配合完成术前准备 □ 配合乙状结肠造口定位
重点诊疗及检查	**诊疗重点** □ 协助医师记录病史 □ 告知医师既往的基础疾病并继续治疗 □ 半流质饮食/无渣流质饮食/禁食、禁水 □ 口服抗菌药物 **重要检查** □ 测量生命体征，身高体重 □ 进行全身体格检查	**诊疗重点** □ 半流质饮食/无渣流质饮食/禁食、禁水 □ 口服抗菌药物 **重要检查** □ 血常规和凝血功能、尿常规、大便常规+隐血；肝肾功能、电解质、血糖及 CEA；感染疾病筛查 □ 中上腹部增强 CT；盆腔增强 MRI 或 CT；电子结肠镜，取活检病理及乙状结肠镜检查；胸部平扫 CT	**诊疗重点** □ 禁食、禁水 □ 口服抗菌药物 □ 晚 8 点开始口服复方聚乙二醇清洁肠道 □ 备皮 □ 睡前地西泮 10mg im □ 乙状结肠造口定位 □ 静脉营养治疗

时间	住院第4天 （手术日）	住院第5~6天 （术后第1~2日）	住院第7~8天 （术后第3~4日）
医患配合	□ 配合麻醉医师和手术医师完成手术治疗	□ 配合医师观察切口及出入量情况、以及造口情况 □ 配合医师进行乙状结肠指诊促进排气 □ 配合医师护士下地活动 □ 少量饮水	□ 配合医师切口换药，必要时引流 □ 配合医师护士下地活动 □ 饮水，视情况流质饮食 □ 配合锻炼排尿功能
重点诊疗及检查	**诊疗重点** □ 禁食、禁水 □ 心电监护、吸氧、尿管长期开放 □ 记录出入量，注意引流情况 □ 预防性应用抗菌药物 □ 抑酸、化痰和镇痛治疗 □ 静脉肠外营养治疗，补充液量和能量，维持水电解质平衡 **重要检查** □ 复查血常规及相关指标	**诊疗重点** □ 心电监护、吸氧、尿管长期开放 □ 记录出入量，注意引流情况 □ 预防性应用抗菌药物 □ 抑酸、化痰和镇痛治疗 □ 静脉肠外营养治疗，补充液量和能量，维持水电解质平衡 □ 雾化吸入	**诊疗重点** □ 酌情进流质饮食 □ 根据病情停用心电监护和吸氧 □ 静脉肠外营养治疗，补充液量和能量，维持水电解质平衡 □ 雾化吸入 □ 尿管 q4h 开放 **重要检查** □ 复查血常规及相关指标

时间	住院第9~10天 （术后第5~6日）	住院第11~12天 （术后第7~8日）	住院第13~14天 （术后第9~10日）
诊疗工作	□ 进食半流质饮食 □ 配合医师拔除引流管 □ 配合医师腹部和会阴切口换药 □ 配合医师拔除尿管 □ 配合护士更换乙状结肠造口袋	□ 配合医师腹部和会阴切口换药和间断拆线 □ 与医师沟通了解病理结果及放化疗方案，配合签字	□ 进食普通饮食 □ 配合配合腹部和会阴切口换药，腹部切口拆线 □ 配合护士更换乙状结肠造口袋
重点诊疗及检查	**诊疗重点** □ 半流质饮食 □ 停用相关治疗 □ 男性患者停导尿管 □ 停会阴引流管 **重要检查** □ 复查血常规及相关指标	**诊疗重点** □ 腹部和会阴切口换药，腹部间断拆线	**诊疗重点** □ 普通饮食 □ 腹部和会阴切口换药，腹部切口拆线 **重要检查** □ 复查血常规及相关指标

时间	住院第 14 ~ 16 天 （术后第 10 ~ 12 日）	住院第 16 ~ 18 天 （术后第 12 ~ 14 日）	住院第 19 ~ 21 天 （术后第 15 ~ 17 日，出院日）
诊疗工作	□ 配合医师会阴切口换药和间断拆线	□ 配合医师会阴切口换药、拆线	□ 了解医师的交代出院后的注意事项，重点交代复诊时间及发生紧急情况时处理方法
重点诊疗及检查	**诊疗重点** □ 会阴切口换药，间断拆线 **重要检查** □ 复查血常规及相关指标	**诊疗重点** □ 会阴切口换药拆线 □ 乙状结肠造口护理	**诊疗重点** □ 出院带药

附：原表单（2012 年版）

直肠癌腹会阴联合切除手术临床路径表单

适用对象：第一诊断为直肠癌（ICD-10：C20）

行直肠癌腹会阴联合切除手术（ICD-9-CM-3：48.49 或 48.65）

患者姓名：	性别：　　年龄：　　门诊号：	住院号：
住院日期：　　年　月　日	**出院日期：**　　年　月　日	**标准住院日：19～21 天**

时间	住院第 1 天 （术前 3 日）	住院第 2 天 （术前 2 日）	住院第 3 天 （术前 1 日）
主要诊疗工作	□ 询问病史、体格检查 □ 书写病历 □ 上级医师查房，完成查房记录 □ 完善相关检查并开始术前肠道准备	□ 三级医师查房 □ 术前讨论，分析检查结果，制订治疗方案 □ 完成上级医师查房记录等病历书写 □ 完成必要相关科室会诊	□ 向患者及家属交待病情，明确告知围术期治疗中可能出现的意外和危险 □ 签署手术及麻醉同意书、委托书、自费药品协议书、输血同意书 □ 完成术前准备 □ 完成手术医嘱及术前小结 □ 麻醉医师术前访视患者及完成记录 □ 通知手术室拟定手术时间
重点医嘱	**长期医嘱** □ 二级护理 □ 半流质饮食/无渣流质饮食/禁食、禁水 □ 口服抗菌药物 □ 继续合并症治疗用药 **临时医嘱**（如门诊未查） □ 血常规和凝血功能、尿常规、大便常规+隐血；肝肾功能、电解质、血糖及 CEA；感染疾病筛查 □ 中上腹部强化 CT；盆腔 MRI 或 CT；电子结肠镜，取活检病理及乙状结肠镜检查；胸部强化 CT □ 心电图，肺功能，超声心动图	**长期医嘱** □ 二级护理 □ 半流质饮食/无渣流质饮食/禁食、禁水 □ 口服抗菌药物 □ 继续合并症治疗用药 □ 新制订的治疗方案	**长期医嘱** □ 二级护理 □ 半流质饮食/无渣流质饮食/禁食、禁水 □ 口服抗菌药物 □ 继续合并症治疗用药 □ 临时医嘱： □ 晚 8 点开始口服复方聚乙二醇清洁肠道 □ 备皮 □ 检查血型，备血制品 □ 睡前地西泮 10mg im □ 准备术中特殊器械及材料 □ 抗菌药物皮试 □ 乙状结肠造口定位
主要护理工作	□ 入院介绍 □ 入院评估：一般情况、营养状况、心理变化、生命体征等 □ 指导患者进行辅助检查	□ 观察患者病情及情绪变化等 □ 心理护理	□ 术前宣教（提醒患者术前禁食、禁水） □ 术前准备 □ 沐浴、剪指甲、更衣

续　表

时间	住院第1天 （术前3日）	住院第2天 （术前2日）	住院第3天 （术前1日）
病情变异记录	□无　□有，原因： 1. 2.	□无　□有，原因： 1. 2.	□无　□有，原因： 1. 2.
护士签名			
医师签名			

时间	住院第4天 （手术日）	住院第5～6天 （术后第1～2日）	住院第7～8天 （术后第3～4日）
主要诊疗工作	□ 手术（包括手术安全核对） □ 完成手术记录 □ 完成术后病程记录 □ 向患者及家属交待术中情况及术后注意事项 □ 手术标本常规送病理检查	□ 上级医师查房：观察切口及出入量（特别注意尿量和引流）情况以及造口情况，根据各项检查结果评价重要脏器功能，提出诊治意见 □ 乙状结肠指诊促进排气 □ 记录每日病程和上级医师查房意见	□ 切口换药，必要时引流 □ 检查腹部临床表现，注意排气情况及造口情况 □ 记录每日病程
重点医嘱	**长期医嘱** □ 全身麻醉下经腹直肠癌根治术后护理常规 □ 一级护理 □ 禁食、禁水 □ 心电监护、吸氧、尿管长期开放 □ 记录出入量，注意引流情况 □ 预防性应用抗菌药物 □ 抑酸、化痰和镇痛治疗 □ 静脉肠外营养治疗，补充液量和能量，维持水电解质平衡 **临时医嘱** □ 复查血常规及相关指标	**长期医嘱** □ 雾化吸入 **临时医嘱** □ 试饮水 □ 乙状结肠造口指诊	**长期医嘱** □ 酌情进流质饮食 □ 根据病情停用心电监护和吸氧 □ 尿管 q4h 开放 □ 根据病情停用预防性抗菌药物治疗 **临时医嘱** □ 腹部和会阴切口换药 □ 复查血常规及相关指标
主要护理工作	□ 定时巡视病房 □ 观察患者病情变化及切口敷料 □ 术后生活护理 □ 鼓励患者床上活动，尤其下肢，预防 DVT 的发生	□ 观察患者一般状况及切口敷料 □ 术后生活护理 □ 鼓励患者床上活动预防 DVT □ 拍背排痰 □ 针对乙状结肠造口进行心理护理	□ 观察患者一般状况及切口敷料 □ 术后生活护理 □ 指导排尿 □ 鼓励患者床上活动，促进肠功能恢复 □ 针对乙状结肠造口进行心理护理
病情变异记录	□ 无　□ 有，原因： 1. 2.	□ 无　□ 有，原因： 1. 2.	□ 无　□ 有，原因： 1. 2.
护士签名			
医师签名			

时间	住院第9~10天 （术后第5~6日）	住院第11~12天 （术后第7~8日）	住院第13~14天 （术后第9~10日）
主要诊疗工作	□ 上级医师查房 □ 根据临床表现、血常规及相关生化检查结果调整治疗方案 □ 会阴切口引流量<20ml可拔除引流管 □ 根据患者胃肠道功能决定饮食 □ 腹部和会阴切口换药，检查愈合情况 □ 男性患者可拔除尿管 □ 更换乙状结肠造口袋	□ 腹部和会阴切口换药，腹部切口可间断拆线 □ 根据血常规及相关指标检查结果，决定是否停用抗菌药物治疗 □ 根据病理分期，制订术后放化疗方案，向上级医师汇报 □ 向家属交待病理结果及放化疗方案，家属签字 □ 对以上如实记录病程	□ 上级医师查房 □ 询问进食情况 □ 询问排尿和排便情况 □ 观察腹部情况 □ 腹部和会阴切口换药，腹部切口拆线 □ 更换乙状结肠造口袋
重点医嘱	**长期医嘱** □ 二级护理 □ 半流质饮食 □ 停用相关治疗 □ 男性患者停导尿管 □ 停会阴引流管 **临时医嘱** □ 复查血常规及相关指标 □ 腹部和会阴切口换药 □ 乙状结肠造口护理	**长期医嘱** □ 停用抗菌药物 **临时医嘱** □ 腹部和会阴切口换药，腹部间断拆线	**长期医嘱** □ 三级护理 □ 普通饮食 **临时医嘱** □ 腹部和会阴切口换药，腹部切口拆线 □ 复查血常规及相关指标
主要护理工作	□ 观察患者一般状况及切口情况 □ 鼓励患者床上活动，促进肠功能恢复 □ 术后生活护理，注意进食情况	□ 观察患者一般状况及切口情况 □ 鼓励患者下床活动，促进肠功能恢复 □ 术后生活护理，注意进食情况和体温	□ 指导患者和家属更换乙状结肠造口袋 □ 术后生活护理
病情变异记录	□ 无 □ 有，原因： 1. 2.	□ 无 □ 有，原因： 1. 2.	□ 无 □ 有，原因： 1. 2.
护士签名			
医师签名			

时间	住院第 14～16 天 （术后第 10～12 日）	住院第 16～18 天 （术后第 12～14 日）	住院第 19～21 天 （术后第 15～17 日，出院日）
主要诊疗工作	□ 询问患者进食和排便情况 □ 会阴切口换药，可间断拆线 □ 女性患者拔除尿管	□ 上级医师查房 □ 询问进食情况 □ 询问排尿和排便情况 □ 会阴切口换药、拆线 □ 上级医师进行术后康复评估，决定出院日期 □ 向患者及家属交代病情 □ 更换乙状结肠造口袋	□ 完成出院记录、病案首页、出院证明等书写 □ 向患者交代出院后的注意事项，重点交代复诊时间及发生紧急情况时处理方法
重点医嘱	□ 会阴切口换药，间断拆线 □ 女性患者停尿管 □ 复查血常规及相关指标	**长期医嘱** □ 三级护理 □ 普通饮食 **临时医嘱** □ 会阴切口换药拆线 □ 乙状结肠造口护理	**出院医嘱** □ 出院带药
主要护理工作	□ 向患者及家属宣教乙状结肠造口护理常识	□ 指导患者和家属更换乙状结肠造口袋	□ 协助患者办理出院手续 □ 出院指导，重点出院后用药方法
病情变异记录	□ 无　□ 有，原因： 1. 2.	□ 无　□ 有，原因： 1. 2.	□ 无　□ 有，原因： 1. 2.
护士签名			
医师签名			

第二十二章

肠外瘘临床路径释义

一、肠外瘘编码

1. 国家卫生和计划生育委员会原编码：

疾病名称及编码：肠外瘘（ICD-10：K31.6/K63.2）

手术操作名称及编码：病变肠段切除肠吻合术（ICD-9-CM-3：45.6/45.7）

2. 修改编码：

疾病名称及编码：胃和十二指肠瘘（ICD-10：K31.6）

肠瘘（ICD-10：K63.2）

手术操作名称及编码：胃瘘闭合术（ICD-9-CM-3：44.63）

小肠部分切除术（ICD-9-CM-3：45.62）

大肠部分切除术（ICD-9-CM-3：45.7）

十二指肠瘘闭合术（ICD-9-CM-3：46.72）

小肠瘘闭合术（ICD-9-CM-3：46.74）

大肠瘘闭合术（ICD-9-CM-3：46.76）

二、临床路径检索方法

（K31.6/K63.2）伴（44.63/45.62/45.7/46.72/46.74/46.76）

三、肠外瘘临床路径标准住院流程

（一）适用对象

第一诊断为肠外瘘（ICD-10：K63.2）。

行病变肠段切除肠吻合术（ICD-9-CM-3：45.6/45.7）。

释义

■ 适用对象编码参见第一部分。

■ 本路径适用对象为肠外瘘，包括胃外瘘、十二指肠外瘘、回肠外瘘和结肠外瘘。不包括伴有伤口裂口、腹壁缺损和严重腹腔感染者，不包括伴有肠衰竭、营养和水电解质严重障碍以及全身情况不佳的患者。

（二）诊断依据

根据《临床诊疗指南·普通外科分册》（中华医学会编著，人民卫生出版社），《肠外瘘》（黎介寿主编，人民军医出版社）。

1. 病史：手术、创伤、炎症、疾病以及放射治疗、先天异常等诱因。

2. 症状体征：肠内容物从引流物或创口中流出腹壁，创口经久不愈或反复感染。

3. 辅助检查：

（1）口服染料或炭末：记录瘘口染料或炭末排出的时间、量。

(2) 瘘管造影：明确瘘的部位、大小，瘘管的长短、走行及脓腔范围，了解肠襻情况。
(3) 胃肠道造影：了解是否胃肠道内瘘，判断瘘的位置，瘘远端肠道是否梗阻。
(4) 胸腹部X线片：了解胸腹是否积液、膈下游离气体或肠梗阻。
(5) B超、CT和/或MRI：了解有无深部脓肿、积液或梗阻因素，观察脓肿、积液与胃肠道的关系。

释义

■ 伴有消化液外漏的患者，诊断肠瘘多无困难。但是，对选择恰当的手术方式和手术时机仍然需要了解瘘的大小、部位和数目，需要了解瘘管周围是否有脓腔形成，这就需要进行各种造影检查来明确诊断。

■ 有些检查可以在门诊进行，这样可以缩短住院时间。

(三) 治疗方案的选择

根据《临床诊疗指南·普通外科分册》（中华医学会编著，人民卫生出版社），《肠外瘘》（黎介寿主编，人民军医出版社）。
1. 治疗原则：纠正贫血、水电解质平衡失调、营养不良，合理有效引流、控制感染，加强瘘口管理，重视营养支持治疗，维持重要器官功能，防治并发症，设法闭合瘘口。
2. 行病变肠段切除肠吻合术。

释义

■ 肠外瘘术后失败发生率较高，为5%～10%，治疗方法选择不当常容易造成手术失败。常见的失败原因有以下几点：①术前未了解肠道通畅情况，术中未探查整个肠道解除肠管狭窄；②手术时机不恰当，患者有严重腹腔感染，肠壁组织水肿炎症，全身处于SIRS状态，此时选择肠瘘修补或肠切除吻合，术后容易再次形成瘘，愈合不良。因此，应当选择全身和局部最佳状态时手术来提高手术成功率。

(四) 标准住院日

9～18天。

释义

肠外瘘患者入院后完成常规检查2～4天，术后恢复7～10天，总住院时间小于18天应符合本路径要求。

(五) 进入路径标准

1. 第一诊断符合ICD-10：K63.2肠外瘘疾病编码。
2. 当患者合并其他疾病，但住院期间不需要特殊处理也不影响第一诊断的临床路径流程实施时，可以进入路径。

释义

■ 本路径适用对象为肠外瘘患者，包括胃外瘘、十二指肠外瘘、小肠外瘘和结肠外瘘。

■ 入院后进行急性生理学和既往健康评分（APACHE Ⅱ 评分），同时行脏器功能障碍严重度评分（SOFA 评分）。

■ 但是对于伴有严重腹腔感染、腹腔脓肿、全身严重营养不良（NRS2002 评分>3 分）水电离子代谢紊乱的患者，其治疗过程复杂，变异较多，建议不进入本路径标准。

■ 肠瘘原因复杂，如 IBD，肠结核等引起的肠瘘，医疗单位可以根据情况决定是否进入路径。

（六）明确诊断及入院常规检查

≤5 天。

1. 常规检查：

（1）实验室检查：血型、血常规、尿常规、大便常规+隐血、电解质、肝功能、肾功能、凝血功能，感染性疾病筛查（乙型肝炎、丙型肝炎、HIV、梅毒等）。

（2）辅助检查：心电图、胸部 X 线检查等。

2. 明确诊断检查：

（1）实验室检查：引流液常规检查、胆红素浓度、细菌培养及药物敏感试验等。

（2）辅助检查：口服染料或炭末、瘘管造影、胃肠道造影、B 超及腹部 CT 和（或）MRI。

释义

■ 必查项目是确保手术成功的关键，术前必须完成。

■ 为缩短患者住院等待时间，检查项目可以在患者入院前于门诊完成。

■ 高龄患者或有心肺疾病患者，术前根据病情增加心脏彩超、肺功能、血气分析等。

■ 由 IBD、肠结核等复杂原因引起的肠外瘘，可选择肠镜（结肠、小肠镜）等检查，并完善病理活检。

（七）选择用药

1. 抗菌药物：按照《抗菌药物临床应用指导原则》（卫医发〔2004〕285 号）执行。建议使用第二代头孢菌素或头孢曲松或头孢噻肟，可加用甲硝唑；明确感染患者，可根据药敏试验结果调整抗菌药物。在急性腹膜炎与全身性感染时，应静脉给予针对性强的抗菌药物；注意导管相关感染的发生。

2. 其他用药：营养制剂等。

释义

■ 抗菌药物选择与使用时间严格按照《抗菌药物临床应用指导原则（2015 年版）》要求建议。

■ 肠外瘘手术切口，属于Ⅲ类切口，瘘管中常会有肠道中常见的细菌，通常按规定给予预防和术后应用抗菌药物。

■ 营养制剂：患者术后需行营养支持及维持水电解质平衡治疗，如静脉输注氨基酸、葡萄糖及电解质溶液等。氨基酸一般选用种类完整的平衡氨基酸溶液（如复方氨基酸）和能更快纠正负氮平衡的高支链复方氨基酸溶液（如六合氨基酸）等，以促进损伤的组织细胞愈合及器官功能恢复，防止术后疲劳综合征。

■ 肠外营养虽有补充营养的功效，但存在明显不足：①与腔静脉置管有关的并发症，特别是感染的发生率较高；②产生与代谢有关的并发症，特别是肝功能损害、淤胆；③旷置了肠道，引起肠屏障功能障碍与肠组织失用性萎缩，不利于后期肠道修补手术，肠组织愈合功能降低。2009 年美国肠内肠外学会的营养支持指南中指出，当危重患者入院后 24～48 小时需要给予肠内营养，在 5 天后仍不能经肠道给予营养或不足时，开始给予肠外营养。肠外瘘患者的营养支持，亦进入采用肠内营养为主的阶段。由于肠外瘘患者肠道的完整性受损，不可能如日常采用鼻肠管、鼻胃管直接滴注的方法。因此，现在衍生了多种给予肠内营养的方法：①在高位瘘如十二指肠瘘、高位空肠瘘可采用长鼻肠管，将导管尖端置于肠瘘以下的肠管部分，或是在肠瘘口以下肠管行置管造口进行喂养；②在低位瘘口，瘘的近、远端均有较长的肠管可利用时，可收集近端瘘口的肠液或肠液加营养液，再从远端灌入（fistuloclysis）；③瘘口的位置很低，瘘以上的肠段有消化吸收功能，可经鼻肠管滴入，瘘口部做好有效的引流；④如为多发瘘，可根据瘘的发生部位设计灌注的方法，如从第 1 瘘口收集肠液，混合营养液后，从第 2 瘘口灌入，再从第 3 瘘口收集，第 4 瘘口灌入，成为接力灌注；⑤空气肠瘘由于肠瘘直接暴露在空气中，因此利用肠瘘灌注有一定的困难，但现在也有设计用硅胶片或特殊的装置将瘘封堵，而进行肠内营养灌注。因此，肠外瘘的营养支持也从 20 世纪 80 年代以后由肠外营养改为肠内营养为主。

（八）手术日

入院第 3～6 天。

1. 麻醉方式：气管内插管全身麻醉和（或）硬膜外麻醉。
2. 术中用药：麻醉常规用药、补充血容量药物（晶体、胶体）、止血药、血管活性药物。
3. 手术植入物：根据患者病情使用空肠营养管、吻合器。
4. 输血：根据术前血红蛋白状况及术中出血情况而定。
5. 病理：切除标本解剖后作病理学检查，必要时行术中冷冻病理学检查。

释义

■ 术前用抗菌药物参考《抗菌药物临床应用指导原则》执行。

■ 病变肠段切除肠吻合术剥离显露范围较广泛，可使用补充血容量的药物，必要时可使用止血药，如注射用尖吻蝮蛇血凝酶。

■ 术中是否输血，依照术中出血量而定。

（九）术后住院恢复

≤12 天。

1. 必须复查的检查项目：血常规、肝肾功能、电解质。
2. 出院 1 个月内门诊复诊。

释义

术后可根据患者恢复情况做必须复查的检查项目，并根据病情变化增加检查的频次。复查项目不限于路径中的项目。

（十）出院标准

1. 患者一般情况良好，伤口愈合，可开始经口进食。
2. 体温正常，腹部无阳性体征，相关实验室检查结果基本正常。
3. 没有需要住院处理的并发症和（或）合并症。

释义

■ 主治医师在出院前复查各项检查，以及患者症状和体征。如有并发症超出了路径规定的时间，应先处理并发症，符合出院条件后再准许患者出院。

（十一）变异及原因分析

1. 存在严重影响预后的因素，无治愈可能者，须退出本路径，如结核、肿瘤以及无法解除的肠梗阻等。
2. 出现难治性并发症如大出血、多器官功能衰竭等时退出本路径，转入相应路径处理。
3. 由外院转入经治疗后稳定的患者，经评估后可进入相应的治疗阶段。
4. 严重营养不良或合并其他脏器疾病，有手术禁忌证者，不进入本路径。

释义

■ 对于轻微变异，不会影响最终治疗效果，仅是没有完成某一天的操作而延期，不会增加更多住院天数和住院费用，可不退出本路径。

■ 除上述变异原因外，如出现其他影响治疗效果和费用的因素要及时退出路径。同时对这些因素进行分析总结，以便日后完善路径。

四、肠外瘘临床路径给药方案

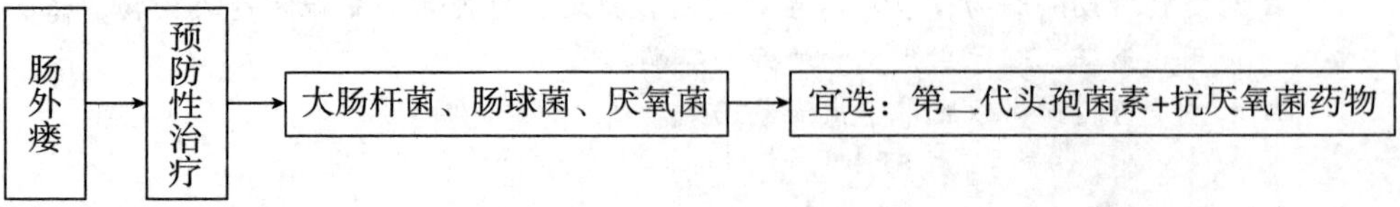

【用药选择】

为预防术后切口感染，应针对肠道常见菌群选用药物。

1. 胃十二指肠、空肠手术：对于择期的胃十二指肠、空肠手术选用头孢一代（首选头孢唑林）和头孢二代（首选头孢呋辛）或者头孢西丁，如果对头孢菌素类过敏可选用克林霉素或者氨曲南替代，术前0.5～2小时给药，术后24小时内停药，如果患者存在高危因素（胃pH值升高、消化道穿孔、患者基础状况差、癌症、肠梗阻等）可适当延长抗菌药物使用疗程。

2. 远端回肠手术：对于远端回肠手术，头孢二代（首选头孢呋辛）联合甲硝唑或者单用头孢西丁、头孢美唑；若患者存在肠梗阻并有感染体征、癌症、肠穿孔、消化道出血等情况可选用头孢噻肟、氨苄西林、舒巴坦等广谱青霉素，同时加用甲硝唑。如果对头孢类或青霉素类抗菌药物过敏可选用克林霉素或者氨曲南替代，在MRSA检出率高的病区还可以考虑使用万古霉素，术前0.5～2小时给药，术后48小时内停药。

3. 阑尾、结肠、直肠手术：择期手术的口服抗菌药物预防：新霉素1g或红霉素1g+甲硝唑1g，术前1日给药；静脉给药选用头孢呋辛或者头孢曲松+甲硝唑，也可单独使用头孢西丁、头孢美唑，如果对头孢类或青霉素类抗菌药物过敏可选用克林霉素或者氨曲南替代，术前0.5～2小时给药，术后48小时内停药。

【药学提示】

1. 接受肠外瘘手术者，应在术前0.5～2小时给药，或麻醉开始时给药，使手术切口暴露时局部组织中已达到足以杀灭手术过程中入侵切口细菌的药物浓度。

2. 手术时间较短（<2小时）的清洁手术，术前用药1次即可。手术时间超过3小时，或失血量大（>1500ml），可手术中给予第2剂。

【注意事项】

1. 肠外瘘手术切口属于Ⅲ类切口，易导致感染。因此可按规定适当预防性和术后应用抗菌药物，但需注意应尽可能单一、短程、较小剂量给药。

2. 用药前必须详细询问患者先前有否对头孢菌素类、青霉素类或其他药物的过敏史。

五、推荐表单

（一）医师表单

肠外瘘临床路径医师表单

适用对象：第一诊断为肠外瘘（ICD-10：K63.2）

行病变肠段切除肠吻合术（ICD-9-CM-3：45.6/45.7）

患者姓名：	性别： 年龄： 门诊号：	住院号：
住院日期： 年 月 日	出院日期： 年 月 日	标准住院日：9～18天

时间	住院第1天	住院第2天	住院第3～4天（手术前日）
主要诊疗工作	□ 询问病史和体格检查 □ 完成首次病程记录、住院病历 □ 开具实验室检查单 □ 评估有无急性并发症（如腹腔脓肿等） □ 上级医师查房	□ 上级医师查房 □ 完成术前准备与术前评估 □ 完成必要的相关科室会诊 □ 根据各项检查检验结果，进行术前讨论，尽量明确肠瘘原因（有无结核、炎性肠病），肠瘘部位，确定治疗方案 □ 基础疾病诊治	□ 上级医师查房并确定下一步诊疗计划，完成上级医师查房记录，疑难病例需要全科讨论 □ 改善一般情况，完善术前准备 □ 请相应科室会诊 □ 向患者及家属介绍手术方案和可能出现的并发症，交代围术期注意事项 □ 签署各种医疗文书（病理活检、输血、麻醉和手术）
重点医嘱	**长期医嘱** □ 普通外科护理常规 □ 二级护理 □ 饮食（根据患者病情） □ 必要时给予肠内营养制剂 □ 对症处理 **临时医嘱** □ 血常规+血型、尿常规、便常规+隐血、肝肾功能、电解质、凝血功能、感染性疾病筛查、血沉、C反应蛋白 □ 心电图、胸部正位片 □ 肠瘘造影或消化道钡剂造影 □ 必要时行肠镜、腹部超声、CT □ 必要时行肺功能测定和超声心动图 □ 排除肠结核检查如PPD试验等	**长期医嘱** □ 患者既往基础用药 □ 若有轻中度营养不良者，则予肠内和肠外营养治疗 □ 其他相关治疗 **临时医嘱** □ 相关专科医师的会诊单 □ 必要时术前营养支持 □ 复查有异常的检查及化验	**长期医嘱** □ 普通外科护理常规 □ 二级护理 □ 饮食（视情况） □ 对症处理 **临时医嘱** □ 既往基础用药 □ 拟明日在硬膜外麻醉或全身麻醉下行病变肠段切除吻合术 □ 术前或术中留置胃管、尿管 □ 常规皮肤准备 □ 术前麻醉辅助药 □ 预防性抗菌药物 □ 必要时行肠道准备 □ 药物过敏试验
病情变异记录	□ 无 □ 有，原因： 1. 2.	□ 无 □ 有，原因： 1. 2.	□ 无 □ 有，原因： 1. 2.
医师签名			

时间	住院第 4 ~7 天 （手术日）		住院第 5 ~8 天 （术后第 1 日）
	术前与术中	术后	
主要诊疗工作	□ 送患者入手术室 □ 麻醉准备，监测生命体征 □ 施行手术 □ 保持各引流管通畅 □ 必要时冷冻病理检查	□ 完成术后各项处理 □ 住院医师完成常规病程记录书写 □ 完成手术记录、麻醉记录和术后当天的病程记录（常规情况术后 24 小时内） □ 向患者及家属介绍手术情况，交代病情及术后注意事项 □ 防治肺部感染和深静脉血栓形成 □ 实施完善镇痛	□ 上级医师查房 □ 监测术后病情，观察、预判和处理可能出现的并发症（肺部感染、腹腔感染、深静脉血栓），修订监测和治疗方案 □ 实施镇痛 □ 促进肠功能早日恢复 □ 指导下地活动计划 □ 完成常规病程记录
重点医嘱	**长期医嘱** □ 今日在硬膜外麻醉和（或）全身麻醉下行病变肠段切除吻合术 □ 二级护理禁食 **临时医嘱** □ 手术切开前 30 分钟使用抗菌药物 □ 液体治疗 □ 相应治疗（视情况）	**长期医嘱** □ 外科术后护理常规和肠外瘘术后护理常规 □ 一级护理 □ 禁食 □ 相关监护 □ 合理氧治疗 □ 记 24 小时出入量 □ 胃肠减压记量、腹腔引流记量、尿管接袋记量 □ 患者既往基础用药 **临时医嘱** □ 液体治疗及纠正水电解质失衡 □ 抗菌药物：手术时间长或污染重，可加用 □ 根据病情变化施行相关治疗	**长期医嘱** □ 今日在硬膜外麻醉或全身麻醉下行病变肠段切除吻合术 □ 一级护理 □ 防治肺部感染，拍背、雾化吸入 □ 下肢静脉气压泵使用、弹力袜佩戴 □ 记 24 小时出入量记录相关引流量饮食指导 □ 镇痛泵使用，镇痛药物服用 **临时医嘱** □ 相关检验复查 □ 引流管管理和引流记量 □ 必要时抗菌药物（非常规使用）；必要时抑酸剂（非常规使用）；必要时生长抑素（非常规使用） □ 液体和营养治疗（如根据情况小剂量开始肠内营养，逐日递进） □ 其他特殊医嘱
病情变异记录	□ 无 □ 有，原因： 1. 2.	□ 无 □ 有，原因： 1. 2.	□ 无 □ 有，原因： 1. 2.
医师签名			

时间	住院第7～13天 （术后第2～6日）	住院第10～18天 （术后第7～11日，出院日）
主要诊疗工作	□ 上级医师查房 □ 监测术后病情。观察、预判和处理可能出现的并发症（肺部感染、腹腔感染、深静脉血栓），修订监测和治疗方案 □ 根据病情变化修订治疗措施 □ 处置各种管路 □ 完成病历书写 □ 根据胃肠功能恢复情况指导饮食、减少补液 □ 指导下地活动计划 □ 完成常规病程记录	□ 上级医师查房 □ 手术效果、术后并发症、伤口愈合评估 □ 明确是否出院 □ 通知患者及其家属出院 □ 向患者及其家属交代出院后注意事项，预约复诊日 □ 期及拆线日期 □ 完成出院记录、病案首页、出院证明书 □ 将出院小结的副本交给患者或家属
重点医嘱	**长期医嘱** □ 二级或三级护理 □ 饮食指导、液体和营养治疗 □ 记录相关引流量 □ 防治肺部感染，拍背、雾化吸入 □ 下肢静脉气压泵使用、弹力袜佩戴 **临时医嘱** □ 引流管和伤口处理（视情况） □ 复查必要检验（视病情）	**临时医嘱** □ 根据患者全身状况决定检查项目 □ 拆线、换药 □ 出院带药
病情变异记录	□ 无 □ 有，原因： 1. 2.	□ 无 □ 有，原因： 1. 2.
医师签名		

（二）护士表单

肠外瘘临床路径护士表单

适用对象：第一诊断为肠外瘘（ICD-10：K63.2）

行病变肠段切除肠吻合术（ICD-9-CM-3：45.6/45.7）

患者姓名：	性别：　年龄：　门诊号：	住院号：
住院日期：　年　月　日	出院日期：　年　月　日	标准住院日：9～18天

时间	住院第1天	住院第2天	住院第3～4天 （手术前日）
健康宣教	□ 入院宣教 介绍主管医师、护士 介绍环境、设施 介绍住院注意事项 饮食指导	□ 术前宣教，宣教疾病知识 □ 主管护士与患者沟通，了解并指导心理应对 □ 饮食、心理、生活指导 □ 服药指导	□ 术前宣教，术前准备 □ 告知准备物品、沐浴 □ 告知术后饮食、活动及探视注意事项 □ 告知术后可能出现的情况及应对方式 □ 告知家属等候区位置
护理处置	□ 核对患者姓名，佩戴腕带 □ 建立入院护理病历 □ 卫生处置：剪指（趾）甲、沐浴，更换病号服 □ 完成入院评估	□ 静脉抽血 □ 指导患者到相关科室进行检查	□ 术前准备配血、抗菌药物皮试、备皮、药物灌肠、禁食禁水、外瘘口周围皮肤的准备
基础护理	□ 三级护理 □ 晨晚间护理 □ 患者安全管理	□ 三级护理 □ 晨晚间护理 □ 患者安全管理	□ 三级护理 □ 晨晚间护理 □ 患者安全管理
专科护理	□ 护理查体，检查腹部情况 □ 生命体征 □ 需要时，填写跌倒及压疮防范表 □ 需要时，请家属陪护	□ 必要时护理查体，检查腹部情况	□ 术前禁食、禁水、备皮
重点医嘱	□ 详见医嘱执行单	□ 详见医嘱执行单	□ 详见医嘱执行单
病情变异记录	□ 无　□ 有，原因： 1. 2.	□ 无　□ 有，原因： 1. 2.	□ 无　□ 有，原因： 1. 2.
护士签名			

时间	住院第4～7天 （手术日）	住院第5～9天 （术后第1～6日）	住院第10～18天 （术后第7～11日，出院日）
健康宣教	□ 术后当日宣教 告知监护设备、管路功能及注意事项，告知饮食、体位要求，告知疼痛注意事项，告知术后可能出现情况及应对方式，告知用药情况 □ 给予患者及家属心理支持 □ 再次明确探视陪护须知	□ 术后宣教，药物作用及频率，饮食、活动指导 □ 复查患者对术前宣教内容的掌握程度 □ 疾病恢复期注意事项（若有肠造口的宣教） □ 拔尿管后注意事项 □ 防治深静脉血栓意义 □ 防治肺部感染的意义 □ 早期下床活动意义	□ 出院宣教，复查时间，服药方法，活动休息，指导饮食 □ 康复训练方法 □ 指导办理出院手续
护理处置	□ 送手术 摘除患者各种活动物品 核对患者资料及带药 填写手术交接单，签字确认 □ 接手术 核对患者及资料，签字确认 □ 遵医嘱予输液、抗感染、止血、抑酸、激素、控制血糖等治疗	□ 夹闭尿管锻炼膀胱功能 □ 遵医嘱予输液、抗感染、抑酸、激素、控制血糖等治疗 □ 防治深静脉血栓（弹力袜，下肢气压治疗） □ 雾化吸入，拍背，防治肺部感染	□ 办理出院手续 □ 书写出院小结
基础护理	□ 特级或一级护理 □ 病情观察，制定特护计划 □ q2h 评估生命体征、瞳孔、意识、皮肤情况 □ 排泄护理 □ 防治深静脉血栓形成 □ 患者安全管理	□ 特级或二级护理 □ 晨晚间护理 □ 协助早期进食、进水 □ 排泄护理 □ 协助下地活动 □ 协助更衣 □ 患者安全管理 □ 预防深静脉血栓形成	□ 三级护理 □ 晨晚间护理 □ 协助指导进食、进水 □ 协助或指导下地活动，每天4～8小时 □ 患者安全管理
专科护理	□ 卧位护理：麻醉清醒后半卧位，协助翻身、床上移动、预防压疮 □ 病情观察，写特护记录 □ 皮肤情况、伤口敷料、各种引流管情况、出入量 □ 术后观察意识、生命体征、腹部体征	□ 病情观察，必要时写特护记录 □ 观察腹部症状和体征、伤口敷料、各种引流管情况、出入量 □ 半卧位 □ 遵医嘱予、抗感染、激素、控制血糖治疗 □ 需要时，联系主管医师给予相关处置	□ 病情观察 □ 腹部情况，伤口愈合、引流管路情况
重点医嘱	□ 详见医嘱执行单	□ 详见医嘱执行单	□ 详见医嘱执行单
病情变异记录	□ 无 □ 有，原因： 1. 2.	□ 无 □ 有，原因： 1. 2.	□ 无 □ 有，原因： 1. 2.
护士签名			

（三）患者表单

肠外瘘临床路径患者表单

适用对象：第一诊断为肠外瘘（ICD-10：K63.2）

行病变肠段切除肠吻合术（ICD-9-CM-3：45.6/45.7）

患者姓名：	性别：　年龄：　门诊号：	住院号：
住院日期：　年　月　日	出院日期：　年　月　日	标准住院日：9～18天

时间	住院第1天	住院第2天	住院第3～4天 （手术前日）
监测	□测量生命体征、体重	□每日测量生命体征、询问排便，术前1晚测量生命体征	□手术清晨测量生命体征、血压1次
医患配合	□护士行入院护理评估（简单询问病史） □接受入院宣教 □医师询问病史、既往病史、用药情况，收集资料 □进行体格检查	□配合完善术前相关化验、检查 □接受术前宣教 □疾病知识、临床表现、治疗方法	□医师与患者及家属介绍病情及手术谈话 □术前宣教，术前用物准备 □告知准备物品、沐浴 □告知术后饮食 □告知术后探视及陪护制度 □告知术后可能出现的情况及应对方式 □告知家属手术室等候区位置 □手术室接患者，配合核对
重点诊疗及检查	**重点诊疗** □三级护理 □既往基础用药	**重点诊疗** □三级护理 □既往基础用药 □重要检查 □心电图、X线胸片、肠镜、活检 □必要时查肺功能、心脏彩超	**重点诊疗** □术前准备 □术前准备配血、抗菌药物皮试、备皮、药物灌肠、禁食禁水、皮肤准备 □术前各种知情同意书签字（输血、病理活检、麻醉、手术）
基础护理	□三级护理 □晨晚间护理 □患者安全管理	□三级护理 □晨晚间护理 □患者安全管理	□三级护理 □晨晚间护理 □患者安全管理
饮食及活动	□根据病情半流食或鼻饲 □根据病情选用配方制剂 □正常活动	□根据病情半流食或鼻饲 □根据病情选用配方制剂 □卧床休息，自主体位	□术前12小时禁食、禁水 □正常活动

时间	住院第4~7天 （手术日）	住院第5~10天 （术后第1~6日）	住院第11~18天 （术后第7~11日）
监测	□ 定时监测生命体征，各种管道情况	□ 定时监测生命体征，每日询问肠功能恢复、静脉血栓和肺部感染情况	□ 每日询问腹部症状和体征
医患配合	**术后宣教** □ 术后体位：麻醉未醒时平卧，清醒后，4~6小时无不适反应可垫枕或根据医嘱予监护设备、吸氧 □ 配合护士定时监测生命体征、瞳孔、伤敷料和引流管等 □ 不要随意动引流管 □ 疼痛的注意事项及处理 □ 告知医护不适及异常感受	□ 医师巡视了解病情 □ 配合饮食、活动指导 □ 护士协助进食、进水、排泄等生活护理 □ 配合防治深静脉血栓防治、肺部感染 □ 护士行晨晚间护理 □ 配合监测出入量 □ 膀胱功能锻炼，成功后可将尿管拔除 □ 注意探视及陪护时间	□ 护士行晨晚间护理 □ 医师拆线 □ 伤口注意事项 □ 配合康复训练（必要时） □ 出院宣教 □ 接受出院前康复宣教 □ 学习出院注意事项 □ 了解复查程序 □ 办理出院手续，取出院带药
重点诊疗及检查	**重点诊疗** □ 特级护理 □ 予监护设备、吸氧 □ 注意留置管路安全与通畅 □ 用药：抗菌药、止血药、抑酸、激素、补液药物的应用 □ 护士协助记录出入量	**重点诊疗** □ 特级或一级护理 □ 静脉用药逐渐过渡至口服药医师定时予伤口换药 **重要检查** □ 定期抽血化验 □ 必要时行腹部影像学检查	**重点诊疗** □ 二级或三级护理 □ 普通饮食或配方制剂 □ 医师观察伤口（必要时） **重要检查** □ 定期抽血化验（必要时）
饮食及活动	□ 根据病情半流食或鼻饲 □ 卧床休息，自主体位	□ 协助早期进食、进水。根据病情逐渐由半流食过渡到普通饮食 □ 协助下地活动，5~7次/天，10~30分/次。过渡到每天4~8小时	□ 半流食、普通饮食，或膳食配方制剂 □ 协助或指导下地活动，每天4~8小时

附：原表单（2011 年版）

肠外瘘临床路径表单

适用对象：第一诊断为肠外瘘（ICD-10：K63.2）

行病变肠段切除肠吻合术（ICD-9-CM-3：45.6/45.7）

患者姓名：	性别：　　年龄：　　门诊号：	住院号：
住院日期：　　年　月　日	出院日期：　　年　月　日	标准住院日：9～18 天

时间	住院第 1 天	住院第 2 天	住院第 3～6 天 （手术日前）
主要诊疗工作	□ 询问病史和体格检查 □ 完成首次病程记录、住院病历 □ 开实验室检查单 □ 评估有无急性并发症（如大出血、穿孔等） □ 上级医师查房	□ 上级医师查房 □ 进行术前准备与术前评估 □ 进行必要的相关科室会诊 □ 根据各项检验及检查结果，进行术前讨论，初步制定治疗方案	□ 上级医师查房并确定下一步诊疗计划，完成上级医师查房记录，疑难病例需要全科讨论 □ 改善一般情况，完善术前准备 □ 完成相应科室会诊 □ 向患者及家属交代围术期注意事项、签署各种医疗文书
重点医嘱	**长期医嘱** □ 普通外科护理常规 □ 二级护理 □ 饮食（视情况） □ 对症处理 □ 伤口处理 **临时医嘱** □ 血常规+血型、尿常规、大便常规+隐血 □ 肝肾功能、电解质、凝血功能、感染性疾病筛查 □ 心电图、胸部正位片 □ 必要时引流液常规检查、胆红素浓度、细菌培养及药物敏感试验等，口服染料或炭末、瘘管造影、胃肠道造影、B 超及常规腹部 CT 检查和（或）MRI	**长期医嘱** □ 患者既往基础用药 □ 若有轻中度营养不良者，则予肠内/外营养治疗 □ 其他相关治疗 **临时医嘱** □ 相关专科医师的会诊单 □ 必要时术前营养治疗 □ 根据病情复查有异常的检查及化验	**长期医嘱** □ 普通外科护理常规 □ 二级护理 □ 饮食（视情况） □ 营养治疗 □ 对症处理 **临时医嘱** □ 既往基础用药临时下达 □ 拟明日在硬膜外麻醉和（或）全身麻醉下行病变肠段切除吻合术 □ 饮食指导 □ 术前或术中留置胃管、尿管 □ 常规皮肤准备 □ 术前麻醉辅助药 □ 预防性抗菌药物 □ 必要时行肠道准备 □ 药物过敏试验
主要护理工作	□ 环境介绍、护理评估 □ 制定护理计划 □ 静脉取血（明晨取血） □ 指导患者到相关科室进行检查 □ 饮食、心理、生活指导 □ 服药指导	□ 饮食、心理指导 □ 静脉抽血 □ 术前指导	□ 饮食、心理指导 □ 静脉抽血 □ 术前指导 □ 术前准备：备皮、肠道准备等 □ 告知患者及家属术前流程及注意事项 □ 术前手术物品准备

续　表

时间	住院第 1 天	住院第 2 天	住院第 3 ~6 天（手术日前）
病情变异记录	□无　□有，原因： 1. 2.	□无　□有，原因： 1. 2.	□无　□有，原因： 1. 2.
护士签名			
医师签名			

<table>
<tr><th rowspan="2">时间</th><th colspan="2">住院第 4 ~7 天
（手术日）</th><th rowspan="2">住院第 5 ~8 天
（术后第 1 日）</th></tr>
<tr><th>术前</th><th>术后</th></tr>
<tr><td>主要诊疗工作</td><td>□ 送患者入手术室
□ 麻醉准备，监测生命体征
□ 施行手术
□ 必要时冷冻病理检查</td><td>□ 完成术后各项处理
□ 住院医师完成病程记录
□ 完成手术记录、麻醉记录和术后当天的病程记录
□ 向患者及家属交代病情及术后注意事项</td><td>□ 上级医师查房
□ 实施术后治疗
□ 监测术后病情
□ 完成常规病程记录</td></tr>
<tr><td>重点医嘱</td><td>长期医嘱
□ 硬膜外麻醉和（或）全身麻醉下行病变肠段切除吻合术
临时医嘱
□ 术前 0.5 小时使用抗菌药物
□ 液体治疗
□ 相应治疗（视情况）</td><td>长期医嘱
□ 外科术后护理常规和肠外瘘术后护理常规
□ 一级护理
□ 禁食
□ 相关监护
□ 合理氧治疗
□ 记 24 小时出入量
□ 胃肠减压记量
□ 腹腔引流记量
□ 尿管接袋记量
□ 患者既往基础用药
临时医嘱
□ 液体治疗及纠正水电解质失衡
□ 抗菌药物：手术时间长或污染重，可加用
□ 肠内、外营养治疗
□ 根据病情变化施行相关治疗</td><td>长期医嘱
□ 一级护理
□ 饮食指导
□ 液体和营养治疗
□ 记录 24 小时出入量
□ 记录相关引流量
□ 必要时抗菌药物
□ 必要时制酸剂
□ 必要时生长抑素
临时医嘱
□ 相关检验复查
□ 其他特殊医嘱</td></tr>
<tr><td>主要护理工作</td><td>□ 术晨按医嘱清洁肠道、留置胃管、尿管
□ 术前注射麻醉用药
□ 健康教育
□ 饮食指导
□ 指导术前注射麻醉用药后注意事项
□ 安排陪送患者入手术室
□ 心理支持</td><td>□ 指导和协助体位与活动
□ 生活护理（一级护理）
□ 饮食指导
□ 密切观察患者病情变化
□ 观察患者腹部体征及肠道功能恢复的情况
□ 管道护理及指导
□ 记录 24 小时出入量
□ 疼痛护理
□ 皮肤护理
□ 营养支持护理
□ 伤口和造口护理
□ 心理支持（患者及家属）
□ 康复指导（运动指导）</td><td>□ 指导体位与活动
□ 生活护理（一级护理）
□ 密切观察患者病情变化
□ 观察患者腹部体征及肠道功能恢复的情况
□ 管道护理及指导
□ 记录 24 小时出入量
□ 疼痛护理
□ 皮肤护理
□ 营养支持护理
□ 治疗护理
□ 造口护理（必要时）
□ 心理支持</td></tr>
<tr><td>病情变异记录</td><td>□ 无　□ 有，原因：
1.
2.</td><td>□ 无　□ 有，原因：
1.
2.</td><td>□ 无　□ 有，原因：
1.
2.</td></tr>
<tr><td>护士签名</td><td></td><td></td><td></td></tr>
<tr><td>医师签名</td><td></td><td></td><td></td></tr>
</table>

时间	住院第6~9天（术后第2日）	住院第7~10天（术后第3日）	住院第8~11天（术后第4~5日）	住院第9~18天（出院日）
主要诊疗工作	□ 上级医师查房 □ 监测术后恢复情况 □ 根据病情变化修订观察和治疗措施 □ 液体和营养治疗 □ 记录相关引流量 □ 完成常规病程记录	□ 上级医师查房 □ 监测术后恢复情况 □ 根据病情变化修订观察和治疗措施 □ 完成常规病程记等 □ 根据病情行伤口换药	□ 上级医师查房 □ 监测术后恢复情况 □ 根据病情变化修订观察指标和治疗措施 □ 完成病历书写 □ 根据胃肠功能恢复情况指导、减少补液	□ 手术效果、术后并发症、伤口愈合评估 □ 明确是否出院 □ 通知患者及其家属出院 □ 向患者及其家属交代出院后注意事项，预约复诊及拆线日期 □ 完成出院记录、病案首页、出院证明书 □ 将出院小结的副本交给患者或家属
重点医嘱	**长期医嘱** □ 一级或二级护理 □ 液体和营养治疗 □ 记录相关引流量 □ 饮食指导 □ 下地活动指导 **临时医嘱** □ 引流管管理（视病情拔除或继续使用） □ 伤口处理（视病情） □ 复查必要检验（视病情）	**长期医嘱** □ 一级或二级护理 □ 液体和营养治疗（鼓励早期恢复饮食、减少输液） □ 记录相关引流量 **临时医嘱** □ 引流管管理（视病情拔除或继续使用） □ 伤口处理（视病情） □ 复查必要检查检验项目（视病情）	**长期医嘱** □ 二级或三级护理 □ 饮食指导、液体和营养治疗（鼓励早期恢复饮食、减少输液） □ 记录相关引流量 **临时医嘱** □ 引流管和伤口处理（视情况） □ 复查必要检查检验项目（视病情）	**临时医嘱** □ 根据患者全身状况决定检查项目 □ 预约拆线 □ 换药 □ 出院带药
主要护理工作	□ 指导体位与活动 □ 生活护理（一级或二级护理） □ 观察患者病情变化 □ 观察患者腹部体征及肠道功能恢复的情况 □ 管道护理及指导 □ 记录相关引流量 □ 皮肤护理 □ 营养支持护理 □ 造口护理 □ 心理支持、疼痛护理 □ 康复指导	□ 指导体位与活动 □ 协助饮食指导和生活护理 □ 静脉抽血 □ 观察病情变化和修订护理计划 □ 营养支持护理 □ 造口护理 □ 心理支持 □ 康复指导 □ 饮食指导	□ 观察病情变化和康复情况 □ 指导体位与活动 □ 协助生活护理 □ 协助指导饮食 □ 营养支持护理 □ 伤口和造口护理（视病情）	□ 出院指导 □ 办理出院手续 □ 复诊时间 □ 服药指导 □ 康复指导 □ 疾病知识及后续治疗 □ 造口护理指导
病情变异记录	□ 无 □ 有，原因： 1. 2.	□ 无 □ 有，原因： 1. 2.	□ 无 □ 有，原因： 1. 2.	□ 无 □ 有，原因： 1. 2.
护士签名				
医师签名				

第二十三章

结肠癌根治切除手术临床路径释义

一、结肠癌根治切除手术编码

疾病名称及编码：结肠癌（ICD-10：C18）

手术操作名称及编码：结肠癌根治手术（ICD-9-CM-3：45.73-45.79，45.8）

二、临床路径检索方法

C18 伴（45.73-45.79/45.8）

三、结肠癌根治切除手术临床路径标准住院流程

（一）适用对象

1. 第一诊断为结肠癌（ICD-10：C18），行结肠癌根治切除手术（ICD-9-CM-3：45.73-45.79，45.8）。

2. 可 R0 切除的结肠癌（Ⅰ期、Ⅱ期和部分Ⅲ期）。

3. 对诊断为多原发并多部位的结肠癌（ICD-10：C18），结肠息肉病（如 FAP、HNPCC）和炎性肠病合并癌变的患者，直肠无病变者，可考虑行全结肠切除术。

释义

■ 本路径适用于经外科手术治疗的结肠癌患者，根治性结肠切除+区域性淋巴结清扫是目前结肠癌治疗的主要手段。

■ 对于根治性术后患者，需要与病理科医师共同讨论确定最终病理分期，根据病理分期结果决定术后是否行辅助化疗以及化疗方案的选择。

■ 以下情况均不纳入本路径：采用内镜下 EMR 或 ESD 患者、以化疗作为主要治疗方式的患者、无法耐受手术或不愿接受手术治疗的患者、Ⅳ期或局部晚期无法行根治性手术的患者。

（二）诊断依据

根据原卫生部《结直肠癌诊疗规范（2010 年）》和 NCCN《结肠癌临床实践指南中国版（2011 年）》等。

1. 症状：便血、脓血便、排便习惯改变、腹痛、贫血、腹部肿块等。

2. 体格检查：

（1）一般情况评价：体力状况评分、是否有贫血、全身浅表淋巴结肿大。

（2）腹部检查：是否看到肠型及肠蠕动波、触及肿块、叩及鼓音、听到高调肠鸣音或金属音。

（3）直肠指诊：是否有指套血染。

3. 实验室检查：大便常规+隐血；血清肿瘤标志物 CEA 和 CA19-9，必要时可查 CA242、CA72-4、AFP 和 CA125。

4. 辅助检查：术前肿瘤定性及TNM分期，指导选择正确的术式。

（1）结肠镜取活检，病理检查明确肿瘤组织类型（腺癌、黏液腺癌、印戒细胞癌）和分化程度（高、中、低）；排除同时性结直肠多原发癌。必要时全结肠直肠气钡双重造影，确定肿瘤位置。

（2）胸部X线检查或胸部平扫CT排除肿瘤肺转移。全腹部强化CT或超声，排除其他脏器转移。

5. 鉴别诊断：与胃肠道间质瘤（GIST）、炎性肠疾病、淋巴瘤、肠结核、阑尾炎、寄生虫感染、息肉等常见的结肠疾病，以及腹腔其他脏器疾病累及结肠等鉴别。

释义

■ 早期结肠癌无明显症状，癌瘤生长到一定程度依据其生长部位不同临床表现亦有不同。

■ 右半结肠癌的临床表现：腹痛，多为隐痛，约占70%~80%；贫血，多为癌瘤坏死、脱落引起；腹部肿块亦是右半结肠常见症状。

■ 左半结肠癌的临床表现：便血、黏液血便，70%以上患者会出现；腹痛，多为隐痛；腹部肿块，约40%患者腹壁可触及肿块。

■ 大便常规+隐血：可作为结肠癌筛查的最简单、经济的手段，最少3次隐血检查为宜，隐血试验阳性的患者建议进一步行纤维结肠镜检查。

■ CEA和CA19-9对结肠癌的诊断及术后监测具有重要意义，但作为早期诊断敏感度差；CEA的阳性率与结肠癌TNM分期呈正相关。CA72-4及CA125增高提示腹膜转移可能。

■ 影像学检查主要用于评估术前分期及手术可切除性，为治疗方案及手术方式的选择提供依据。

■ 诊断金标准：纤维结肠镜检查及活检，对于疑难病例可行免疫组化检查。

■ 目前结肠癌分期主要依据国际抗癌联盟及美国肿瘤联合会TNM分期标准（第七版），2018年1月1日起将施行第八版分期标准。准确的术前分期对治疗方案的选择及手术方式的确定具有重要意义，准确的术后分期可指导术后辅助治疗。

（三）治疗方案的选择

根据原卫生部《结直肠癌诊疗规范（2010年）》和NCCN《结肠癌临床实践指南（中国版，2011年）》等。

1. 结肠癌根治切除手术。

2. 抗菌药物使用按照《抗菌药物临床应用指导原则》（卫医发〔2004〕285号）执行。

释义

■ 应按照原卫生部《结直肠癌诊疗规范（2015年）》和NCCN《结肠癌临床实践指南（中国版，2017年）》规范诊疗行为。

■ 抗菌药物使用原则应严格按照《抗菌药物临床应用指导原则》（卫医发〔2004〕285号）的修订版《抗菌药物临床应用指导原则（2015年版）》规范抗菌药物使用，防止抗菌药物滥用。

（四）临床路径标准住院日

14～16 天。

释义

■ 住院日包括：术前检查及准备、手术过程、术后恢复，总住院时间不应该超过 16 天。

（五）进入路径标准

1. 第一诊断必须符合 ICD-10：C18 结肠癌疾病编码。
2. 可 R0 切除的结肠癌（Ⅰ期、Ⅱ期和部分Ⅲ期）。
3. 有手术适应证，无绝对禁忌证。
4. 当患者合并其他疾病，但住院期间不需要特殊处理也不影响第一诊断的临床路径流程实施时，可以进入路径。

释义

■ 进入本路径的患者第一诊断必须为结肠癌，且为可根治性切除的结肠癌，分期为Ⅰ期、Ⅱ期和Ⅲ期。

■ 合并有其他疾病，但不影响手术方式及术后恢复的结肠癌患者可进入本路径。

■ 术前检查发现以往未发现的疾病或既往基础疾病（如高血压、心脏病、糖尿病等），经相关科室会诊后，如对手术及术后无明显影响可进入本路径；若延长住院时间及提高治疗费用，需在临床路径中特殊说明。

（六）术前准备（术前评估）

≤3 天。

1. 必须的检查：

（1）血常规、尿常规、大便常规+隐血。

（2）凝血功能、肝功能、肾功能、电解质、血糖、血清肿瘤标志物、血型、感染性疾病筛查、心电图检查。

（3）结肠镜。

（4）胸部 X 线检查或胸部平扫 CT，必要时强化。

（5）全腹部强化 CT 或超声。

2. 根据患者病情可选择的检查：

（1）高龄、危重患者应行血气分析、肺功能及超声心动图检查。

（2）肿瘤定位不准确时可行全结肠直肠气钡双重造影。

（3）疑似骨转移者应行全身 ECT 进行筛查。

（4）合并其他疾病应行相关检查，如心肌酶、血糖等。

3. 肠道准备：

（1）无肠梗阻病例：于术前 12～24 小时开始口服泻药，2～3 小时内服完。

（2）不完全性肠梗阻病例：于入院当日起每日口服 2 次小剂量泻药。

（3）完全性肠梗阻病例：禁忌任何方式的肠道准备。

4. 签署手术及其他相关同意书。

释义

■ 血常规、尿常规、大便常规+隐血、凝血功能、肝功能、肾功能、电解质、血糖为入院时基础检查，评估患者一般情况；血清肿瘤标志物检查协助结肠癌诊断；血型、感染性疾病筛查确保医疗安全及为手术及输血做准备。

■ 心电图、胸部X线检查或胸部平扫CT，评估重要脏器功能及有无远端转移。

■ 全腹部强化CT或MRI，可评估肝脏、胆囊、胰腺、脾脏、肾、输尿管、膀胱、子宫、附件等重要器官转移情况，同时可评估腹膜后、腹腔淋巴结的转移情况。对怀疑有肾、输尿管、膀胱、子宫、附件等侵犯者，应请相应科室会诊。疑似骨及全身转移者应行全身ECT或PET-CT进行筛查。

■ 年龄较大、长期吸烟、饮酒史以及伴有心脑肺等基础疾病患者，可行心肌酶、超声心动、肺功能、脑血流图及颈部血管超声等检查，充分评估重要脏器功能，发现严重病变者，可退出本路径。

■ 术前肠道准备：无肠梗阻病例可选择聚乙二醇电解质散，不完全性肠梗阻病例可选用甘油乳果糖、甘露醇，完全性肠梗阻病例禁忌肠道准备；不推荐机械性灌肠作为肠道准备。

（七）预防性抗菌药物选择与使用时机

按照《抗菌药物临床应用指导原则》（卫医发〔2004〕285号）执行，并根据患者的病情决定抗菌药物的选择与使用时间。建议使用第二代头孢菌素或头孢曲松或头孢噻肟，可加用甲硝唑。

预防性应用抗菌药物：术前0.5～2小时或麻醉开始时静脉给药，手术超过3小时可再给第二剂。

释义

■ 结肠癌根治切除手术为清洁-污染手术（Ⅱ类切口），手术部位存在大量人体寄殖菌群，手术时可能污染手术部位引致感染，故此类手术通常需预防用抗菌药物。

■ 预防性抗菌药物选择：第二代头孢菌素或第三代头孢菌素头孢曲松、头孢噻肟等，可加用甲硝唑。

■ 给药方法：给药途径多为静脉输注。静脉输注时间应在皮肤、黏膜切开前0.5～2小时内或麻醉开始时给药，在输注完毕后开始手术；如手术时间超过3小时或超过所用药物半衰期的2倍以上，或成人出血量超过1500ml，术中应追加1次。结肠癌根治切除手术预防用药时间为24小时，延长用药时间并不能进一步提高预防效果，且预防用药时间超过48小时，耐药菌感染机会增加。

■ 治疗性抗菌药物使用：患者术前发热，结肠肿瘤存在出血、坏死、穿孔或可疑合并感染，应在术前抽血行血细菌培养，根据病原菌种类和药敏结果选用治疗性抗菌药物；术后发生腹腔、泌尿生殖系统、呼吸道等感染应请相应科室会诊，选用合理的治疗性抗菌药物；治疗性抗菌药物时程应根据患者的症状、体温、血常规等检查综合判断。

（八）手术日

入院第 4 天。

1. 麻醉方式：全身麻醉或静脉复合连续硬膜外麻醉。
2. 手术方式：结肠癌根治切除。
3. 手术内固定物：部分患者可能使用肠道吻合器等。
4. 术中用药：麻醉常规用药。
5. 输血：根据术中情况而定。
6. 病理：术前病理诊断不明确者术中应行快速组织活检；术后切除标本全部送病理。病理报告必须符合原卫生部《结直肠癌诊疗规范（2010 年）》中病理评估的要求。

释义

■ 术前不常规放置胃管；术前 6 小时可进食，2 小时可进水；术前放置导尿管，术后清醒后可拔除。

■ 结肠癌根治切除手术目前多采用腹腔镜，手术时间较长、术野暴露较大、出血风险较高，建议全身麻醉手术；若患者心肺功能不能耐受全身麻醉手术，可采用静脉复合连续硬膜外麻醉。

■ 结肠癌根治切除手术，除保证癌瘤两端 10cm 的手术切缘，还需根据术前淋巴结评估情况行相应淋巴结清扫。

■ 术中可根据实际情况使用合适的肠道吻合器，建议薄弱部位可浆肌层间断缝合加固吻合口。

■ 术中除麻醉药、常规补液外，对于存在高血压病、心脏病、慢性支气管炎等基础病的患者，应根据术中情况给予相应药物；术中出血较多的患者可酌情给予止血药物；术中粘连严重，可酌情放置防粘连材料。

■ 结肠癌根治切除术术中不常规输血，对于出血量较大，为保证术中循环稳定和术后恢复，可根据出血量及术中检查血红蛋白的水平决定输血量，提倡成分输血。

■ 术中必要时可送快速冰冻病理检查；术中切除的所有标本均要在术后进行常规石蜡切片组织学检查；所有临床研究行标本取材应术前取得患者同意，且在病理科医师的指导下取材，不可影响病理结果的判读。

■ 不常规推荐放置引流管，若渗出较多、出血风险大，可经腹壁放置引流管。

（九）入院后第 5～13 天（术后 1～9 天）治疗

1. 维持水电解质平衡，酌情给予肠外营养治疗。
2. 鼓励术后早期下床活动，排气后可酌情进食流质或半流质。
3. 术后隔日腹部切口换药；切口感染时应及时局部拆线，引流。
4. 术后第 1 天、3 天和 5 天复查血常规、电解质等，根据检查结果调整抗菌药物和肠外营养治疗。
5. 术后第 9 天腹部切口拆线。

释义

■ 术后严密监测患者血常规、电解质等，及时发现贫血、电解质紊乱等常见术后并发症，及时对症处理；出现水电解质紊乱，及时考虑使用复方（糖）电解质注射液，如醋酸钠林格注射液等用于液体补充治疗。除常规检查项目外，可根据病情增加相应检查：如怀疑下肢深静脉血栓形成需要进行凝血功能、下肢静脉彩超等检查；怀疑肺栓塞患者应行血气分析、胸部X线或胸部增强CT等检查；怀疑心脏病应行心肌酶学、心电图、超声心动等检查；怀疑肠梗阻患者行立位腹平片或腹部CT检查；怀疑吻合口出血或瘘，行腹部CT或结肠镜检查等。

■ 术后密切观察患者生命体征、出入量及脏器功能恢复情况，尤其关注吻合口及胃肠功能恢复情况；鼓励患者尽早离床活动，术后12小时无出血倾向的患者皮下注射低分子量肝素可预防下肢深静脉血栓形成；早期肠内营养支持，尽量减少输液量，维持出入量平衡；若放置引流管，拔除时机应根据术后引流液的形状和量决定。

■ 导尿管术后应及早拔除，减少导管相关性感染；若有明显前列腺增生伴尿潴留患者，可服用抗前列腺增生药物，并适当延长导尿管放置时间。

■ 术后无感染证据，预防性抗菌药物使用不应超过24小时。

■ 术后免疫功能低下，可酌情选用免疫调节药，如脾多肽注射液等，改善患者免疫功能，利于疾病恢复。

■ 术后关注切口愈合情况，及时发现有无红、肿、热、痛及波动等情况，发现积液或感染及时引流，术后根本切口愈合情况，7~9天给拆线，若减张缝合可14天拆线。

（十）出院标准

1. 患者一般情况良好，基本恢复正常饮食和肠道功能。
2. 体温正常，腹部检查无阳性体征，相关实验室检查结果基本正常。
3. 腹部切口Ⅱ/甲愈合。

释义

■ 患者出院时应当生命体征平稳，无发热，胃肠功能恢复，能够经口进流质或半流质饮食，无吻合口瘘发生，实验室检查无严重贫血、电解质紊乱、酸碱平衡紊乱等。

■ 切口愈合良好，无红肿、渗出、脂肪液化、感染等可出院。

■ 术后恢复良好，无严重手术并发症，或术后出现并发症无需继续住院治疗的患者。

■ 术后告知患者或家属如有以下情况需后续辅助化疗：有淋巴结转移者；无淋巴结转移，但存在高危因素的Ⅱ期患者。

（十一）变异及原因分析

1. 有影响手术的合并症，需要进行相关的诊断和治疗。
2. 对于完全肠梗阻患者，可一期行横结肠或末端回肠双腔造口术，缓解梗阻症状后可行化疗。

3. 围术期并发症可能造成住院日延长或费用超出参考标准。
4. 医师认为的变异原因。
5. 结肠癌肝转移切除术者，酌情处理。
6. 患者其他原因的变异。

释义

■ 变异是指医疗不能按照预定的路径进行或不能达到预期的医疗目标。

■ 微小变异是指由于某种原因，表单中的检查或操作提前或延后进行，但不影响总体治疗进程和康复，或者整体住院日有小的出入，不影响纳入路径。

■ 重大变异是指入选临床路径的患者未能按照路径流程完成医疗行为或未达到预期的医疗治疗控制目标，需要终止执行路径；或者是因严重合并症或并发症导致治疗时间延长、治疗费用增加而无法按照规定完成路径。对这些患者，主管医师可决定患者退出临床路径，并进行变异原因分析，且需要在临床路径的表单中予以明确说明变异原因。这包含有以下情况：

（1）术前检查发现严重合并症，如血栓栓塞性疾病需要抗凝治疗，放置下腔静脉滤网等；严重感染需要抗感染治疗；无法控制的活动性出血需要介入治疗；合并未控制的高血压病、糖尿病等需要治疗而影响住院时间和产生额外治疗费用等。

（2）术中发现术前检查未能发现的病变，导致无法按照术前计划实施结肠癌切除术。如：严重的盆腹腔粘连无法完成手术；腹膜后淋巴结广泛转移或无法行根治性切除（可根据具体情况仅行腹膜后淋巴结清扫）；发现合并其他恶性肿瘤如妇科恶性肿瘤等需要改变手术范围及术后治疗方案等。

（3）术中、术后出现严重并发症需要进行相应诊断和治疗，导致住院时间明显延长和费用明显增加。如：肠梗阻患者需要手术治疗或肠外营养支持治疗；术中、术后因严重贫血、感染、肺栓塞等需要转重症监护病房治疗；术中、术后发生肠瘘、泌尿系瘘等并发症等需要进一步治疗等。

（4）因患者主观原因，如：放弃手术治疗改为放疗等，导致本路径无法实施，也需要主管医师在表单中予以说明。

（十二）费用参考标准

4 万～6 万元。

四、结肠癌根治切除手术临床路径给药方案

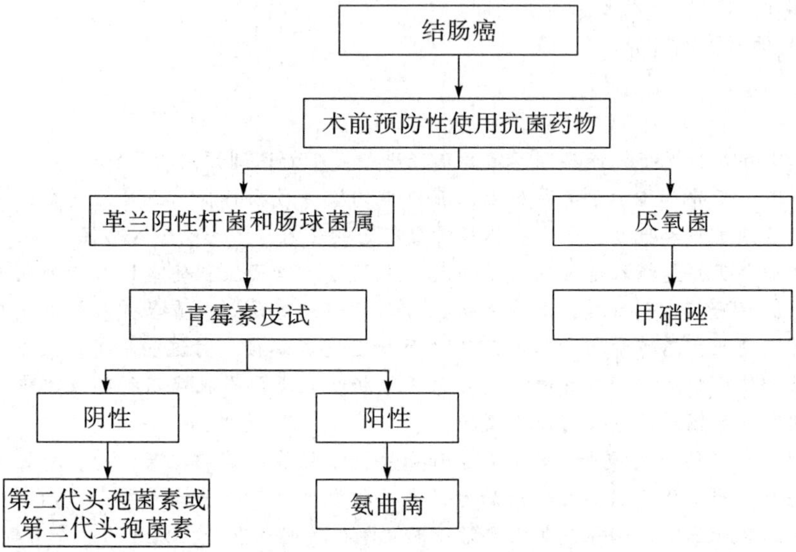

【用药选择】

1. 预防手术部位感染或全身性感染，需依据手术野污染或可能的污染菌种类选用；结肠手术前应选用对大肠埃希菌、脆弱拟杆菌及厌氧菌等有效的抗菌药物。

2. 第二代头孢菌素可选用头孢呋辛或头孢替安等；第二代头孢菌素可选用头孢曲松或头孢噻肟等；可加用甲硝唑。对青霉素皮试阳性者，可使用氨曲南。

【药学提示】

1. 给药途径多为静脉输注。静脉输注时间应在皮肤、黏膜切开前 0.5～2 小时或麻醉开始时给药，在输注完毕后开始手术。

2. 如手术时间超过 3 小时或超过所用药物半衰期的 2 倍以上，或成人出血量超过 1500ml，术中应追加 1 次。

3. 结肠癌根治切除手术预防用药时间为 24 小时，延长用药时间并不能进一步提高预防效果，且预防用药时间超过 48 小时，耐药菌感染机会增加。

【注意事项】

1. 用药前需仔细询问药物过敏史，尤其是否对青霉素及头孢菌素过敏。

2. 如果肿瘤已经存在出血、坏死、穿孔或合并其他感染者，应当术前行血培养及相应感染部位细菌培养；术中取相应腹水、脓液等送细菌培养；根据病原菌及药敏试验结果选择合理抗菌药物。

3. 手术中若发生手术部位污染者应按照治疗性选择抗菌药物。

4. 治疗性抗菌药物使用时限应根据患者症状、体征、血常规及相应病原学检查等综合因素决定。

五、推荐表单

（一）医师表单

结肠癌根治切除手术临床路径医师表单

适用对象：（1）第一诊断为结肠癌（ICD-10：C18），行结肠癌根治切除手术（ICD-9-CM-3：45.73-45.79，45.8）。（2）可 R0 切除的结肠癌（Ⅰ期、Ⅱ期和部分Ⅲ期）。（3）对诊断为多原发并多部位的结肠癌（ICD-10：C18），结肠息肉病（如 FAP、HNPCC）和炎性肠病合并癌变的患者，直肠无病变者，可考虑行全结肠切除术

患者姓名：	性别：　年龄：　门诊号：	住院号：
住院日期：　年　月　日	**出院日期：**　年　月　日	**标准住院日：14～16 天**

时间	住院第 1 天 （术前 3 日）	住院第 2 天 （术前 2 日）	住院第 3 天 （术前 1 日）
主要诊疗工作	□ 完成询问病史和体格检查，按要求完成病历书写 □ 二级医师查房，完成查房记录 □ 安排完善常规术前检查 □ 对患者进行健康宣教	□ 三级医师查房，完成查房记录 □ 术前讨论，分析检查结果，制订治疗方案 □ 完成相关科室会诊 □ 开始术前肠道准备	□ 向患者及家属交代病情，充分交代围术期的风险及意外 □ 签署手术及麻醉知情同意书、委托书、自费药品协议书、输血同意书、互助献血同意书 □ 完成术前准备 □ 完成术前医嘱及术前小结、术前讨论 □ 麻醉医师术前访视患者及完成记录 □ 通知手术室拟定手术时间
重点医嘱	**长期医嘱** □ 普外科护理常规 □ 二级护理 □ 半流质饮食/无渣流质饮食/禁食、禁水 □ 对症治疗 **临时医嘱** □ 血、尿、便常规+隐血 □ 肝肾功能、电解质、血糖、凝血功能、血型、血清肿瘤标志物、感染性疾病筛查及相关合并症筛查 □ 心电图 □ X 线胸片或胸部低剂量平扫 □ 腹盆腔增强 CT □ 结肠镜或超声内镜	**长期医嘱** □ 普外科护理常规 □ 二级护理 □ 半流质饮食/无渣流质饮食/禁食、禁水 □ 对症治疗	**长期医嘱** □ 普外科护理常规 □ 二级护理 □ 无渣流质饮食/禁食、禁水 □ 对症治疗 **临时医嘱** □ 晚 8 点开始服用复方聚乙二醇清洁肠道 □ 备皮 □ ABO 正反定，备血 □ 睡前地西泮（酌情） □ 准备术中特殊器械及耗材 □ 青霉素皮试（酌情） □ 复查血常规

续 表

时间	住院第1天 （术前3日）	住院第2天 （术前2日）	住院第3天 （术前1日）
病情变异记录	□无 □有，原因： 1. 2.	□无 □有，原因： 1. 2.	□无 □有，原因： 1. 2.
医师签名			

时间	住院第4天 （手术日）	住院第5～6天 （术后第1～2日）	住院第7～8天 （术后第3～4日）
主要诊疗工作	□ 术前安全核查 □ 术前导尿 □ 手术 □ 完成手术记录 □ 完成术后志 □ 向患者及家属交代手术情况及术后注意事项 □ 手术标本常规送病理检查 □ 完成术者查房记录	□ 上级医师查房：观察腹部切口及出入量情况；根据各项检查结果评估重要脏器功能，提出诊治意见 □ 可下床活动，促进排气、预防深静脉血栓 □ 拔除尿管 □ 记录每日病程和上级医师查房意见 □ 根据血常规及相关检查是否需要使用抗菌药物	□ 腹部切口换药，必要时引流 □ 检查腹部临床表现，注意排气、排大便情况 □ 注意腹腔引流管情况 □ 记录每日病程及上级医师查房意见
重点医嘱	**长期医嘱** □ 全身麻醉术后护理常规 □ 一级护理 □ 禁食、禁水 □ 心电监护、吸氧、留置尿管、留置引流管 □ 记录出入量，注意引流情况 □ 预防性应用抗菌药物 □ 抑酸、化痰和镇痛治疗 □ 静脉肠外营养治疗，补充液量及能量，维持水电解质及酸碱平衡 **临时医嘱** □ 复查血常规及血生化 □ 复查相关指标	**长期医嘱** □ 雾化吸入 **临时医嘱** □ 试饮水 □ 复查血常规、血生化 □ 复查相关指标	**长期医嘱** □ 酌情进流质饮食或半流质饮食 □ 根据病情停用心电监护、吸氧 **临时医嘱** □ 腹部切口换药 □ 复查血常规、血生化 □ 复查相关指标
病情变异记录	□ 无 □ 有，原因： 1. 2.	□ 无 □ 有，原因： 1. 2.	□ 无 □ 有，原因： 1. 2.
医师签名			

时间	住院第9～10天 （术后第5～6日）	住院第11～12天 （术后第7～8日）	住院第13～14天 （术后第9～10日）	住院第14～16天 （出院日）
主要诊疗工作	□ 上级医师查房 □ 根据临床表现、血常规及相关生化检查结果调整治疗方案 □ 已排气排大便，可拔除引流管 □ 根据患者胃肠道功能决定饮食 □ 腹部切口换药，检查愈合情况	□ 腹部切口换药，可间断拆线 □ 根据病理分期，制订术后化疗方案，向上级医师汇报 □ 记录病程及上级医师查房记录	□ 上级医师查房 □ 询问进食及排大便情况 □ 腹部切口拆线 □ 评估是否可以出院 □ 向患者及家属交代病情	□ 完成出院记录、出院证明、病案首页等 □ 向患者及家属交代出院后注意事项，重点交代复诊时间及发生紧急情况时处理方法
重点医嘱	**长期医嘱** □ 二级护理 □ 半流质饮食 □ 停用相关药物 □ 停引流管 **临时医嘱** □ 复查血常规及血生化 □ 复查相关指标 □ 腹部切口换药	**长期医嘱** □ 二级护理 □ 半流质饮食 **临时医嘱** □ 腹部切口换药、间断拆线	**长期医嘱** □ 三级护理 □ 普通饮食 **临时医嘱** □ 换药、拆线	**长期医嘱** □ 酌情进流质饮食或半流质饮食 □ 根据病情停用心电监护、吸氧 **临时医嘱** □ 出院带药
病情变异记录	□ 无 □ 有，原因： 1. 2.	□ 无 □ 有，原因： 1. 2.	□ 无 □ 有，原因： 1. 2.	□ 无 □ 有，原因： 1. 2.
医师签名				

（二）护士表单

结肠癌根治切除手术临床路径护士表单

适用对象：1. 第一诊断为结肠癌（ICD-10：C18），行结肠癌根治切除手术（ICD-9-CM-3：45.73-45.79，45.8）。2. 可R0切除的结肠癌（Ⅰ期、Ⅱ期和部分Ⅲ期）。3. 对诊断为多原发并多部位的结肠癌（ICD-10：C18），结肠息肉病（如FAP、HNPCC）和炎性肠病合并癌变的患者，直肠无病变者，可考虑行全结肠切除术

患者姓名：	性别：　　年龄：	住院号：
住院日期：　　年　月　日	**出院日期：**　　年　月　日	**标准住院日：5～7天**

时间	住院第1天	住院第2～3天	住院第3～4天 （手术日）
健康宣教	□ 入院宣教 介绍主管医师、护士 介绍环境、设施 介绍住院注意事项 介绍探视和陪伴制度 介绍贵重物品制度	□ 术前宣教 宣教疾病知识、术前准备及手术过程 告知准备物品、洗澡 告知术后饮食、活动及探视注意事项 □ 责任护士与患者沟通，了解心理反应指导应对方法	□ 告知家属等待区位置 □ 术后当日宣教 □ 告知饮食、体位要求 □ 告知术后可能出现情况的应对方式 □ 如保留引流管，宣教注意事项 □ 如有造口，宣教注意事项 □ 给予患者及家属心理支持 □ 再次明确探视陪护须知
护理处置	□ 核对患者姓名，佩戴腕带 □ 建立入院护理病历 □ 协助患者留取各种标本 □ 测量体重	□ 协助医师完成术前的相关实验室检查 □ 术前准备 □ 禁食、禁水 □ 备皮	□ 送手术 摘除患者义齿 核对患者资料及带药 填写手术交接班 □ 接患者 核对患者及资料
基础护理	□ 三级护理 □ 晨晚间护理 □ 排泄管理 □ 患者安全管理	□ 三级护理 □ 晨晚间护理 □ 排泄管理 □ 患者安全管理	□ 一级护理 □ 晨晚间护理 □ 患者安全管理 □ 遵照医嘱吸氧及心电监护 □ 协助及指导进食
专科护理	□ 护理查体 □ 病情观察 □ 呕吐物及大便的观察 □ 腹部体征的观察 □ 需要时，填写跌倒及压疮防范表 □ 需要时，请家属陪护 □ 确定饮食种类 □ 心理护理	□ 遵医嘱完成相关检查 □ 心理护理	□ 病情观察，观察伤口情况 □ 如有引流管，固定并观察引流情况 □ 书写护理记录 □ 口腔护理 □ 心理护理

续 表

时间	住院第1天	住院第2~3天	住院第3~4天 （手术日）
重点医嘱	□ 详见医嘱执行单	□ 详见医嘱执行单	□ 详见医嘱执行单
病情变异记录	□ 无 □ 有，原因： 1. 2.	□ 无 □ 有，原因： 1. 2.	□ 无 □ 有，原因： 1. 2.
护士签名			

时间	住院第 4～6 天 （术后第 1～2 日）	住院第 6～10 天 （术后第 3～6 日）	住院第 10～14 天 （术后第 7～10 日，入院日）
健康宣教	□ 术后宣教 □ 药物作用及频率 □ 饮食及活动指导 □ 复查患者对宣教内容的掌握程度 □ 疾病恢复期注意事项	□ 术后宣教 □ 饮食指导 □ 疾病恢复期注意事项	□ 出院宣教 □ 复查时间 □ 服药方法 □ 活动休息 □ 饮食指导 □ 指导办理出院手续
护理处置	□ 遵医嘱完成相关治疗	□ 遵医嘱完成相关治疗	□ 遵医嘱完成相关治疗
基础护理	□ 二级护理 □ 晨晚间护理 □ 排泄管理 □ 患者安全管理	□ 二级护理 □ 晨晚间护理 □ 排泄管理 □ 患者安全管理	□ 二级护理 □ 晨晚间护理 □ 排泄管理 □ 患者安全管理
专科护理	□ 病情观察、写护理记录 □ 如保留引流管，观察并记录引流量 □ 需要时，联系主管医师给予相应治疗及处理 □ 口腔护理 □ 心理护理	□ 病情观察、写护理记录 □ 如保留引流管，观察并记录引流量 □ 需要时，联系主管医师给予相应治疗及处理 □ 口腔护理 □ 心理护理	□ 病情观察，写出院记录 □ 口腔护理 □ 心理护理
重点医嘱	□ 详见医嘱执行单	□ 详见医嘱执行单	□ 详见医嘱执行单
病情变异记录	□ 无 □ 有，原因： 1. 2.	□ 无 □ 有，原因： 1. 2.	□ 无 □ 有，原因： 1. 2.
护士签名			

（三）患者表单

结肠癌根治切除手术临床路径患者表单

适用对象：1. 第一诊断为结肠癌（ICD-10：C18），行结肠癌根治切除手术（ICD-9-CM-3：45.73-45.79，45.8）。2. 可 R0 切除的结肠癌（Ⅰ期、Ⅱ期和部分Ⅲ期）。3. 对诊断为多原发并多部位的结肠癌（ICD-10：C18），结肠息肉病（如 FAP、HNPCC）和炎性肠病合并癌变的患者，直肠无病变者，可考虑行全结肠切除术

患者姓名：	性别：　年龄：　门诊号：	住院号：
住院日期：　年　月　日	**出院日期：**　年　月　日	**标准住院日：5～7天**

时间	住院第1天	住院第2～3天	住院第3～4天 （手术日）
医患配合	□ 配合询问病史、收集资料，务必详细告知既往史、用药史、过敏史 □ 如用抗凝剂，告知医师 □ 配合进行体格检查 □ 有任何不适告知医师	□ 配合完善胃镜检查前相关检查、实验室检查，如采血、留尿、心电图、X线胸片 □ 医师与患者及家属介绍病情及手术谈话、术前签字 □ 麻醉医师与患者进行交流、术前访视	□ 接受手术治疗 □ 如术后需要，配合监护及检查治疗 □ 交流手术情况及术后注意事项 □ 有任何不适告知医师
护患配合	□ 配合测量体温、脉搏、呼吸3次，血压、体重1次 □ 配合完成入院护理评估（简单询问病史、过敏史、用药史） □ 接受入院宣教（环境介绍、病室规定、订餐制度、贵重物品保管等） □ 配合执行探视和陪护制度 □ 有任何不适告知护士	□ 配合测量体温、脉搏、呼吸3次，询问大便1次 □ 接受术前宣教 □ 接受术前准备 □ 配合术前备皮 □ 准备后必要物品	□ 配合测量体温、脉搏、呼吸 □ 术前剃须漱口 □ 取下义齿、饰品等贵重物品交予家属保存 □ 送手术前，协助完成核对，带齐影像资料及用药 □ 返回病房后，配合接受生命体征的测量，完成核对 □ 配合检查意识（全身麻醉者） □ 配合缓解疼痛、输液治疗 □ 配合术后吸氧、心电监护 □ 如保留引流管，配合固定 □ 有任何不适告知护士
饮食	□ 遵医嘱饮食	□ 遵医嘱饮食	□ 术前禁食、禁水 □ 如保留胃管，不能经口进食
排泄	□ 正常排尿便	□ 正常排尿便	□ 需要配合尿管排尿及训练
活动	□ 正常活动	□ 正常活动	□ 术后6小时可垫枕，可床上翻身

时间	手术后	出院
医患配合	□ 配合术后检查 □ 配合术后治疗 □ 配合术后换药 □ 如保留引流管，需要配合拔除引流管	□ 接受出院前指导 □ 知道复查程序 □ 获取出院诊断书
护患配合	□ 配合定时测量生命体征、每日询问大便 □ 配合检查腹部 □ 接受输液、服药等治疗 □ 接受进食、进水、排便等生活护理 □ 配合活动，预防皮肤压力伤 □ 注意活动安全，避免坠床或跌倒 □ 配合执行探视及陪护	□ 接受出院宣教 □ 办理出院手续 □ 获取出院带药 □ 知道服药方法、作用、注意事项 □ 知道复印病历程序
饮食	□ 遵医嘱饮食	□ 遵医嘱饮食
排泄	□ 正常排尿便	□ 正常排尿便
活动	□ 正常适度活动，避免疲劳	□ 正常适度活动，避免疲劳

附：原表单（2012年版）

结肠癌根治性切除手术临床路径表单

适用对象：第一诊断为Ⅰ、ⅡA（T3，N0，M0）、ⅢA（仅T1～2、N1、M0）或ⅢB（仅T3N1M0）期的结肠癌（ICD-10：C18）

行结肠癌根治手术（ICD-9-CM-3：45.73-45.79，45.8）

患者姓名：	性别： 年龄： 门诊号：	住院号：
住院日期： 年 月 日	出院日期： 年 月 日	标准住院日：14～16天

时间	住院第1天 （术前3日）	住院第2天 （术前2日）	住院第3天 （术前1日）
主要诊疗工作	□ 询问病史、体格检查 □ 书写病历 □ 上级医师查房，完成查房记录 □ 完善相关检查并开始术前肠道准备	□ 三级医师查房 □ 术前讨论，分析检查结果，制订治疗方案 □ 完成上级医师查房记录等病历书写 □ 完成必要相关科室会诊	□ 向患者及家属交待病情，明确告知围术期治疗中可能出现的意外和危险 □ 签署手术及麻醉同意书、委托书、自费药品协议书、输血同意书 □ 完成术前准备 □ 完成手术医嘱及术前小结 □ 麻醉医师术前访视患者及完成记录 □ 通知手术室拟定手术时间
重点医嘱	**长期医嘱** □ 二级护理 □ 半流质饮食/无渣流质饮食/禁食、禁水 □ 继续合并症治疗用药 **临时医嘱**（如门诊未查） □ 血常规、尿常规、大便常规+隐血 □ 凝血功能、肝功能、肾功能、电解质、血糖，血清肿瘤标志物，感染性疾病筛查 □ 结肠镜 □ 胸部X线检查或胸部平扫CT，必要时强化 □ 全腹部强化CT或超声 □ 心电图	**长期医嘱** □ 二级护理 □ 半流质饮食/无渣流质饮食/禁食、禁水 □ 继续合并症治疗用药 □ 新制订的治疗方案	**长期医嘱** □ 二级护理 □ 半流质饮食/无渣流质饮食/禁食、禁水 □ 继续合并症治疗用药 **临时医嘱** □ 晚8点开始口服复方聚乙二醇清洁肠道 □ 备皮 □ 检查血型，备血制品 □ 睡前地西泮10mg im（酌情） □ 准备术中特殊器械及材料 □ 抗菌药物皮试（酌情）
主要护理工作	□ 入院介绍 □ 入院评估：一般情况、营养状况、心理变化、生命体征等 □ 指导患者进行辅助检查	□ 观察患者病情及情绪变化等 □ 心理护理	□ 术前宣教（提醒患者术前禁食、禁水） □ 术前准备 □ 沐浴、剪指甲、更衣

续　表

时间	住院第 1 天 （术前 3 日）	住院第 2 天 （术前 2 日）	住院第 3 天 （术前 1 日）
病情变异记录	□ 无　□ 有，原因： 1. 2.	□ 无 □ 有，原因： 1. 2.	□ 无　□ 有，原因： 1. 2.
护士签名			
医师签名			

时间	住院第4天 （手术日）	住院第5~6天 （术后第1~2日）	住院第7~8天 （术后第3~4日）
主要诊疗工作	□ 手术（包括手术安全核对） □ 完成手术记录 □ 完成术后病程记录 □ 向患者及家属交待术中情况及术后注意事项 □ 手术标本常规送病理检查	□ 上级医师查房：观察腹部切口及出入量（特别注意尿量和引流）情况；根据各项检查结果评价重要脏器功能，提出诊治意见 □ 可下床活动，促进排气、预防 DVT □ 记录每日病程和上级医师查房意见	□ 腹部切口换药，必要时引流 □ 检查腹部临床表现，注意排气、排便情况 □ 注意腹腔引流情况 □ 记录每日病程
重点医嘱	**长期医嘱** □ 全身麻醉下经腹结肠癌根治术后护理常规 □ 一级护理 □ 禁食、禁水 □ 心电监护、吸氧、留置导尿 □ 记录出入量，注意引流情况 □ 预防性应用抗菌药物 □ 抑酸、化痰和镇痛治疗 □ 静脉肠外营养治疗，补充液量和能量，维持水电解质平衡 **临时医嘱** □ 复查血常规及相关指标	**长期医嘱** □ 雾化吸入 **临时医嘱** □ 试饮水 □ 尿管 q4h 开放	**长期医嘱** □ 酌情进流质或半流质饮食 □ 根据病情停用心电监护和吸氧 □ 停用尿管 □ 根据病情停用预防性抗菌药物 **临时医嘱** □ 腹部切口换药 □ 复查血常规及相关指标
主要护理工作	□ 定时巡视病房 □ 观察患者病情变化及腹部切口敷料 □ 术后生活护理 □ 鼓励患者床上活动，尤其下肢，预防 DVT 的发生	□ 观察患者一般状况及腹部切口敷料 □ 术后生活护理 □ 鼓励患者下床活动 □ 拍背排痰	□ 观察患者一般状况及腹部切口敷料 □ 术后生活护理 □ 指导排尿 □ 鼓励患者下床活动
病情变异记录	□ 无 □ 有，原因： 1. 2.	□ 无 □ 有，原因： 1. 2.	□ 无 □ 有，原因： 1. 2.
护士签名			
医师签名			

时间	住院第9~10天 (术后第5~6日)	住院第11~12天 (术后第7~8日)	住院第13~14天 (术后第9~10日)	住院第14~16天 (出院日)
主要诊疗工作	□ 上级医师查房 □ 根据临床表现、血常规及相关生化检查结果调整治疗方案 □ 已排气排便，可拔除引流管 □ 根据患者胃肠道功能决定饮食 □ 腹部切口换药，检查愈合情况	□ 腹部切口换药，可间断拆线 □ 根据血常规及相关指标检查结果，决定是否停用治疗性抗菌药物 □ 根据病理分期，制订术后化疗方案，向上级医师汇报 □ 对以上如实记录病程	□ 上级医师查房 □ 询问进食和排便情况 □ 腹部切口换药拆线 □ 上级医师进行术后康复评估，决定出院日期 □ 向患者及家属交代病情	□ 完成出院记录、病案首页、出院证明等书写 □ 向患者交代出院后的注意事项，重点交代复诊时间及发生紧急情况时处理方法
重点医嘱	**长期医嘱** □ 二级护理 □ 半流质饮食 □ 停用相关治疗 □ 停引流管 **临时医嘱** □ 复查血常规及相关指标 □ 腹部切口换药	**长期医嘱** □ 停用治疗性抗菌药物 **临时医嘱** □ 腹部切口换药、间断拆线	**长期医嘱** □ 三级护理 □ 普通饮食 **临时医嘱** □ 换药拆线	**出院医嘱** □ 出院带药
主要护理工作	□ 观察患者一般状况及腹部切口情况 □ 鼓励患者下床活动 □ 术后生活护理，注意进食和排便情况	□ 观察患者一般状况及腹部切口情况 □ 鼓励患者下床活动 □ 术后生活护理，注意进食情况和排便情况	□ 指导患者术后康复 □ 术后生活护理	□ 协助患者办理出院手续 □ 出院指导，重点出院后用药方法
病情变异记录	□ 无 □ 有，原因： 1. 2.	□ 无 □ 有，原因： 1. 2.	□ 无 □ 有，原因： 1. 2.	□ 无 □ 有，原因： 1. 2.
护士签名				
医师签名				

第二十四章
急性单纯性阑尾炎临床路径释义

一、急性单纯性阑尾炎编码

1. 国家卫生和计划生育委员会原编码：
疾病名称及编码：急性单纯性阑尾炎（ICD-10：K35.9）
手术操作名称及编码：开腹阑尾切除术或腹腔镜阑尾切除术（ICD-9-CM-3：47.01/47.09）
2. 修改编码：
疾病名称及编码：急性单纯性阑尾炎（ICD-10：K35.900）
手术操作名称及编码：开腹阑尾切除术或腹腔镜阑尾切除术（ICD-9-CM-3：47.01/47.09）

二、临床路径检索方法

K35.900 伴（47.01/47.09）

三、急性单纯性阑尾炎临床路径标准住院流程

（一）适用对象

第一诊断为急性单纯性阑尾炎（ICD-10：K35.1/K35.9），行阑尾切除术（ICD-9-CM-3：47.09）。

释义

■ 本临床路径适用对象是第一诊断为急性单纯性阑尾炎患者，急性化脓性阑尾炎、坏疽性及穿孔性阑尾炎及阑尾周围脓肿患者需进入其他相应路径。

■ 急性单纯性阑尾炎发病时间较长超过72小时者，手术操作难度增加，术后并发症多。如病情稳定，宜应用抗菌药物治疗，也需要进入其他相应路径。

（二）诊断依据

根据《临床诊疗指南·外科学分册》（中华医学会编著，人民卫生出版社）。
1. 病史：转移性右下腹痛（女性包括月经史、婚育史）。
2. 体格检查：体温、脉搏、心肺查体、腹部查体、直肠指诊、腰大肌试验、结肠充气试验、闭孔内肌试验。
3. 实验室检查：血常规、尿常规，如可疑胰腺炎，查血尿淀粉酶。
4. 辅助检查：腹部立位X线片除外上消化道穿孔、肠梗阻等；有右下腹包块者行腹部超声检查，有无阑尾周围炎或脓肿形成。
5. 鉴别诊断：疑似右侧输尿管结石时，请泌尿外科会诊；疑似妇科疾病时，请妇科会诊。

释义

■ 病史、临床症状和查体是诊断阑尾炎的主要依据。早期阑尾腔内梗阻引起的腹痛较轻，位于上腹部或脐部。炎症涉及腹壁腹膜，腹痛变为持续性并转移至右下腹。70% ~80%的患者有典型的转移性右下腹痛病史。腹痛也有直接起于右下腹并持续位于右下腹。

■ 急性阑尾炎全身反应不重，常有低热（37.5 ~38℃），但当阑尾化脓、坏疽并有腹腔感染时可出现寒战、高热。急性阑尾炎最重要的体征是右下腹麦氏点或其附近压痛、反跳痛。当阑尾处于深部，黏附于腰大肌、闭孔内肌时，可出现腰大肌、闭孔内肌试验阳性。

■ 急性阑尾炎患者血液检查常有白细胞增多，但年老体弱及免疫抑制的患者白细胞不一定增多。急性阑尾炎患者尿液检查多无特殊，可以与泌尿系结石相鉴别。

■ 上消化道穿孔起病突然，腹痛位于中上腹及右上腹，穿孔漏出的胃肠液沿右结肠旁沟流至右下腹时可出现类似阑尾炎的转移性右下腹痛和局部压痛、反跳痛。立位腹平片发现膈下游离气体可以鉴别。阑尾充血水肿渗出在超声显示中呈低回声管状结构，诊断阑尾炎准确率较高，同时有助于判断有无阑尾周围脓肿形成。

（三）治疗方案的选择

根据《临床诊疗指南·外科学分册》（中华医学会编著，人民卫生出版社）。

1. 诊断明确者，建议手术治疗。
2. 对于手术风险较大者（高龄、妊娠期、合并较严重内科疾病等），要向患者或家属详细交代病情；如不同意手术，应充分告知风险，予加强抗炎保守治疗。
3. 对于有明确手术禁忌证者，予抗炎保守治疗。

释义

■ 急性阑尾炎诊断明确，发病72小时以内者建议手术治疗。对于临床高度怀疑阑尾炎者也可以手术探查。

■ 对于采取保守治疗的患者应充分告知风险、阑尾炎加重，坏疽、穿孔、形成阑尾周围脓肿的可能，延误手术时机、增加手术难度甚至无法切除阑尾。对于选择保守治疗的患者需严密观察病情变化，必要时手术治疗。

■ 有明确手术禁忌者需进入其他路径。

（四）标准住院日

≤7天。

释义

■ 进入本路径的急性单纯性阑尾炎患者入院后安排急诊手术治疗，术后主要观察患者体温及腹部体征，根据患者胃肠道恢复情况进食。总住院时间不超过7天符合本路径要求。

（五）进入路径标准

1. 第一诊断符合 ICD-10：K35.1/K35.9 急性单纯性阑尾炎疾病编码。
2. 有手术适应证，无手术禁忌证。
3. 如患有其他疾病，但在住院期间无需特殊处理（检查和治疗），也不影响第一诊断时，亦可进入路径。

释义

■ 进入本路径的患者为第一诊断为急性单纯性阑尾炎，发病72小时以内，同意手术治疗。

■ 入院后常规检查发现以往没有发现的疾病或既往有基础病（如高血压、冠状动脉粥样硬化性心脏病、糖尿病、肝肾功能不全等），经系统评估后对手术治疗无特殊影响，仅需要药物维持治疗者，可进入路径。但可能会增加医疗费用，延长住院时间。

（六）术前准备（术前评估）

1天。

必须的检查项目：

1. 血常规、尿常规。
2. 凝血功能、肝肾功能。
3. 感染性疾病筛查（乙型肝炎、丙型肝炎、艾滋病、梅毒等）。
4. 心电图。
5. 其他根据病情需要而定：如血尿淀粉酶、胸透或胸部X线片、腹部立位X线片、腹部超声检查、妇科检查等。

释义

■ 血常规、尿常规是基本的常规检查，每个进入路径的患者均需完成。可以初步了解炎症的严重程度以及与其他疾病，如泌尿系结石相鉴别。肝肾功能、凝血功能、心电图、X线胸片主要是评估有无基础病，可能会影响到手术风险、住院时间、费用以及治疗预后；感染性疾病筛查主要是用于手术前准备。

■ 血尿淀粉酶检查是为了与急性胰腺炎引起的腹痛相鉴别。怀疑有消化道穿孔或肠梗阻患者选择立位腹平片检查。腹部超声检查对明确阑尾炎诊断有很大帮助，同时可以判断有无阑尾周围脓肿形成。女性患者易与妇科疾病导致的腹痛混淆，必要时行妇科检查，请妇科会诊。

（七）预防性抗菌药物选择与使用时机

1. 按《抗菌药物临床应用指导原则》（卫医发〔2004〕285号）选择用药。
2. 预防性用药时间为术前0.5～2小时或麻醉开始时。
3. 如手术时间超过4小时，加用1次。
4. 无特殊情况，术后24至48小时内停止使用预防性抗菌药物。

释义

■ 急性单纯性阑尾炎预防性抗菌药物一般选用第二代头孢菌素+抗厌氧菌药物（如甲硝唑等）。对于感染较重者可选用第三代头孢菌素+抗厌氧菌药物（如甲硝唑等）；对青霉素过敏者不宜使用头孢菌素时可用氨曲南替代。

■ 预防性抗菌药物给药时机极为关键，应在术前 0.5～2 小时给药，以保证在发生细菌污染之前血清及组织中的药物达到有效浓度。

（八）手术日

住院当天。

1. 麻醉方式：连续硬膜外麻醉或联合麻醉。
2. 手术方式：顺行或逆行切除阑尾。
3. 病理：术后标本送病理检查。
4. 实验室检查：术中局部渗出物宜送细菌培养及药敏试验检查。

释义

■ 剖腹探查或腹腔镜探查发现诊断与术前不符，而治疗方案改变者应进入其他路径。

■ 有开展腹腔镜手术能力的单位应将腹腔镜阑尾切除术作为首选，因为在减轻疼痛，降低手术部位感染发生率，减少住院时间，尽早返回工作岗位等方面具有明显优势。

■ 对阑尾周围粘连重或盲肠后位阑尾炎以及阑尾系膜过短游离阑尾有困难者，均可采用逆行阑尾切除术。

■ 根据术中情况，如局部炎症反应重、渗出物较多、可蘸取渗出物送细菌培养，如术后发生腹腔感染可根据培养结果选用抗菌药物。

（九）术后住院恢复

≤7 天。

1. 术后回病房平卧 6 小时，继续补液抗炎治疗。
2. 术后 6 小时可下床活动，肠功能恢复后即可进流食。
3. 术后 2～3 天切口换药。如发现切口感染，及时进行局部处理。
4. 术后复查血常规。

释义

■ 腰硬联合麻醉患者需去枕平卧 6 小时，恢复进食前静脉补液，可选用混合糖电解质注射液补充水分、能量及电解质，胰岛素抵抗患者可选用果糖注射液。术后 24～48 小时使用抗菌药物。短期禁食者无需静脉营养支持。

■ 患者排气后可以进水，如无不适可以进流食，逐渐过渡到半流食。

■ 术后换药主要观察切口有无红肿渗出，如有切口红肿时可使用 75% 酒精湿敷，如已有局部感染及时敞开切口，取除线结，充分引流。

（十）出院标准（围绕一般情况、切口情况、第一诊断转归）

1. 患者一般情况良好，恢复正常饮食。
2. 体温正常，腹部无阳性体征，相关实验室检查结果基本正常。
3. 切口愈合良好（可在门诊拆线）。

释义

■ 出院标准以患者症状、体征及临床化验为评判标准。发热、腹痛缓解，自主进半流或普通饮食无不适，腹部无明显压痛，血常规基本恢复正常。

■ 切口愈合良好的患者无需住院等待拆线，术后6~7天门诊拆线。

（十一）有无变异及原因分析

1. 对于阑尾周围脓肿形成者，先予抗炎治疗；如病情不能控制，行脓肿引流手术，或行超声引导下脓肿穿刺置管引流术；必要时行Ⅱ期阑尾切除术，术前准备同前。
2. 手术后继发切口感染、腹腔内感染或门脉系统感染等并发症，导致围术期住院时间延长与费用增加。
3. 住院后出现其他内、外科疾病需进一步明确诊断，导致住院时间延长与费用增加。

释义

■ 变异是指入选临床路径的患者未能按路径流程完成医疗行为或未达到预期的医疗质量控制目标，包括有以下情况：①按路径流程完成治疗，但超出了路径规定的时限或限定的费用，如术后腹腔感染、切口感染、术后粘连性肠梗阻，导致术后住院时间延长。住院后发现的其他疾病，需本次住院期间诊断和治疗，导致住院时间延长与费用增加；②不能按路径流程完成治疗，患者需要中途退出路径。检查发现阑尾周围脓肿形成则建议先行抗感染治疗，病情不能控制者行脓肿引流术或穿刺引流术，转入相应路径。围术期出现严重并发症，需二次手术或需接受重症监护治疗。

■ 医师认可的变异原因主要指患者入选路径后，医师在检查及治疗过程中发现患者合并存在一些事前未预知的对本路径治疗可能产生影响的情况，需要终止执行路径或者是延长治疗时间、增加治疗费用。医师需在表单中明确说明。

■ 因患者方面的主观原因导致执行路径出现变异，也需要医师在表单中予以说明。

四、单纯性阑尾炎临床路径给药方案

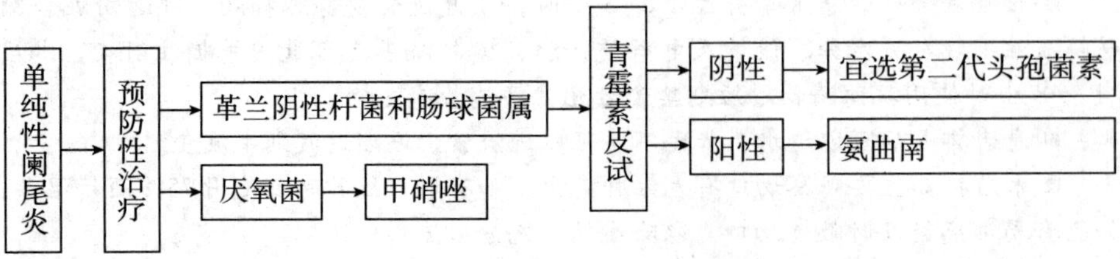

【用药选择】

1. 为预防术后切口感染，应针对革兰阴性杆菌、肠球菌属和厌氧菌选用药物。
2. 第二代头孢菌素常用的注射剂有头孢呋辛、头孢替安等。对于感染较重者可选用第三代头孢菌素+甲硝唑；对青霉素过敏者不宜使用头孢菌素时可用氨曲南替代。

【药学提示】

1. 预防性抗菌药物给药时机极为关键，应在术前 0.5 ~2 小时给药，以保证在发生细菌污染之前血清及组织中的药物达到有效浓度。
2. 如手术时间超过 4 小时，加用 1 次。
3. 预防性抗菌药物应短程应用，术后再用一次或者用到 24 小时，特殊情况下可以延长到 48 小时。

【注意事项】

1. 用药前必须详细询问患者先前有否对头孢菌素类、青霉素类或其他药物的过敏史。
2. 术中留取相关标本送培养，获病原菌后进行药敏试验，作为调整用药的依据。

五、推荐表单

（一）医师表单

急性单纯性阑尾炎临床路径医师表单

适用对象：第一诊断为急性单纯性阑尾炎（ICD-10：K35.1/ K35.9）

行阑尾切除术或腹腔镜阑尾切除术（ICD-9-CM-3：47.09）（47.01001）

患者姓名：	性别：　　年龄：　　门诊号：	住院号：	
住院日期：　　年　月　日	**出院日期：**　　年　月　日	**标准住院日：≤7 天**	

时间	住院第 1 天 （急诊手术）	住院第 2 天 （术后第 1 日）	住院第 3 天 （术后第 2 日）
主要诊疗工作	□ 询问病史，体格检查 □ 书写病历 □ 上级医师、术者查房 □ 制订治疗方案 □ 完善相关检查和术前准备 □ 交代病情、签署手术知情同意书 □ 通知手术室，急诊手术	□ 上级医师查房 □ 汇总辅助检查结果 □ 完成术后第 1 天病程记录 □ 观察肠功能恢复情况	□ 观察切口情况 □ 切口换药 □ 完成术后第 2 天病程记录
重点医嘱	**长期医嘱** □ 一级护理 **临时医嘱** □ 术前禁食、禁水 □ 急查血、尿常规（如门诊未查） □ 急查凝血功能 □ 肝肾功能 □ 感染性疾病筛查 □ 心电图 □ 胸透或者胸部 X 线片、腹部立位 X 线片	**长期医嘱** □ 二级护理 □ 术后半流食	**长期医嘱** □ 二级护理 □ 术后半流食 **临时医嘱** □ 根据患者情况决定检查项目
病情变异记录	□ 无　□ 有，原因： 1. 2.	□ 无　□ 有，原因： 1. 2.	□ 无　□ 有，原因： 1. 2.
医师签名			

时间	住院第4天 （术后第3日）	住院第5天 （术后第4日）	住院第6~7天 （术后第5~6日）
主要诊疗工作	□ 上级医师查房 □ 复查血常规及相关生化指标 □ 完成术后第3天病程记录 □ 观察患者切口有无血肿、渗血 □ 进食情况及一般生命体征	□ 观察切口情况，有无感染 □ 检查及分析化验结果	□ 检查切口愈合情况与换药 □ 确定患者出院时间 □ 向患者交代出院注意事项、复查日期和拆线日期 □ 开具出院诊断书 □ 完成出院记录 □ 通知出院处
重点医嘱	**长期医嘱** □ 二级护理 □ 半流食 **临时医嘱** □ 复查血常规及相关指标	**长期医嘱** □ 三级护理 □ 普通饮食	**临时医嘱** □ 通知出院
病情变异记录	□ 无　□ 有，原因： 1. 2.	□ 无　□ 有，原因： 1. 2.	□ 无　□ 有，原因： 1. 2.
医师签名			

（二）护士表单

急性单纯性阑尾炎临床路径护士表单

适用对象：第一诊断为急性单纯性阑尾炎（ICD-10：K35.1/ K35.9）

行阑尾切除术或腹腔镜阑尾切除术（ICD-9-CM-3：47.09）（47.01001）

患者姓名：	性别： 年龄： 门诊号：	住院号：
住院日期： 年 月 日	**出院日期：** 年 月 日	**标准住院日：≤7天**

时间	住院第1天 （手术日）	住院第2天 （术后第1日）	住院第3天 （出院日）
健康宣教	□ 介绍环境、主管医师、护士 □ 介绍医院相关制度及注意事项 □ 介绍术前准备（备皮、配血）及手术过程 □ 术前用药的药理作用及注意事项 □ 告知术前洗浴、物品的准备 □ 告知签字及术前访视 □ 告知术后可能出现情况的应对方式 □ 告知监护设备、管路功能及注意事项 □ 告知术后饮食、体位要求 □ 告知疼痛注意事项 □ 告知术后探视及陪护制度	□ 饮食指导 □ 下床活动注意事项 □ 评价以前宣教效果 □ 相关检查及化验的目的及注意事项 □ 术后用药指导	□ 指导办理出院手续 □ 定时复查、随诊情况 □ 出院带药服用方法 □ 活动休息 □ 指导饮食
护理处置	□ 核对患者姓名，佩戴腕带 □ 建立入院护理病历 □ 卫生处置：剪指（趾）甲、沐浴，更换病号服 □ 防跌倒、坠床宣教 □ 协助完成相关检查，做好解释说明 □ 观察病情，协助完成治疗和用药 □ 送手术 核对患者并脱去衣物，保护患者 核对患者资料及带药 填写手术交接单接手术 核对患者及资料，填写手术交接单 □ 术后 核对患者及资料，填写手术交接单 遵医嘱完成治疗用药	□ 遵医嘱完成治疗、用药 □ 根据病情测量生命体征 □ 协助并指导患者床旁活动	□ 办理出院手续 □ 书写出院小结
基础护理	□ 一级护理 □ 晨晚间护理 □ 患者安全管理 □ 心理护理	□ 一级护理 □ 晨晚间护理 □ 患者安全管理 □ 协助生活护理 □ 协助饮水、流食	□ 二级护理 □ 晨晚间护理 □ 协助或指导饮食 □ 安全护理措施到位 □ 心理护理

续　表

时间	住院第 1 天 （手术日）	住院第 2 天 （术后第 1 日）	住院第 3 天 （出院日）
专科护理	□ 护理查体 □ 需要时，填写跌倒及压疮防范表 □ 遵医嘱完成相关检查和治疗 □ 观察肠道准备情况 □ 观察患者生命体征 □ 观察患者伤口敷料	□ 观察患者生命体征 □ 观察患者伤口敷料、肛门排气、排便情况	□ 观察病情变化 □ 观察伤口敷料、肛门排气、排便情况以及排便次数、粪便性状
重点医嘱	□ 详见医嘱执行单	□ 详见医嘱执行单	□ 详见医嘱执行单
病情变异记录	□ 无　□ 有，原因： 1. 2.	□ 无　□ 有，原因： 1. 2.	□ 无　□ 有，原因： 1. 2.
护士签名			

（三）患者表单

急性单纯性阑尾炎临床路径患者表单

适用对象：第一诊断为急性单纯性阑尾炎（ICD-10：K35.1/ K35.9）

行阑尾切除术或腹腔镜阑尾切除术（ICD-9-CM-3：47.09）（47.01001）

患者姓名：	性别：　　年龄：　　门诊号：	住院号：
住院日期：　年　月　日	出院日期：　年　月　日	标准住院日：≤7 天

时间	住院第1天 （急诊手术）	住院第2天 （术后第1日）	住院第3天 （出院日）
监测	□ 测量生命体征、体重	□ 测量生命体征（4 次/日）	□ 测量生命体征
医患配合	□ 护士行入院护理评估和宣教 □ 接受介绍相关制度、环境 □ 医师询问病史、收集资料并进行体格检查 □ 配合完善术前相关化验、检查，如采血、留尿、心电图、X 线胸片、肠镜 □ 医师向患者及家属介绍病情，并进行手术谈话、术前签字 □ 手术时家属在等候区等候 □ 配合检查生命体征、伤口敷料	□ 配合评估手术效果 □ 配合检查生命体征、伤口敷料、肛门排气、排便情况，记录出入量	□ 接受出院前指导 □ 知道复查程序 □ 获取出院诊断书
护患配合	□ 配合测量体温、脉搏、呼吸、血压、体重1次 □ 配合完成入院护理评估（简单询问病史、过敏史、用药史） □ 接受入院宣教（环境介绍、病室规定、订餐制度、贵重物品保管、防跌倒坠床等） □ 接受术前宣教、陪护探视制度 □ 接受会阴部备皮和肠道准备 □ 自行沐浴，加强会阴部清洁 □ 准备好必要用物，吸水管、纸巾等 □ 取下义齿、饰品等，贵重物品交家属保管 □ 送手术室前，协助完成核对，带齐影像资料，脱去衣物，上手术车 □ 返回病房后，协助完成核对，配合移至病床上 □ 配合术后吸氧、监护仪监测、输液、排尿用尿管、记录出入量 □ 配合缓解疼痛 □ 有任何不适请告知护士	□ 配合测量体温、脉搏、呼吸、询问排便情况1次 □ 配合检查生命体征、伤口敷料、肛门排气排便情况，记录出入量 □ 接受输液等治疗 □ 接受进水、进食、排便等生活护理 □ 注意活动安全，避免坠床或跌倒 □ 配合执行探视及陪护	□ 接受出院宣教 □ 办理出院手续 □ 获取出院带药 □ 知道服药方法、作用、注意事项 □ 知道护理伤口的方法 □ 知道复印病历方法
饮食	□ 连续硬膜外麻醉或腰硬联合麻醉者禁食、禁水6小时后，可进水	□ 遵医嘱半流食	□ 遵医嘱半流或流食
排泄	□ 尿正常 □ 术前灌肠后排便，术后暂无排便	□ 正常排尿便	□ 正常排尿便 □ 保持排便通畅、防止便秘
活动	□ 连续硬膜外麻醉或腰硬联合麻醉者术后去枕平卧6小时后可下地	□ 可床旁活动	□ 正常适度活动，避免疲劳

附：原表单（2009 年版）

急性单纯性阑尾炎临床路径表单

适用对象：第一诊断为急性单纯性阑尾炎（ICD10：K35.1/ K35.9）

行阑尾切除术或腹腔镜阑尾切除术（ICD9CM-3：47.09）（47.01001）

患者姓名：	性别：　　年龄：　　门诊号：	住院号：
住院日期：　　年　月　日	**出院日期：**　　年　月　日	**标准住院日：≤7 天**

<table>
<tr><th>时间</th><th colspan="3">住院第 1 天
（急诊手术）</th><th colspan="3">住院第 2 天
（术后第 1 日）</th><th colspan="3">住院第 3 天
（术后第 2 日）</th></tr>
<tr><td>主要诊疗工作</td><td colspan="3">□ 询问病史，体格检查
□ 书写病历
□ 上级医师、术者查房
□ 制订治疗方案
□ 完善相关检查和术前准备
□ 交代病情、签署手术知情同意书
□ 通知手术室，急诊手术</td><td colspan="3">□ 上级医师查房
□ 汇总辅助检查结果
□ 完成术后第 1 天病程记录
□ 观察肠功能恢复情况</td><td colspan="3">□ 观察切口情况
□ 切口换药
□ 完成术后第 2 天病程记录</td></tr>
<tr><td>重点医嘱</td><td colspan="3">长期医嘱
□ 一级护理
临时医嘱
□ 术前禁食、禁水
□ 急查血、尿常规（如门诊未查）
□ 急查凝血功能
□ 肝肾功能
□ 感染性疾病筛查
□ 心电图
□ 胸透或者胸部 X 线片、腹部立位 X 线片</td><td colspan="3">长期医嘱
□ 二级护理
□ 术后半流食</td><td colspan="3">长期医嘱
□ 二级护理
□ 术后半流食
临时医嘱
□ 根据患者情况决定检查项目</td></tr>
<tr><td>主要护理工作</td><td colspan="3">□ 入院评估：一般情况、营养状况、心理变化等
□ 术前准备
□ 术前宣教</td><td colspan="3">□ 观察患者病情变化
□ 嘱患者下床活动以利于肠功能恢复</td><td colspan="3">□ 观察患者一般状况，切口情况
□ 患者下床活动有利于肠功能恢复，观察患者是否排气
□ 饮食指导</td></tr>
<tr><td>病情变异记录</td><td colspan="3">□ 无　□ 有，原因：
1.
2.</td><td colspan="3">□ 无　□ 有，原因：
1.
2.</td><td colspan="3">□ 无　□ 有，原因：
1.
2.</td></tr>
<tr><td rowspan="2">护士签名</td><td>白班</td><td>小夜班</td><td>大夜班</td><td>白班</td><td>小夜班</td><td>大夜班</td><td>白班</td><td>小夜班</td><td>大夜班</td></tr>
<tr><td></td><td></td><td></td><td></td><td></td><td></td><td></td><td></td><td></td></tr>
<tr><td>医师签名</td><td colspan="3"></td><td colspan="3"></td><td colspan="3"></td></tr>
</table>

时间	住院第4天 （术后第3日）	住院第5天 （术后第4日）	住院第6～7天 （术后第5～6日）
主要诊疗工作	□ 上级医师查房 □ 复查血常规及相关生化指标 □ 完成术后第3天病程记录 □ 观察患者切口有无血肿，渗血 □ 进食情况及一般生命体征	□ 观察切口情况，有无感染 □ 检查及分析化验结果	□ 检查切口愈合情况与换药 □ 确定患者出院时间 □ 向患者交代出院注意事项、复查日期和拆线日期 □ 开具出院诊断书 □ 完成出院记录 □ 通知出院处
重点医嘱	**长期医嘱** □ 二级护理 □ 半流食 **临时医嘱** □ 复查血常规及相关指标	**长期医嘱** □ Ⅲ级护理 □ 普通饮食	**临时医嘱** □ 通知出院
主要护理工作	□ 观察患者一般状况及切口情况 □ 鼓励患者下床活动，促进肠 □ 功能恢复	□ 观察患者一般状况及切口情况 □ 鼓励患者下床活动，促进肠 □ 功能恢复	□ 协助患者办理出院手续 □ 出院指导
病情变异记录	□ 无 □ 有，原因： 1. 2.	□ 无 □ 有，原因： 1. 2.	□ 无 □ 有，原因： 1. 2.
护士签名	白班 小夜班 大夜班	白班 小夜班 大夜班	白班 小夜班 大夜班
医师签名			

第二十五章
急性单纯性阑尾炎行腹腔镜阑尾切除术临床路径释义

一、急性单纯性阑尾炎行腹腔镜阑尾切除术编码

1. 国家卫生和计划生育委员会原编码：

疾病名称及编码：急性单纯性阑尾炎（ICD-10：K35.1/K35.9/K35.902）

手术操作名称及编码：腹腔镜阑尾切除术（ICD-9-CM-3：47.09）（47.01001）

2. 修改编码：

疾病名称及编码：急性单纯性阑尾炎（ICD-10：K35.900）

手术操作名称及编码：腹腔镜阑尾切除术（ICD-9-CM-3：47.01）

二、临床路径检索方法

K35.900 伴 47.01

三、急性单纯性阑尾炎临床路径标准住院流程

（一）适用对象

第一诊断为急性单纯性阑尾炎（ICD-10：K35.1/K35.9）（k35.902），行腹腔镜阑尾切除术（ICD-9-CM-3：47.09）（47.01001）。

释义

■ 本临床路径适用对象是第一诊断为急性单纯性阑尾炎患者，急性化脓性阑尾炎、坏疽性及穿孔性阑尾炎及阑尾周围脓肿患者需进入其他相应路径。

■ 急性单纯性阑尾炎发病时间较长超过72小时者，手术操作难度增加，术后并发症多。如病情稳定，宜应用抗菌药物治疗，也需要进入其他相应路径。

（二）诊断依据

根据《临床诊疗指南·外科学分册》（中华医学会编著，人民卫生出版社）。

1. 病史：转移性右下腹痛（女性包括月经史、婚育史）。

2. 体格检查：体温、脉搏、心肺查体、腹部查体、直肠指诊、腰大肌试验、结肠充气试验、闭孔内肌试验。

3. 实验室检查：血常规、尿常规，如可疑胰腺炎，查血尿淀粉酶。

4. 辅助检查：腹部立位X线片除外上消化道穿孔、肠梗阻等；有右下腹包块者行腹部超声检查，有无阑尾周围炎或脓肿形成。

5. 鉴别诊断：疑似右侧输尿管结石时，请泌尿外科会诊；疑似妇科疾病时，请妇科会诊。

释义

■ 病史、临床症状和查体是诊断阑尾炎的主要依据。早期阑尾腔内梗阻引起的腹痛较轻，位于上腹部或脐部。炎症涉及腹壁腹膜，腹痛变为持续性并转移至右下腹。70%～80%的患者有典型的转移性右下腹痛病史。腹痛也有直接起于右下腹并持续位于右下腹。

■ 急性阑尾炎全身反应不重，常有低热（37.5～38℃），但当阑尾化脓、坏疽并有腹腔感染时可出现寒战、高热。急性阑尾炎最重要的体征是右下腹麦氏点或其附近压痛、反跳痛。当阑尾处于深部，黏附于腰大肌、闭孔内肌时，可出现腰大肌、闭孔内肌试验阳性。

■ 急性阑尾炎患者血液检查常有白细胞增多，但年老体弱及免疫抑制的患者白细胞不一定增多。急性阑尾炎患者尿液检查多无特殊，可以与泌尿系结石相鉴别。

■ 上消化道穿孔起病突然，腹痛位于中上腹及右上腹，穿孔漏出的胃肠液沿右结肠旁沟流至右下腹时可出现类似阑尾炎的转移性右下腹痛和局部压痛、反跳痛。立位腹平片发现膈下游离气体可以鉴别。阑尾充血水肿渗出在超声显示中呈低回声管状结构，诊断阑尾炎准确率较高，同时有助于判断有无阑尾周围脓肿形成。

（三）治疗方案的选择

根据《临床诊疗指南·外科学分册》（中华医学会编著，人民卫生出版社）。

1. 诊断明确者，建议手术治疗。
2. 对于手术风险较大者（高龄、妊娠期、合并较严重内科疾病尤以不能耐受全身麻醉疾病等），要向患者或家属详细交代病情；如不同意手术，应充分告知风险，予加强抗炎保守治疗。
3. 对于有明确手术禁忌证者，予抗炎保守治疗。
4. 如不能耐受全身麻醉，可行开腹阑尾切除术。

释义

■ 急性阑尾炎诊断明确，发病72小时以内者建议手术治疗。对于临床高度怀疑阑尾炎者也可以腹腔镜探查。

■ 对于采取保守治疗的患者应充分告知风险、阑尾炎加重，坏疽、穿孔、形成阑尾周围脓肿的可能，延误手术时机、增加手术难度甚至无法切除阑尾。对于选择保守治疗的患者需严密观察病情变化，必要时手术治疗。

■ 有明确手术禁忌者需进入其他路径。

（四）标准住院日

≤7天。

释义

■ 进入本路径的急性单纯性阑尾炎患者入院后安排急诊手术治疗，术后主要观察患者体温及腹部体征，根据患者胃肠道恢复情况进食。总住院时间不超过 7 天符合本路径要求。

（五）进入路径标准

1. 第一诊断符合 ICD-10：K35.1/K35.9 急性单纯性阑尾炎疾病编码。
2. 有手术适应证，无手术禁忌证。
3. 如患有其他疾病，但在住院期间无需特殊处理（检查和治疗），也不影响第一诊断时，亦可进入路径。

释义

■ 进入本路径的患者为第一诊断为急性单纯性阑尾炎，发病 72 小时以内，同意手术治疗。

■ 入院后常规检查发现以往没有发现的疾病或既往有基础病（如高血压、冠状动脉粥样硬化性心脏病、糖尿病、肝肾功能不全等），经系统评估后对手术治疗无特殊影响，仅需要药物维持治疗者，可进入路径。但可能会增加医疗费用，延长住院时间。

（六）术前准备（术前评估）

1 天。

必须的检查项目：

1. 血常规、尿常规。
2. 凝血功能、肝肾功能。
3. 感染性疾病筛查（乙型肝炎、丙型肝炎、艾滋病、梅毒等）。
4. 心电图，胸部 X 线片。
5. 其他根据病情需要而定：如血尿淀粉酶、胸透或腹部立位 X 线片、腹部超声检查、妇科检查等。

释义

■ 血常规、尿常规是基本的常规检查，每个进入路径的患者均需完成。可以初步了解炎症的严重程度以及与其他疾病，如泌尿系结石相鉴别。肝肾功能、凝血功能、心电图、X 线胸片主要是评估有无基础病，可能会影响到手术风险、住院时间、费用以及治疗预后；感染性疾病筛查主要是用于手术前准备。

■ 血尿淀粉酶检查是为了与急性胰腺炎引起的腹痛相鉴别。怀疑有消化道穿孔或肠梗阻患者选择立位腹平片检查。腹部超声检查对明确阑尾炎诊断有很大帮助，同时可以判断有无阑尾周围脓肿形成。女性患者易与妇科疾病导致的腹痛混淆，必要时行妇科检查，请妇科会诊。

（七）预防性抗菌药物选择与使用时机

1. 按《抗菌药物临床应用指导原则》（卫医发〔2004〕285 号）选择用药。
2. 预防性用药时间为术前 0.5 ~ 2 小时或麻醉开始时。

如手术时间超过 3 小时，加用 1 次。

释义

■ 急性单纯性阑尾炎预防性抗菌药物等，一般选用第二代头孢菌素+抗厌氧菌药物（如甲硝唑等）。对于感染较重者可选用第三代头孢菌素+抗厌氧菌药物（如甲硝唑等）；对青霉素过敏者不宜使用头孢菌素时可用氨曲南替代。

■ 预防性抗菌药物给药时机极为关键，应在术前 0.5 ~ 2 小时给药，以保证在发生细菌污染之前血清及组织中的药物达到有效浓度。

（八）手术日

住院当天。

1. 麻醉方式：全身麻醉。
2. 手术方式：腹腔镜阑尾切除术。
3. 病理：术后标本送病理检查。
4. 实验室检查：术中局部渗出物宜送细菌培养及药敏试验检查。

释义

■ 腹腔镜探查发现诊断与术前不符，而治疗方案改变者应进入其他路径。

■ 有条件单位应首选腹腔镜阑尾切除术，因为在减轻疼痛，降低手术部位感染发生率，减少住院时间，尽早返回工作岗位等方面具有明显优势。

■ 对阑尾周围粘连重或盲肠后位阑尾炎以及阑尾系膜过短游离阑尾有困难者，均可采用逆行阑尾切除术。

■ 根据术中情况，如局部炎症反应重、渗出物较多、可蘸取渗出物送细菌培养，如术后发生腹腔感染可根据培养结果选用抗菌药物。

（九）术后住院恢复

≤7 天。

1. 术后回病房平卧 6 小时，继续补液抗炎治疗。
2. 术后 12 小时可下床活动，肠功能恢复后即可进流食。
3. 术后 2 ~ 3 天切口换药。如发现切口感染，及时进行局部处理。
4. 术后复查血常规。

释义

■ 术后继续静脉补液，可选用混合糖电解质注射液补充水分、能量及电解质，胰岛素抵抗患者可选用果糖注射液。术后 24 ~ 48 小时使用抗菌药物。短期禁食者无需静脉营养支持。

■ 患者排气后可以进水，如无不适可以进流食，逐渐过渡到半流食。

（十）出院标准（围绕一般情况、切口情况、第一诊断转归）

1. 患者一般情况良好，恢复正常饮食。
2. 体温正常，腹部无阳性体征，相关实验室检查结果基本正常。
3. 切口愈合良好（可在门诊拆线）。

释义

■ 出院标准以患者症状、体征及临床化验为评判标准。发热、腹痛缓解，自主进半流或普通饮食无不适，腹部无明显压痛，血常规基本恢复正常。

■ 切口愈合良好的患者无需住院等待拆线，术后 6～7 天门诊拆线。

（十一）有无变异及原因分析

1. 对于阑尾周围脓肿形成者，先予抗炎治疗；如病情不能控制，行脓肿引流手术，或行超声引导下脓肿穿刺置管引流术；必要时行Ⅱ期阑尾切除术，术前准备同前。
2. 手术后继发切口感染、腹腔内感染或门脉系统感染等并发症，导致围术期住院时间延长与费用增加。
3. 住院后出现其他内、外科疾病需进一步明确诊断，导致住院时间延长与费用增加。

释义

■ 变异是指入选临床路径的患者未能按路径流程完成医疗行为或未达到预期的医疗质量控制目标，包括有以下情况：①按路径流程完成治疗，但超出了路径规定的时限或限定的费用，如术后腹腔感染、切口感染、术后粘连性肠梗阻，导致术后住院时间延长。住院后发现的其他疾病，需本次住院期间诊断和治疗，导致住院时间延长与费用增加；②不能按路径流程完成治疗，患者需要中途退出路径。检查发现阑尾周围脓肿形成则建议先行抗感染治疗，病情不能控制者行脓肿引流术或穿刺引流术，转入相应路径。围术期出现严重并发症，需二次手术或需接受重症监护治疗。

■ 医师认可的变异原因主要指患者入选路径后，医师在检查及治疗过程中发现患者合并存在一些事前未预知的对本路径治疗可能产生影响的情况，需要终止执行路径或者是延长治疗时间、增加治疗费用。医师需在表单中明确说明。

■ 因患者方面的主观原因导致执行路径出现变异，也需要医师在表单中予以说明。

四、单纯性阑尾炎临床路径给药方案

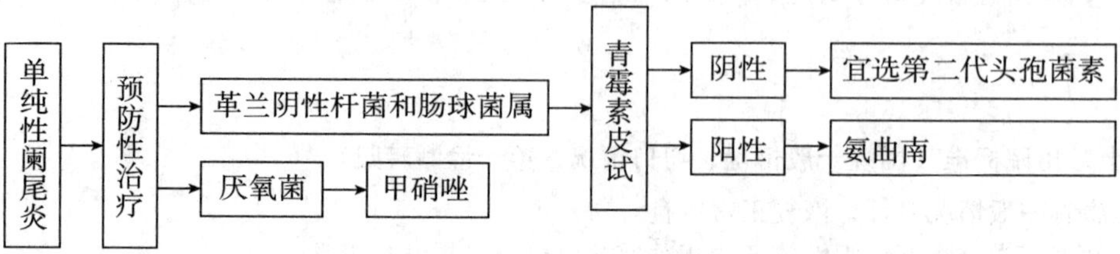

【用药选择】

1. 为预防术后切口感染，应针对革兰阴性杆菌、肠球菌属和厌氧菌选用药物。

2. 第二代头孢菌素常用的注射剂有头孢呋辛、头孢替安等。对于感染较重者可选用第三代头孢菌素+甲硝唑；对青霉素过敏者不宜使用头孢菌素时可用氨曲南替代。

【药学提示】

1. 预防性抗菌药物给药时机极为关键，应在术前 0.5～2 小时给药，以保证在发生细菌污染之前血清及组织中的药物达到有效浓度。

2. 如手术时间超过 4 小时，加用 1 次。

3. 预防性抗菌药物应短程应用，术后再用一次或者用到 24 小时，特殊情况下可以延长到 48 小时。

【注意事项】

1. 用药前必须详细询问患者先前有否对头孢菌素类、青霉素类或其他药物的过敏史。

2. 术中留取相关标本送培养，获病原菌后进行药敏试验，作为调整用药的依据。

五、推荐表单

（一）医师表单

急性单纯性阑尾炎临床路径医师表单

适用对象：第一诊断为急性单纯性阑尾炎（ICD-10：K35.1/ K35.9）（k35.902）
行腹腔镜阑尾切除术（ICD-9-CM-3：47.09）（47.01001）

患者姓名：	性别：　　年龄：　　门诊号：	住院号：
住院日期：　　年　月　日	出院日期：　　年　月　日	标准住院日：≤7 天

时间	住院第 1 天 （急诊手术）	住院第 2 天 （术后第 1 日）	住院第 3 天 （术后第 2 日）
主要诊疗工作	□ 询问病史，体格检查 □ 书写病历 □ 上级医师、术者查房 □ 制订治疗方案 □ 完善相关检查和术前准备 □ 交代病情、签署手术知情同意书 □ 通知手术室，急诊手术	□ 上级医师查房 □ 汇总辅助检查结果 □ 完成术后第 1 天病程记录 □ 观察肠功能恢复情况	□ 观察切口情况 □ 切口换药 □ 完成术后第 2 天病程记录
重点医嘱	**长期医嘱** □ 一级护理 **临时医嘱** □ 术前禁食、禁水 □ 急查血、尿常规（如门诊未查） □ 急查凝血功能 □ 肝肾功能 □ 感染性疾病筛查 □ 心电图 □ 胸透或者胸部 X 线片、腹部立位 X 线片	**长期医嘱** □ 二级护理 □ 术后半流食	**长期医嘱** □ 二级护理 □ 术后半流食 **临时医嘱** □ 根据患者情况决定检查项目
病情变异记录	□ 无　□ 有，原因： 1. 2.	□ 无　□ 有，原因： 1. 2.	□ 无　□ 有，原因： 1. 2.
医师签名			

时间	住院第4天 （术后第3日）	住院第5天 （术后第4日）	住院第6~7天 （术后第5~6日）
主要诊疗工作	□ 上级医师查房 □ 复查血常规及相关生化指标 □ 完成术后第3天病程记录 □ 观察患者切口有无血肿、渗血 □ 进食情况及一般生命体征	□ 观察切口情况，有无感染 □ 检查及分析化验结果	□ 检查切口愈合情况与换药 □ 确定患者出院时间 □ 向患者交代出院注意事项、复查日期和拆线日期 □ 开具出院诊断书 □ 完成出院记录 □ 通知出院处
重点医嘱	**长期医嘱** □ 二级护理 □ 半流食 **临时医嘱** □ 复查血常规及相关指标	**长期医嘱** □ 三级护理 □ 普通饮食	**临时医嘱** □ 通知出院
病情变异记录	□ 无 □ 有，原因： 1. 2.	□ 无 □ 有，原因： 1. 2.	□ 无 □ 有，原因： 1. 2.
医师签名			

（二）护士表单

急性单纯性阑尾炎临床路径护士表单

适用对象：第一诊断为急性单纯性阑尾炎（ICD-10：K35.1/ K35.9）（k35.902）
　　　　　行腹腔镜阑尾切除术（ICD-9-CM-3：47.09）（47.01001）

患者姓名：	性别：　　年龄：　　门诊号：	住院号：
住院日期：　　年　月　日	**出院日期：**　　年　月　日	**标准住院日：≤7 天**

时间	住院第 1 天 （手术日）	住院第 2 天 （术后第 1 日）	住院第 3 天 （出院日）
健康宣教	□ 介绍环境、主管医师、护士 □ 介绍医院相关制度及注意事项 □ 介绍术前准备（备皮、配血）及手术过程 □ 术前用药的药理作用及注意事项 □ 告知术前洗浴、物品的准备 □ 告知签字及术前访视 □ 告知术后可能出现情况的应对方式 □ 告知监护设备、管路功能及注意事项 □ 告知术后饮食、体位要求 □ 告知疼痛注意事项 □ 告知术后探视及陪护制度	□ 饮食指导 □ 下床活动注意事项 □ 评价以前宣教效果 □ 相关检查及化验的目的及注意事项 □ 术后用药指导	□ 指导办理出院手续 □ 定时复查、随诊情况 □ 出院带药服用方法 □ 活动休息 □ 指导饮食
护理处置	□ 核对患者姓名，佩戴腕带 □ 建立入院护理病历 □ 卫生处置：剪指（趾）甲、沐浴，更换病号服 □ 防跌倒、坠床宣教 □ 协助完成相关检查，做好解释说明 □ 观察病情，协助完成治疗和用药 □ 送手术 核对患者并脱去衣物，保护患者 核对患者资料及带药 填写手术交接单接手术 核对患者及资料，填写手术交接单 □ 术后 核对患者及资料，填写手术交接单 遵医嘱完成治疗、用药	□ 遵医嘱完成治疗、用药 □ 根据病情测量生命体征 □ 协助并指导患者床旁活动	□ 办理出院手续 □ 书写出院小结
基础护理	□ 一级护理 □ 晨晚间护理 □ 患者安全管理 □ 心理护理	□ 一级护理 □ 晨晚间护理 □ 患者安全管理 □ 协助生活护理 □ 协助饮水、流食	□ 二级护理 □ 晨晚间护理 □ 协助或指导饮食 □ 安全护理措施到位 □ 心理护理

续 表

时间	住院第1天 （手术日）	住院第2天 （术后第1日）	住院第3天 （出院日）
专科护理	□ 护理查体 □ 需要时，填写跌倒及压疮防范表 □ 遵医嘱完成相关检查和治疗 □ 观察肠道准备情况 □ 观察患者生命体征 □ 观察患者伤口敷料	□ 观察患者生命体征 □ 观察患者伤口敷料、肛门排气、排便情况	□ 观察病情变化 □ 观察伤口敷料、肛门排气、排便情况以及排便次数、粪便性状
重点医嘱	□ 详见医嘱执行单	□ 详见医嘱执行单	□ 详见医嘱执行单
病情变异记录	□ 无 □ 有，原因： 1. 2.	□ 无 □ 有，原因： 1. 2.	□ 无 □ 有，原因： 1. 2.
护士签名			

（三）患者表单

急性单纯性阑尾炎临床路径患者表单

适用对象：第一诊断为急性单纯性阑尾炎（ICD-10：K35.1/ K35.9）（k35.902）
行腹腔镜阑尾切除术（ICD-9-CM-3：47.09）（47.01001）

患者姓名：	性别： 年龄： 门诊号：	住院号：
住院日期： 年 月 日	出院日期： 年 月 日	标准住院日：≤7 天

时间	住院第 1 天 （急诊手术）	住院第 2 天 （术后第 1 日）	住院第 3 天 （出院日）
监测	□ 测量生命体征、体重	□ 测量生命体征（4 次/日）	□ 测量生命体征
医患配合	□ 护士行入院护理评估和宣教 □ 接受介绍相关制度、环境 □ 医师询问病史、收集资料并进行体格检查 □ 配合完善术前相关化验、检查，如采血、留尿、心电图、X 线胸片、肠镜 □ 医师向患者及家属介绍病情，并进行手术谈话、术前签字 □ 手术时家属在等候区等候 □ 配合检查生命体征、伤口敷料	□ 配合评估手术效果 □ 配合检查生命体征、伤口敷料、肛门排气排便情况，记录出入量	□ 接受出院前指导 □ 知道复查程序 □ 获取出院诊断书
护患配合	□ 配合测量体温、脉搏、呼吸、血压、体重 1 次 □ 配合完成入院护理评估（简单询问病史、过敏史、用药史） □ 接受入院宣教（环境介绍、病室规定、订餐制度、贵重物品保管、防跌倒坠床等） □ 接受术前宣教、陪护探视制度 □ 接受会阴部备皮和肠道准备 □ 自行沐浴，加强会阴部清洁 □ 准备好必要用物，吸水管、纸巾等 □ 取下义齿、饰品等，贵重物品交家属保管 □ 送手术室前，协助完成核对，带齐影像资料，脱去衣物，上手术车 □ 返回病房后，协助完成核对，配合移至病床上 □ 配合术后吸氧、监护仪监测、输液、排尿用尿管、记录出入量 □ 配合缓解疼痛 □ 有任何不适请告知护士	□ 配合测量体温、脉搏、呼吸、询问排便情况 1 次 □ 配合检查生命体征、伤口敷料、肛门排气、排便情况，记录出入量 □ 接受输液等治疗 □ 接受进水、进食、排便等生活护理 □ 注意活动安全，避免坠床或跌倒 □ 配合执行探视及陪护	□ 接受出院宣教 □ 办理出院手续 □ 获取出院带药 □ 知道服药方法、作用、注意事项 □ 知道护理伤口的方法 □ 知道复印病历方法
饮食	□ 连续硬膜外麻醉或腰硬联合麻醉者禁食、禁水 6 小时后，可进水	□ 遵医嘱半流食	□ 遵医嘱半流或流食
排泄	□ 尿正常 □ 术前灌肠后排便，术后暂无排便	□ 正常排尿便	□ 正常排尿便 □ 保持排便通畅、防止便秘
活动	□ 连续硬膜外麻醉或腰硬联合麻醉者术后去枕平卧 6 小时后可下地	□ 可床旁活动	□ 正常适度活动，避免疲劳

附：原表单（2016 年版）

急性单纯性阑尾炎临床路径表单

适用对象：第一诊断为急性单纯性阑尾炎（ICD10：K35.1/ K35.9）（k35.902）
行腹腔镜阑尾切除术（ICD9CM-3：47.09）（47.01001）

患者姓名：	性别：　年龄：　门诊号：	住院号：
住院日期：　年　月　日	出院日期：　年　月　日	标准住院日：≤7 天

时间	住院第 1 天 （急诊手术）	住院第 2 天 （术后第 1 日）	住院第 3 天 （术后第 2 日）
主要诊疗工作	□ 询问病史，体格检查 □ 书写病历 □ 上级医师、术者查房 □ 制订治疗方案 □ 完善相关检查和术前准备 □ 交代病情、签署手术知情同意书 □ 通知手术室，急诊手术	□ 上级医师查房 □ 汇总辅助检查结果 □ 完成术后第 1 天病程记录 □ 观察肠功能恢复情况	□ 观察切口情况 □ 切口换药 □ 完成术后第 2 天病程记录
重点医嘱	**长期医嘱** □ 一级护理 **临时医嘱** □ 术前禁食、禁水 □ 急查血、尿常规（如门诊未查） □ 急查凝血功能 □ 肝肾功能 □ 感染性疾病筛查 □ 心电图 □ 胸透或者胸部 X 线片、腹部立位 X 线片	**长期医嘱** □ 二级护理 □ 术后全流食	**长期医嘱** □ 二级护理 □ 术后半流食 **临时医嘱** □ 根据患者情况决定检查项目
主要护理工作	□ 入院评估：一般情况、营养状况、心理变化等 □ 术前准备 □ 术前宣教	□ 观察患者病情变化 □ 嘱患者下床活动以利于肠功能恢复	□ 观察患者一般状况，切口情况 □ 患者下床活动有利于肠功能恢复，观察患者是否排气 □ 饮食指导
病情变异记录	□ 无　□ 有，原因： 1. 2.	□ 无　□ 有，原因： 1. 2.	□ 无　□ 有，原因： 1. 2.

护士签名	白班	小夜班	大夜班	白班	小夜班	大夜班	白班	小夜班	大夜班

医师签名			

<table>
<tr><th>时间</th><th colspan="3">住院第 4 天
（术后第 3 日）</th><th colspan="3">住院第 5 天
（术后第 4 日）</th><th colspan="3">住院第 6 ~7 天
（术后第 5 ~6 日）</th></tr>
<tr><td>主要诊疗工作</td><td colspan="3">□ 上级医师查房
□ 复查血常规及相关生化指标
□ 完成术后第 3 天病程记录
□ 观察患者切口有无血肿、渗血
□ 进食情况及一般生命体征</td><td colspan="3">□ 观察切口情况，有无感染
□ 检查及分析化验结果</td><td colspan="3">□ 检查切口愈合情况与换药
□ 确定患者出院时间
□ 向患者交代出院注意事项、复查日期和拆线日期
□ 开具出院诊断书
□ 完成出院记录
□ 通知出院处</td></tr>
<tr><td>重点医嘱</td><td colspan="3">长期医嘱
□ 二级护理
□ 半流食
临时医嘱
□ 复查血常规及相关指标</td><td colspan="3">长期医嘱
□ 三级护理
□ 普通饮食</td><td colspan="3">临时医嘱
□ 通知出院</td></tr>
<tr><td>主要护理工作</td><td colspan="3">□ 观察患者一般状况及切口情况
□ 鼓励患者下床活动，促进肠
□ 功能恢复</td><td colspan="3">□ 观察患者一般状况及切口情况
□ 鼓励患者下床活动，促进肠
□ 功能恢复</td><td colspan="3">□ 协助患者办理出院手续
□ 出院指导</td></tr>
<tr><td>病情变异记录</td><td colspan="3">□ 无　□ 有，原因：
1.
2.</td><td colspan="3">□ 无　□ 有，原因：
1.
2.</td><td colspan="3">□ 无　□ 有，原因：
1.
2.</td></tr>
<tr><td rowspan="2">护士签名</td><td>白班</td><td>小夜班</td><td>大夜班</td><td>白班</td><td>小夜班</td><td>大夜班</td><td>白班</td><td>小夜班</td><td>大夜班</td></tr>
<tr><td></td><td></td><td></td><td></td><td></td><td></td><td></td><td></td><td></td></tr>
<tr><td>医师签名</td><td colspan="3"></td><td colspan="3"></td><td colspan="3"></td></tr>
</table>

第二篇

普通外科

临床路径释义药物信息表

Therapeutic Drugs

第一章

H_2 受体拮抗剂

■ 药品名称	西咪替丁　Cimetidine
适应证	本品用于应激性溃疡
制剂与规格	西咪替丁片：①200mg；②400mg；③800mg 西咪替丁胶囊：200mg
用法与用量	1. 口服：①十二指肠溃疡或病理性高分泌状态一次 200 ~ 400mg；②预防溃疡复发一次 400mg，睡前服用 2. 肌内注射：一次 200mg 3. 静脉注射：将本品用葡萄糖注射液或葡萄糖氯化钠注射液 20ml 稀释后缓慢静脉注射（长于 5 分钟），一次 200mg 4. 静脉滴注：将本品用葡萄糖注射液或葡萄糖氯化钠注射液稀释后静脉滴注，一次 200 ~ 600mg 5. 肾功能不全者应减量：①肌酐清除率为每分钟 30 ~ 50ml 时，一次 200mg；②肌酐清除率为每分钟 15 ~ 30ml 时，剂量为一次 200mg；③肌酐清除率小于每分钟 15ml 时，剂量为一次 200mg 6. 肝功能不全者：最大剂量为一日 600mg 7. 老年人：剂量酌减
注意事项	严重心脏及呼吸系统疾病、慢性炎症、器质性脑病、幼儿、老年人、有使用本品引起血小板减少史的患者、高三酰甘油血症者慎用
禁忌	对本品过敏者、严重肾功能不全者、妊娠及哺乳期妇女禁用；急性胰腺炎禁用
不良反应	皮疹、荨麻疹；头痛、头晕、乏力、幻觉；口干、恶心、呕吐、便秘、腹泻、轻度 AST 及 ALT 增高；罕见腹部胀满感及食欲缺乏；偶见白细胞减少；罕见心率增加，血压上升；罕见耳鸣、面部潮红、月经不调；胃内细菌繁殖、感染；突发性心律失常、心动过缓、心源性休克及轻度的房室传导阻滞、心搏骤停；维生素 B_{12} 缺乏、男性乳房女性化、女性溢乳、性欲减退、阳痿、急性血卟啉病；视物模糊；关节痛、肌肉疼痛；肾功能损伤
特殊人群用药	肝、肾功能不全患者：严重肾功能不全者禁用 儿童：幼儿慎用 老年人：慎用 妊娠与哺乳期妇女：禁用
药典	Eur. P. 、USP、Chin. P.
国家处方集	CNF
医保目录	【保（甲）】
基本药物目录	
其他推荐依据	

续 表

■ 药品名称	雷尼替丁 Ranitidine
适应证	本品用于应激性溃疡
制剂与规格	雷尼替丁片：①150mg；②300mg 雷尼替丁胶囊：150mg
用法与用量	1. 口服：①预防用药一次 150mg，一日 2 次，或 300mg 夜间顿服；②Mendelson 综合征预防：手术患者麻醉前 2 小时服 150mg，最好麻醉前一日晚上服 150mg 2. 肌内注射：溃疡病出血一次 25～50mg，每 4～8 小时 1 次 3. 静脉注射：将本品注射液 50mg 用 0.9% 氯化钠注射液或 5% 葡萄糖稀释至 20ml，做缓慢静脉注射（超过 2 分钟），术前用药于术前 1.5 小时静脉注射 100mg 4. 静脉滴注：术前用药，加入 5% 葡萄糖注射液 100ml，静脉滴注 100～300mg，30 分钟滴完 5. 肾功能不全者：严重肾功能损坏患者（肌酐清除率<50ml/min），口服剂量一次 75mg，一日 2 次；注射推荐剂量 25mg 6. 肝功能不全者剂量应减少。老年人的肝肾功能降低，为保证用药安全，剂量应进行调整。长期非卧床腹透或长期血透的患者，于透析后应立即口服 150mg
注意事项	1. 本品可影响某些检验值，如肝功能 2. 长期使用本品须定期检查肝肾功能及血象
禁忌	1. 对本品过敏者禁用 2. 严重肾功能不全者禁用 3. 妊娠及哺乳期妇女禁用 4. 8 岁以下儿童禁用 5. 苯丙酮尿症者禁用 6. 急性间歇性血卟啉病禁用
不良反应	参见“西咪替丁”
特殊人群用药	肝、肾功能不全患者：肝、肾功能不全患者慎用；严重肾功能不全者禁用 儿童：8 岁以下儿童禁用 妊娠与哺乳期妇女：禁用
药典	Eur. P.、USP、Jpn. P.、Chin. P.
国家处方集	CNF
医保目录	【保（甲）】
基本药物目录	【基】
其他推荐依据	
■ 药品名称	法莫替丁 Famotidine
适应证	本品用于应激性溃疡
制剂与规格	1. 法莫替丁片：①10mg；②20mg；③40mg 2. 法莫替丁胶囊：20mg

续　表

用法与用量	1. 口服：十二指肠溃疡的维持治疗或预防复发一日 20mg，睡前顿服 2. 静脉注射：消化性溃疡出血或应激性溃疡出血，一次 20mg，每 12 小时 1 次，一次不能超过 20mg，把药物溶解于 0.9% 的氯化钠溶液 5 ~ 10ml 中，然后缓慢注射（至少 2 分钟） 3. 静脉滴注：剂量同静脉注射，应把本品溶解于 5% 葡萄糖溶液 100ml 中，滴注时间为 15 ~ 30 分钟 4. 肾功能不全者：应酌情减量或延长用药间隔时间。肌酐清除率≤30ml/min 时，可予一日 20mg，睡前顿服 5. 老年人：剂量酌减
注意事项	1. 心脏病患者慎用 2. 胃溃疡患者应先排除胃癌后才使用 3. 用药期间可能出现中性粒细胞和血小板计数减少 4. 长期使用应定期监测肝肾功能及血象
禁忌	对本品过敏者、严重肾功能不全者、妊娠及哺乳期妇女禁用
不良反应	皮疹、荨麻疹；头痛、头晕、乏力、幻觉；口干、恶心、呕吐、便秘、腹泻、轻度 ALT 及 AST 增高、罕见腹部胀满感及食欲缺乏；偶见白细胞减少；罕见心率增加，血压上升；罕见耳鸣、面部潮红、月经不调
特殊人群用药	肝、肾功能不全患者：肝肾功能不全者慎用，严重肝功能不全者禁用 儿童：小儿用药的安全性尚未确定 老年人：慎用 妊娠与哺乳期妇女：禁用
药典	Chin. P.
国家处方集	CNF
医保目录	【保（甲）】
基本药物目录	
其他推荐依据	
■ 药品名称	尼扎替丁　Nizatidine
适应证	本品用于应激性溃疡
制剂与规格	尼扎替丁胶囊：①150mg；②300mg 尼扎替丁片：150mg
用法与用量	口服：预防十二指肠溃疡复发，一日 150mg，睡前顿服。肾功能不全者酌情减量
注意事项	治疗之前先排除恶性胃癌后方可使用
禁忌	对本品过敏者、严重肾功能不全者、妊娠及哺乳期妇女禁用
不良反应	参见“法莫替丁”
特殊人群用药	肝、肾功能不全患者：肝、肾功能不全者慎用，严重肝功能不全者禁用 儿童：本品不建议儿童使用 妊娠与哺乳期妇女：禁用
药典	Eur. P. 、USP

续 表

国家处方集	CNF
医保目录	
基本药物目录	
其他推荐依据	
■ 药品名称	注射用盐酸罗沙替丁醋酸酯 Roxatidine Acetate Hydrochloride for Injection
□ 其他名称	杰澳
适应证	上消化道出血（由消化道溃疡、急性应激性溃疡、出血性胃炎等引起）的低危患者
制剂与规格	注射用盐酸罗沙替丁醋酸酯：75mg
用法与用量	成人1日2次（间隔12小时），每次75mg，用20ml的生理盐水或葡萄糖注射液溶解，缓慢静脉推注，或用输液混合后静脉滴注。一般可在1周内显示疗效，能够口服后应改用口服药物进行治疗。由于肾功能障碍患者的药物血药浓度可能持续，因此应减少剂量或延长给药间隔
注意事项	1. 注意患者的肝功能、肾功能及血象的变化 2. 治疗期间应密切观察，使用的剂量应为治疗所需的最低剂量，并在本品治疗无效时改用其他药物 3. 本品仅用于静脉注射，使用本品时，每支药物用20ml稀释液稀释后给予患者，注入时间应在2分钟以上 4. 偶见因静脉给药导致的注射部位暂时性疼痛，因此应注意注射部位、注射方法等。另外应注意注射时不要漏到血管外 5. 使用本品可能掩盖胃癌的症状，因此给药前应首先排除恶性肿瘤的可能性
禁忌	对本品过敏者禁用；肝肾功能异常者及老年人慎用
不良反应	1. 常见的不良反应：AST（GOT）、ALT（GPT）、LDH升高等肝脏、胆囊系统障碍 2. 偶见不良反应：休克、再生障碍性贫血、全血细胞减少症、粒细胞缺乏症、血小板减少、史-约综合征、中毒性表皮坏死症（Lyell综合征）、肝功能障碍、黄疸、横纹肌溶解 3. 罕见不良反应：白细胞减少、嗜酸性粒细胞增多、网状内皮系统障碍等 4. 使用其他 H_2 受体拮抗剂时偶见过敏样反应、间质性肾炎、房室传导阻滞等心脏传导阻滞、心搏骤停等严重的不良反应，因此服用本品出现上述异常情况时应停止给药，并采取适当的措施处置
特殊人群用药	肝、肾功能不全患者：慎用，采取减少剂量或延长给药间隔的措施 儿童：儿童用药的安全性尚未确立 老年人：老年患者用药应减少给药剂量或延长给药间隔 妊娠与哺乳期妇女：孕妇慎用；哺乳妇女使用时应停止授乳
药典	Jpn. P.
国家处方集	
医保目录	部分省份【保（乙）】
基本药物目录	

续　表

其他推荐依据	张万岱，李军祥，陈治水，等．慢性胃炎中西医结合诊疗共识意见（2011 年天津）[J]．中国中西医结合杂志，2012，32（6）：738-743.
■ 药品名称	**枸橼酸铋雷尼替丁　Ranitidine Bismuth Citrate**
适应证	本品用于应激性溃疡
制剂与规格	枸橼酸铋雷尼替丁胶囊：0.35g 枸橼酸铋雷尼替丁片：0.4g
用法与用量	口服：一次 0.35～0.4g，一日 2 次，餐前服用。与抗菌药物合用的剂量和疗程应遵医嘱
注意事项	1. 服用本品后可见粪便变黑、舌发黑，属正常现象 2. 不宜长期大剂量、连续使用，疗程不宜超过 6 周
禁忌	对枸橼酸铋雷尼替丁或其任何成分过敏者、重度肾功能损害者禁用。孕妇和哺乳期妇女禁用
不良反应	常见肝功能（ALT 及 AST）异常、恶心、腹痛、腹部不适、腹泻及便秘，偶有头痛或关节痛，罕见皮肤瘙痒、皮疹、粒细胞减少
特殊人群用药	肝、肾功能不全患者：重度肾功能损害者禁用 儿童：对儿童不建议使用 妊娠与哺乳期妇女：禁用
药典	
国家处方集	CNF
医保目录	
基本药物目录	
其他推荐依据	

第二章

质子泵抑制剂

■ 药品名称	奥美拉唑 Omeprazole
□ 其他名称	奥西康
适应证	1. 消化性溃疡出血、吻合口溃疡出血 2. 应激状态时并发的急性胃黏膜损害、非甾体抗炎药引起的急性胃黏膜损伤 3. 预防重症疾病（如脑出血、严重创伤等）应激状态及胃手术后引起的上消化道出血等 4. 作为当口服疗法不适用时下列病症的替代疗法：十二指肠溃疡、胃溃疡、反流性食管炎及佐林格-埃利森综合征
制剂与规格	奥美拉唑片：①10mg；②20mg 奥美拉唑肠溶片：①10mg；②20mg 奥美拉唑缓释胶囊：①10mg；②20mg 奥美拉唑肠溶胶囊：20mg 注射用奥美拉唑钠：①20mg；②40mg
用法与用量	1. 成人常规剂量剂型：口服。本品不能咀嚼或压碎服用，应整片吞服。①活动性十二指肠溃疡，一次10~20mg，一日1次，早晨服用，疗程4~8周；②活动性胃溃疡，一次20mg，一日1次，早晨服用，疗程6~12周；③胃食管反流症，一次20mg，一日1次，早晨服用，疗程4~8周；④重症肝炎患者应慎用本品，必须使用时应从小剂量开始并监测肝功能。肝功能正常的老年人无需调整剂量 2. 静脉滴注：一次40mg，每日1~2次，临用前将10ml专用溶剂注入冻干小瓶内，禁止用其他溶剂溶解。溶解后及时加入0.9%氯化钠注射液100ml或5%葡萄糖注射液100ml中稀释后进行静脉滴注，经稀释后的奥美拉唑钠溶液滴注时间不得少于20分钟 3. 依据急性非静脉曲张性上消化道出血诊治指南：出血量大时可首剂80mg静脉滴注，之后改为每小时8mg静脉输注72小时，并可适当延长大剂量疗程，然后改为标准剂量静脉滴注，2次/日，3~5天，此后口服标准剂量至溃疡愈合
注意事项	1. 口服：①药物可对诊断产生影响，使血中促胃液素水平升高，尿素呼气试验（UBT）假阴性；②用药前后及用药时应当检查或检测的项目：内镜检查了解溃疡是否愈合，UBT试验了解幽门螺杆菌是否已被根除，基础胃酸分泌检查了解治疗佐林格-埃利森综合征的效果，肝功能检查。长期服用者定期检查胃黏膜有无肿瘤增生；③首先排除癌症的可能后才能使用本品；④不宜再服用其他抗酸剂或抑酸剂 2. 注射：①本品仅供静脉滴注用，不能用于静脉注射；②本品抑制胃酸分泌的作用强，时间长，故应用本品时不宜同时再服用其他抗酸剂或抑酸剂。为防止抑酸过度，一般消化性溃疡等疾病，不建议大剂量应用（佐林格-埃利森综合征患者除外）；③因本品能显著升高胃内pH值，可能影响许多药物的吸收。替代疗法：十二指肠溃疡、胃溃疡、反流性食管炎及佐林格-埃利森综合征；④肾功能受损者不须调整剂量；肝功能受损者慎用，根据需要酌情减量；⑤治疗胃溃疡时应排除胃癌后才能使用本品，以免延误诊断和治疗；⑥动物实验中，长期大量使用本品后，观察到高胃泌素血症及继发胃嗜铬样细胞肥大和良性肿瘤的发生，这种变化在应用其他抑酸剂及施行胃大部切除术后亦可出现；⑦本品不影响驾驶和操作机器

续　表

禁忌	对本品过敏者禁用 与其他质子泵抑制剂一样，本品不应与阿扎那韦合用
不良反应	口干、轻度恶心、呕吐、腹胀、便秘、腹泻、腹痛、ALT 及 AST 升高、胆红素升高、萎缩性胃炎；感觉异常、头晕、头痛、嗜睡、失眠、外周神经炎；维生素 B_{12} 缺乏；致癌性，如肠嗜铬细胞增生、胃部类癌；皮疹、男性乳房发育、溶血性贫血
特殊人群用药	肝、肾功能不全患者：慎用 儿童：目前尚无儿童使用本品的经验 老年人：无需调整剂量 妊娠与哺乳期妇女：建议妊娠期和哺乳期妇女尽可能不用本品
药典	Eur. P、Chin. P.
国家处方集	CNF
医保目录	【保（乙）】
基本药物目录	【基】
其他推荐依据	中华内科杂志，中华医学杂志，中华消化杂志，等. 急性非静脉曲张性上消化道出血诊治指南（2015 年，南昌）[J]. 中华消化杂志，2015，35（12）：793-798.
■ 药品名称	艾司奥美拉唑（埃索美拉唑）　Esomeprazole
□ 其他名称	奥一明
适应证	胃及十二指肠溃疡、反流性食管炎、佐林格-埃利森综合征、消化性溃疡急性出血、急性胃黏膜病变出血；与抗菌药物联合用于幽门螺杆菌根除治疗
制剂与规格	艾司奥美拉唑镁肠溶片：①20mg；②40mg 注射用艾司奥美拉唑钠：①20mg；②40mg
用法与用量	1. 口服：①糜烂性食管炎一次 40mg，一日 1 次，疗程 4 周，如食管炎未治愈或症状持续的患者建议再治疗 4 周；②食管炎维持治疗一次 20mg，一日 1 次；胃食管反流，一次 20mg，一日 1 次，如果用药 4 周后症状未得到控制，应对患者进一步检查，一旦症状消除，即按需治疗 2. 注射：①对于不能口服用药的胃食管反流患者，推荐每日 1 次静脉注射或静脉滴注 20～40mg。反流性食管炎患者应使用 40mg，每日 1 次；通常应短期用药（不超过 7 天），一旦可能，转为口服治疗；②对于不能口服用药的 Forrest 分级Ⅱc～Ⅲ的急性胃或十二指肠溃疡出血患者，推荐静脉滴注 40mg，每 12 小时 1 次，用药 5 天。依据急性非静脉曲张上消化道出血诊治指南，首次大剂量静脉给药 80mg 后，以 8mg/h 维持输液 72 小时，并可适当延长大剂量疗程，然后改为标准剂量静脉滴注，2 次/日，3～5 天，此后口服标准剂量至溃疡愈合
注意事项	1. 当患者被怀疑患有胃溃疡或已患有胃溃疡时，如果出现异常症状（如明显的非有意识的体重减轻、反复呕吐、吞咽困难、呕血或黑便），应先排除恶性肿瘤的可能性。因为使用本品治疗可减轻症状，延误诊断 2. 使用质子泵抑制剂可能会使胃肠道感染（如沙门菌和弯曲菌）的危险略有增加 3. 口服不适用的患者推荐使用注射液剂

续 表

禁忌	1. 已知对艾司奥美拉唑、奥美拉唑、其他苯并咪唑类化合物或该药的任何其他成份过敏者禁用 2. 禁止与奈非那韦（nelfinavir）联合使用；不推荐与阿扎那韦（atazanavir）、沙奎那韦联合使用
不良反应	感觉异常，嗜睡，失眠，眩晕；可逆性精神错乱，激动，易攻击，抑郁和幻觉，主要存在于严重疾病患者；男子女性型乳房；口腔炎和胃肠道念珠菌病；白细胞减少症，血小板减少症，粒细胞缺乏症，全血细胞减少症；脑病（先前有严重肝病者），黄疸或非黄疸性肝炎，肝衰竭；关节痛，肌无力和肌肉疼痛；皮疹，光过敏，多形性红斑，史-约综合征，中毒性上皮坏死，脱发；多汗，外周水肿，视物模糊，味觉障碍和低钠血症；过敏反应，如发热、支气管痉挛、间质性肾炎
特殊人群用药	肝、肾功能不全患者：轻至中度肝功能损害的患者无需调整剂量；严重肝功能损害的患者每日剂量不应超过20mg。轻至中度肾功能损害的患者无需调整剂量；对于严重肾功能不全的患者，由于使用该药的经验有限，治疗时应慎重 儿童：不应使用 老年人：无需调整剂量 妊娠与哺乳期妇女：妊娠期妇女使用应慎重，哺乳期不应使用
药典	Chin. P. 、USP、BP
国家处方集	CNF
医保目录	【保（乙）】
基本药物目录	
其他推荐依据	
■ 药品名称	泮托拉唑 Pantoprazole
适应证	适用于十二指肠溃疡、胃溃疡、急性胃黏膜病变、复合性溃疡等引起的急性上消化道出血
制剂与规格	注射用泮托拉唑钠：40mg
用法与用量	静脉滴注。一次1瓶（40mg），每日1～2次，每次用0.9%氯化钠溶液100ml溶解后，1小时内滴完。本品不宜用上述之外的液体配制，配制液的pH值≥9
注意事项	用前需排除胃与食管的恶性病变，以免因症状缓解而延误诊断
禁忌	对本品过敏者、哺乳期、妊娠期妇女禁用
不良反应	参见“奥美拉唑”
特殊人群用药	肝、肾功能不全患者：肝、肾功能不全者慎用，严重肝功能损害的应减少剂量并定期测定肝脏酶谱的变化 儿童：不宜应用 妊娠与哺乳期妇女：禁用
药典	
国家处方集	CNF
医保目录	【保（乙）】
基本药物目录	

续 表

其他推荐依据	
■ 药品名称	艾普拉唑肠溶片 Ilaprazole Enteric-Coated Tablets
适应证	本品适用于治疗十二指肠溃疡
制剂与规格	片剂：5mg
用法与用量	本品用于成人十二指肠溃疡，每日晨起空腹吞服（不可咀嚼），一次10mg，1次/日。疗程为4周，或遵医嘱
注意事项	1. 本品不能咀嚼或压碎，应整片吞服 2. 本品抑制胃酸分泌作用强，对于一般消化性溃疡等疾病，不宜长期大剂量服用 3. 使用前应先排除胃与食管的恶性病变，以免因症状缓解而延误诊断
禁忌	1. 对艾普拉唑及其他苯并咪唑类化合物过敏者，肝、肾功能不全者禁用 2. 婴幼儿禁用
不良反应	常见腹泻、头晕、头痛、ALT及AST升高；少见皮疹、荨麻疹、腰痛、腹胀、口干、口苦、胸闷、心悸、月经时间延长、肾功能异常（蛋白尿、BUN升高）、心电图异常（室性期前收缩、一度房室传导阻滞）、白细胞计数减少等。上述不良反应常为轻、中度，可自行恢复
特殊人群用药	肝、肾功能不全患者：禁用 儿童：婴幼儿禁用 老年人：老年患者的胃酸分泌能力和其他生理功能均会降低，应慎重用药 妊娠与哺乳期妇女：目前尚无妊娠与哺乳期妇女使用本品的临床试验资料，不建议妊娠与哺乳期妇女服用。若哺乳期妇女必须用药时，应暂停授乳
药典	
国家处方集	CNF
医保目录	
基本药物目录	
其他推荐依据	
■ 药品名称	雷贝拉唑 Rabeprazole
□ 其他名称	奥加明
适应证	胃及十二指肠溃疡、反流性食管炎、佐林格-埃利森综合征、消化性溃疡急性出血、急性胃黏膜病变出血；与抗菌药物联合用于幽门螺杆菌根除治疗
制剂与规格	雷贝拉唑钠胶囊：20mg 雷贝拉唑肠溶片：①10mg；②20mg 注射用雷贝拉唑钠：20mg
用法与用量	1. 成人常规剂量剂型：口服。本品不能咀嚼或压碎服用，应整片吞服。①活动性十二指肠溃疡，一次10~20mg，1次/日，早晨服用，疗程4~8周；活动性胃溃疡，一次20mg，1次/日，早晨服用，疗程6~12周；②胃食管反流，一次20mg，1次/日，早晨服用，疗效4~8周；③重症肝炎患者应慎用本品，必须使用时应从小剂量开始并监测肝功能。肝功能正常的老年人无需调整剂量

续 表

	2. 口服疗法不适用时推荐静脉滴注。一旦可以重新口服，立即停止滴注。推荐剂量1支（20mg）/次，1~2次/日，疗程不超过5天。静脉滴注时间要求15~30分钟完成 3. 依据急性非静脉曲张性上消化道出血诊治指南：首次大剂量静脉给药40mg后，以4mg/h持续输注72小时，用于消化性溃疡出血高危患者内镜止血后预防再出血的发生，并可适当延长大剂量疗程，然后改为标准剂量静脉滴注，2次/日，3~5天，此后口服标准剂量至溃疡愈合
注意事项	1. 肝脏疾病慎用 2. 定期进行血液生化、甲状腺功能检查 3. 应在排除恶性肿瘤的前提下再行给药 4. 不宜用于维持治疗 5. 长期治疗患者应定期进行检测
禁忌	已知对雷贝拉唑钠、苯并咪唑类或处方中任何一种成分过敏者禁用
不良反应	口干、轻度恶心、呕吐、腹胀、便秘、腹泻、腹痛、ALT及AST升高、胆红素升高，萎缩性胃炎；感觉异常、头晕、头痛、嗜睡、失眠、外周神经炎；维生素B_{12}缺乏；致癌性，如肠嗜铬细胞增生、胃部类癌；皮疹、男性乳房发育、溶血性贫血
特殊人群用药	肝、肾功能不全患者：尚不明确 儿童：用药安全、有效性尚未建立 老年人：应慎重使用本品。本品主要在肝脏代谢，而一般情况下老年人的肝功能有所降低，更可能引起不良反应。因此，一旦出现不良反应，应采取暂时停药并进行监测等措施 妊娠与哺乳期妇女：①孕妇或可能怀孕的妇女使用本品时，应在判断其治疗的益处明显大于风险的前提下方可用药；②哺乳期妇女应避免使用本品。必须用药时，应停止授乳
药典	USP
国家处方集	CNF
医保目录	口服常释剂型：【保（乙）】 注射剂：部分省份【保（乙）】
基本药物目录	
其他推荐依据	中华内科杂志，中华医学杂志，中华消化杂志，等．急性非静脉曲张性上消化道出血诊治指南（2015年，南昌）［J］．中华消化杂志，2015，35（12）：793-798.
■ 药品名称	**兰索拉唑　Lansoprazole**
□ 其他名称	**奥维加**
适应证	胃及十二指肠溃疡、反流性食管炎、佐林格-埃利森综合征、消化性溃疡急性出血、急性胃黏膜病变出血；与抗菌药物联合用于幽门螺杆菌根除治疗
制剂与规格	兰索拉唑钠肠溶片：①15mg；②30mg 兰索拉唑钠肠溶胶囊：①15mg；②30mg 注射用兰索拉唑：30mg
用法与用量	1. 成人常规剂量剂型：口服。本品不能咀嚼或压碎服用，应整片吞服。①用于胃及十二指肠溃疡，一次15~30mg，1次/日，早晨服用，十二指肠溃疡疗程4周，胃溃疡为4~6周；反流性食管炎为8~10周；②用于佐林格-埃利森综合征，因人而异，可加大至每日120mg

续　表

	2. 肝肾功能不全者：口服，一次15mg，1次/日 3. 静脉滴注：通常成人一次30mg，用0.9%氯化钠注射液100ml溶解后，2次/日，推荐静滴时间30分钟，疗程不超过7天 4. 依据急性非静脉曲张性上消化道出血诊治指南：首次大剂量静脉给药60mg后，以6mg/h持续输注72小时，用于消化性溃疡出血高危患者内镜止血后预防再出血的发生，并可适当延长大剂量疗程，然后改为标准剂量静脉滴注，2次/日，3～5天，此后口服标准剂量至溃疡愈合
注意事项	1. 口服：①肝肾功能不全者慎用；②妊娠期妇女慎用；③小儿不宜使用；④老年人慎用；⑤首先排除癌症的可能后才能使用本品。不宜再服用其他抗酸药或抑酸药 2. 注射剂：①以下患者慎重用药：有药物过敏症既往史的患者；肝损伤的患者（因本药的代谢、排泄延迟）；②本品治疗会掩盖消化道肿瘤的症状，应排除恶性肿瘤后方可用药；③本品治疗时密切观察病情，治疗无效时应改用其他疗法；④本品目前尚无超过7日的用药经验；⑤同类质子泵抑制药物奥美拉唑（Omeprazole）在国外有导致视力损害的报道，本品尚不清楚；⑥动物实验中，大鼠长期大量使用本品后，出现良性睾丸间质细胞肿瘤、类癌瘤与视网膜萎缩。但类似现象在小鼠的致癌性试验及犬、猴的毒性试验中未出现
禁忌	1. 对兰索拉唑及处方中任一成分过敏的患者禁用 2. 正在使用硫酸阿扎那韦的患者禁用
不良反应	口干、轻度恶心、呕吐、腹胀、便秘、腹泻、腹痛、ALT及AST升高、胆红素升高，萎缩性胃炎；感觉异常、头晕、头痛、嗜睡、失眠、外周神经炎；维生素B_{12}缺乏；致癌性，如肠嗜铬细胞增生、胃部类癌；皮疹、男性乳房发育、溶血性贫血
特殊人群用药	肝、肾功能不全患者：慎用 儿童：安全性尚未确定，尚无使用经验 老年：一般老年人生理功能下降，故应慎重用药 妊娠与哺乳期妇女：①大鼠口服兰索拉唑的试验中可见胎仔血浆中兰索拉唑药物浓度比母体血浆中药物浓度高；另外，兔［口服30mg/（kg·d）］试验中可见胎仔死亡率的增加。对孕妇和可能妊娠的妇女，建议只有在判断治疗的益处大于风险时方可使用本品；②大鼠口服兰索拉唑的试验中，兰索拉唑可经母乳分泌。建议哺乳期妇女尽量避免使用本品，必须用药时，应停止授乳
药典	Chin. P.、USP
国家处方集	CNF
医保目录	【保（乙）】
基本药物目录	
其他推荐依据	中华内科杂志，中华医学杂志，中华消化杂志，等．急性非静脉曲张性上消化道出血诊治指南（2015年，南昌）［J］．中华消化杂志，2015，35（12）：793-798.

第三章

围术期镇静用药

■ 药品名称	咪达唑仑 Midazolam
适应证	本品用于麻醉前给药，全身麻醉诱导和维持，椎管内麻醉及局部麻醉时辅助用药，诊断或治疗性操作（如心血管造影、心律转复、支气管镜检查、消化道内镜检查等）患者镇静，ICU 患者镇静
制剂与规格	咪达唑仑注射液：①1ml：5mg；②3ml：15mg；③5ml：5mg
用法与用量	1. 肌内注射时用 0.9% 氯化钠注射液稀释 2. 静脉注射时用 0.9% 氯化钠注射液、5% 或 10% 葡萄糖注射液、5% 果糖注射液、复方氯化钠注射液稀释 3. 在麻醉诱导前 20～60 分钟使用剂量为 0.05～0.075mg/kg 肌内注射，老年患者剂量酌减；全身麻醉诱导常用 5～10mg（0.1～0.15mg/kg） 4. 局部麻醉或椎管内麻醉辅助用药，分次静脉注射 0.03～0.04mg/kg 5. ICU 患者镇静，先静脉注射 2～3mg，继之以每小时 0.05mg/kg 静脉滴注维持
注意事项	1. 体质衰弱者或慢性病、肺阻塞性疾病或充血性心力衰竭患者慎用 2. 用作全身麻醉诱导术后常有较长时间再睡眠现象，应注意保持患者的气道通畅 3. 本品不能用 6% 葡聚糖注射液或碱性注射液稀释或混合 4. 肌内注射或静脉注射咪达唑仑后至少 3 个小时不能离开医院或诊室，至少 12 个小时内不得开车或操作机器等
禁忌	对苯二氮草类药过敏者、重症肌无力患者、精神分裂症患者、严重抑郁状态患者禁用
不良反应	1. 麻醉或外科手术时常见的不良反应为降低潮气量和呼吸频率，发生率为 10.8%～23.3%；静脉注射后，有 15% 的患者可发生呼吸抑制。严重的呼吸抑制易见于老年人，特别是长期用药的老年人，可表现为呼吸暂停、窒息、心脏停搏，甚至死亡 2. 咪达唑仑静脉注射，特别当与阿片类镇痛剂合用时，可发生呼吸抑制，甚至呼吸停止，有些患者可因缺氧性脑病而死亡 3. 长期用作镇静后，患者可发生精神运动障碍。亦可出现肌肉颤动，躯体不能控制的运动或跳动，罕见的兴奋、不能安静等。当出现这些症状时应适当处理。较常见的不良反应有：①低血压，静脉注射的发生率约为 1%；②急性谵妄、朦胧、失定向、幻觉、焦虑、神经质或下肢不宁综合症等。此外还有心率加快且心律不齐、静脉炎、皮肤红肿、皮疹、过度换气、呼吸急促等；③肌内注射局部硬块、疼痛；静脉注射后，静脉触痛等。较少见的症状有：视物模糊、轻度头痛、头晕、咳嗽、欣快感；手脚无力、麻、痛或针刺样感等
特殊人群用药	肝、肾功能不全患者：慢性肾衰竭、肝功能损害者慎用 老年人：老年人危险性手术推荐应用咪达唑仑 妊娠与哺乳期妇女：本品不能用于孕妇；本品可随乳汁分泌，通常不用于哺乳期妇女
药典	Eur. P.

续　表

国家处方集	CNF
医保目录	【保（乙）】
基本药物目录	
其他推荐依据	
■ 药品名称	地西泮　Diazepam
适应证	本品用于麻醉前给药
制剂与规格	地西泮注射液：2ml：10mg
用法与用量	静脉注射可用于全身麻醉的诱导和麻醉前给药，用法： 1. 成人静脉注射或肌内注射用于静脉麻醉或基础全身麻醉，剂量为 10 ~ 30mg 2. 老年人应使用最小有效剂量，缓慢增量，以减少头晕、共济失调及过度镇静等反应
注意事项	1. 危重、肺功能不全以及心血管功能不稳定等患者易发生中枢抑制 2. 静脉注射易发生静脉血栓或静脉炎 3. 本品有可能沉淀在静脉输液器管壁上或吸附在塑料输液袋的容器和导管上
禁忌	对本品过敏者、妊娠期妇女、新生儿禁用
不良反应	常见嗜睡、乏力等；大剂量可有共济失调、震颤。罕见皮疹、白细胞减少；个别患者发生兴奋、多语、睡眠障碍甚至幻觉；本品有依赖性；长期应用后停药，可能发生撤药症状，表现为激动或抑郁，精神症状恶化，甚至惊厥；本品静脉注射速度宜慢，否则可引起心脏停搏和呼吸抑制；本品静脉注射用于口腔内镜检查时，若有咳嗽、呼吸抑制、喉头痉挛等反射活动，应同时应用局部麻醉药
特殊人群用药	肝、肾功能不全患者：肝病患者对本类药的中枢性抑制较敏感 儿童：新生儿禁用 老年人：高龄衰老患者易发生中枢抑制 妊娠与哺乳期妇女：禁用
药典	Chin. P. 、Eur. P. 、Int. P. 、Jpn. P. 、Pol. P. 、USP、Viet. P.
国家处方集	CNF
医保目录	【保（甲）】
基本药物目录	
其他推荐依据	
■ 药品名称	劳拉西泮　Lorazepam
适应证	本品用于手术前给药，外科手术前夜或手术前 1 ~ 2 小时效果良好
制剂与规格	劳拉西泮片：1mg
用法与用量	常用作大手术前夜的术前给药，手术当日清晨若手术开始延迟则可能需补充小剂量或者在手术当日清晨第一次给药。用法：口服，成人每次 1 ~ 2mg，一日 2 ~ 3 次，年老或体弱者减少用量

续 表

注意事项	1. 可能引起血质不调，或损害肝或肾功能 2. 不能与麻醉药、巴比妥类或酒精合用
禁忌	对苯二氮䓬类药物过敏者、青光眼患者、重症肌无力者禁用
不良反应	1. 常见镇静、眩晕、乏力，步态不稳 2. 少见头痛、恶心、激越、皮肤症状，一过性遗忘。一般发生在治疗之初，随着治疗的继续而逐渐减轻或消失 3. 静脉注射可发生静脉炎或形成静脉血栓
特殊人群用药	肝、肾功能不全患者：肝功能不全者偶可引起本品清除半衰期延长 妊娠与哺乳期妇女：怀孕初期3个月禁用
药典	Eur. P. 、Jpn. P. 、USP
国家处方集	CNF
医保目录	【保（乙）】
基本药物目录	
其他推荐依据	
■ 药品名称	**苯巴比妥 Phenobarbital**
适应证	本品用于术前镇静
制剂与规格	苯巴比妥片：①15mg；②30mg；③100mg 注射用苯巴比妥钠：①50mg；②100mg；③200mg
用法与用量	1. 口服：①成人：镇静，一次15~30mg，一日2~3次。极量一次250mg，一日500mg。老年人或虚弱患者应减量。②儿童：用药应个体化。镇静，按体重一次2mg/kg或60mg/m^2，一日2~3次 2. 肌内注射：①成人常用量：催眠，一次100mg；极量一次250mg，一日500mg；②儿童常用量：镇静，一次16~100mg
注意事项	1. 神经衰弱者、甲状腺功能亢进、糖尿病、严重贫血、发热、轻微脑功能障碍、低血压、高血压、高空作业、精细和危险作业者慎用 2. 过敏体质者服用后可出现荨麻疹、血管神经性水肿、皮疹及哮喘等，甚至可发生剥脱性皮炎
禁忌	严重肺功能不全、肝硬化、卟啉病、贫血、未控制的糖尿病、过敏等禁用
不良反应	可有过敏性皮疹、环形红斑，眼睑、口唇、面部水肿；严重者发生剥脱性皮炎和重症多形红斑；老年、儿童和糖尿病患者可发生意识模糊，抑郁或逆向反应（兴奋）；也可见粒细胞减少、低血压、血栓性静脉炎、血小板减少、黄疸、骨骼疼痛、肌肉无力等、笨拙或行走不稳、眩晕或头晕、恶心、呕吐、语言不清；突然停药后发生惊厥或癫痫发作、昏厥、幻觉、多梦、梦魇、震颤、不安、入睡困难等，则提示可能为停药综合征
特殊人群用药	肝、肾功能不全患者：肾上腺功能减退患者慎用；肝硬化患者禁用 儿童：新生儿服用本品可发生低凝血酶原血症及出血，维生素K有治疗或预防作用 老年人：慎用 妊娠与哺乳期妇女：临产及产后慎用

续　表

药典	Chin. P. 、Eur. P. 、Int. P. 、Jpn. P. 、Pol. P. 、USP、Viet. P.
国家处方集	CNF
医保目录	【保（甲）】
基本药物目录	【基】
其他推荐依据	
■ 药品名称	司可巴比妥　Secobarbital
适应证	本品用于术前镇静
制剂与规格	司可巴比妥钠胶囊：100mg 注射用司可巴比妥钠：100mg
用法与用量	1. 口服：①成人常用量，镇静：一次 30 ~ 50mg，一日 3 ~ 4 次；麻醉前用药：200 ~ 300mg，术前 1 小时服，或成人极量一次 300mg；②小儿常用量，镇静：每次按体重 2mg/kg，或按体重表面积 $60mg/m^2$，一日 3 次；麻醉前用药：50 ~ 100mg，术前 1 小时给药 2. 静脉注射：用于麻醉前催眠，一次不超过 250mg，速度不超过 200mg/min（不超过 15 秒 50mg）
注意事项	轻微脑功能障碍症、低血压、高血压、贫血、甲状腺功能减退、心功能损害、高空作业、驾驶员、精细和危险工种作业者慎用
禁忌	严重肺功能不全、肝硬化、血卟啉病史、贫血、哮喘史、未控制的糖尿病、对本品过敏者禁用
不良反应	参见“苯巴比妥”
特殊人群用药	肝、肾功能不全患者：肝功能不全者，用量应从小量开始；肾上腺功能减退患者慎用；肝、肾功能损害患者慎用；肝硬化患者禁用
药典	Chin. P. 、USP
国家处方集	CNF
医保目录	【保（乙）】
基本药物目录	
其他推荐依据	

第四章

围术期镇痛药

■ 药品名称	芬太尼 Fentanyl
适应证	用于麻醉前给药及诱导麻醉，并作为辅助用药与全身麻醉及局部麻醉药合用于各种手术。氟哌利多2.5mg和本品0.05mg的混合液，麻醉前给药，能使患者安静，对外界环境漠不关心，但仍能合作；用于手术前、后及术中等各种剧烈疼痛
制剂与规格	枸橼酸芬太尼注射液：①1ml：0.05mg；②2ml：0.1mg；③10ml：0.5g（均以芬太尼计） 芬太尼透皮贴剂：①2.5毫克/贴；②5毫克/贴
用法与用量	1. 成人静脉注射：全身麻醉时初量，①小手术按体重1～2μg/kg；②大手术按体重2～4μg/kg；③全身麻醉同时吸入氧化亚氮按体重1～2μg/kg 2. 成人麻醉前或手术后镇痛：按体重肌内或静脉注射0.7～1.5μg/kg 3. 儿童镇痛：2～12岁按体重2～3μg/kg 4. 成人手术后镇痛：硬膜外给药，初量0.1mg，加0.9%氯化钠注射液稀释到8ml，每2～4小时可重复，维持量一次为初量的一半
注意事项	1. 下列情况慎用：心律失常、慢性阻塞性肺部疾患，呼吸储备力降低及脑外伤昏迷、颅内压增高、脑肿瘤等易陷入呼吸抑制的患者及运动员 2. 按麻醉药品管理 3. 硬膜外注入本品镇痛时，可有全身瘙痒，而且仍有呼吸频率减慢和潮气量减小的可能，处理应及时 4. 本品务必在单胺氧化酶抑制药停用14日以上方可给药，而且应先试用小剂量（1/4常用量），否则会发生严重不良反应甚至死亡
禁忌	支气管哮喘、呼吸抑制、呼吸道梗阻、对本品特别敏感的患者及重症肌无力患者禁用
不良反应	1. 严重不良反应为呼吸抑制、窒息、肌肉僵直及心动过缓，如不及时治疗，可发生呼吸停止、循环抑制及心脏停搏等 2. 一般不良反应为眩晕、视物模糊、恶心、呕吐、低血压、胆道括约肌痉挛、喉痉挛及出汗等；偶有肌肉抽搐；本品有成瘾性
特殊人群用药	肝、肾功能不全患者：肝、肾功能不良者慎用 老年人：首次剂量应适当减量 妊娠与哺乳期妇女：妊娠期妇女慎用
药典	Eur. P.、Chin. P.、Jpn. P.、USP
国家处方集	CNF
医保目录	【保（甲/乙）】
基本药物目录	【基】
其他推荐依据	

续　表

■ 药品名称	瑞芬太尼　Remifentanil
适应证	用于全身麻醉诱导和全身麻醉中维持镇痛
制剂与规格	注射用瑞芬太尼：①1mg；②2mg；③5mg
用法与用量	1. 麻醉诱导：本品只能用于静脉给药。给药前须用以下注射液之一溶解并定量稀释成25μg/ml、50μg/ml 或 250μg/ml 浓度的溶液：①灭菌注射用水；②5% 葡萄糖注射液；③0.9% 氯化钠注射液；④5% 葡萄糖氯化钠注射液；⑤0.45% 氯化钠注射液。本品应与麻醉、催眠药（如丙泊酚、硫喷妥、咪达唑仑、氧化亚氮、七氟烷或氟烷）一并给药，用于诱导麻醉。成人按 0.5 ~ 1μg/kg 的剂量持续静脉滴注。也可在滴注前给予 0.5 ~ 1μg/kg 的初始剂量静脉推注，推注时间应大于 60 秒 2. 气管插管患者的麻醉维持：给药速率可以在 2 ~ 5 分钟增加 25% ~ 100% 或减小 25% ~ 50%。患者反应麻醉过浅时，每隔 2 ~ 5 分钟给予 0.5 ~ 1μg/kg 剂量静脉推注给药，以加深麻醉深度
注意事项	1. 下列情况慎用：运动员，心律失常、慢性阻塞性肺部疾患、呼吸储备力降低及脑外伤昏迷、颅内压增高、脑肿瘤等易陷入呼吸抑制的患者 2. 按照麻醉药品管理 3. 禁与单胺氧化酶抑制药合用；本品务必在单胺氧化酶抑制药停用 14 天以上方可给药，而且应先试用小剂量 4. 本品处方中含有甘氨酸，因而不能于硬膜外和鞘内给药 5. 禁与血、血清、血浆等血制品经同一路径给药
禁忌	已知对本品中各种组分或其他芬太尼类药物过敏的患者禁用；重症肌无力及易致呼吸抑制患者禁用；支气管哮喘患者禁用
不良反应	1. 常见恶心、呕吐、呼吸抑制、心动过缓、低血压和肌肉强直，上述不良反应在停药或降低输注速度后几分钟内即可消失 2. 临床中还发现有寒战、发热、晕眩、视觉障碍、头痛、呼吸暂停、瘙痒、心动过速、高血压、激动、低氧血症、癫痫、皮肤潮红与过敏 3. 较少见：便秘、腹部不适、口干、胃食管反流、吞咽困难、肠梗阻。心肌缺血、晕厥、肌肉强直、胸痛。咳嗽、呼吸困难、支气管痉挛、喉痉挛、喘鸣、鼻充血、胸腔积液、肺水肿、焦虑、不自主运动、震颤等
特殊人群用药	肝、肾功能不全患者：肝、肾功能受损的患者不需调整剂量；肝、肾功能严重受损的患者对瑞芬太尼呼吸抑制的敏感性增强，使用时应监测 儿童：2 ~12 岁儿童用药与成人一致；2 岁以下儿童不推荐使用 老年人：65 岁以上老年患者用药时，初始剂量为成人剂量的一半，持续静脉滴注给药数量应酌减 妊娠与哺乳期妇女：本品可通过胎盘屏障，产妇应用时有引起新生儿呼吸抑制的危险；孕妇用药，医师应权衡利弊。本品能经母乳排泄，因而哺乳期妇女不推荐使用；在必须使用时，医师应权衡利弊
药典	
国家处方集	CNF
医保目录	【保（乙）】
基本药物目录	
其他推荐依据	

续 表

■ 药品名称	舒芬太尼 Sufentanil
适应证	用于气管内插管，使用人工呼吸的全身麻醉；作为复合麻醉的镇痛用药；作为全身麻醉大手术的麻醉诱导和维持用药
制剂与规格	舒芬太尼注射液：①1ml：75μg（相当于舒芬太尼50μg）；②2ml：150μg（相当于舒芬太尼100μg）；③5ml：375μg（相当于舒芬太尼250μg）
用法与用量	成人： 1. 当作为复合麻醉的一种镇痛成分应用时，按体重0.1～5.0μg/kg做静脉推注，或者加入输液管中，在2～10分钟滴完。当临床表现显示镇痛效应减弱时，可按体重0.15～0.7μg/kg追加维持剂量 2. 在以本品为主用于静脉给药的全身麻醉诱导时，用药总量可为8～30μg/kg，当临床表现显示镇痛效应减弱时可按体重0.35～1.4μg/kg追加维持剂量 儿童：用于2～12岁儿童以本品为主的全身麻醉诱导和维持中总量建议为10～20μg/kg。如果临床表现镇痛效应降低时，可给予追加剂量1～2μg/kg
注意事项	1. 下列情况慎用：甲状腺功能低下、肺部疾患、肥胖，酒精中毒和使用过其他已知对中枢神经系统有抑制作用的药物的患者，在使用本品时均需特别注意，其用药量应酌情给予。建议对这些患者做较长时间的术后观察 2. 本品按麻醉药品管理 3. 大剂量给予本品以后可产生显著的呼吸抑制并持续至术后，可用特异性拮抗药纳洛酮逆转其呼吸抑制作用，必要时重复给药 4. 舒芬太尼可导致肌肉僵直，包括胸壁肌肉的僵直，可使用苯二氮䓬类药物及肌松药对抗 5. 在麻醉诱导期间可以加用氟哌利多，以防止恶心和呕吐的发生 6. 对接受过阿片类药物治疗或有过阿片类滥用史的患者，则可能需要使用较大的剂量
禁忌	对本品或其他阿片类药物过敏者禁用。分娩期间或实施剖宫产手术期间婴儿剪断脐带之前，静脉内禁用本品。本品禁用于新生儿、妊娠期和哺乳期妇女。在使用舒芬太尼前14日内用过单胺氧化酶抑制药者、急性肝卟啉症者、重症肌无力患者禁用。因用其他药物而存在呼吸抑制者或患有呼吸抑制疾病者禁用。低血容量、低血压患者禁用
不良反应	常见胃肠道不良反应（消化不良、腹痛、恶心和腹泻）
特殊人群用药	肝、肾功能不全患者：肝和（或）肾功能不全者慎用 儿童：新生儿禁用 老年人：慎用 妊娠与哺乳期妇女：妊娠期和哺乳期妇女禁用
药典	Eur. P.、USP
国家处方集	CNF
医保目录	【保（乙）】
基本药物目录	
其他推荐依据	
■ 药品名称	曲马多 Tramadol
适应证	用于癌症疼痛，骨折或术后疼痛等各种急、慢性疼痛
制剂与规格	盐酸曲马多片：50毫克/片

续　表

用法与用量	口服：一次 50～100mg，必要时可重复，日剂量不超过 400mg
注意事项	1. 对阿片类药物敏感者、有心脏疾病患者慎用 2. 对阿片类药依赖、有头部损伤、休克、不明原因的神志模糊、呼吸中枢及呼吸功能异常、颅内压升高的患者，应用本品应特别小心 3. 不得与单胺氧化酶抑制剂同用 4. 长期使用不能排除产生耐药性或药物依赖性的可能 5. 有药物滥用或依赖性倾向的患者只能短期使用
禁忌	对曲马多及其赋形剂过敏者，妊娠期妇女，1 岁以下儿童，乙醇、镇静剂、镇痛剂、阿片类或者精神类药物急性中毒患者，正在接受单胺氧化酶抑制药治疗或在过去 14 日服用过此类药物者禁用；本品不得用于戒毒治疗
不良反应	1. 常见恶心、呕吐、便秘、口干、头晕、嗜睡、出汗 2. 少见过敏反应、低血压、心动过速、胃肠功能紊乱、头痛、视觉异常、情绪不稳、欣快、活动减退、功能亢进、认知和感觉障碍、惊厥、精神错乱、药物依赖性、幻觉、戒断症状、瘙痒、皮疹、荨麻疹、血管神经性水肿、排尿障碍、尿潴留、呼吸困难、支气管痉挛、呼吸抑制 3. 罕见高血压和心动过缓
特殊人群用药	肝、肾功能不全患者：慎用 儿童：1 岁以下儿童禁用 老年人：慎用 妊娠与哺乳期妇女：妊娠期妇女禁用；哺乳期妇女使用时约有 0.1% 剂量可经乳汁分泌，故单次应用不必中断授乳
药典	Eur. P. 、Chin. P.
国家处方集	CNF
医保目录	【保（乙）】
基本药物目录	
其他推荐依据	
■ 药品名称	布桂嗪　Bucinnazine
适应证	适用于手术后疼痛、癌痛
制剂与规格	盐酸布桂嗪片：①30mg；②60mg 盐酸布桂嗪注射液：①1ml：50mg；②2ml：100mg
用法与用量	1. 口服：①成人，一次 30～60mg，一日 3～4 次；②儿童，一次 1mg/kg，疼痛剧烈时用量可酌增 2. 皮下或肌内注射：成人，一次 50～100mg，一日 1～2 次。疼痛剧烈时用量可酌增。首次及总量可以不受常规剂量的限制
注意事项	本品为国家特殊管理的麻醉药品
禁忌	对本品过敏者
不良反应	少数患者可见有恶心、眩晕或困倦、黄视、全身发麻感等，停药后可消失。本品引起依赖性的倾向与吗啡类药相比为低，据临床报道，连续使用本品，可产生耐受性和成瘾，故不可滥用

续 表

特殊人群用药	
药典	
国家处方集	CNF
医保目录	【保（乙）】
基本药物目录	
其他推荐依据	
■ 药品名称	对乙酰氨基酚 Paracetamol
适应证	缓解轻度至中度疼痛
制剂与规格	对乙酰氨基酚片：①0.1g；②0.3g；③0.5g 对乙酰氨基酚控释片：0.65g 对乙酰氨基酚混悬液：15ml：1.5g
用法与用量	口服： 1. 成人：一次0.3g～0.6g，一日3～4次；一日量不超过2g，不宜超过10天 2. 儿童：按体重一次10～15mg/kg，每4～6小时1次。或按体表面积一天1.5g/m^2，分次服，每4～6小时1次；12岁以下的小儿每24小时不超过5次量
注意事项	1. 不宜大量或长期用药，以防引起造血系统和肝、肾功能损害 2. 长期大剂量用药应定期进行肝、肾功能和血象检查
禁忌	严重肝、肾功能不全患者及对本品过敏者禁用
不良反应	常规剂量下的不良反应很少，少见恶心、呕吐、出汗、腹痛、皮肤苍白等；罕见过敏性皮炎（皮疹、皮肤瘙痒等）、粒细胞缺乏、血小板减少、高铁血红蛋白血症、贫血、肝肾功能损害和胃肠道出血等
特殊人群用药	肝、肾功能不全患者：肝病者尽量避免长期使用；肾功能不全者长期大量使用本品有增加肾脏毒性的危险，故建议减量使用 儿童：3岁以下儿童因其肝、肾功能发育不全慎用 妊娠与哺乳期妇女：孕妇及哺乳期妇女慎用
药典	Eur. P.、Chin. P.、Jpn. P.、USP、Viet. P.
国家处方集	CNF
医保目录	【保（甲/乙）】
基本药物目录	【基】
其他推荐依据	
■ 药品名称	布洛芬 Ibuprofen
适应证	急性疼痛如手术后、创伤后、劳损后、原发性痛经、牙痛、头痛等
制剂与规格	布洛芬片：①0.1g；②0.2g 布洛芬胶囊：①0.1g；②0.2g 布洛芬缓释胶囊：0.3g 布洛芬口服液：10ml：0.1g

续　表

	布洛芬混悬液：100ml∶2g 布洛芬滴剂：15ml∶600mg
用法与用量	成人：轻中度疼痛：胶囊，一次0.2～0.4g，每4～6小时1次。一日最大剂量为2.4g；缓释剂型，一次0.3g，一日2次 儿童用量：一次按体重5～10mg/kg，一日3次；儿童日最大剂量为2.0g
注意事项	1. 对阿司匹林或其他非甾体抗炎药过敏者对本品可有交叉过敏反应 2. 本品可能增加胃肠道出血的风险并导致水钠潴留 3. 避免本品与小剂量的阿司匹林同用以防后者减效 4. 有消化道溃疡病史、支气管哮喘、心功能不全、高血压、血友病或其他出血性疾病、有骨髓功能减退病史的患者慎用 5. 长期用药时应定期检查血象及肝、肾功能
禁忌	活动性消化性溃疡，对阿司匹林或其他非甾体抗炎药过敏者，服用此类药物诱发哮喘、鼻炎或荨麻疹患者，严重肝病患者及中重度肾功能不全者禁用
不良反应	常规剂量下的不良反应很少，少见恶心、呕吐、出汗、腹痛、皮肤苍白等；罕见过敏性皮炎（皮疹、皮肤瘙痒等）、粒细胞缺乏、血小板减少、高铁血红蛋白血症、贫血、肝肾功能损害和胃肠道出血等
特殊人群用药	肝、肾功能不全患者：轻度肾功能不全者可使用最小有效剂量并密切监测肾功能和水钠潴留情况；严重肝病患者及中重度肾功能不全者禁用 妊娠与哺乳期妇女：孕妇及哺乳期妇女尽量避免使用
药典	Eur. P.、Chin. P.、Int. P.、Jpn. P.、Pol. P.、USP、Viet. P.
国家处方集	CNF
医保目录	【保（甲/乙）】
基本药物目录	【基】
其他推荐依据	
■ 药品名称	**塞来昔布　Celecoxib**
适应证	缓解骨关节炎，类风湿关节炎，强直性脊柱炎的肿痛症状，缓解手术前后的急性疼痛
制剂与规格	塞来昔布胶囊：①100mg；②200mg
用法与用量	口服：成人一次400mg，一日1次，疗程不超过7天
注意事项	1. 本品导致胃肠黏膜损伤而引起消化性溃疡和出血的风险较其他传统非甾体抗炎药为少。适用于有消化性溃疡、肠道溃疡、胃肠道出血病史者 2. 有心血管风险患者慎用 3. 本品长期服用可引起血压升高、水钠潴留、水肿等。故长期服用宜监测血压、血象、肝肾功能 4. 有支气管哮喘病史、过敏性鼻炎、荨麻疹病史者慎用 5. 服用本品时不能停服因防治心血管病所需服用的小剂量阿司匹林，但两者同服会增加胃肠道不良反应
禁忌	对磺胺过敏者、对阿司匹林或其他非甾体抗炎药物过敏或诱发哮喘者及对本品过敏者、有心肌梗死史或脑卒中史者、严重心功能不全者及重度肝功能损害、孕妇及哺乳期妇女均禁用本品

续 表

不良反应	1. 常见胃肠胀气、腹痛、腹泻、消化不良、咽炎、鼻窦炎；由于水钠潴留可出现下肢水肿、头痛、头晕、嗜睡、失眠 2. 少见口炎、便秘、心悸、疲乏、四肢麻木、肌肉痉挛、血压升高 3. 偶见 ALT 、AST 升高 4. 罕见味觉异常、脱发 5. 非常罕见癫痫恶化
特殊人群用药	肝、肾功能不全患者：有中度肝肾损害者，本品剂量应减低而慎用 妊娠与哺乳期妇女：孕妇及哺乳期妇女禁用本品
药典	
国家处方集	CNF
医保目录	【保（乙）】
基本药物目录	
其他推荐依据	
■ 药品名称	氟比洛芬 Flurbiprofen
适应证	术后及癌症的镇痛
制剂与规格	氟比洛芬酯注射液：5ml∶50mg
用法与用量	通常成人每次静脉给予氟比洛芬酯 50mg，尽可能缓慢给药（1 分钟以上），根据需要使用镇痛泵，必要时可重复应用。并根据年龄、症状适当增减用量
注意事项	1. 以下情况慎用：有消化道溃疡既往史的患者，有出血倾向、血液系统异常或有既往史的患者，心功能不全或有既往史的患者及高血压患者，有过敏史患者，有支气管疾病的患者 2. 尽量避免与其他的非甾体抗炎药合用 3. 不能用于发热患者的解热和腰痛症患者的镇痛
禁忌	消化道溃疡患者，严重的肝、肾及血液系统功能障碍患者，严重的心力衰竭、高血压患者，对本制剂成分有过敏史的患者，阿司匹林哮喘或有既往史的患者，正在使用依洛沙星、洛美沙星、诺氟沙星的患者
不良反应	1. 严重不良反应：罕见休克、急性肾衰竭、肾病综合征、胃肠道出血、伴意识障碍的抽搐、再生障碍性贫血等 2. 一般的不良反应注射部位：偶见注射部位疼痛及皮下出血；消化系统：有时出现恶心、呕吐，转氨酶升高，偶见腹泻，罕见胃肠出血；精神和神经系统：有时出现发热，偶见头痛、倦怠、嗜睡、畏寒；循环系统：偶见血压上升、心悸；皮肤：偶见瘙痒、皮疹等过敏反应；血液系统：罕见血小板减少，血小板功能低下
特殊人群用药	肝、肾功能不全患者：肝、肾功能不全或有既往史的患者慎用 儿童：用药安全性尚未确定，儿童不宜使用 老年人：要特别当心老年患者出现不良反应，要从小剂量开始慎重给药 妊娠与哺乳期妇女：妊娠期妇女应用的安全性尚未确立，尽量不在妊娠末期应用；应用本品过程中避免授乳（可能会转移到母乳中）
药典	Eur. P. 、Jpn. P. 、USP

续 表

国家处方集	CNF
医保目录	【保（乙）】
基本药物目录	
其他推荐依据	
■ 药品名称	洛索洛芬 Loxoprofen
适应证	类风湿关节炎，骨关节炎等疾病的抗炎、镇痛，手术后的镇痛
制剂与规格	洛索洛芬钠片：60mg 洛索洛芬钠胶囊：60mg
用法与用量	口服：不宜空腹服药，成人一次顿服60mg，应随年龄及症状适宜增减。但原则上一日2次，一日最大剂量不超过180mg，或遵医嘱
注意事项	1. 以下情况慎用：有消化道溃疡既往史的患者，血液异常或有其既往史患者，心功能异常患者，有过敏史患者，支气管哮喘患者，高龄者 2. 用于急性疾患时，应考虑急性炎症、疼痛及发热程度而给药 3. 原则上避免长期使用同一药物 4. 有长期使用非甾体抗炎药可导致女性暂时性不孕的报道 5. 伴有高热的高龄者或合并消耗性疾患的患者，密切观察病情
禁忌	有消化性溃疡、严重血液学异常和肝肾功能损害、心功能不全者，对本品成分有过敏反应者、阿司匹林哮喘者、妊娠晚期妇女禁用
不良反应	1. 严重不良反应：休克、溶血性贫血、重症多形红斑、急性肾衰竭、肾病综合征、间质性肺炎、消化道出血、肝功能障碍、黄疸、哮喘发作 2. 其他不良反应：皮疹、瘙痒感、荨麻疹、腹痛胃部不适感、食欲减退、恶心及呕吐、腹泻、便秘、胃灼热、口内炎、消化不良、嗜睡、头痛、贫血、白细胞计数减少、血小板减少、嗜酸性粒细胞增加、肝酶升高、水肿、心悸、面部潮红
特殊人群用药	肝、肾功能不全患者：肝损害或有其既往史患者慎用；肾损害或有其既往史患者慎用 妊娠与哺乳期妇女：妊娠期妇女用药应权衡利弊，妊娠晚期妇女禁用；哺乳期妇女用药时停止授乳
药典	Jpn. P.
国家处方集	CNF
医保目录	【保（乙）】
基本药物目录	
其他推荐依据	
■ 药品名称	氯诺昔康 Lornoxicam
适应证	用于急性轻度至中度疼痛
制剂与规格	氯诺昔康片：8mg
用法与用量	一日8～16mg。如需反复用药，一日最大剂量为16mg

续 表

注意事项	以下情况慎用：有胃肠道出血或十二指肠溃疡病史者，凝血障碍者，老年人及哮喘患者
禁忌	已知对非甾体抗炎药（如阿司匹林）过敏者、由水杨酸诱发的支气管哮喘者、急性胃肠出血或急性胃或肠溃疡者、严重心功能不全者、严重肝功能不全者、血小板计数明显减低者、妊娠和哺乳期妇女、年龄<18 岁者禁用
不良反应	常见头晕、头痛、胃肠功能障碍（如胃痛、腹泻、消化不良、恶心和呕吐）
特殊人群用药	肝、肾功能不全患者：肝、肾功能受损者慎用，严重肝功能不全者禁用 儿童：年龄<18 岁者禁用 妊娠与哺乳期妇女：禁用
药典	Jpn. P.
国家处方集	CNF
医保目录	【保（乙）】
基本药物目录	
其他推荐依据	
■ 药品名称	**帕瑞昔布　Parecoxib**
适应证	用于手术后疼痛的短期治疗
制剂与规格	注射用帕瑞昔布钠：①20mg；②40mg（以帕瑞昔布钠计）
用法与用量	1. 静脉或肌内注射推荐剂量为 40mg，随后视需要间隔 6～12 小时给予 20mg 或 40mg，每天总剂量不超过 80mg。肌内注射应选择深部肌内缓慢推注。疗程不超过 3 天 2. 可使用氯化钠溶液 9mg/ml（0.9%）、葡萄糖注射液 50g/L（5%）、氯化钠 4.5mg/ml（0.45%）和葡萄糖 50g/L（5%）注射液作为溶媒 3. 对于老年患者（≥65 岁）不必进行剂量调整。对于体重<50kg 的老年患者，本品的初始剂量应减至常规推荐剂量的一半且每日最高剂量应减至 40mg 4. 肝、肾功能损伤者：中度肝功能损伤者应慎用，剂量应减至常规用量的一半，且每日最高剂量降至 40mg。对肾功能损伤者不必调整剂量
注意事项	1. 具有发生心血管事件的高危因素者（如高血压、高血脂、糖尿病、吸烟）、服用其他非甾体抗炎药或阿司匹林或有过胃肠道疾病病史者（如溃疡或胃肠道出血）、脱水患者、口服华法林或其他口服抗凝血药者慎用 2. 建议临床连续使用不超过 3 天 3. 治疗期间不能中止抗血小板治疗
禁忌	禁用于：对本品有过敏史者；有严重药物过敏史，尤其是皮肤反应，如重症多形红斑（Stevens-Johnson syndrome）、中毒性表皮坏死松解症、多形性红斑等，或已知对磺胺类药物超敏者；活动性消化道溃疡或胃肠道出血；支气管痉挛、急性鼻炎、鼻息肉、血管神经性水肿、荨麻疹以及服用阿司匹林或非甾体抗炎药（包括 COX-2 抑制药）后出现其他过敏反应的患者；处于妊娠后 1/3 孕程或正在授乳者；严重肝功能损伤（血清白蛋白<25g/L 或 Child-Pugh 评分≥10）；炎症性肠病；充血性心力衰竭；冠状动脉旁路移植术后用于治疗术后疼痛；已确定的缺血性心脏疾病，外周动脉血管和（或）脑血管疾病
不良反应	1. 常见术后贫血、低钾血症、焦虑、失眠、感觉减退、高血压、低血压、呼吸功能不全、咽炎、眼干燥症、消化不良、胃肠气胀、瘙痒、背痛、少尿、外周水肿、肌酐升高

续　表

	2. 胸骨伤口异常浆液状引流物，伤口感染、血小板减少、脑血管疾病、心动过缓、高血压加重、胃及十二指肠溃疡、淤斑、ALT 和 AST 升高，血液尿素氮升高 3. 罕见：急性肾衰竭、心肌梗死、充血性心力衰竭、腹痛、恶心、呕吐、呼吸困难、心动过速和重症多形红斑 4. 非常罕见：多形红斑，剥脱性皮炎及超敏反应（包括过敏反应和血管性水肿）
特殊人群用药	儿童：不推荐使用 妊娠与哺乳期妇女：妊娠期妇女不推荐在妊娠前 2/3 阶段或分娩期使用本品；哺乳期妇女不宜使用本品
药典	Jpn. P.
国家处方集	CNF
医保目录	【保（乙）】
基本药物目录	
其他推荐依据	
■ 药品名称	醋氯芬酸　Aceclofenac
适应证	骨关节炎、类风湿关节炎和强直性脊椎炎等引起的疼痛和炎症的症状治疗
制剂与规格	醋氯芬酸缓释片：0.2g
用法与用量	口服：必须整片吞服，勿嚼碎。每次 0.2g（1 片），每日 1 次，或遵医嘱
注意事项	1. 有胃肠道疾病的患者、脑血管出血、溃疡性结肠炎、克罗恩病、系统性红斑狼疮（SLE）、卟啉病及造血和凝血障碍病史者应慎用或在密切监控下使用 2. 在治疗期间，很多时候患者无前兆症状或明显的病史，结果出现严重的胃肠出血和（或）穿孔 3. 长期使用非甾体抗炎药治疗的患者应经常检查以作预防（如肝、肾功能和血细胞计数）；服用非甾体抗炎药出现头晕和中枢神经系统其他障碍的患者应避免驾驶和从事机械操作
禁忌	已知对醋氯芬酸及其他非甾体药物过敏者禁用。患者服用作用机制类似的药物（如阿司匹林或其他非甾体抗炎药），引起哮喘、支气管痉挛、急性鼻炎或荨麻疹或已知对抗炎类药物过敏者禁用。患有严重心力衰竭、肝肾功能不全者禁用。患有或者怀疑患有胃及十二指肠溃疡或者胃及十二指肠溃疡复发史的患者，胃肠道出血或其他出血或凝血障碍患者禁用。在妊娠期后 3 个月，孕妇禁用
不良反应	常见胃肠道不良反应（消化不良、腹痛、恶心和腹泻）
特殊人群用药	肝、肾功能不全患者：禁用 儿童：不推荐使用 老年人：老年患者可能造成肾、心血管和肝功能损害，应慎用 妊娠与哺乳期妇女：妊娠晚期 3 个月，孕妇禁用；本品是否分泌到乳汁中尚不明确，因此哺乳期间不应使用
药典	
国家处方集	CNF
医保目录	【保（乙）】
基本药物目录	
其他推荐依据	

第五章

肠外营养药

■ 药品名称	脂肪乳注射液（$C_{14\sim24}$） Fat Emulsion Injection（$C_{14\sim24}$）
适应证	本品用于肠外营养补充能量及必需脂肪酸
制剂与规格	脂肪乳注射液（$C_{14\sim24}$）：①10% 100ml；②10% 250ml；③10% 500ml；④20% 100ml；⑤20% 250ml；⑥20% 500ml；⑦30% 100ml；⑧30% 250ml
用法与用量	本品常用于配制含葡萄糖、脂肪、氨基酸、电解质、维生素和微量元素等的“全合一”营养混合液。本品也可与葡萄糖氨基酸混合注射液通过Y型管混合后输入体内，适用于中心静脉和适用于外周静脉 静脉滴注： 1. 成人按脂肪量计，剂量在一日三酰甘油2g/kg内为宜。10%和20%脂肪乳注射液（$C_{14\sim24}$）500ml的输注时间分别不少于5小时和10小时；30%脂肪乳注射液（$C_{14\sim24}$）250ml的输注时间不少于8小时 2. 新生儿和婴儿：脂肪乳注射液（$C_{14\sim24}$）使用剂量为一日三酰甘油0.5～4g/kg，输注速度不超过每小时0.17g/kg。对早产儿及低体重新生儿，应24小时连续输注，开始剂量为按体重一日0.5～1g/kg，以后逐渐增加至一日2g/kg。应征求儿科医师的意见
注意事项	1. 本品慎用于脂肪代谢功能减退的患者 2. 连续使用本品1周以上者，或在临床上有需要时，应做脂肪廓清观察 3. 脂肪乳输注期间，血脂以不从原来水平有明显增加为佳
禁忌	休克和严重脂质代谢紊乱、低钾血症、水钠潴留、低渗性脱水、不稳定代谢、酸中毒等、失代偿性糖尿病、急性心肌梗死、脑卒中、栓塞、不明原因昏迷的患者、重度肝功能障碍和凝血功能障碍患者、伴有酮症的糖尿病患者、对本品中各成分（如大豆油、卵磷脂等）有过敏反应的患者禁用
不良反应	输入速度过快可引起体温升高，偶见发冷、恶心和呕吐等。其他不良反应较罕见，包括：①即刻和早期不良反应：高过敏反应（变态反应、皮疹、荨麻疹），呼吸影响（如呼吸急促等）及循环影响（如高血压/低血压等）。溶血、网织红细胞增多、腹痛、头痛、疲倦、阴茎异常勃起等；②迟发不良反应：长期输注本品，婴儿可能发生血小板减少。偶见静脉炎、血管痛及出血倾向；③患者脂肪廓清能力减退时，尽管输注速度正常仍可致脂肪超载综合征
特殊人群用药	肝、肾功能不全患者：重度肝功能障碍者禁用 儿童：新生儿和未成熟儿伴高胆红素血症或可疑肺动脉高压者应慎用本品
药典	
国家处方集	CNF
医保目录	【保（乙）】
基本药物目录	

续　表

其他推荐依据	
■ 药品名称	ω-3 鱼油脂肪乳注射液　ω-3 Fish Oil Fat Emulsion Injection
适应证	本品用于肠外营养支持时，补充长链 ω-3 脂肪酸。常用于调整患者 ω-3 脂肪酸和 ω-6 脂肪酸的比例到 1∶3 左右
制剂与规格	ω-3 鱼油脂肪乳注射液：①50ml∶5g（精制鱼油）与 0.6g（卵磷脂）；②100ml∶10g（精制鱼油）与 1.2g（卵磷脂）
用法与用量	本品应与其他脂肪乳同时使用。一日剂量：按体重一日输注本品 1～2ml/kg，相当于鱼油 0.1～0.2g/kg。最大滴注速度，按体重每小时的滴注速度不可超过 0.5ml/kg，相当于不超过鱼油 0.05g/kg。应严格控制最大滴注速度，否则血清三酰甘油会出现升高。本品临床应用不应超过 4 周，延长应用时间时，需由医师根据临床需要来定
注意事项	1. 使用本品有可能延长出血时间，抑制血小板聚集，因此接受抗凝治疗的患者应慎用本品 2. 临床应用本品应在 4 周以内，当医疗需要超过 4 周时间，应由主治医师结合临床情况进行分析和评估后继续使用
禁忌	对鱼蛋白过敏、肝肾功能异常、早产儿、新生儿、婴幼儿、儿童禁用
不良反应	本品有可能造成患者出血时间延长及抑制血小板聚集。极少数患者可能感觉鱼腥味，阴茎异常勃起（极罕见）。余参见“脂肪乳注射液（$C_{14\sim24}$）”
特殊人群用药	肝、肾功能不全患者：肝、肾功能异常者禁用 儿童：早产儿、新生儿、婴幼儿、儿童禁用 妊娠与哺乳期妇女：不推荐使用
药典	
国家处方集	CNF
医保目录	【保（乙）】
基本药物目录	
其他推荐依据	
■ 药品名称	长链脂肪乳注射液（OO）　Long Chain Fat Emulsion Injection（OO）
适应证	参见“脂肪乳注射液（$C_{14\sim24}$）”
制剂与规格	长链脂肪乳注射液（OO）20%：①100ml∶20g（脂肪）与 1.2g（卵磷脂）；②250ml∶50g（脂肪）与 3g（卵磷脂）；③1000ml∶200g（脂肪）与 12g（卵磷脂）
用法与用量	适用于进行肠外营养补充脂肪。本品为橄榄油及大豆油混合物。橄榄油的单不饱和脂肪酸（MUFA）含量较高，但没有短期输入后改善临床结局的随机对照临床研究报告
注意事项	参见“脂肪乳注射液（$C_{14\sim24}$）”
禁忌	参见“脂肪乳注射液（$C_{14\sim24}$）”
不良反应	参见“脂肪乳注射液（$C_{14\sim24}$）”
特殊人群用药	参见“脂肪乳注射液（$C_{14\sim24}$）”

续 表

药典	
国家处方集	CNF
医保目录	
基本药物目录	
其他推荐依据	
■ 药品名称	中/长链脂肪乳注射液（$C_{6\sim24}$）（$C_{8\sim24}$） Medium and Long Chain Fat Emulsion Injection（$C_{6\sim24}$）（$C_{8\sim24}$）
适应证	本品基本参见“脂肪乳注射液（$C_{14\sim24}$）”。适用于肝功能轻度受损和创伤后患者
制剂与规格	中/长链脂肪乳注射液（$C_{6\sim24}$）（$C_{8\sim24}$）：①10% 250ml：大豆油 12.5g 与中链三酰甘油 12.5g 与卵磷脂 1.5g；②10% 500ml：大豆油 25g 与中链三酰甘油 25g 与卵磷脂 3g；③20% 250ml：大豆油 25g 与中链三酰甘油 25g 与卵磷脂 3g；④20% 500ml：大豆油 50g 与中链三酰甘油 50g 与卵磷脂 6g
用法与用量	参见“脂肪乳注射液（$C_{14\sim24}$）”
注意事项	参见“脂肪乳注射液（$C_{14\sim24}$）”
禁忌	参见“脂肪乳注射液（$C_{14\sim24}$）”
不良反应	参见“脂肪乳注射液（$C_{14\sim24}$）”
特殊人群用药	肝、肾功能不全患者：重度肝功能障碍者禁用，肝功能轻度受损和创伤患者可应用 儿童：新生儿和未成熟儿伴高胆红素血症或可疑肺功动脉高压者应慎用本品
药典	
国家处方集	CNF
医保目录	【保（乙）】
基本药物目录	
其他推荐依据	
■ 药品名称	中/长链脂肪乳注射液（$C_{8\sim24}$ Ve） Medium and Long Chain Fat Emulsion Injection（$C_{8\sim24}$ Ve）
适应证	本品加入维生素 E，有抗注射液中甘油三酸酯被氧化的作用。余参见“中/长链脂肪乳注射液（$C_{6\sim24}$）（$C_{8\sim24}$）”
制剂与规格	中/长链脂肪乳注射液（$C_{8\sim24}$ Ve）：①10%：500ml；②20%：100ml；③20%：250ml
用法与用量	静脉滴注，按脂肪量计算，剂量一日按体重三酰甘油 1～2g/kg，滴注速度每小时三酰甘油 0.125g/kg。余参见“中/长链脂肪乳注射液（$C_{6\sim24}$）（$C_{8\sim24}$）”
注意事项	参见“中/长链脂肪乳注射液（$C_{6\sim24}$）（$C_{8\sim24}$）”
禁忌	参见“中/长链脂肪乳注射液（$C_{6\sim24}$）（$C_{8\sim24}$）”

续　表

不良反应	参见"中/长链脂肪乳注射液（$C_{6\sim24}$）（$C_{8\sim24}$）"
特殊人群用药	参见"中/长链脂肪乳注射液（$C_{6\sim24}$）（$C_{8\sim24}$）"
药典	
国家处方集	CNF
医保目录	【保（乙）】
基本药物目录	
其他推荐依据	
■ 药品名称	结构脂肪乳注射液（$C_{6\sim24}$）　Structural Fat Emulsion Injection（$C_{6\sim24}$）
适应证	参见"中/长链脂肪乳注射液（$C_{6\sim24}$）（$C_{8\sim24}$）"
制剂与规格	结构脂肪乳注射液（$C_{6\sim24}$）：①20% 250ml：结构三酰甘油 50g；②20% 500ml：结构三酰甘油 100g
用法与用量	静脉滴注：按体重三酰甘油 1～1.5g/kg，三酰甘油每小时 0.15g/kg，余见"中/长链脂肪乳注射液（$C_{6\sim24}$）（$C_{8\sim24}$）"
注意事项	参见"中/长链脂肪乳注射液（$C_{6\sim24}$）（$C_{8\sim24}$）"
禁忌	参见"中/长链脂肪乳注射液（$C_{6\sim24}$）（$C_{8\sim24}$）"
不良反应	参见"中/长链脂肪乳注射液（$C_{6\sim24}$）（$C_{8\sim24}$）"
特殊人群用药	参见"中/长链脂肪乳注射液（$C_{6\sim24}$）（$C_{8\sim24}$）"
药典	
国家处方集	CNF
医保目录	
基本药物目录	
其他推荐依据	
■ 药品名称	复方氨基酸（18AA）　Compound Amino Acid（18AA）
适应证	改善外科手术前、后患者的营养状态
制剂与规格	复方氨基酸注射液（18AA）：①250ml：12.5g（总氨基酸）；②500ml：25g（总氨基酸）；③250ml：30g（总氨基酸）
用法与用量	均需缓慢静脉滴注。根据年龄、病情、症状、体重等决定用量。一般一日按体重输入氮 0.1～0.2g/kg 较适宜，非蛋白热卡氮之比约为（120～150）：1，应同时给予足够的能量、适量的电解质、维生素及微量元素
注意事项	1. 本品须缓慢输入 2. 包装破损或药液变色浑浊等不能使用 3. 本制剂中含有抗氧化剂，偶可引起过敏反应

续 表

禁忌	严重氮质血症、严重肝功能不全、肝性脑病昏迷或有向肝性脑病昏迷发展、严重肾衰竭或尿毒症、对氨基酸有代谢障碍等的患者、对本品过敏者禁用
不良反应	1. 滴速过快可引起恶心、呕吐、发热及头痛，也可能导致血栓性静脉炎 2. 长期大量输注可导致胆汁淤积、黄疸 3. 偶尔引起发疹样过敏反应肝功能损害等，此时应中止给药
特殊人群用药	肝、肾功能不全患者：严重肝功能不全、肝性脑病昏迷或有向肝性脑病昏迷发展、严重肾衰竭或尿毒症患者禁用 老年人：对于高龄患者，由于生理功能减退，应用本品应减小剂量，或减慢给药速度 妊娠与哺乳期妇女：本品对孕妇安全性的评价尚不明确，必须权衡利弊后，方可决定是否应用。哺乳期妇女应避免使用
药典	
国家处方集	CNF
医保目录	【保（甲）】
基本药物目录	【基】
其他推荐依据	
■ 药品名称	复方氨基酸注射液（18AA-Ⅰ） Compound Amino Acid Injection（18AA-Ⅰ）
适应证	本品参见“复方氨基酸注射液（18AA）”
制剂与规格	复方氨基酸注射液（18AA-Ⅰ）：①250ml：17.5g（总氨基酸）；②500ml：35g（总氨基酸）
用法与用量	根据病情，缓慢滴注。高龄及重症患者更需缓慢。在配伍合理性得到保证的前提下，可与葡萄糖注射液、脂肪乳注射液及其他营养要素按照适当的比例混合后经中心或周围静脉连续输注，并根据年龄、症状、体重等情况决定用量。余同“复方氨基酸注射液（18AA）”。 儿童剂量：本品用于新生儿和婴儿患者时，应在开始使用1周内逐渐增加剂量，最大剂量为按体重一日30ml/kg
注意事项	参见“复方氨基酸注射液（18AA）”
禁忌	参见“复方氨基酸注射液（18AA）”
不良反应	参见“复方氨基酸注射液（18AA）”
特殊人群用药	参见“复方氨基酸注射液（18AA）”
药典	
国家处方集	CNF
医保目录	
基本药物目录	
其他推荐依据	
■ 药品名称	复方氨基酸注射液（18AA-Ⅱ） Compound Amino Acid Injection（18AA-Ⅱ）
适应证	本品参见“复方氨基酸注射液（18AA）”

续　表

制剂与规格	复方氨基酸注射液（18AA－Ⅱ）：①250ml：12.5g（总氨基酸）；②500ml：25g（总氨基酸）；③250ml：21.25g（总氨基酸）；④500ml：42.5g（总氨基酸）；⑤250ml：28.5g（总氨基酸）；⑥500ml：57g（总氨基酸）
用法与用量	参见“复方氨基酸注射液（18AA）”
注意事项	参见“复方氨基酸注射液（18AA）”
禁忌	参见“复方氨基酸注射液（18AA）”
不良反应	参见“复方氨基酸注射液（18AA）”
特殊人群用药	参见“复方氨基酸注射液（18AA）”
药典	
国家处方集	CNF
医保目录	
基本药物目录	
其他推荐依据	
■ 药品名称	复方氨基酸注射液（18AA－Ⅲ）　Compound Amino Acid Injection（18AA－Ⅲ）
适应证	本品参见“复方氨基酸注射液（18AA）”
制剂与规格	复方氨基酸注射液（18AA－Ⅲ）：250ml：25.90g（总氨基酸）
用法与用量	参见“复方氨基酸注射液（18AA）”
注意事项	本品含60mmol/L的醋酸根，大量应用或并用电解质输液时应注意电解质与酸碱平衡。参见“复方氨基酸注射液（18AA）”
禁忌	参见“复方氨基酸注射液（18AA）”
不良反应	参见“复方氨基酸注射液（18AA）”
特殊人群用药	参见“复方氨基酸注射液（18AA）”
药典	
国家处方集	CNF
医保目录	
基本药物目录	
其他推荐依据	
■ 药品名称	复方氨基酸注射液（18AA－Ⅴ）　Compound Amino Acid Injection（18AA－Ⅴ）
适应证	本品参见“复方氨基酸注射液（18AA）”
制剂与规格	本品参见“复方氨基酸注射液（18AA）”
用法与用量	本品参见“复方氨基酸注射液（18AA）”

续 表

注意事项	本品含盐酸盐，大量输入可能导致酸碱失衡
禁忌	参见“复方氨基酸注射液（18AA）”
不良反应	参见“复方氨基酸注射液（18AA）”
特殊人群用药	参见“复方氨基酸注射液（18AA）”
药典	
国家处方集	CNF
医保目录	
基本药物目录	
其他推荐依据	
■ 药品名称	复方氨基酸注射液（18AA-Ⅶ） Compound Amino Acids Injection（18AA-Ⅶ）
适应证	本品参见“复方氨基酸注射液（18AA）”
制剂与规格	复方氨基酸注射液（18AA-Ⅶ）：200ml：20.65g（总氨基酸）
用法与用量	1. 周围静脉给药：成人一次 200～400ml，缓慢静脉滴注，用量可根据年龄、症状、体重适当增减。本品最好与糖类同时输注 2. 中心静脉给药：成人一日 400～800ml。可与糖类等混合，由中心静脉 24 小时持续滴注
注意事项	本品含有 80mmol/L 醋酸根，大量给药或与电解质液并用时应注意酸碱平衡。参见“复方氨基酸注射液（18AA）”
禁忌	参见“复方氨基酸注射液（18AA）”
不良反应	参见“复方氨基酸注射液（18AA）”
特殊人群用药	参见“复方氨基酸注射液（18AA）”
药典	
国家处方集	CNF
医保目录	【保（乙）】
基本药物目录	
其他推荐依据	
■ 药品名称	氨基酸葡萄糖注射液 Amino Acid and Glucose Injection
适应证	本品为静脉输注营养用药，适用于不能经胃肠摄取营养、经胃肠摄取营养不足或对肠内营养禁忌的患者
制剂与规格	氨基酸葡萄糖注射液：2000 毫升/袋，每袋含 5.5% 平衡氨基酸电解质注射液 1000ml，15% 葡萄糖电解质注射液 1000ml。电解质包括钾、钠、氯、钙、镁、磷酸盐等
用法与用量	根据患者的代谢需要、能量消耗及患者的临床状况选择剂量。输注速度根据剂量、输注溶液的性质、24 小时输注的总液量及输注时间调节。输注时间应长于 12 小时。建议应该加脂

续　表

	肪乳均匀输入（参考脂肪乳的输入方法）。本品可用作中心静脉营养开始时的初始液，与脂肪乳混输适用于术后患者的低氮低热卡肠外营养
注意事项	1. 菌血症患者，高渗性脱水患者，心力衰竭患者，由于梗阻性泌尿系疾病造成尿量减少的患者，糖尿病患者，尿崩症患者，有胰腺功能障碍的患者应慎用 2. 给药期间，患者的排尿量每天不少于800ml 3. 肠外营养治疗时，如果怀疑严重酸中毒是由于缺乏维生素 B_1 而引起的，应停止肠外营养治疗 4. 临用前即刻混合，药液混浊或包装破损时禁止使用。如果两个腔袋之间的隔膜部分已经被打开，不能使用
禁忌	高钠血症、高氯血症、高钾血症、高钙血症、少尿症患者、艾迪生病等患者。高磷酸血症的患者或者甲状旁腺功能减退者（本品电解质成分可能加重高磷酸血症患者的症状）。高镁血症患者或甲状腺功能减退患者
不良反应	使用本品后，葡萄糖超负荷综合征偶有报道，肝功能异常有少量报道。可能发生严重的酸中毒、高钙血症。大量快速给药可能引起脑水肿、肺水肿、外周水肿或水中毒。由于本品是高浓度葡萄糖制剂，输注时有时可能出现高血糖症、高渗尿糖症和口渴，一旦出现这种情况，需采取相应举措如使用胰岛素。余参见“复方氨基酸注射液（18AA）”
特殊人群用药	肝、肾功能不全患者：肾衰竭患者慎用
药典	
国家处方集	CNF
医保目录	
基本药物目录	
其他推荐依据	
■ 药品名称	**脂肪乳氨基酸（17）葡萄糖（11%）注射液**　Fat Emulsion, Amino Acids (17) and Glucose (11) Injection
适应证	本品原则同肠外营养的适应证，如短肠综合征患者和有营养风险的患者
制剂与规格	脂肪乳氨基酸（17）葡萄糖（11%）注射液：塑料输液袋装，2400毫升/袋，1920毫升/袋，1440毫升/袋。每袋三腔中分别包装葡萄糖（11%）注射液、氨基酸（17种）注射液和脂肪乳（长链）注射液
用法与用量	可经周围静脉或中心静脉进行输注。开通腔室间的封条，使三腔内液体混匀，混合液在25℃下可放置24小时。适量添加微量元素及维生素。本品输注速率不宜超过每小时3.7ml/kg。推荐输注时间为12～24小时
注意事项	参见“脂肪乳注射液（$C_{14\sim24}$）”和“复方氨基酸注射液（18AA）”
禁忌	参见“脂肪乳注射液（$C_{14\sim24}$）”和“复方氨基酸注射液（18AA）”
不良反应	参见“脂肪乳注射液（$C_{14\sim24}$）”和“复方氨基酸注射液（18AA）”
特殊人群用药	参见“脂肪乳注射液（$C_{14\sim24}$）”和“复方氨基酸注射液（18AA）”
药典	

续 表

国家处方集	CNF
医保目录	【保（乙）】
基本药物目录	
其他推荐依据	
■ 药品名称	**脂肪乳氨基酸（17）葡萄糖（19%）注射液　Fat Emulsion，Amino Acids（17）and Glucose（19）Injection**
适应证	本品参见“脂肪乳氨基酸（17）葡萄糖（11%）注射液”
制剂与规格	脂肪乳氨基酸（17）葡萄糖（19%）注射液：塑料输液袋装，2566 毫升/袋，2053 毫升/袋，1540 毫升/袋，1026 毫升/袋。每袋三腔中分别包装葡萄糖（19%）注射液、氨基酸（17 种）注射液和脂肪乳（20% 长链）注射液。容积渗透压约 1060mOsm/L，pH 值约 5.6
用法与用量	仅推荐经中心静脉进行输注。输注速率不宜超过每小时 2.6ml/kg。推荐输注时间为 12～24 小时。余同“脂肪乳氨基酸（17）葡萄糖（11%）注射液”
注意事项	参见“脂肪乳氨基酸（17）葡萄糖（11%）注射液”
禁忌	参见“脂肪乳氨基酸（17）葡萄糖（11%）注射液”
不良反应	参见“脂肪乳氨基酸（17）葡萄糖（11%）注射液”
特殊人群用药	参见“脂肪乳氨基酸（17）葡萄糖（11%）注射液”
药典	
国家处方集	CNF
医保目录	【保（乙）】
基本药物目录	
其他推荐依据	

第六章

肠内营养药

第一节　氨基酸型肠内营养药

■ 药品名称	肠内营养粉（AA）　Enteral Nutritional Powder（AA）
适应证	本品与肠内营养的适应证基本相同，包括：①意识障碍及昏迷患者，如老年痴呆不能经口进食和精神失常或不愿经口进食的患者；②吞咽困难和失去咀嚼能力的患者；③严重创伤、大面积烧伤、多发性骨折及各种原因所致的严重感染等患者；④适宜用肠内营养的胃肠道瘘患者；⑤适宜用肠内营养的溃疡性结肠炎及克罗恩病患者；⑥消化吸收不良患者，如慢性胰腺功能不全及短肠综合征的患者；⑦营养不良（营养不足）的患者，如恶性肿瘤或慢性消耗性疾病；⑧器官衰竭患者，如心力衰竭、肝衰竭、胃肠衰竭、肾衰竭及多器官衰竭等。对这类患者的肠内营养支持应慎重；⑨特殊患者营养支持，如有并发症的糖尿病、急性放射病、器官移植等；⑩家庭肠内营养支持患者。但更侧重于消化道有部分功能的患者
制剂与规格	肠内营养粉（AA）：本品为原味粉剂，易溶于水，pH 5.3。其主要成分为结晶氨基酸、脂质、碳水化合物、电解质、维生素和微量元素等。每包 80.4g（300ml），总能量为 300kcal，能量密度为 1kcal/ml
用法与用量	配制 300ml 全浓度本品方法如下：将 250ml 温水倒入适量容器中，加入 1 袋（80.4g）本品，盖上盖振荡 20 秒，静置 5~10 分钟后，颗粒充分溶解后使用。成人常用量：管饲连续滴入第一天先用 80.4 克/袋，化水 300ml，一小时 20ml，根据患者消化道情况逐日增加至维持一日 5~6 包 口服：80.4 克/袋，化水 300ml，一小时 50ml。一般口服只能达到 2 袋，很难达到全量
注意事项	1. 静脉使用，请依医师或营养师指示使用 2. 用 50℃以上的热水配制营养剂；糖尿病患者应注意控制和监测血糖 3. 肠功能异常者慎用 4. 可室温保存，配制好的制剂可在室温下贮藏 8 小时，配制后冰箱中 4℃下冷藏可贮藏 48 小时
禁忌	肠梗阻及肠功能紊乱的患者禁用
不良反应	少见腹胀、腹痛和腹泻
特殊人群用药	肝、肾功能不全患者：肝、肾功能异常者慎用 儿童：不宜用于 10 岁以下儿童
药典	
国家处方集	CNF
医保目录	【保（乙）】

续 表

基本药物目录	
其他推荐依据	
■ 药品名称	谷氨酰胺颗粒　Glutamine Granules
适应证	本品用于需要补充谷氨酰胺患者的肠内营养补充剂。谷氨酰胺为肠黏膜修复和免疫细胞增殖所需要的营养素
制剂与规格	谷氨酰胺颗粒：2.5g（袋）
用法与用量	口服：一日 15~30g，加入肠内营养剂中均匀输入。也可根据医嘱，成人一次 5~10g，一日 3 次；温开水溶解后服用，即配即用。儿童每千克体重一次 0.1~0.2g，一日 3 次
注意事项	本品中加入肠内营养剂后，24 小时内使用。其水溶液在室温中每天分解量约为 1%~2%
禁忌	严重肝肾功能不全患者禁用
不良反应	尚未见不良反应的报道
特殊人群用药	肝、肾功能不全患者：对于代偿性肝功能不全的患者，定期监测肝功能；严重肝肾功能不全患者禁用
药典	
国家处方集	CNF
医保目录	
基本药物目录	
其他推荐依据	

第二节　短肽型肠内营养液

■ 药品名称	肠内营养混悬液（SP）　Enteral Nutritional Suspension（SP）
适应证	本品用于有胃肠功能或有部分胃肠道功能有营养风险的住院患者。主要用于：①代谢性胃肠道功能障碍（胰腺炎、肠道炎症性疾病、放射性肠炎和化疗、肠瘘、短肠综合征、艾滋病）；②危重疾病（大面积烧伤、创伤、脓毒血症、大手术后的恢复期）；③营养不良患者的手术前喂养、肠道准备
制剂与规格	肠内营养混悬液：500ml
用法与用量	口服或肠道喂养。置入一根喂养管到胃、十二指肠或空肠上段部分，连接喂养管与本品容器。本品能量密度为 1kcal/ml，正常滴速为每小时 100~125ml（开始时滴速宜慢）。①一般患者，一天给以 2000kcal（4 袋），即可满足机体对营养的需求；②高代谢患者（烧伤，多发性创伤），一天 4000kcal（8 袋）；③初次肠道喂养的患者，初始剂量从 1000kcal（2 袋）开始，在 2~3 日逐渐增加至需要量

续　表

注意事项	1. 不能经静脉输注 2. 严重糖代谢异常的患者慎用 3. 严重肝肾功能不全的患者慎用
禁忌	禁用于：胃肠衰竭；完全性小肠梗阻；严重的腹腔内感染；对本品中任一成分过敏的患者；对本品中任一成分有先天性代谢障碍的患者；顽固性腹泻等需要进行肠道休息处理的患者
不良反应	使用本品可能会出现腹泻、腹痛等胃肠道不适反应
特殊人群用药	肝、肾功能不全患者：慎用
药典	
国家处方集	CNF
医保目录	【保（乙）】
基本药物目录	
其他推荐依据	
■ 药品名称	短肽型肠内营养粉剂　Short Peptide Enteral Nutrition Powder
适应证	参见“氨基酸型肠内营养药”
制剂与规格	短肽型肠内营养粉剂，其主要成分为：麦芽糊精、水解乳清蛋白、植物油、中链三酰甘油（MCT）、乳化剂、稳定剂、矿物质、维生素和微量元素等，能量密度为1kcal/ml
用法与用量	混悬剂打开前先摇匀，适应全浓度输注无需稀释。操作中注意洗手，避免交叉感染。粉剂在容器中注入50ml温开水，加入1袋，充分混匀，待粉剂完全溶解后，再加温开水至500ml，轻轻搅拌混匀即可。具体用法：①一般患者，一天给以2000kcal（4袋），即可满足机体对营养的需求；②高代谢患者（烧伤、多发性创伤），一天4000kcal（8袋）；③初次肠道喂养的患者，初始剂量从1000kcal（2袋）开始，在2～3日逐渐增加至需要量
注意事项	非供静脉使用，请遵医嘱使用
禁忌	不能用于5岁以内的婴幼儿。余参见“氨基酸型肠内营养药”
不良反应	参见“氨基酸型肠内营养药”
特殊人群用药	肝、肾功能不全患者：参见“氨基酸型肠内营养药” 儿童：不能用于5岁以内的婴幼儿 妊娠与哺乳期妇女：用药具体使用由医师处方决定
药典	
国家处方集	CNF
医保目录	
基本药物目录	
其他推荐依据	

第三节　整蛋白型肠内营养药

■ 药品名称	肠内营养乳剂（TP）　Enteral Nutritional Emulsion（TP）
适应证	①意识障碍及昏迷患者，如老年痴呆不能经口进食和精神失常或不愿经口进食的患者；②吞咽因难和失去咀嚼能力的患者；③严重创伤、大面积烧伤、多发性骨折及各种原因所致的严重感染等患者；④适宜用肠内营养的胃肠道瘘患者；⑤适宜用肠内营养的溃疡性结肠炎及克罗恩病患者；⑥消化吸收不良患者，如慢性胰腺功能不全及短肠综合征的患者；⑦营养不良（营养不足）的患者，如恶性肿瘤或慢性消耗性疾病；⑧器官衰竭患者，如心力衰竭、肝衰竭、胃肠衰竭、肾衰竭及多器官衰竭等。对这类患者的肠内营养支持应慎重；⑨特殊患者营养支持，如有并发症的糖尿病、急性放射病、器官移植等；⑩家庭肠内营养支持患者。本品不含膳食纤维，可用于严重胃肠道狭窄和肠瘘患者
制剂与规格	肠内营养乳剂（TP）：每 500ml 含蛋白质 19g、脂肪 17g、碳水化合物 69g，以及钠、钾、氯、钙等电解质、多种维生素和微量元素，提供 500kcal 热量，能量密度为 1kcal/ml
用法与用量	本品通过管饲或口服使用，应按照患者体重和营养状况计算每日剂量。①以本品为唯一营养来源的患者：推荐剂量为按体重一日 30ml（30kcal）/kg；②以本品补充营养的患者：根据患者需要，一日使用 500～1000ml。管饲给药时，应逐渐增加剂量，第一天滴速为一小时 20ml，以后逐日增加一小时 20ml，最大滴速一小时 125ml
注意事项	1. 对于以本品为惟一营养来源的患者，必须监测其液体平衡 2. 应根据患者不同的代谢状况决定是否需要另外补钠 3. 本品提供长期营养时，只适用于禁用膳食纤维的患者。否则应选用含纤维的营养制剂 4. 使用前摇匀，有效期内使用 5. 25℃以下密闭保存。开启后冷处（2～10℃）保存 24 小时 6. 不可应用于消化道功能严重障碍和对本品所含营养物质有先天性代谢障碍，以及 1 岁以下婴儿
禁忌	不可应用于消化道功能严重障碍和对本品所含营养物质有先天性代谢障碍，以及 1 岁以下婴儿。禁忌静脉内输入
不良反应	输注过快或严重超量时，可能出现恶心、呕吐或腹泻等胃肠道反应
特殊人群用药	儿童：1 岁以下婴儿禁用 妊娠与哺乳期妇女：处于妊娠期初期 3 个月的妇女和育龄妇女一日摄入维生素 A 不应超过 10 000U。本品与含维生素 A 的其他营养制剂一起使用时，应考虑这一因素
药典	
国家处方集	CNF
医保目录	【保（乙）】
基本药物目录	
其他推荐依据	

续　表

■ 药品名称	肠内营养粉剂（TP）　Enteral Nutritional Powder（TP）
适应证	①意识障碍及昏迷患者，如老年痴呆不能经口进食和精神失常或不愿经口进食的患者；②吞咽因难和失去咀嚼能力的患者；③严重创伤、大面积烧伤、多发性骨折及各种原因所致的严重感染等患者；④适宜用肠内营养的胃肠道瘘患者；⑤适宜用肠内营养的溃疡性结肠炎及克罗恩病患者；⑥消化吸收不良患者，如慢性胰腺功能不全及短肠综合征的患者；⑦营养不良（营养不足）的患者，如恶性肿瘤或慢性消耗性疾病；⑧器官衰竭患者，如心力衰竭、肝衰竭、胃肠衰竭、肾衰竭及多器官衰竭等。对这类患者的肠内营养支持应慎重；⑨特殊患者营养支持，如有并发症的糖尿病、急性放射病、器官移植等；⑩家庭肠内营养支持患者
制剂与规格	肠内营养粉剂（TP）：每听 400g，可加水溶解为 1750ml，提供 1750kcal 热量，能量密度为 1kcal/ml。含有蛋白质、碳水化合物、脂肪、维生素和矿物质，不含麸质。本品具有渗透性，重量渗克分子浓度为 443mOsm/kg 水，容积渗克分子浓度为 379mOsm/L。热氮比为 177：1，非蛋白热氮比为 152：1
用法与用量	1. 同肠内营养输注的基本原则；混合方法：在杯中加入本品 55.8g，用温开水 200ml，缓慢地搅拌直到溶解为 250ml，400g 粉剂分 7 份。可口服或管饲，遵照医嘱使用 2. 管饲：根据患者的病情和耐受性调整滴速、用量和浓度。额外需要的液体应通过每餐和两餐之间给予温水补足，连续管饲时，给药速度应从 20ml/h 增至正常速度 3. 一日输注前检查胃内残留物，如胃液>100ml，应注意调整速度。间歇管饲时，如果患者仍不能忍受可将配方稀释。同时也要定期检查胃内残留物，根据情况调整灌注
注意事项	参见“肠内营养乳剂（TP）”。如不耐受果糖患者及对牛乳或大豆蛋白过敏者慎用
禁忌	参见“肠内营养乳剂（TP）”。半乳糖血症患者禁用
不良反应	参见“肠内营养乳剂（TP）”
特殊人群用药	参见“肠内营养乳剂（TP）”
药典	
国家处方集	CNF
医保目录	【保（乙）】
基本药物目录	
其他推荐依据	
■ 药品名称	肠内营养乳剂（TPF）　Enteral Nutritional Emulsion（TPF）
适应证	①意识障碍及昏迷患者，如老年痴呆不能经口进食和精神失常或不愿经口进食的患者；②吞咽因难和失去咀嚼能力的患者；③严重创伤、大面积烧伤、多发性骨折及各种原因所致的严重感染等患者；④适宜用肠内营养的胃肠道瘘患者；⑤适宜用肠内营养的溃疡性结肠炎及克罗恩病患者；⑥消化吸收不良患者，如慢性胰腺功能不全及短肠综合征的患者；⑦营养不良（营养不足）的患者，如恶性肿瘤或慢性消耗性疾病；⑧器官衰竭患者，如心力衰竭、肝衰竭、胃肠衰竭、肾衰竭及多器官衰竭等，对这类患者的肠内营养支持应慎重；⑨特殊患者营养支持，如有并发症的糖尿病、急性放射病、器官移植等；⑩家庭肠内营养支持患者，尤其是不能耐受大容量喂养或需要高能量的患者

续 表

制剂与规格	肠内营养乳剂（TPF）：每500ml中的主要成分包括蛋白质28g、脂肪29g、碳水化合物94g、膳食纤维10g、电解质、多种维生素和微量元素等，能量密度为1.5kcal/ml
用法与用量	参见“肠内营养乳剂（TP）”
注意事项	参见“肠内营养乳剂（TP）”
禁忌	参见“肠内营养乳剂（TP）”
不良反应	参见“肠内营养乳剂（TP）”
特殊人群用药	参见“肠内营养乳剂（TP）”
药典	
国家处方集	CNF
医保目录	【保（乙）】
基本药物目录	
其他推荐依据	
■ 药品名称	肠内营养混悬液（TPF） Enteral Nutritional Suspension（TPF）
适应证	本品适用于有胃肠道功能或部分胃肠道功能，而不能或不愿进食足够数量的常规食物患者。主要用于：危重疾病（大面积烧伤、创伤、脓毒症、大手术后的恢复期）；营养不良患者的手术期前喂养
制剂与规格	本品为灰白色至微黄棕色乳状混悬液，含膳食纤维，味微甜。每500ml含蛋白质、脂肪、碳水化合物、膳食纤维（11g），以及钠、钾、氯、钙等电解质和多种维生素。有0.75kcal/ml、1kcal/ml、1.5kcal/ml三种能量密度
用法与用量	口服或管饲喂养。管饲喂养时，先置入一根喂养管到胃、十二指肠或空肠上段部分，连接喂养管与本品容器。本品能量密度为1kcal/ml，正常滴速为每小时100~125ml（开始时滴速宜慢）。①一般患者，一天给以2000kcal，即可满足机体对营养的需求；②高代谢患者（烧伤、多发性创伤），一天4000kcal；③初次肠道喂养的患者，初始剂量从1000kcal开始，在2~3日逐渐增加至需要量；④若患者不能摄入过多的液体，如心肾功能不全患者，可酌情使用能量密度为1.5kcal/ml的产品
注意事项	1. 不宜用于要求低渣膳食的患者 2. 严禁静脉输注 3. 在使用过程中，需注意液体平衡，保证足够的液体输入，以补充由纤维素排泄所带走的水分 4. 严重糖代谢异常的患者慎用
禁忌	肠道衰竭；完全性肠梗阻；严重腹腔内感染；对本品中任一成分过敏；对本品中任一成分有先天性代谢障碍
不良反应	可能出现腹泻、腹痛等胃肠道不适反应
特殊人群用药	肝、肾功能不全患者：严重肝、肾功能不全的患者慎用
药典	
国家处方集	CNF

续　表

医保目录	【保（乙）】
基本药物目录	
其他推荐依据	
■ 药品名称	整蛋白型肠内营养剂（粉剂）　Intacted Protein NPEnteral Nutrition Powder
适应证	本品参见“肠内营养粉剂（TP）”
制剂与规格	整蛋白型肠内营养剂（粉剂），每听 320g，加水混合易成白色乳状液体 1500ml，提供 1500kcal 热量。主要成分：麦芽糊精、酪蛋白、植物油、矿物质、维生素和微量元素等
用法与用量	混合方法：在容器中注入 500ml 温开水，加入 320g，充分混合。待粉剂完全溶解后，再加温开水至 1500ml，轻轻搅拌混匀，或用所附的小匙，取 9 平匙，溶于 50ml 温开水中充分混合，待完全溶解后，加温开水至 200ml 以满足少量使用的要求。具体用法为： 1. 口服：一次 50ml/h 2. 管饲喂养：先置入一根喂养管到胃、十二指肠或空肠上段部分，连接喂养管与本品容器。正常滴速为每小时 100～125ml（开始时滴速宜慢）。①一般患者，一天给予 2000kcal，即可满足机体对营养的需求；②高代谢患者（烧伤、多发性创伤），一天 4000kcal；③初次肠道喂养的患者，初始剂量从 1000kcal 开始，在 2～3 日逐渐增加至需要量
注意事项	参见“肠内营养粉剂（TP）”
禁忌	参见“肠内营养粉剂（TP）”
不良反应	参见“肠内营养粉剂（TP）”
特殊人群用药	参见“肠内营养粉剂（TP）”
药典	
国家处方集	CNF
医保目录	【保（乙）】
基本药物目录	
其他推荐依据	

第七章

局部麻醉药

■ 药品名称	利多卡因 Lidocaine
适应证	盐酸利多卡因：主要用于浸润麻醉，硬膜外麻醉，表面麻醉及神经传导阻滞 碳酸利多卡因：低位硬膜外麻醉及臂丛神经阻滞麻醉
制剂与规格	盐酸利多卡因注射液：①5ml：50mg；②5ml：100mg；③10ml：200mg；④20ml：400mg 碳酸利多卡因注射液：①5ml：86.5mg；②10ml：173mg（均按利多卡因计算）
用法与用量	1. 成人常用量：①表面麻醉：2%～4%溶液一次不超过100mg。注射给药时一次量不超过4.5mg/kg（不用肾上腺素）或7mg/kg（用1：200 000浓度的肾上腺素）；②骶管阻滞用于分娩镇痛：用1.0%溶液，以200mg为限；③硬脊膜外阻滞：胸腰段用1.5%～2.0%溶液，250～300mg；④浸润麻醉或静脉注射区域阻滞：用0.25%～0.5%溶液，50～300mg；⑤外周神经阻滞：臂丛（单侧）用1.5%溶液，250～300mg；牙科用2%溶液，20～100mg；肋间神经（每支）用1%溶液，30mg，300mg为限；宫颈旁浸润用0.5%～1.0%溶液，左右侧各100mg；椎旁脊神经阻滞（每支）用1.0%溶液，30～50mg，300mg为限；阴部神经用0.5%～1.0%溶液，左右侧各100mg；⑥交感神经节阻滞：颈星状神经用1.0%溶液，50mg；蛛网膜下腔麻醉用1.0%溶液，50～100mg；⑦一次限量，不加肾上腺为200mg（4mg/kg），加肾上腺素为300～350mg（6mg/kg）；静脉注射区域阻滞，极量4mg/kg；治疗用静脉注射，第一次初量1～2mg/kg，极量4mg/kg，成人静脉滴注每分钟以1mg为限；反复多次给药，间隔时间不得短于45～60分钟 2. 儿童常用量：随个体而异，一次给药总量不得超过4.0～4.5mg/kg，常用0.25%～0.5%溶液，特殊情况才用1%溶液
注意事项	1. 误入血管可引起严重的中毒反应 2. 超量使用可引起惊厥和心搏骤停
禁忌	对本品过敏者及阿-斯综合征和严重心传导阻滞者禁用
不良反应	头晕、眩晕、恶心、呕吐、倦怠、言语不清、感觉异常、肌肉震颤、惊厥、神志不清、呼吸抑制；低血压、窦性心动过缓、心脏停搏、房室传导阻滞、心肌收缩力减弱、心排血量下降，红斑皮疹、血管神经性水肿
特殊人群用药	肝、肾功能不全患者：肝肾功能障碍者慎用 儿童：新生儿用药可引起中毒，早产儿慎用 老年人：应根据需要和耐受程度调整剂量，70岁以上的患者剂量应减半 妊娠与哺乳期妇女：妊娠期妇女慎用
药典	Eur. P.、Chin. P.、Int. P.、Pol. P.、USP、Viet. P.
国家处方集	CNF
医保目录	【保（甲）】
基本药物目录	【基】

续 表

其他推荐依据	
■ 药品名称	布比卡因 Bupivacaine
适应证	用于局部浸润麻醉、外周神经阻滞和椎管内阻滞
制剂与规格	盐酸布比卡因注射液：①5ml：12.5mg；②5ml：25mg；③5ml：37.5mg；④2ml：15mg
用法与用量	1. 臂丛神经阻滞：0.25%溶液 20～30ml 或 0.375%溶液 20ml（50～70mg） 2. 骶管阻滞：0.25%溶液 15～30ml（37.5～75mg）或 0.5%溶液 15～20ml（75～100mg） 3. 硬脊膜外间隙阻滞：0.25%～0.375%溶液可以镇痛，0.5%可用于一般的腹部手术等 4. 局部浸润：总用量一般以 175～200mg（0.25%，70～80ml）为限，24 小时内分次给药，一日极量 400mg 5. 交感神经节阻滞的总用量：50～125mg（0.25%，20～50ml） 6. 蛛网膜下腔阻滞常用量：5～15mg，并加 10%葡萄糖成高密度液或用脑脊液稀释成近似等密度液
注意事项	1. 使用过量或误入血管可致严重毒性反应，一旦发生心肌毒性，几乎无复苏希望 2. 少数患者用药后可出现头痛、恶心、呕吐、尿潴留及心率减慢等症状
禁忌	对本品过敏者禁用
不良反应	1. 少数患者可出现头痛、恶心、呕吐、尿潴留及心率减慢等。如果出现再重不良反应，可静脉注射麻黄碱或阿托品 2. 过量或误入血管可产生严重的毒性反应，一旦发生心肌毒性几乎无复苏希望
特殊人群用药	肝、肾功能不全患者：禁用 儿童：12 岁以下儿童慎用
药典	
国家处方集	CNF
医保目录	【保（甲）】
基本药物目录	【基】
其他推荐依据	
■ 药品名称	左布比卡因 Levobupivacaine
适应证	主要用于外科硬膜外阻滞麻醉
制剂与规格	盐酸左布比卡因注射液：①5ml：37.5mg；②10ml：50mg
用法与用量	成人：用于神经阻滞或浸润麻醉，一次最大剂量 150mg。外科硬膜外阻滞，0.5%～0.75%，10～20ml，50～150mg 部分至完全运动阻滞
注意事项	1. 使用时不得过量，过量可导致低血压、抽搐、心脏停搏、呼吸抑制及惊厥 2. 不宜静脉注射 3. 不用于蛛网膜下腔阻滞麻醉
禁忌	1. 低蛋白血症、对本品过敏患者或对酰胺类局部麻醉药过敏者禁用 2. 若本品与盐酸肾上腺素混合使用时，禁用于毒性甲状腺肿，严重心脏病或服用三环抗抑郁药等患者

续 表

不良反应	低血压、恶心、术后疼痛、发热、呕吐、贫血、瘙痒、疼痛、头痛、便秘、眩晕、胎儿窘迫等，偶见哮喘、水肿、少动症，不随意肌收缩，痉挛、震颤、晕厥、心律失常、期前收缩、心房颤动、心脏停搏、肠梗阻、胆红素升高、意识模糊、窒息、支气管痉挛、呼吸困难、肺水肿、呼吸功能不全、多汗、皮肤变色等
特殊人群用药	肝、肾功能不全患者：禁用 儿童：本品不用于12岁以下儿童，其安全性有待证实 妊娠与哺乳期妇女：妊娠期妇女应用本品应权衡利弊；大部分局部麻醉药能进入母体乳汁中，故哺乳期妇女应用本品时需注意
药典	
国家处方集	CNF
医保目录	【保（乙）】
基本药物目录	
其他推荐依据	
■ 药品名称	普鲁卡因 Procaine
适应证	用于浸润麻醉，神经阻滞麻醉，蛛网膜下腔麻醉，硬膜外麻醉及封闭疗法等
制剂与规格	盐酸普鲁卡因注射液：①2ml：40mg；②10ml：100mg；③20ml：50mg；④20ml：100mg 注射用盐酸普鲁卡因：150mg
用法与用量	1. 局部浸润麻醉：注射范围较大的，一般用0.25%～0.5%溶液；注射范围较小的，用1%溶液。本品一次用量，不加肾上腺素时不得超过0.5g，加肾上腺素时不得超过1g。每小时不得超过1.5g 2. 神经传导阻滞麻醉：使用本品1%～2%溶液。本品一次用量，不加肾上腺素时不得超过0.5g，加肾上腺素时不得超过1g（指、趾的麻醉不得加肾上腺素）。每小时不得超过1g 3. 蛛网膜下腔阻滞麻醉：一次不宜超过150mg，麻醉作用约可持续1小时，主要用于腹部以下持续时间不长的手术 4. 硬膜外麻醉：2%溶液，一般一次注射20～25ml。每小时不得超过0.75g 5. 封闭疗法：将本品液注射于与病变有关的神经周围或病变部位，用量同局部浸润麻醉
注意事项	1. 使用过量或误入血管可致严重毒性反应，一旦发生心肌毒性，几乎无复苏希望 2. 少数患者用药后可出现头痛、恶心、呕吐、尿潴留及心率减慢等症状
禁忌	对本品过敏者禁用
不良反应	1. 少数患者可出现头痛、恶心、呕吐、尿潴留及心率减慢等。如果出现再重不良反应，可静脉注射麻黄碱或阿托品 2. 过量或误入血管可产生严重的毒性反应，一旦发生心肌毒性几乎无复苏希望
特殊人群用药	心、肾功能不全患者：禁用 儿童：儿童应用本品的毒性反应比成人严重，故慎用 妊娠与哺乳期妇女：妊娠期妇女应用本品应权衡利弊
药典	Eur. P.、Chin. P.、Jpn. P.、Int. P.、Pol. P.、USP、Viet. P.
国家处方集	CNF

续　表

医保目录	【保（甲）】
基本药物目录	【基】
其他推荐依据	
■ 药品名称	罗哌卡因　Ropivacaine
适应证	外科手术麻醉：硬膜外麻醉、区域阻滞；急性疼痛控制：持续硬膜外输注或间歇性单次用药（如术后或分娩疼痛）、区域阻滞
制剂与规格	盐酸罗哌卡因注射液：①10ml：20mg；②10ml：75mg；③10ml：100mg；④20ml：40mg；⑤20ml：150mg；⑥20ml：200mg
用法与用量	区域阻滞（如末梢神经阻滞和浸润麻醉）：浓度 7.5mg/ml，容量 1～30ml，总用量 7.5～225mg，用于外科手术；或浓度 2.0mg/ml，容量 1～100ml，总用量 2～200mg，用于疼痛控制
注意事项	1. 本品在 pH 6.0 以上碱性环境中会出现沉淀 2. 将本品误注入血管中可致毒性反应 3. 对于高龄或伴有其他严重疾患诸如患有心脏传导部分或完全阻滞、严重肝病或严重肾功能不全等疾病而需施用区域麻醉的患者，在实施麻醉前，应尽力改善患者的状况，药物剂量也应随之调整
禁忌	对本品过敏者禁用
不良反应	最常见的不良反应为低血压和恶心
特殊人群用药	儿童：本品不用于 12 岁以下的患者 妊娠与哺乳期妇女：妊娠期妇女慎用
药典	USP
国家处方集	CNF
医保目录	【保（乙）】
基本药物目录	
其他推荐依据	
■ 药品名称	丁卡因　Tetracaine
适应证	用于硬膜外阻滞、蛛网膜下腔阻滞、神经传导阻滞、黏膜表面麻醉
制剂与规格	注射用盐酸丁卡因：①10mg；②15mg；③20mg；④50mg 盐酸丁卡因注射液：①3ml：30mg；②5ml：50mg；③10ml：30mg
用法与用量	本品为粉针剂，需加氯化钠注射液或灭菌注射用水溶解使用。药液浓度及用量按用途分别如下：①硬膜外阻滞：常用浓度为 0.15%～0.3%溶液，与盐酸利多卡因合用，最高浓度为 0.3%，一次常用量为 40～50mg，极量为 80mg；②蛛网膜下腔阻滞：常用其混合液（1%盐酸丁卡因 1ml 与 10%葡萄糖注射液 1ml、3%盐酸麻黄碱 1ml 混合使用），一次常用量为 10mg，15mg 为限量，20mg 为极量；③神经传导阻滞：常用浓度 0.1%～0.2%，一次常用量为 40～50mg，极量为 100mg；④黏膜表面麻醉：常用浓度 1%，眼科用 1%等渗溶液，耳鼻喉科用 1%～2%溶液，一次限量为 40mg

续　表

注意事项	1. 禁用于浸润麻醉、静脉注射和静脉滴注 2. 皮肤或黏膜表面损伤、感染严重的部位需慎用 3. 对儿童、年老体弱、营养不良、饥饿状态易出现毒性反应，应减量 4. 注射部位不能遇碘 5. 避免误入血管引发严重反应
禁忌	对本品过敏者、严重过敏性体质者；心、肾功能不全及重症肌无力等患者禁用
不良反应	1. 毒性反应：过量中毒症状表现为头晕、目眩，继之寒战、震颤、恐慌，最后可致惊厥和昏迷，并出现呼吸衰竭和血压下降，需及时抢救 2. 变态反应：对过敏患者可引起猝死，即使表面麻醉时也需注意 3. 可产生皮疹或荨麻疹，颜、口和（或）舌咽区水肿等
特殊人群用药	肝、肾功能不全患者：肾功能不全者禁用；肝功能不全，血浆胆碱酯酶活动减弱时应减量 儿童：5 岁以内儿童需慎用 老年人：年老体弱者应减量 妊娠与哺乳期妇女：妊娠期妇女使用局部麻醉药做硬膜外阻滞时用量需减少；对于哺乳期妇女，尚未见药物进入乳汁的报道
药典	USP
国家处方集	CNF
医保目录	【保（甲）】
基本药物目录	
其他推荐依据	

第八章

口服泻药

■ 药品名称	欧车前亲水胶 Psyllium Hydrophilic Mucilloid
适应证	1. 便秘及相关疾病：功能性便秘、肠易激综合征、憩室病、痔疮、肛裂、肛肠手术及其他外科手术后，维持正常的排便功能 2. 非特异性腹泻 3. 高胆固醇血症 4. 非胰岛素依赖型糖尿病的辅助治疗
制剂与规格	欧车前亲水胶散：6g
用法与用量	口服：成人一次 6g，一日 1～3 次，以 300ml 水搅匀后，于餐后半小时服用
注意事项	体弱、肠道狭窄、胃肠动力不足者应认真监护
禁忌	1. 原因不明的腹痛、炎症性肠道病变、肠梗阻、肠麻痹、胃肠出血及粪便嵌塞禁用 2. 对本品过敏者禁用 3. 妊娠与哺乳期妇女、婴幼儿禁用 4. 长期卧床者或吞咽困难者禁用
不良反应	常见腹胀、恶心、肠胀气、肠梗阻、粪便嵌塞、肠绞痛等，从小剂量开始可避免，坚持服用症状可消失。对车前子敏感者，吸入或摄入本品可能会引起过敏反应。亦有支气管痉挛、鼻炎等变态反应
特殊人群用药	儿童：婴幼儿禁用 老年人：应认真监护 妊娠与哺乳期妇女：禁用
药典	Eur. P. 、Pol. P. 、USP
国家处方集	CNF
医保目录	
基本药物目录	
其他推荐依据	

■ 药品名称	硫酸镁 Magnesium Sulfate
适应证	本品用于导泻、肠道清洗；十二指肠引流及治疗胆绞痛
制剂与规格	硫酸镁溶液：100ml : 33g 硫酸镁注射液（可用于口服）：①10ml : 1g；②10ml : 2.5g
用法与用量	口服：用于导泻，一次 5～20g，一日 1 次，用水 100～400ml 溶解后顿服。用于利胆，服用 33% 的溶液剂，一次 10ml，一日 3 次

续 表

注意事项	1. 呼吸系统疾病患者，特别是呼吸功能不全者慎用 2. 严重心血管疾病患者慎用 3. 服用中枢抑制药中毒需导泻时，应避免使用硫酸镁，改用硫酸钠 4. 本品的致泻作用一般在服药后 2 ~ 8 小时出现，故宜早晨空腹服药，并同时大量饮水以加强导泻作用，防止脱水
禁忌	急腹症、肠道失血、妊娠及经期妇女禁用
不良反应	可能引起嗳气、腹痛、食欲减退等。连续服用硫酸镁可引起便秘，部分患者可出现麻痹性肠梗阻，停药后好转
特殊人群用药	肝、肾功能不全患者：肾功能不全者慎用 儿童：慎用 老年人：慎用 妊娠与哺乳期妇女：妊娠期妇女禁用
药典	Chin. P. 、Eur. P. 、Jpn. P. 、Pol. P. 、USP、BP
国家处方集	CNF
医保目录	【保（甲）】
基本药物目录	【基】
其他推荐依据	
■ 药品名称	**比沙可啶 Bisacodyl**
适应证	本品用于便秘的治疗，腹部 X 线检查或内镜检查前以及手术前后清洁肠道
制剂与规格	1. 比沙可啶片：①5mg；②10mg 2. 比沙可啶栓：①5mg；②10mg
用法与用量	1. 口服：成人一次 5 ~ 10mg，一日 1 次 2. 直肠给药：一次 10mg，一日 1 次。造影检查和手术前服用，手术前一日晚上口服或直肠用栓 10 ~ 20mg，早上再服 10mg（片剂起效时间 10 ~ 12 小时，栓剂起效时间 20 ~ 60 分钟）
注意事项	1. 本品有较强刺激性，应避免将本品吸入或与眼睛、皮肤黏膜接触 2. 为避免胃肠道刺激，应用肠溶片在服药时不得咀嚼或压碎 3. 进餐 1 小时内不宜服用本品，服药前 2 小时不得服牛奶或抗酸药 4. 不宜长期使用（不超过 7 天）
禁忌	1. 对本品过敏者 2. 急腹症（阑尾炎、肠梗阻和胃肠炎等），炎症性肠病，严重水、电解质紊乱者 3. 6 岁以下儿童不建议用此药；新生儿禁忌直肠给药
不良反应	偶见明显的腹部绞痛，停药后即消失；直肠给药有时有刺激性，反复应用可能引起直肠炎；可引起过度腹泻；可出现尿色异常和低钾血症
特殊人群用药	儿童：6 岁以下儿童不建议用此药；新生儿禁忌直肠给药 妊娠与哺乳期妇女：妊娠期妇女慎用，哺乳期妇女在用药期间应停止授乳
药典	Chin. P. 、Eur. P. 、Jpn. P. 、Pol. P. 、USP、BP
国家处方集	CNF

续　表

医保目录	
基本药物目录	
其他推荐依据	
■ 药品名称	酚酞　Phenolphthalein
适应证	本品用于治疗便秘，也可在结肠镜检查或 X 线检查时用作肠道清洁剂
制剂与规格	酚酞片：①50mg；②100mg
用法与用量	口服：成人一日 50～200mg，根据患者情况而增减；2～5 岁儿童，一日 15～20mg，6 岁以上儿童，一日 30～60mg。一般应睡前顿服，服药后约 8 小时排便
注意事项	1. 避免过量或长期应用 2. 药物过量处理应马上洗胃，并给予药用炭 3. 禁用导泻药
禁忌	1. 对本品过敏者禁用 2. 阑尾炎、肠梗阻、直肠出血未明确诊断的患者、充血性心力衰竭和高血压、粪块阻塞者禁用 3. 婴儿和哺乳期妇女禁用
不良反应	偶见肠绞痛、出血倾向；罕见过敏反应
特殊人群用药	儿童：幼儿慎用，婴儿禁用 妊娠与哺乳期妇女：妊娠期妇女慎用；哺乳期妇女禁用
药典	Chin. P. 、Eur. P.
国家处方集	CNF
医保目录	【保（甲）】
基本药物目录	【基】
其他推荐依据	
■ 药品名称	蓖麻油　Oleum Ricini
适应证	本品用于外科手术前或诊断检查前清洁肠道之用；用于器械润滑
制剂与规格	蓖麻油：20 毫升/瓶
用法与用量	口服：成人一次 10～20ml，总量不超过 60ml；儿童一次 5～15ml，小于 2 岁的婴幼儿，一次 1～5ml
注意事项	不宜作为治疗便秘长期用药；忌与脂溶性驱肠虫药同用
禁忌	妊娠及经期妇女禁用
不良反应	泻后可有短期便秘，常见不良反应为恶心、呕吐等。蓖麻油在小肠内可引起形态学改变，并改变黏膜的通透性。可发生腹痛、脱水和电解质失衡
特殊人群用药	妊娠与哺乳期妇女：妊娠妇女禁用

续 表

药典	Eur. P. 、Jpn. P. 、USP
国家处方集	CNF
医保目录	【保（乙）】
基本药物目录	
其他推荐依据	
■ 药品名称	乳果糖 Lactulose
适应证	本品用于慢性或习惯性便秘，并预防和治疗各种肝病引起的高血氨症以及高血氨所致的肝性脑病
制剂与规格	乳果糖粉：①5g；②100g 乳果糖溶液：①10ml：6.7g；②100ml：66.7g；③300ml：200g 乳果糖口服溶液：①10ml：5g；②100ml：50g；③15ml：10g
用法与用量	1. 用于便秘，口服，成人一次5～10g，一日1～2次；6～12岁儿童一次5g，1～5岁儿童一次3g，婴儿一次1.5g，均一日1～2次 2. 用于肝性脑病，①成人常规用药，口服：起初1～2日，一次10～20g，一日2～3次，后改为一次3～5g，一日2～3次，以一日排软便2～3次为宜。灌肠：200g加适量水，保留或流动灌肠30～60分钟，每4～6小时1次。②儿童和婴儿的初始量为1.7～6.7g，分次给予；年龄较大的儿童和青少年一日27～60g，后调整剂量到每天2～3次软便
注意事项	1. 以下情况慎用：乳果糖不耐受者、糖尿病患者 2. 本品疗效有个体差异性，须调节剂量
禁忌	1. 本品过敏者禁用 2. 胃肠道梗阻和急腹症者禁用 3. 对乳糖或半乳糖不耐受者、乳酸血症者禁用 4. 尿毒症和糖尿病酸中毒者禁用
不良反应	偶见腹部不适、胀气或腹痛；剂量大时偶见恶心、呕吐。长期大量使用致腹泻时可出现水电解质失衡。不良反应在减量或停药不久后消失
特殊人群用药	妊娠与哺乳期妇女：妊娠初始3个月妇女慎用
药典	Eur. P. 、Jpn. P. 、Chin. P. 、USP
国家处方集	CNF
医保目录	【保（乙）】
基本药物目录	
其他推荐依据	
■ 药品名称	聚乙二醇4000 Macrogol 4000
适应证	本品用于成人及8岁以上儿童（包括8岁）便秘的症状治疗
制剂与规格	聚乙二醇4000粉剂：10g

续　表

用法与用量	口服：成人和8岁以上儿童一次10g、一日1~2次，或一日20g、一次顿服，将每袋本品溶解在一杯水中服用
注意事项	1. 出现水、电解质紊乱者停药 2. 建议不要长期使用
禁忌	1. 对本品过敏者 2. 炎症性器质性肠病（溃疡性结肠炎、克罗恩病）、肠梗阻、肠穿孔、胃潴留、消化道出血、中毒性肠炎、中毒性巨结肠和肠扭转患者 3. 未确诊的腹痛
不良反应	因为在消化道内不被吸收或吸收量极少，潜在毒性极低。可能会导致腹泻，少数甚至腹胀、腹痛，恶心，停药后24~48小时将恢复正常。重新再服用小剂量即可。罕有过敏反应，如皮疹、荨麻疹和水肿。特例报道有过敏性休克
特殊人群用药	儿童：应为短期治疗，疗程最好不超过3个月，可配合其他通便措施 妊娠与哺乳期妇女：慎用
药典	Eur. P. 、USP
国家处方集	CNF
医保目录	【保（乙）】
基本药物目录	
其他推荐依据	
■ 药品名称	液状石蜡　Liquid Paraffin
适应证	本品用于肠梗阻、肠粪块嵌塞、便秘，也用于器械润滑
制剂与规格	液体石蜡原液：①500毫升/瓶；②30毫升/瓶 液体石蜡灭菌原液：10毫升/瓶
用法与用量	口服：成人一次15~45ml，一日2次；6岁以上儿童，一次10~15ml，睡前服用
注意事项	本品不可久用，因口服可妨碍脂溶性维生素和钙、磷的吸收，并有吸入肺部的危险。在摄用后保持直立位至少2小时以减少脂肪性肺炎的危险。对有吞咽异常者不宜给予口服液状石蜡
禁忌	婴幼儿禁用
不良反应	曾有报道，全身性吸收液状石蜡后在肝、脾或肠系膜淋巴结内发生异物肉芽肿或液状石蜡瘤
特殊人群用药	儿童：婴幼儿禁用
药典	Chin. P. 、Eur. P. 、Jpn. P. 、Pol. P. 、USP
国家处方集	CNF
医保目录	【保（乙）】
基本药物目录	
其他推荐依据	

第九章

人血白蛋白

■ 药品名称	人血白蛋白　Human Serum Albumin
适应证	本品用于失血创伤引起的休克，肝硬化引起的水肿或腹水，低蛋白血症的防治
制剂与规格	人血白蛋白注射液：①20%，25ml；②20%，50ml；③25%，50ml 冻干人血白蛋白：①5g；②10g
用法与用量	1. 用法：一般采用静脉滴注或静脉注射。为防止大量注射时组织脱水，可采用5%葡萄糖注射液或氯化钠注射液适当稀释作静脉滴注。滴注速度应以每分钟不超过2ml为宜，但在开始15分钟内，应特别注意速度缓慢，逐渐加速至上述速度 2. 用量：使用剂量由医师酌情考虑，一般因严重烧伤或失血等所致休克，可直接注射本品5～10g，隔4～6小时重复注射1次。在治疗肾病及肝硬化等慢性白蛋白缺乏症时，可每日注射本品5～10g，直至水肿消失，血清白蛋白含量恢复正常为止
注意事项	1. 药液呈现混浊、沉淀、异物或瓶子有裂纹、瓶盖松动、过期失效等情况不可使用 2. 本品开启后，应一次输注完毕，不得分次或给第二人输用 3. 输注过程中如发现患者有不适反应，应立即停止输用 4. 有明显脱水者应同时补液 5. 运输及贮存过程中严禁冻结
禁忌	1. 对白蛋白有严重过敏者禁用 2. 高血压、急性心脏病、正常血容量及高血容量的心力衰竭患者禁用 3. 严重贫血患者禁用 4. 肾功能不全者禁用
不良反应	使用本品一般不会产生不良反应，偶可出现寒战、发热、颜面潮红、皮疹、恶心呕吐等症状，快速输注可引起血管超负荷导致肺水肿，偶有变态反应
特殊人群用药	肝、肾功能不全患者：肾功能不全者禁用 妊娠与哺乳期妇女：对孕妇或可能妊娠妇女的用药应慎重，如有必要应用时，应在医师指导和严密观察下使用
药典	Eur. P.、USP
国家处方集	CNF
医保目录	【保（乙）】
基本药物目录	
其他推荐依据	

第十章

利尿剂

■ 药品名称	氢氯噻嗪 Hydrochlorithiazide
适应证	用于水肿性疾病，高血压，中枢性或肾性尿崩症，肾石症（预防含钙盐成分形成的结石）
制剂与规格	氢氯噻嗪片：①6.25mg；②10mg；③25mg；④50mg
用法与用量	成人：水肿性疾病，一次 50mg，一日 1～2 次，或隔日治疗，或 1 周连服 3～5 日；高血压，一日 25～100mg，分 1～2 次服用，并按降压效果调整剂量 儿童：按体重一日 1～2mg/kg 或按体表面积一日 30～60mg/m²，分 1～2 次服，并按疗效调整剂量；小于 6 个月的婴儿剂量可达一日 3mg/kg
注意事项	1. 以下情况慎用：无尿、糖尿病、高尿酸血症或痛风、高钙血症、低钠血症、红斑狼疮、胰腺炎、交感神经切除者、婴儿黄疸、哺乳期妇女 2. 应从最小剂量开始用药，以减少不良反应的发生，减少反射性肾素和醛固酮分泌 3. 在用药期间，应定期检查血电解质、血糖、血尿酸、血肌酶、尿素氮和血压 4. 有低钾血症倾向的患者，应酌情与补钾利尿药合用
禁忌	对磺酰胺类、噻嗪类药物过敏者禁用
不良反应	低钾血症，低氯性碱中毒，低氯低钾性碱中毒，低钠血症，及上述水、电解质紊乱导致的口干、烦渴、肌肉痉挛、恶心、呕吐和极度疲乏无力，高糖血症，高尿酸血症，少见过敏反应（皮疹、荨麻疹），血白细胞减少或缺乏症、血小板减少性紫癜，罕见胆囊炎、胰腺炎、性功能减退、光敏感、色觉障碍
特殊人群用药	肝、肾功能不全患者：严重肝功能损害者，水、电解质紊乱可诱发肝昏迷；严重肾功能减退者慎用 儿童：黄疸婴儿慎用 老年人：应用本类药物较易发生低血压、电解质紊乱和肾功能损害 妊娠与哺乳期妇女：本品能通过胎盘屏障，对妊娠高血压综合征无预防作用，妊娠期妇女慎用；哺乳期妇女慎用
药典	Eur. P. 、Chin. P. 、Jpn. P. 、USP、Viet. P.
国家处方集	CNF
医保目录	【保（甲）】
基本药物目录	【基】
其他推荐依据	
■ 药品名称	呋塞米 Furosemide
适应证	充血性心力衰竭、肝硬化、肾脏疾病（肾炎、肾病及各种原因所致的急慢性肾衰竭）、与其他药物合用治疗急性肺水肿和急性脑水肿等；预防急性肾衰竭，用于各种原因导致的肾脏血

续 表

	流灌注不足，如失水、休克、中毒、麻醉意外以及循环功能不全等；高血压，仅当噻嗪类药物疗效不佳并伴有肾功能不全或出现高血压危象时；高钾血症、高钙血症、稀释性低钠血症（尤其是当血钠浓度<120mmol/L 时）；抗利尿激素分泌过多症；急性药物及毒物中毒
制剂与规格	呋塞米片：20mg 呋塞米注射液：2ml：20mg 复方呋塞米片：每片含呋塞米 20mg，盐酸阿米洛利 2.5mg
用法与用量	口服： 1. 成人：水肿性疾病，起始 20～40mg，一日 1 次，必要时 6～8 小时后追加 20～40mg，直至出现满意利尿效果。最大剂量虽可达一日 600mg，但一般应控制在 100mg 以内，分 2～3 次服，以防过度利尿和不良反应发生。部分患者剂量可减少至 20～40mg，隔日 1 次，或 1 周中连续服药 2～4 日，一日 20～40mg；高血压，起始一日 40～80mg，分 2 次服用，并酌情调整剂量；高钙血症，一日 80～120mg，分 1～3 次服 2. 儿童：治疗水肿性疾病，起始按体重 2mg/kg，必要时 4～6 小时追加 1～2mg/kg。一日最高不超过 40mg，新生儿应延长用药间隔 静脉注射： 1. 水肿性疾病：紧急情况或不能口服者，可静脉注射，开始 20～40mg，必要时每 2 小时追加剂量，直至出现满意疗效。维持用药阶段可分次给药 2. 急性左心衰竭：起始 40mg 静脉注射，必要时每小时追加 80mg，直至出现满意疗效 3. 急性肾衰竭：可 200～400mg 加入 100ml 氯化钠注射液内静脉滴注，滴注速度不超过 4mg/min，有效者可按原剂量重复应用或酌情调整剂量，一日总剂量不超过 1g。利尿效果差时不宜再增加剂量，以免出现肾毒性，对急性肾衰竭功能恢复不利 4. 慢性肾功能不全：通常一日 40～120mg 5. 高钙血症：一次 20～80mg 6. 高血危象：起始 40～80mg，伴急性左心衰竭或急性肾衰竭时，可酌情增加剂量 复方呋塞米片：口服，一日 1 次，一次 1 片，早晨服用，必要时可增至一日 2 片，或遵医嘱
注意事项	1. 以下情况慎用：无尿或严重肾功能减退者、糖尿病、高尿酸血症或痛风病史、严重肝功能损害、急性心肌梗死、胰腺炎、有低钾血症倾向者、红斑狼疮、前列腺肥大 2. 应从最小剂量开始 3. 不主张肌内注射 4. 不宜用葡萄糖注射液稀释
禁忌	对磺酰胺类、噻嗪类药物过敏者以及低钾血症、肝性脑病、超量服用洋地黄者禁用
不良反应	1. 常见与水、电解质紊乱的有关症状 2. 在高钙血症时，可引起肾结石。尚有报道本药可加重特发性水肿
特殊人群用药	肝、肾功能不全患者：严重肝功能损害者慎用 儿童：本药在新生儿的半衰期明显延长，故新生儿用药间隔应延长 老年人：应用本药发生低血压、电解质紊乱，血栓形成和肾功能损害的机会增多 妊娠与哺乳期妇女：可通过胎盘屏障，妊娠期妇女尤其是妊娠期初期 3 个月应尽量避免应用；可经乳汁分泌，哺乳期妇女应慎用
药典	Eur. P.、Chin. P.、Int. P.、Pol. P.、Jpn. P.、USP
国家处方集	CNF
医保目录	【保（甲）】

续　表

基本药物目录	【基】
其他推荐依据	
■ 药品名称	布美他尼　Bumetanide
适应证	水肿性疾病：充血性心力衰竭、肝硬化、肾脏疾病（肾炎、肾病及各种原因所致的急慢性肾衰竭）与其他药物合用治疗急性肺水肿和急性脑水肿等；预防急性肾衰竭；高钾血症、高钙血症、稀释性低钠血症（尤其是当血钠浓度<120mmol/L 时）；抗利尿激素分泌过多症；对某些呋塞米无效的病例仍可能有效；高血压危象；急性药物及毒物中毒
制剂与规格	布美他尼片：1mg 布美他尼钠注射液：①2ml：0.5mg；②2ml：1mg 注射用布美他尼钠：①0.5mg；②1mg
用法与用量	1. 水肿性疾病： （1）口服：成人：初始剂量一次 0.5～2mg，一日 1 次，必要时每隔 4～5 小时重复，最大剂量一日 10～20mg。也可间隔用药，即隔 1～2 日用药 1 日。儿童：口服按体重一次 0.01～0.02mg/kg，一日 1 次，必要时 4～6 小时 1 次 （2）肌内注射或静脉注射：成人：起始一次 0.5～1mg，必要时每隔 2～3 小时重复，最大剂量一日 10mg；儿童：按体重一次 0.01～0.02mg/kg，必要时 4～6 小时 1 次 2. 急性肺水肿及左侧心力衰竭： （1）静脉注射：起始一次 1～2mg，必要时隔 20 分钟重复 （2）静脉滴注：一次 2～5mg，加入 0.9% 氯化钠注射液 500ml 中稀释后，缓慢静脉滴注，滴注时间不短于 30～60 分钟
注意事项	以下情况慎用：无尿或严重肾功能减退者、糖尿病、高尿酸血症或有痛风病史、严重肝功能损害、急性心肌梗死、胰腺炎、有低钾血症倾向者、前列腺肥大
禁忌	对磺酰胺类、噻嗪类药物过敏者，低钾血症、肝性脑病、超量服用洋地黄者禁用
不良反应	1. 常见与水、电解质紊乱的有关症状 2. 在高钙血症时，可引起肾结石。尚有报道本药可加重特发性水肿 3. 有报道本药偶见未婚男性遗精和阴茎勃起困难。大剂量时可发生肌肉酸痛、胸痛、男性乳腺发育
特殊人群用药	肝、肾功能不全患者：严重肾功能减退者慎用；严重肝功能损害慎用 儿童：本药在新生儿的半衰期明显延长，故新生儿用药间隔应延长 老年人：老年人应用本药时发生低血压、电解质紊乱、血栓形成和肾功能损害的机会增多 妊娠与哺乳期妇女：可通过胎盘屏障，妊娠妇女尤其是妊娠初期 3 个月应尽量避免使用；可经乳汁分泌，哺乳期妇女应慎用
药典	
国家处方集	CNF
医保目录	【保（乙）】
基本药物目录	
其他推荐依据	

续　表

■ 药品名称	托拉塞米　Torasemide
适应证	本品用于充血性心力衰竭引起的水肿，肝硬化腹水，肾脏疾病所致水肿，原发性高血压
制剂与规格	托拉塞米片：①5mg；②10mg；③20mg 托拉塞米胶囊：10mg 托拉塞米注射液：①1ml：10mg；②2ml：20mg；③5ml：50mg 注射用托拉塞米：①10mg；②20mg
用法与用量	1. 口服：①充血性心力衰竭：初始剂量一次 10mg，一日 1 次，根据病情需要可增至一次 20mg，一日 1 次；②原发性高血压：起始剂量一次 5mg，一日 1 次，4～6 周内降压作用不理想可增至一次 10mg，一日 1 次，若一日 10mg 仍未取得足够的降压作用，可考虑合用其他降压药 2. 注射：①充血性心力衰竭所致的水肿、肝硬化腹水：一般初始剂量为一次 5mg 或 10mg，一日 1 次，缓慢静脉注射，也可以用 5% 葡萄糖注射液或 0.9% 氯化钠注射液稀释后进行静脉注射；如疗效不满意可增加剂量至一次 20mg，一日 1 次，一日最大剂量为 40mg，疗程不超过 1 周；②肾脏疾病所致的水肿，初始剂量一次 20mg，一日 1 次，以后根据需要可逐渐增加剂量至最大剂量一日 100mg，疗程不超过 1 周
注意事项	1. 在用药期间，应定期检查电解质（特别是血钾）、血糖、尿酸、肌酐、血脂等 2. 本品与醛固酮拮抗剂一起使用可防止低钾血症和代谢性碱中毒 3. 前列腺肥大的患者排尿困难，使用本品尿量增多可导致尿潴留和膀胱扩张 4. 本品必须缓慢静脉注射，不应与其他药物混合后静脉注射，但可根据需要用 0.9% 氯化钠注射液或 5% 葡萄糖注射液稀释 5. 如需长期用药，建议尽早从静脉给药转为口服用药，静脉给药疗程限于 1 周
禁忌	肾衰竭无尿患者、肝昏迷前期或肝昏迷患者、对本品或磺酰脲类药过敏患者、低血压、低血容量、低钾或低钠血症患者、严重排尿困难（如前列腺肥大）者禁用
不良反应	常见头痛，头晕，乏力，失眠，鼻炎，咳嗽，腹泻，胸痛，心电图异常，便秘，恶心，消化不良，食欲缺乏，关节痛，咽喉痛，肌肉痛，水肿，神经质，排尿过度；高血糖症，低钾血症（多见于低钾饮食、呕吐、腹泻、快速给药、肝功能异常等）；偶见瘙痒，皮疹，光敏反应；罕见口干，肢体感觉异常，视觉障碍
特殊人群用药	肝、肾功能不全患者：肝硬化和肝腹水患者慎用本品，以防止由于体液和电解质平衡突然改变可能导致的肝性脑病 儿童：对儿童患者是否安全有效尚不明确 老年人：老年人使用本品的疗效和安全性与年轻人无区别，但老年患者使用本品初期尤其需注意监测血压、电解质和有无血容量不足、有无排尿困难 妊娠与哺乳期妇女：未在妊娠期妇女中进行过充分的对照试验，妊娠期妇女服用本品时需权衡利弊；目前尚不知本品是否能在人乳汁分泌，哺乳期妇女应慎用本品
药典	Eur. P.、USP
国家处方集	CNF
医保目录	【保（乙）】
基本药物目录	
其他推荐依据	

续　表

■ 药品名称	螺内酯　Spironolactone
适应证	1. 水肿性疾病：与其他利尿药合用，治疗充血性水肿、肝硬化腹水、肾性水肿等水肿性疾病，也用于特发性水肿的治疗 2. 高血压：作为治疗高血压的辅助药物；低钾血症的预防与噻嗪类利尿药合用，增强利尿效应和预防低钾血症
制剂与规格	螺内酯片：20mg 螺内酯胶囊：20mg
用法与用量	口服： 1. 成人：①水肿性疾病：一日 40～120mg，分 2～4 次服，至少连服 5 日。以后酌情调整剂量；②高血压：开始一日 40～80mg，分 2～4 次服，至少 2 周，以后酌情调整剂量，不宜与血管紧张素转换酶抑制剂与规格合用，以免增加发生高钾血症的机会；③原发性醛固酮增多症：手术前患者一日 100～400mg，分 2～4 次服用。不宜手术的患者，则选用较小剂量维持；④诊断原发性醛固酮增多症：螺内酯试验，一日 400mg，分 2～4 次服，连续 3～4 周。老年人开始用量宜偏小；⑤慢性心力衰竭：初始剂量一日 10mg，最大剂量一日 20mg 2. 儿童：治疗水肿性疾病，开始按体重一日 1～3mg/kg 或按体表面积一日 30～90mg/m^2，单次或分 2～4 次服，连服 5 日后酌情调整剂量，最大剂量为一日 3～9mg/kg 或 90～270mg/m^2
注意事项	1. 应于进食时或餐后服药，以减少胃肠道反应，并可能提高本药的生物利用度 2. 宜从最小有效剂量开始，宜在早晨服药 3. 本品起效慢、维持时间较长，故首日剂量可增加至常规剂量的 2～3 倍 4. 服药期间监测血钾，出现高钾血症后立即停药 5. 下列情况慎用：无尿、低钠血症、酸中毒、乳房增大或月经失调
禁忌	高钾血症、低钠血症患者禁用
不良反应	1. 常见高钾血症、胃肠道反应 2. 少见低钠血症、抗雄激素样作用或对其他内分泌系统的影响、中枢神经系统表现 3. 罕见过敏反应、暂时性血清肌酐及尿素氮升高、轻度高氯性酸中毒、肿瘤
特殊人群用药	肝、肾功能不全患者：肝功能不全者慎用，因本药引起电解质紊乱，可诱发肝昏迷；肾功能不全者慎用 老年人：用药较易发生高钾血症和利尿过度 妊娠与哺乳期妇女：本药可通过胎盘，但对胎儿的影响尚不清楚。孕妇应在医师指导下用药，且用药时间应尽量短
药典	USP、Eur. P. 、BP、Jpn. P.
国家处方集	CNF
医保目录	【保（甲）】
基本药物目录	【基】
其他推荐依据	
■ 药品名称	氨苯蝶啶　Triamterene
适应证	治疗水肿性疾病，包括慢性心力衰竭、肝硬化腹水、肾病综合征、肾上腺糖皮质激素治疗过程中发生的水钠潴留；特发性水肿；亦用于对氢氯噻嗪或螺内酯无效者

续 表

制剂与规格	氨苯蝶啶片：50mg 氨苯蝶啶-氢氯噻嗪片：每片含氨苯蝶啶50mg、氢氯噻嗪25mg
用法与用量	口服： 1. 成人：初始剂量一日25～100mg，分2次服用，与其他利尿药合用时，剂量可减少，维持阶段可改为隔日疗法，最大剂量不超过一日300mg 2. 儿童：初始剂量按体重一日2～4mg/kg或按体表面积120mg/m^2，分2次服用，一日或隔日疗法，以后酌情调整剂量，最大剂量不超过一日6mg/kg或300mg/m^2
注意事项	1. 宜从最小有效剂量开始，宜在早晨服药 2. 服药期间监测血钾，出现高钾血症后立即停药 3. 下列情况下慎用：无尿、糖尿病、低钠血症、酸中毒、高尿酸血症或有痛风病史者、肾结石或有病史者 4. 用药期间应随时注意血常规、肝功能或其他特异反应，随时调整剂量
禁忌	高钾血症患者禁用
不良反应	1. 常见高钾血症 2. 偶见恶心、呕吐、嗜睡、轻度腹泻、软弱、口干及皮疹、肝损害、肝功能异常等 3. 少见低钠血症、头晕、头痛、光敏感 4. 罕见过敏反应、血液系统损害、肾结石
特殊人群用药	肝、肾功能不全患者：慎用 老年人：应用本药时可能发生高钾血症和肾损害 妊娠与哺乳期妇女：慎用
药典	USP、Eur. P.、BP、Jpn. P.、Chin. P.
国家处方集	CNF
医保目录	【保（甲）】
基本药物目录	【基】
其他推荐依据	
■ 药品名称	阿米洛利 Amiloride
适应证	主要治疗水肿性疾病，亦可用于难治性低钾血症的辅助治疗
制剂与规格	盐酸阿米洛利片：①2.5mg；②5mg 复方盐酸阿米洛利片：每片含盐酸阿米洛利2.5mg，氢氯噻嗪25mg
用法与用量	口服：一次2.5～5mg，一日1次，必要时一次2.5mg，一日2次，与食物同服 复方盐酸阿米洛利片：用于一日口服1～2次，每次1～2片，必要时早晚各1次，与食物同服
注意事项	1. 下列情况慎用：少尿、糖尿病、酸中毒和低钠血症 2. 用药期间应定期查血钾、钠、氯。如发生高钾血症，应立即停药，并作相应处理 3. 从最小有效剂量开始使用，以减少电解质紊乱等不良反应
禁忌	严重肾功能不全及高钾血症者禁用
不良反应	常见高钾血症，偶见低钠血症，高钙血症，轻度代谢性酸中毒，胃肠道反应，头痛，头晕，胸闷，性功能低下，过敏反应（皮疹、呼吸困难）

续　表

特殊人群用药	肝、肾功能不全患者：肝功能不全者慎用；肾功能损害者慎用 儿童：用药尚不明确 老年人：应用本药较易出现高钾血症和肾损害等 妊娠与哺乳期妇女：本品对妊娠期妇女有无不良作用尚不明确；哺乳期妇女慎用
药典	USP、BP
国家处方集	CNF
医保目录	【保（乙）】
基本药物目录	
其他推荐依据	
■ 药品名称	吲达帕胺　Indapamide
适应证	原发性高血压
制剂与规格	吲达帕胺片：2.5mg 吲达帕胺胶囊：2.5mg 吲达帕胺滴丸：2.5mg 吲达帕胺缓释片：1.5mg 吲达帕胺缓释胶囊：1.5mg
用法与用量	普通制剂：一次2.5mg，一日1次 缓释制剂：一日1.5mg，宜早晨服用，药片不能掰开或嚼碎
注意事项	1. 交感神经切除术后慎用 2. 用药期间监测血钾、钠和尿酸，注意维持水与电解质平衡 3. 宜从最小有效剂量开始使用，宜在早晨服药 4. 加大剂量并不能提高吲达帕胺的抗高血压疗效，只能增加利尿作用
禁忌	对磺胺过敏者；严重肾功能不全；肝性脑病或严重肝功能不全；低钾血症
不良反应	腹泻，头痛、食欲缺乏、失眠、反胃、直立性低血压；有皮疹、瘙痒等过敏反应；低血钾、低血钠、低氯性碱中毒
特殊人群用药	肝、肾功能不全患者：禁用 老年人：慎用 妊娠与哺乳期妇女：妊娠期妇女应避免服用；因为药物可能进入乳汁，哺乳期妇女应避免服用
药典	Eur. P.、Chin. P.、USP
国家处方集	CNF
医保目录	【保（甲）】
基本药物目录	【基】
其他推荐依据	

第十一章

止血与抗纤溶药物

■ 药品名称	维生素 K_1 Vitamin K_1
适应证	本品用于维生素 K 缺乏引起的出血，如梗阻性黄疸、胆瘘、慢性腹泻等所致出血，香豆素类、水杨酸钠等所致的低凝血酶原血症以及长期应用广谱抗菌药物所致的体内维生素 K 缺乏
制剂与规格	维生素 K_1 片：10mg 维生素 K_1 注射液：1ml∶10mg
用法与用量	1. 口服：一次 10mg，一日 3 次或遵医嘱 2. 注射：低凝血酶原血症，肌内或深部皮下注射，一次 10mg，一日 1～2 次，24 小时内总量不超过 40mg
注意事项	1. 对肝素引起的出血倾向无效 2. 静脉注射宜缓慢，给药速度不应超过每分钟 1mg 3. 对严重梗阻性黄疸、小肠吸收不良所致腹泻者等，不宜使用
禁忌	肝脏疾患或肝功能不良者禁用
不良反应	静脉注射偶可发生过敏样反应，速度过快可出现面部潮红、出汗、支气管痉挛心动过速、低血压等，曾有因快速静脉注射致死的报道；肌内注射可引起局部红肿和疼痛；新生儿可能出现高胆红素血症、黄疸和溶血性贫血
特殊人群用药	肝、肾功能不全患者：肝脏疾患或肝功能不良者禁用
药典	Chin. P.、Eur. P.、Int. P.、Jpn. P.、USP、Viet. P.
国家处方集	CNF
医保目录	【保（甲/乙）】
基本药物目录	【基】
其他推荐依据	
■ 药品名称	注射用白眉蛇毒血凝酶 Hemocoagulase For Injection
□ 其他名称	邦亭
适应证	本品可用于需减少流血或止血的各种医疗情况，如外科、内科、妇产科、眼科、耳鼻喉科、口腔科等临床科室的出血及出血性疾病；也可用来预防出血，如手术前用药，可避免或减少手术部位及手术后出血
制剂与规格	注射用白眉蛇毒血凝酶：①0.5kU；②1kU；③2kU
用法与用量	静脉注射、肌内注射或皮下注射，也可局部用药 1. 一般出血：成人 1～2kU；儿童 0.3～0.5kU

续　表

	2. 紧急出血：立即静脉注射0.25～0.5kU，同时肌内注射1kU 各类外科手术：术前一天晚肌内注射1kU，术前1小时肌注1kU，术前15分钟静脉注射1kU，术后3天，每天肌内注射1kU 3. 异常出血：剂量加倍，间隔6小时肌内注射1kU，至出血完全停止
注意事项	1. 动脉、大静脉受损的出血，必须及时外科手术处理 2. 弥散性血管内凝血（DIC）及血液病所致的出血不是白眉蛇毒血凝酶的适应证 3. 血中缺乏血小板或某些凝血因子（如凝血酶原）时，白眉蛇毒血凝酶没有代偿作用，宜在补充血小板、缺乏的凝血因子或输注新鲜血液的基础上应用白眉蛇毒血凝酶 4. 在原发性纤溶系统亢进（如内分泌腺、癌症手术等）的情况下，白眉蛇毒血凝酶宜与抗血纤溶酶的药物联合应用 5. 使用期间还应注意观察患者的出、凝血时间 6. 本品溶解后，如发生浑浊或者沉淀，禁止使用
禁忌	1. 虽无关于血栓的报道，为安全计，有血栓病史者禁用 2. 对本品或同类药品过敏者禁用
不良反应	不良反应发生率较低，偶见过敏样反应。如出现此类情况，可按一般抗过敏处理方法，给予抗组胺药和（或）糖皮质激素及对症治疗
特殊人群用药	肝、肾功能不全患者：尚不明确 儿童：用量酌减 老年人：无禁忌 妊娠与哺乳期妇女：除非紧急情况，孕期妇女不宜使用
药典	
国家处方集	CNF
医保目录	【保（乙）】
基本药物目录	
其他推荐依据	《中国国家处方集》编委会．中国国家处方集：化学药品与生物制品卷［M］．北京：人民军医出版社，2011：321-322.
■ 药品名称	**卡络磺钠氯化钠注射液　Carbazochrome Sodium Sulfonate and Sodium Chloride Injection**
□ 其他名称	**迪康**
适应证	用于泌尿系统、上消化道、呼吸道和妇产科出血疾病。对泌尿系统疗效较显著，亦可用于手术出血的预防及治疗等
制剂与规格	卡络磺钠氯化钠注射液：100ml：卡络磺钠80mg与氯化钠0.9g
用法与用量	静脉滴注：每次80mg
注意事项	尚不明确
禁忌	对本品过敏者禁用
不良反应	个别患者出现恶心、眩晕及注射部红、痛，未见严重不良反应
特殊人群用药	尚不明确

续 表

药典	Chin. P. 、Jpn. P.
国家处方集	
医保目录	【保（乙）】
基本药物目录	
其他推荐依据	陈新谦，金有豫，汤光．新编药物学［M］．17 版．北京：人民卫生出版社，2011：529.

第十二章

调节水电解质紊乱和酸碱平衡药

■ 药品名称	葡萄糖　Glucose
适应证	用于补充能量和体液；低血糖症；高钾血症；高渗溶液用作组织脱水剂；配制腹膜透析液
制剂与规格	葡萄糖注射液：①10ml：0.5g；②20ml：1g；③500ml：25g；④500ml：50g；⑤500ml：125g；⑥20ml：10g；⑦100ml：50g；⑧250ml：125g
用法与用量	静脉滴注： 1. 补充热能，应根据所需热能计算葡萄糖用量，一般可给予10%～25%葡萄糖注射液静脉滴注，并同时补充体液 2. 静脉营养治疗时，在非蛋白质热能中，葡萄糖供能高于脂肪供能，必要时每5～10g葡萄糖加入胰岛素1U。低血糖症重者可予以50%葡萄糖静脉注射
注意事项	1. 应用高渗葡萄糖溶液时选用大静脉滴注 2. 水肿及严重心肾功能不全、肝硬化腹水者，易致水潴留，应控制输注量，心功能不全者尤其应该控制滴速
禁忌	糖尿病酮症酸中毒未控制者禁用；高血糖非酮症性高渗状态禁用
不良反应	静脉炎；高浓度葡萄糖注射液外渗可致局部肿痛；反应性低血糖，高血糖非酮症昏迷，长期单纯补给葡萄糖时易出现低钾、低钠及低磷血症，原有心功能不全者补液过快可致心悸、心律失常，甚至急性左心衰竭，1型糖尿病患者应用高浓度葡萄糖时偶有发生高钾血症
特殊人群用药	儿童：补液过快、过多，可致心悸、心律失常，甚至急性左心衰竭 老年人：补液过快、过多，可致心悸、心律失常，甚至急性左心衰竭 妊娠及哺乳期妇女：分娩时注射过多葡萄糖，可刺激胎儿胰岛素分泌，发生产后婴儿低血糖
药典	USP、Eur. P.、Chin. P.
国家处方集	CNF
医保目录	【保（甲）】
基本药物目录	【基】
其他推荐依据	
■ 药品名称	氯化钠　Sodium Chloride
适应证	用于各种原因所致的低渗性、等渗性和高渗性脱水，高渗性非酮症糖尿病昏迷，低氯性代谢性碱中毒。外用可冲洗眼部、伤口等。浓氯化钠主要用于各种原因所致的水中毒及严重的低钠血症
制剂与规格	1. 氯化钠注射液：①50ml：0.45g；②100ml：0.9g；③250ml：2.25g；④500ml：4.5g；⑤1000ml：9g 2. 浓氯化钠注射液：10ml：1g

续 表

	3. 复方氯化钠注射液（林格液）：100ml 含氯化钠 0.85g、氯化钾 0.03g、氯化钙 0.003g。①250ml；②500ml；③1000ml 4. 乳酸钠林格注射液：500ml 内含氯化钠 1.5g、氯化钾 0.75g、氯化钙 0.05g、乳酸钠 1.55g
用法与用量	静脉滴注： 1. 高渗性脱水：所需补液总量（L）＝［血钠浓度（mmol/L）－142］/血钠浓度（mmol/L）×0.6×体重（kg），第一日补给半量，余量在以后 2～3 日补给，并根据心肺肾功能酌情调节。在治疗开始的 48 小时内，血 Na^+浓度每小时下降不超过 0.5mmol/L。若患者存在休克，应先予氯化钠注射液，并酌情补充胶体，待休克纠正，血钠>155mmol/L，血浆渗透浓度>350mOsm/L，可予低渗氯化钠注射液。待血浆渗透浓度<330mOsm/L，改用 0.9% 氯化钠注射液 2. 等渗性脱水：原则给予等渗溶液，但应注意防止高氯血症出现 3. 低渗性脱水：血钠<120mmol/L 或出现中枢神经系统症状时，给予 3%～5% 氯化钠注射液缓慢滴注，在 6 小时内将血钠浓度提高至 120mmol/L 以上。待血钠回升至 120～125mmol/L 以上，可改用等渗溶液或等渗溶液中酌情加入高渗葡萄糖注射液或 10% 氯化钠注射液 4. 低氯性碱中毒：给予 0.9% 氯化钠注射液或复方氯化钠注射液（林格液）500～1000ml，以后根据碱中毒情况决定用量
注意事项	1. 根据临床需要，检查血清中的钠、钾、氯离子浓度；血液中酸碱浓度平衡指标，肾功能及血压和心肺功能 2. 浓氯化钠不可直接静脉注射或滴注，应加入液体稀释后应用 3. 下列情况慎用：水肿性疾病，如肾病综合征、肝硬化、腹水、充血性心力衰竭、急性左心衰竭、脑水肿及特发性水肿等，急性肾衰竭少尿期，慢性肾衰竭尿量减少而对利尿药反应不佳者；高血压；低钾血症
禁忌	妊娠高血压者禁用
不良反应	输液容量过多和滴速过快，可致水钠潴留，引起水肿、血压升高、心率加快、胸闷、呼吸困难、急性左心衰竭。不适当给予高渗氯化钠可致高钠血症。过多、过快输注低渗氯化钠，可致溶血及脑水肿
特殊人群用药	儿童：补液量和速度应严格控制 老年人：补液量和速度应严格控制
药典	USP、Eur. P.、Chin. P.
国家处方集	CNF
医保目录	【保（甲）】
基本药物目录	【基】
其他推荐依据	
■ 药品名称	**口服补液盐　Oral Rehydration Salts**
适应证	防治腹泻、呕吐、经皮肤和呼吸道等液体丢失引起的轻、中度脱水，可补充水、钾和钠
制剂与规格	口服补液盐Ⅰ：每包 14.75g（大袋氯化钠 1.75g，葡萄糖 11g；小袋氯化钾 0.75g，碳酸氢钠 1.25g） 口服补液盐Ⅱ：每包 13.95g（氯化钠 1.75g，葡萄糖 10g，枸橼酸钠 1.45g，氯化钾 0.75g）
用法与用量	口服：将每包散剂溶于 1000ml 的凉开水中，搅匀，充分溶解后口服 1. 成人轻至中度脱水：一次 500ml

续　表

	2. 儿童轻度脱水：开始时 50ml/kg，4 小时内服用，直至腹泻停止；或按一日每千克体重口服 50～160ml，分次于 6 小时内服完
注意事项	1. 各种水肿性疾病、忌钠盐性疾病、高钾血症、高血糖症患者慎用 2. 严重脱水时应用静脉输液法 3. 应注意随访检查：血压、体重、血电解质（主要为 Na^+ 和 K^+）、失水体征、粪便量
禁忌	禁用于：少尿或无尿；严重脱水、有休克征象；严重腹泻，粪便量超过每小时 30ml/kg；葡萄糖吸收障碍；由于严重呕吐等原因不能口服者；肠梗阻、肠麻痹和肠穿孔
不良反应	常见恶心、呕吐、咽部不适、胸痛等、高钠血症、水钠潴留
特殊人群用药	儿童：一般不用于早产儿；婴幼儿应用本品时需少量多次给予，并在口服补液盐应用间期予以哺乳或日常喂养 老年人：应用无特殊注意事项 妊娠与哺乳期妇女：用药资料尚不明确
药典	USP、BP、Chin. P.
国家处方集	CNF
医保目录	【保（甲）】
基本药物目录	【基】
其他推荐依据	
■ 药品名称	**转化糖　Invert Sugar**
适应证	药物稀释剂。适用于需要非口服途径补充水分或能源的患者补液治疗。尤其是糖尿病患者的能量补充剂，烧伤、创伤、术后及感染等胰岛素抵抗（糖尿病状态）患者的能量补充剂，药物中毒、酒精中毒
制剂与规格	转化糖注射液：①500ml，内含葡萄糖 25g 和果糖 25g；②250ml，内含果糖 12. 5g 和葡萄糖 12. 5g；③250ml，果糖 6. 25g 和葡萄糖 6. 25g
用法与用量	静脉滴注：成人一次 250～1000ml，滴注速度应低于每小时 0. 5g/kg（以果糖计）
注意事项	1. 有酸中毒倾向以及高尿酸血症患者慎用；糖尿病患者不宜过多输注 2. 不推荐肠外营养中完全替代葡萄糖 3. 水肿及严重心功能不全者应严格控制输注量 4. 不用于甲醛中毒治疗
禁忌	遗传性果糖不耐受患者禁用，痛风和高尿酸血症者禁用
不良反应	可能会引起面部潮红、风疹、发热等变态反应。大剂量、快速输注可能导致乳酸中毒和高尿酸血症。长期单纯使用可引起电解质紊乱
特殊人群用药	肝、肾功能不全患者：严重肝病患者、肾功能不全患者慎用 妊娠与哺乳期妇女：慎用
药典	
国家处方集	CNF
医保目录	【保（乙）】

续 表

基本药物目录	
其他推荐依据	
■ 药品名称	果糖注射液　Fructose Injection
适应证	注射剂的稀释剂，用于烧创伤、术后及感染等胰岛素抵抗状态下或不适宜使用葡萄糖时需补充水分或能源的患者的补液治疗
制剂与规格	果糖注射液：①250ml：12.5g；②250ml：25g；③500ml：25g；④500ml：50g
用法与用量	缓慢静脉滴注：一般一日5%～10%果糖注射液500～1000ml。剂量根据患者的年龄、体重和临床症状调整
注意事项	1. 警告：使用时应警惕本品过量使用有可能引起危及生命的乳酸性酸中毒，未诊断的遗传性果糖不耐受症患者使用本品时可能有致命危险 2. 有酸中毒倾向患者慎用 3. 本品过量使用可引起严重的酸中毒，故不推荐肠外营养中替代葡萄糖 4. 使用过程中应检测临床和实验室指标以评价体液平衡、电解质浓度和酸碱平衡 5. 慎用于预防水过多和电解质紊乱 6. 过量输注无钾果糖可引起低钾血症，本品不用于纠正高钾血症 7. 本品能加剧甲醇氧化成甲醛，故本品不得用于甲醇中毒治疗 8. 本品注射速度宜缓慢，以下不超过每小时0.5g/kg为宜
禁忌	遗传性果糖不耐受症、痛风和高尿酸血症患者禁用
不良反应	1. 循环和呼吸系统：过量输入可引起水肿，包括周围水肿和肺水肿 2. 内分泌和代谢：滴速过快（每小时注1g/kg）可引起乳酸性酸中毒、高尿酸血症以及脂代谢异常 3. 电解质紊乱：稀释性低钾血症 4. 胃肠道反应：偶有上腹部不适、疼痛或痉挛性疼痛 5. 偶有发热、荨麻疹 6. 局部不良反应包括注射部位感染、血栓性静脉炎等
特殊人群用药	肝、肾功能不全患者：肾功能不全者慎用
药典	USP、BP、Eur. P.、Jpn. P.
国家处方集	CNF
医保目录	【保（乙）】
基本药物目录	
其他推荐依据	
■ 药品名称	混合糖电解质注射液　Carbohydrate and Electrolyte Injection
适应证	不能口服给药或口服给药不能充分摄取时，补充和维持水分和电解质，并补给能量
制剂与规格	混合糖电解质注射液：500ml
用法与用量	缓慢静脉滴注：通常，成人每次500～1000ml。给药速度（按葡萄糖计），通常成人每小时不得超过0.5g/kg体重。根据年龄、症状及体重等不同情况可酌量增减

续　表

注意事项	1. 以下患者必须谨慎给药：心功能不全的患者；因闭塞性尿路疾病引起的尿量减少的患者；糖尿病患者 2. 对于只能通过使用胰岛素控制血糖的患者（胰岛素依赖性糖尿病），建议使用葡萄糖制剂；配置时，磷酸根离子和碳酸根离子会产生沉淀，所以不能混入含有磷酸盐及碳酸盐的制剂；给药前尿液量最好在每天500ml或每小时20ml以上，寒冷季节应注意保持一定体温后再用药，包装启封后立刻使用，残液绝不能使用
禁忌	禁用于：有严重肝功能障碍和肾功能障碍的患者；电解质代谢异常的患者；高钾血症（尿液过少、肾上腺皮质功能减退、严重灼伤及氮质血症等）；高钙血症患者；高磷血症患者；高镁血症患者；遗传性果糖不耐受者
不良反应	快速大量给药时，可能出现水肿、血压升高、心率加快、胸闷、呼吸困难，甚至急性左心衰竭。静脉滴注浓度较高，速度较快或静脉较细时，易刺激静脉内膜引起疼痛。滴注速度较快或原有肾功能损害时，应注意发生高钾血症
特殊人群用药	肝、肾功能不全患者：肾功能不全的患者慎用；肝、肾功能障碍的患者慎用 儿童：尚不明确 老年人：通常高龄患者的生理功能降低，易于引起水分、电解质异常及高血糖，所以应减慢给药速度，并密切观察 孕妇及哺乳期妇女：尚不明确
药典	Jpn. P.
国家处方集	CNF
医保目录	
基本药物目录	
其他推荐依据	
■ 药品名称	醋酸钠林格注射液　Sodium Acetate Ringer's Injection
□ 其他名称	维力能
适应证	用于补充体液，调节电解质平衡、纠正酸中毒
制剂与规格	醋酸钠林格注射液：500ml：氯化钠3.0g、醋酸钠1.90g、氯化钾0.15g、氯化钙0.1g
用法与用量	静脉滴注：常用量一次500～1000ml
注意事项	1. 下列情况慎用：①水肿性疾病患者，如肾病综合征、肝硬化腹水、充血性心力衰竭、急性左心衰竭、脑水肿及特发性水肿等；②急性肾衰竭少尿期，慢性肾衰竭尿量减少而对利尿药反应不佳者；③高渗性脱水患者；④患有闭塞性泌尿系统疾病尿量减少的患者；⑤高血压患者；⑥低钾血症患者 2. 输注过程中应注意监测：①血清钠、钾、氯浓度；②血液酸碱平衡指标；③肾功能；④血压和心肺功能 3. 治疗脱水时，应根据其脱水程度、类型等决定补液量、种类、途径和速度 4. 使用前应仔细检查，若药液浑浊或有异物、包装破损或有渗漏切勿使用
禁忌	对本品中任何成分过敏者禁用
不良反应	输注或口服过多、过快，可致水钠潴留，引起水肿、血压升高、心率加快、胸闷、呼吸困难，甚至急性左心衰竭

续 表

特殊人群用药	儿童：补液量和速度应严格控制 老年人：补液量和速度应严格控制 妊娠与哺乳期妇女：用药的安全有效性尚未确立
药典	
国家处方集	CNF
医保目录	部分省份【保（乙）】
基本药物目录	
其他推荐依据	刘冬. 醋酸钠林格液纠正失血性休克代谢性酸中毒的随机对照临床研究［D］. 河北大学，2015.
■ 药品名称	**门冬氨酸钾注射液 Potassium Aspartate Injection**
□ 其他名称	**代甲/卫甲**
适应证	电解质补充药，用于： 1. 各种原因引起的低钾血症 2. 低钾血症引起的周期性四肢麻痹 3. 洋地黄中毒引起的心律失常
制剂与规格	门冬氨酸钾注射液：①10ml：1.712g，含钾离子 10mEq；②20ml：3.424g，含钾离子 20mEq
用法与用量	静脉滴注：一日 1.71～5.14g，溶于注射用水、5%葡萄糖溶液或生理盐水中，稀释成浓度为 0.68%（含钾 40mEq/L）以下，每分钟滴速不超过 8ml，每日给药剂量不得超过 17.1g（含钾 100mEq）。补钾剂量、浓度和速度根据临床病情、血钾浓度及心电图缺钾图形改善而定
注意事项	1. 本品不得直接静脉注射，未经稀释不得进行静脉滴注 2. 肾功能损害、房室传导阻滞患者慎用 3. 注意血中电解质及心电图的变化，特别是长期给药时，要定期检查血中钾浓度、肾功能、心电图，表现为高钾血症时，终止给药
禁忌	高血钾、急性和慢性严重肾功能障碍患者禁用；肾上腺功能低下或者障碍、三度房室传导阻滞、心源性休克、急性脱水、易患高血钾症的患者慎用
不良反应	1. 静脉滴注浓度较高、速度较快或静脉较细时，易刺激静脉引起疼痛，甚至引起静脉炎 2. 应用过量、速度较快或原有肾功能损害时易发生高钾血症，可表现为软弱、乏力、手足口唇麻木、焦虑、意识模糊、呼吸困难、心率减慢、心律失常、传导阻滞甚至心搏骤停；心电图表现为高而尖的 T 波、P-R 间期延长等
特殊人群用药	肝、肾功能不全患者：肾功能损害慎用 儿童：早产儿、新生儿、乳儿慎用 老年人：老年人肾脏清除钾能力下降，易发生高钾血症 妊娠与哺乳期妇女：尚不明确
药典	
国家处方集	

续　表

医保目录	部分省份【保（乙)】
基本药物目录	
其他推荐依据	曲文秀，陈列，谭昊，等．门冬氨酸钾注射液联合氯化钾缓释片治疗重度低钾血症的临床观察［J］．实用药物与临床，2012，15（4）：202-203.

第十三章

其他治疗药物

■ 药品名称	紫杉醇 Paclitaxel
适应证	1. 本品可用于卵巢癌的一线化疗及以后卵巢转移性癌的治疗；作为一线化疗，也可以与顺铂联合应用 2. 可用于曾用过含阿霉素标准化疗的乳腺癌患者的后续治疗或复发患者的治疗 3. 可与顺铂联合用于不能手术或放疗的非小细胞肺癌患者的一线化疗
制剂与规格	紫杉醇注射液：①5ml：30mg；②25ml：0.15g；③16.7ml：0.1g 注射用紫杉醇脂质体：30mg
用法与用量	1. 预防用药：在治疗前 12 小时及 6 小时口服地塞米松 20mg，治疗前 30～60 分钟肌内注射苯海拉明 50mg，以及治疗前 30～60 分钟静脉注射西咪替丁 300mg 或雷尼替丁 50mg 2. 静脉给药：滴注时间>3 小时。①单药，肺纤维化一次 135～200mg/m^2，在 G-CSF 支持下剂量可达 250mg/m^2；②联合用药，一次 135～175mg/m^2，3～4 周 1 次
注意事项	1. 用药期间应定期检查外周血象和肝功能 2. 本品只能用 5% 葡萄糖注射液溶解和稀释，不可用生理盐水或其他溶液溶解、稀释，以免发生脂质体聚集。本品溶于 5% 葡萄糖注射液后，在室温（25℃）和室内灯光下 24 小时内稳定
禁忌	对本品或聚氧乙基代蓖麻油过敏者，中性粒细胞计数<1500/mm^3 的实体瘤患者，中性粒细胞计数<0.1×10^9/L 的艾滋病相关性卡波西肉瘤患者，妊娠期妇女禁用
不良反应	1. 血液系统：可见骨髓抑制、中性粒细胞减少、血小板减少、发热、贫血 2. 呼吸系统：可见呼吸困难、面部潮红、胸痛、间质性肺炎、肺纤维化、肺栓塞 3. 消化系统：可见恶心、呕吐、腹泻、胆红素升高、碱性磷酸酶升高、AST 升高 4. 循环系统：可见心律失常、心动过缓、低血压或高血压、心电图异常、心肌梗死、心房颤动、室上性心动过速 5. 中枢神经系统：可见寒战、背痛、运动神经异常、感觉神经异常、自主神经异常、视神经异常、关节痛、肌肉疼痛 6. 泌尿系统：可见肾功能异常及血肌酐升高 7. 其他：可见黏膜炎、脱发、皮疹、指甲改变、水肿和注射部位反应 8. 脂质体的上述反应较注射液者为少
特殊人群用药	肝、肾功能不全患者：慎用 妊娠与哺乳期妇女：哺乳期妇女用药应停止授乳
药典	USP、BP、Chin. P.
国家处方集	CNF
医保目录	【保（甲）】
基本药物目录	【基】

续　表

其他推荐依据	
■ 药品名称	注射用胸腺法新　Thymalfasin for Injection
适应证	本品为免疫调节剂，通过调节患者免疫功能而发挥抗肿瘤、抗病毒的作用，防治感染，治疗肝病；疫苗免疫应答增强剂
制剂与规格	注射用冻干粉针剂：1.6 毫克/瓶
用法与用量	皮下注射： 1. 用于肝病患者：每次 1.6mg，每周 2 次，每次相隔 3～4 天，连续给药 6 个月为 1 个疗程（共 52 针），其间不应间断；严重患者亦可每天 1 次，每次 1.6mg 2. 作为免疫损害病者的疫苗免疫应答增强剂：每次 1.6mg，每周 2 次，两次相隔 3～4 天（共 8 针），第一针应在接种疫苗后立即皮下注射 3. 需要提高免疫的患者，包括血液透析和老年病患者：每次 1.6mg，每周 2 次，每次相隔 3～4天，连续给药 4. 用于肿瘤患者：每次 1.6mg，每天 1 次，连用 2～3 周或至放化疗结束；或每周 2 次，每次相隔 3～4 天，连续给药 5. 严重感染及手术患者，如脓毒症患者：每天 1.6～3.2mg，连用 7～14 天；呼吸道感染患者，如 COPD、HAP、肺结核等，每天或隔天 1.6mg，连续给药
注意事项	当用来治疗慢性乙型肝炎时，肝功能试验，包括血清 ALT，白蛋白和胆红素应在治疗期间作定期评估，治疗完毕后应检测乙型肝炎 e 抗原（HBeAg）、表面抗原（HBsAg）、HBV-DNA 和 ALT 酶，亦应在治疗完毕后 2、4 和 6 个月检测，因为患者可能在治疗完毕后随访期内出现应答。本药应在医师指导下应用。如患者自行在医院外使用，应注意注射器具的消毒和处理
禁忌	对本品的成分过敏者禁用；正在接受免疫抑制治疗的患者如器官移植者禁用
不良反应	胸腺法新的耐受性良好。部分患者可能有注射部位不适。慢性乙型肝炎患者接受本品治疗时，可能出现 ALT 水平暂时波动至基础值 2 倍以上，此时通常应继续使用，除非有肝衰竭的症状和预兆出现
特殊人群用药	儿童：对 18 岁以下患者，本品的安全性和有效性尚未确定 妊娠与哺乳期妇女：基础研究显示本品对动物胚胎没有影响，临床是否会对孕妇胚胎产生影响、是否经由乳汁排泄尚不明确，妊娠及哺乳期妇女用药应慎重
药典	Chin. P.
国家处方集	CNF
医保目录	【保（乙）】
基本药物目录	
其他推荐依据	
■ 药品名称	七叶皂苷钠　Sodium Aescinate
□ 其他名称	麦通纳　欧开
适应证	七叶皂苷钠注射剂：用于脑水肿，创伤或手术所致肿胀，也用于静脉回流障碍性疾病 七叶皂苷钠片：各种原因所致的软组织肿胀、静脉性水肿

续　表

制剂与规格	注射用七叶皂苷钠：①5mg；②10mg；③15mg 七叶皂苷钠片：30mg
用法与用量	静脉注射或静脉滴注：成人按体重一日0.1～0.4mg/kg，或取本品5～10mg，溶于10%葡萄糖注射液或0.9%氯化钠注射液250ml中供静脉滴注。也可取本品5～10mg溶于10～20ml的10%葡萄糖注射液或0.9%氯化钠注射液中供静脉推注。重症患者可多次给药，但一日总量不得超过20mg，疗程7～10天 口服：饭后口服。成人用量每次1～2片，早、晚各1次，20天为1个疗程。或遵医嘱
注意事项	1. 《马丁代尔药物大典》推荐成人静脉使用七叶皂苷钠最大日剂量应为20mg；如使用更大剂量则可能出现急性肾衰竭，如联合应用其他具有肾毒性的药物也可导致急性肾衰竭。因此本品应严格限制日用量。若一旦出现肾功能受损，应立即停止用药，并作全面的肾功能检查，根据检查结果，按受损伤程度进行治疗 2. 本品只能用于静脉注射和滴注，禁用于动脉、肌内或皮下注射 3. 注射时宜选用较粗静脉，切勿漏出血管外，如出现红、肿，用0.25%普鲁卡因封闭或热敷 4. 用药前后须检查肾功能 5. 放置在儿童不易触及的地方
禁忌	1. 肾损伤、肾衰竭、肾功能不全患者禁用 2. 孕妇禁用 3. 对本品任何成分过敏者禁用
不良反应	1. 可见注射部位局部疼痛、肿胀，经热敷可使症状消失 2. 偶有过敏反应，可按药物过敏处理原则治疗 3. 服用片剂个别情况下出现轻微胃肠道不适，不需要停药
特殊人群用药	肾功能不全患者：肾损伤、肾衰竭、肾功能不全患者禁用 儿童：注射剂不宜用于治疗儿童心脏手术后肿胀；片剂尚缺乏儿童用药的安全性研究资料 老年：尚不明确 妊娠及哺乳期妇女用药：孕妇禁用，哺乳期妇女慎用
药典	BP
国家处方集	CNF（注射剂）
医保目录	【保（乙）】
基本药物目录	
其他推荐依据	《中国国家处方集》编委会. 中国国家处方集：化学药品与生物制品卷［M］. 北京：人民军医出版社，2011.
■ 药品名称	**复方阿嗪米特肠溶片　Compound Azintamide Enteric-coated Tablets**
□ 其他名称	**泌特**
适应证	用于因胆汁分泌不足或消化酶缺乏而引起的症状
制剂与规格	复方阿嗪米特肠溶片：每片中含阿嗪米特75mg，胰酶100mg，纤维素酶$_{4000}$10mg
用法与用量	成人：一日3次，餐后服用，每次1～2片
注意事项	目前尚不明确

续　表

禁忌	肝功能障碍患者、因胆石症引起胆绞痛的患者、胆管阻塞患者、急性肝炎患者等禁用
不良反应	尚未见严重的不良反应
特殊人群用药	肝、肾功能不全患者：尚不明确 儿童：未进行该项实验且无可靠参考文献 老年人：未进行该项实验且无可靠参考文献 妊娠与哺乳期妇女：未进行该项实验且无可靠参考文献
药典	
国家处方集	CNF
医保目录	【保（乙）】
基本药物目录	
其他推荐依据	中华医学会外科学分会胆道外科学组．胆囊切除术后常见并发症的诊断与治疗专家共识［J］．中华消化外科杂志．2018，17（4）：325-328.
■ 药品名称	注射用核糖核酸Ⅱ　Ribonucleic Acid for Injection Ⅱ
□ 其他名称	BP 素　延比尔
适应证	免疫调节药。适用于胰腺癌、肝癌、胃癌、肺癌、乳腺癌、软组织肉瘤及其他癌症的辅助治疗，对乙型肝炎的辅助治疗有较好的效果。本品亦可用于其他免疫功能低下引起的各种疾病
制剂与规格	注射用核糖核酸Ⅱ：①50mg；②100mg
用法与用量	静脉注射或肌内注射：以 5% 葡萄糖注射液或 0.9% 氯化钠注射液溶解后静脉注射，100～300mg（2～6 支），一日 1 次；以 2ml 无菌生理盐水或无菌注射用水溶解后肌内注射，50～100mg（1～2 支），一日 1 次
注意事项	1. 给药后如出现荨麻疹、体温升高者应停止使用 2. 注射部位红肿直径在 10cm 以上者应停止使用 3. 过敏性体质患者慎用 4. 据文献报道，本品与甲磺酸培氟沙星葡萄糖注射液、硫酸依替米星注射液、葡萄糖酸依诺沙星注射液序贯使用时，可出现浑浊现象，在临床用药中应避免与上述药物直接接触，两种药物使用应间隔一段时间 5. 药品与稀释液配药后，应即配即用，不可长时间放置。静脉滴注时，建议滴速<40 滴/分钟。首次用药，宜选用小剂量，慢速滴注 6. 本品应在有抢救条件的医疗机构使用，应对患者用药全过程监护（特别是前 30 分钟），防止突发事件，对有严重过敏史或首次用药的患者用药应慎重。若出现皮肤瘙痒、心悸、口唇发绀等症状，应立即停药并积极救治，以避免过敏性休克等严重不良反应的发生。一旦发生过敏性休克，除立即停药外，可给予抗组胺药或激素等抗过敏治疗
禁忌	对本品过敏者禁用
不良反应	上市后监测收集到以下不良事件： 1. 过敏反应：皮疹、瘙痒、潮红、发绀、血压下降、喉头水肿、过敏性休克等 2. 全身性反应：头晕、畏寒、寒战、发热、乏力、面色苍白、多汗、抽搐、意识模糊等

续 表

	3. 呼吸系统：咳嗽、呼吸急促、咽喉痛等 4. 心脑血管系统：心悸、胸闷、心律失常、血压升高等 5. 皮肤及其附件：局部红肿、红斑疹、斑丘疹、荨麻疹等 6. 消化系统：恶心、呕吐、口干、腹泻、胃部不适等 7. 用药部位：注射部位疼痛、红肿、麻木、静脉炎等
特殊人群用药	肝、肾功能不全患者：尚不明确 儿童：本品未进行该项实验且无可靠参考文献 老年人：本品未进行该项实验且无可靠参考文献 妊娠与哺乳期妇女：本品未进行该项实验且无可靠参考文献
药典	
国家处方集	
医保目录	部分省份【保（乙）】
基本药物目录	
其他推荐依据	陈宗义，王慧静，胡小池．注射用核糖核酸Ⅱ在乳腺癌化疗的临床效果［J］．吉林医学，2012，33（18）：3892-3892.
■ 药品名称	**醋酸去氨加压素注射液　Desmopressin Acetate Injection**
□ 其他名称	**和宜**
适应证	1. 在介入性治疗或诊断性手术前，使延长的出血时间缩短或恢复正常；适用于先天性或药物诱发的血小板功能障碍、尿毒症、肝硬化及不明病因所致出血时间延长的患者 2. 对本品试验剂量呈阳性反应的轻度甲型血友病及血管性血友病的患者，可用于控制及预防小型手术时的出血。在个别情况下，本品甚至会对中度病情的患者产生疗效 3. 可用于治疗中枢性尿崩症：给药后可增加尿渗透压，降低血浆渗透压，从而减少尿液排出，减少排尿次数和夜尿 4. 可用作测试肾尿液浓缩功能：有助于对肾功能的诊断；对于诊断尿道感染的程度尤其有效；膀胱炎有别于肾盂肾炎，因此并不会引起低于正常值的肾尿液浓缩功能
制剂与规格	醋酸去氨加压素注射液：①1ml：4μg；②1ml：15μg
用法与用量	1. 控制出血或手术前预防出血：①按体重0.3μg/kg的剂量，用生理盐水稀释到50～100ml，在15～30分钟静脉滴注；若效果显著，可间隔时间为6～12小时重复给药1～2次；若再次重复给药可能会降低疗效；②血友病患者Ⅷ：C患者的预期增加值应按使用第Ⅷ因子浓缩物的同一标准来衡量。一些病例在重复给药后疗效降低，因此应定期监测Ⅷ：C的水平，同时必须监测患者的血压。如果给药后血浆内Ⅷ：C的浓度并未达到预期的增加值，则可协同使用第Ⅷ因子浓缩物。治疗血友病患者时，应与血液检验室配合 2. 中枢性尿崩症：①静脉注射，成人每天1～2次，每次1～4μg；一岁以上儿童每天1～2次，每次0.1～1μg；由于1岁以下儿童的用药经验有限，建议首剂量为0.05μg，然后根据患者的尿量和电解质状态进行调整；②如果需要，也可进行肌内或皮下给药 3. 肾尿液浓缩功能试验：成人肌内注射或皮下注射的常用剂量为4μg；1岁以上的儿童剂量为1～2μg；1岁以下的婴儿剂量为0.4μg。建议对儿童首先使用鼻腔给药的制剂
注意事项	1. 由于水中毒的危险性，本品在下述情况时应慎用：①年幼及老年患者；②体液或电解质失衡患者；③具有颅内压升高危险的患者。必须特别注意水潴留的危险性，应尽量减少水的摄入量并定期测体重。如体重逐渐增加，血清钠<130mmol/L或血浆渗透压<270mOsm/kg体重时，应大量减少水的摄入量并停止使用本品

续　表

	2. 对于止血：对于需要服用利尿剂的患者，应采取措施防止体液蓄积过多。本品不能缩短因血小板明显减少而引起的出血时间延长 3. 用于肾尿液浓缩功能试验：在用药前 1 小时至用药后 8 小时，饮水量不可超过 0.5 L。在 1 岁以下的患儿，需要住院并在严密监测下使用
禁忌	下列患者禁用本品： 1. 习惯性及精神性烦渴症者 2. 不稳定型心绞痛患者 3. 代偿失调的心功能不全患者 4. $Ⅱ_B$型血管性血友病的患者 5. 需服用利尿剂的其他疾病患者
不良反应	1. 常见（>1/100）的不良反应：①一般反应：头痛、疲劳；②循环系统：血压一过性降低及反射性心动过速，面部潮红；③肠胃系统：胃痛及恶心 2. 偶见（<1/1000）的不良反应：①一般反应：眩晕；②使用时不限制饮水可能会引起水潴留/低钠血症及其并发症状（头痛、恶心/呕吐、血清钠降低和体重增加，更严重者可引起惊厥）；③个别出现皮肤过敏和全身过敏反应；④少见情绪障碍
特殊人群用药	肝、肾功能不全患者：尚不明确 儿童：慎用于年幼患者 老年人：慎用 妊娠与哺乳期妇女：①一位研究学者曾报道母亲因尿崩症在妊娠期间使用去氨加压素而出现过 3 例畸形发育的儿童，但其他发表的超过 120 例的病例报告表明，在妊娠期内使用去氨加压素的孕妇并不会出生畸形的儿童；②去氨加压素可分泌入母乳，但应用治疗剂量时不可能对儿童产生影响
药典	Chin. P.
国家处方集	CNF
医保目录	【保（甲）】
基本药物目录	【基】
其他推荐依据	Rossaint R, Bouillon B, Cerny V, et al. The European guideline on management of major bleeding and coagulopathy following trauma: fourth edition [J]. Crit Care, 2016, 20: 100.
■ 药品名称	脑苷肌肽注射液　Cattle Encephalon Glycoside and Ignotin Injection
□ 其他名称	欧迪美　位通
适应证	用于治疗脑卒中、老年性痴呆、新生儿缺氧缺血性脑病、颅脑损伤、脊髓损伤及其他原因引起的中枢神经损伤。用于治疗创伤性周围神经损伤、糖尿病周围神经病变、压迫性神经病变等周围神经损伤
制剂与规格	脑苷肌肽注射液：①2ml；②5ml；③10ml
用法与用量	1. 成人患者：①肌内注射，一次 2～4ml，一日 2 次，或遵医嘱；②静脉滴注，一次 5～20ml，一日 1 次，2 周为一疗程。或遵医嘱 2. 儿童患者：①肌内注射，儿童按体重一次 0.04～0.08ml/kg，一日 2 次，或遵医嘱；②静脉滴注，儿童按体重一次 0.1～0.4ml/kg，一日 1 次，2 周为一疗程。或遵医嘱

续 表

注意事项	1. 肾功能不全者慎用 2. 当药品性状发生改变时禁用
禁忌	对本品过敏者、神经节苷脂贮积病（如家族性黑矇性痴呆）患者禁用
不良反应	有个别患者静点3～4小时出现发冷、体温略有升高、头晕、烦躁；个别病例可出现过敏性皮疹，调慢滴速或停药后症状可自行消失
特殊人群用药	肝、肾功能不全患者：慎用 儿童：临床应用中，儿童患者使用推荐剂量的本品，其疗效及安全性与普通人群比较未发现显著差异 老年人：临床应用中，老年患者使用推荐剂量的本品，其疗效及安全性与普通人群比较未发现显著差异 妊娠与哺乳期妇女：目前尚无有关妊娠妇女使用本品的临床资料，接受本品治疗的妇女不应授乳
药典	
国家处方集	
医保目录	部分省份【保（乙）】
基本药物目录	
其他推荐依据	刘青．脑苷肌肽注射液治疗急性颅脑损伤临床效果观察［J/CD］．世界最新医学信息文摘，2015，15（100）：94，204.
■ 药品名称	**曲克芦丁脑蛋白水解物注射液　Troxerutin and Cerebropotein Hydrolysate Injection**
□ 其他名称	**源之久　杏唯**
适应证	用于治疗脑血栓、脑出血、脑痉挛等急慢性脑血管疾病，以及颅脑外伤及脑血管疾病（脑供血不全、脑梗死、脑出血）所引起的脑功能障碍等后遗症；闭塞性周围血管疾病、血栓性静脉炎、毛细血管出血以及血管通透性升高引起的水肿
制剂与规格	曲克芦丁脑蛋白水解物注射液：①2ml；②5ml
用法用量	1. 肌内注射，一次2～4ml，一日2次，或遵医嘱 2. 静脉滴注，一次5～20ml，加入0.9%氯化钠注射液或5%葡萄糖注射液250ml中缓慢滴注，一日1次，2周为一疗程，或遵医嘱
注意事项	1. 过敏体质者慎用 2. 加强对首次用药患者和老年患者，及肝肾功能障碍患者的监护 3. 用药后一旦出现潮红、皮疹、心悸、胸闷、憋气、血压下降等可能与严重不良反应有关的症状时，应立即停药并及时救治
禁忌	1. 对本品过敏者禁用 2. 严重肾功能不全者禁用 3. 癫痫持续状态或癫痫大发作患者禁用
不良反应	1. 偶可发生寒战、轻度发热等反应 2. 个别病例可出现过敏性皮疹，调慢滴速或停药后症状可自行消失

续　表

特殊人群用药	肝、肾功能不全患者：严重肾功能不全者禁用 儿童：本品未进行该项试验且无可靠参考文献 老年人：临床应用中，老年患者使用推荐剂量的本品，其疗效及安全性与普通人群比较未发现显著差异 妊娠与哺乳期妇女：目前尚无有关妊娠妇女使用本品的临床资料，接受本品治疗的妇女不应授乳
药典	
国家处方集	
医保目录	部分省份【保（乙）】
基本药物目录	
其他推荐依据	王作伟，常会民，黄腾，等．曲克芦丁脑蛋白水解物治疗颅脑创伤的多中心随机对照临床研究［J］．中华神经外科杂志，2017，33（7）：669-672.
■ 药品名称	**脾多肽注射液　Lienal Polypeptide Injection**
□ 其他名称	**创特保**
适应证	用于原发和继发性免疫缺陷病（如湿疹、血小板减少、多次感染综合症等）、呼吸道及肺部感染，可在治疗放化疗引起的白细胞减少症、白血病、再生障碍性贫血、淋巴瘤及其他恶性肿瘤，改善肿瘤患者恶病质、改善术后或重症患者身体虚弱时的辅助使用
制剂与规格	脾多肽注射液：2ml
用法与用量	肌内注射：一次 2～8ml，一日 1 次，或遵医嘱 静脉滴注：一次 10ml，溶于 500ml 的 0.9% 氯化钠注射液或 5%～10% 葡萄糖注射液中，一日 1 次，或遵医嘱 儿童酌减或遵医嘱
注意事项	发现溶液混浊、颜色异常或有沉淀异物、瓶身细微破裂、瓶口松动或漏气，不得使用
禁忌	对本品过敏者禁用
不良反应	本品一般耐受性良好，偶有发热、皮疹等反应，停药后症状可消失
特殊人群用药	肝、肾功能不全患者：尚不明确 儿童：疗效及安全性与普通人群相比未发现显著差异 老年人：使用推荐剂量的本品，疗效与安全性与普通人群相比未发现显著差异 妊娠与哺乳期妇女：目前尚无有关妊娠妇女使用本品的临床资料，接受本品治疗的妇女不应授乳
药典	
国家处方集	
医保目录	部分省份【乙】
基本药物目录	
其他推荐依据	张毅勋，王海波，江波，等．脾多肽注射液对进展期直肠癌患者术后外周血调节性 T 细胞水平的影响［J］．世界华人消化杂志，2016，24（13）：2102-2107.

续　表

■ 药品名称	斑蝥酸钠维生素 B_6 注射液 Disodium Canthardinate and Vitamin B_6 Injection
□ 其他名称	艾易舒
适应证	适用于原发性肝癌、肺癌及白细胞低下症，亦可用于肝炎、肝硬化及乙型肝炎携带者
制剂与规格	斑蝥酸钠维生素 B_6 注射液：①5ml：0.05mg；②10ml：0.1mg
用法用量	静脉滴注，一日 1 次。每次 10～50ml，以 0.9% 氯化钠或 5%～10% 葡萄糖注射液适量稀释后滴注
注意事项	1. 肾功能不全者慎用，泌尿系统出现刺激症状应暂停用药 2. 孕妇及哺乳期妇女慎用
禁忌	尚不明确
不良反应	偶见患者局部静脉炎
特殊人群用药	肾功能不全患者：慎用 儿童：尚不明确 老年人：尚不明确 妊娠与哺乳期妇女：慎用
药典	
国家处方集	
医保目录	【保（乙）】
基本药物目录	
其他推荐依据	汪晓凤，罗新华．斑蝥酸钠维生素 B6 注射液辅助治疗肝癌随机对照的 Meta 分析［J］．国际肿瘤学杂志，2014，41（1）：69-73.
■ 药品名称	复方多粘菌素 B 软膏 Compound Polymyxin B Ointment
□ 其他名称	孚诺
适应证	用于预防皮肤割伤、擦伤、烧烫伤、手术伤口等皮肤创面的细菌感染和临时解除疼痛和不适
制剂与规格	复方多粘菌素 B 软膏：①1 克/袋；②3 克/支；③5 克/支；④10 克/支；⑤15 克/支（每克含硫酸多粘菌素 B 5000 单位、硫酸新霉素 3500 单位、杆菌肽 500 单位以及盐酸利多卡因 40mg）
用法用量	外用，局部涂于患处。一日 2～4 次，5 天为一疗程
注意事项	1. 应避免在大面积烧伤面、肉芽组织或表皮脱落的巨大创面使用本品 2. 当患者有肾功能减退或全身应用其他肾毒性或耳毒性药物时，应注意有产生毒性的可能 3. 患者如有血尿、排尿次数减少、尿量减少或增多等肾毒性症状或耳鸣、听力减退等耳毒性症状时应慎用本品 4. 本制剂不适于眼内使用
禁忌	对本品任一组分过敏者禁用
不良反应	偶见过敏反应、瘙痒、烧灼感、红肿等

续　表

特殊人群用药	儿童：两岁以下儿童用药需遵医嘱 老年人：尚不明确 妊娠与哺乳期妇女：尚不明确
药典	
国家处方集	CNF
医保目录	【保（乙）】
基本药物目录	
其他推荐依据	中华医学会创伤学分会创伤急救与多发伤学组，创伤感染学组，组织修复学组．创面局部用药防治感染规范［J］．中华创伤杂志，2013，29（10）：905-907.

第十四章

普通外科疾病中成药治疗及其他辅助用药

■ 药品名称	一清颗粒 Yiqing Keli
药物组成	大黄、黄芩、黄连
功能与主治	清热泻火解毒，化瘀凉血止血。用于火毒血热所致的身热烦躁、目赤口疮、咽喉及牙龈肿痛、大便秘结、吐血、咯血、衄血、痔血；咽炎、扁桃体炎、牙龈炎见上述证候者
临床应用	1. 暴风客热：火毒血热上攻于目所致的目赤肿痛，口渴咽干，大便秘结，小便黄赤，舌红苔黄，脉数；急性结膜炎见上述证候者 2. 口疮：心脾火毒熏蒸口舌所致的口舌发红，起小疱或溃烂，疼痛，灼热，口臭，便秘，舌红苔黄，脉数；急性口炎、口疮见上述证候者 3. 喉痹：肺胃火毒客于咽喉所致的咽喉红肿疼痛，声音嘶哑，口干喜饮，便秘，尿赤，舌红苔黄，脉数；急性咽炎见上述证候者 4. 乳蛾：肺胃火毒熏灼喉核所致的喉核红肿疼痛，吞咽时疼痛加重，口干喜饮，便秘，尿赤，舌红苔黄，脉数；急性扁桃体炎见上述证候者 5. 便秘：火毒内热结于胃肠所致的大便干燥，小便黄赤，烦躁，兼有腹胀，腹痛，口干口臭，舌红苔黄燥，脉滑数 6. 牙宣：胃火炽盛，熏蒸牙龈所致的牙龈红肿疼痛，烦渴多饮，口臭，便秘，尿黄，舌红苔黄，脉数；牙龈（周）炎见上述证候者 7. 吐血：火毒血热灼伤胃络所致的吐血，血色鲜红，夹有食物残渣，身热烦躁，牙龈肿痛，便秘，尿赤，舌红苔黄，脉数有力；胃及十二指肠溃疡出血见上述证候者 8. 咯血：火毒血热灼伤肺络所致的咯血，血色鲜红，夹有痰涎，咽痒，咳嗽，舌红苔黄，脉数有力；支气管扩张见上述证候者 9. 衄血：肺胃热盛，灼伤络脉所致的鼻出血，齿龈或牙缝出血，血色鲜红，身热，烦躁，口鼻干燥，牙龈肿痛，大便秘结，小便黄赤，舌红苔黄，脉数有力；干燥性鼻炎、萎缩性鼻炎、牙周炎见上述证候者 10. 便血：火热壅遏肠道，灼伤络脉所致的大便带血，血色鲜红，肛门肿胀，舌红苔黄，脉数；胃及十二指肠溃疡出血、痔疮、肛裂出血见上述证候者
制剂与规格	一清颗粒：每袋装 7.5g
用法与用量	开水冲服。一次 7.5g，一日 3～4 次剂型规格每袋装 7.5g
注意事项	1. 阴虚火旺者慎用 2. 服药期间忌食辛辣、油腻食物，戒烟酒 3. 出现腹泻时可酌情减量 4. 出血量多者，应采取综合急救措施
禁忌	孕妇禁用
不良反应	尚不明确

续　表

特殊人群用药	老年人：体弱年迈者慎服；中病即止，不可过量、久用 妊娠与哺乳期妇女：孕妇禁用
药典	Chin. P.
医保目录	【保（乙）】
基本药物目录	
其他推荐依据	国家药典委员会．中华人民共和国药典临床用药须知（2010年版）［M］．北京：中国医药科技出版社，2011.
■ 药品名称	抗癌平丸　Kang'aiping Wan
药物组成	半枝莲、珍珠菜、香茶菜、藤梨根、肿节风、蛇莓、白花蛇舌草、石上柏、兰香草、蟾酥
功能与主治	清热解毒，散瘀止痛。用于热毒瘀血壅滞所致的胃癌、食管癌、贲门癌、直肠癌等消化道肿瘤
临床应用	1. 胃癌：因邪毒伤胃，瘀血壅滞所致。症见胃脘灼痛或刺痛，恶心呕吐，或伴呃逆，食欲不振，苔黄腻或黄燥，脉弦数或细数 2. 食管癌：因热毒瘀血壅滞，梗塞不利而致。症见吞咽困难，胸骨后灼痛，进行性消瘦，口干口苦，烦躁不安，大便干燥，小便短赤，或伴发热。舌红或紫黯，苔黄腻或黄燥，脉弦数或细数 3. 直肠癌：因邪毒瘀血阻滞，大肠传导失司所致。症见便频便细，或便鲜血，或伴里急后重，肛门坠胀，口干口苦，烦躁不安，舌红或红绛，苔黄腻，脉弦数
制剂与规格	抗癌平丸：每瓶装1g
用法与用量	口服。一次0.5～1g，一日3次。饭后半小时服，或遵医嘱
注意事项	1. 脾胃虚寒者慎用 2. 服药期间忌食辛辣、油腻、生冷食物 3. 本品含蟾酥有毒，不可过量、久用
禁忌	孕妇禁用
不良反应	尚不明确
特殊人群用药	妊娠与哺乳期妇女：孕妇禁用
药典	
医保目录	
基本药物目录	
其他推荐依据	国家药典委员会．中华人民共和国药典临床用药须知（2010年版）［M］．北京：中国医药科技出版社，2011.
■ 药品名称	平消胶囊（片）　Pingxiao Jiaonang（Pian）
药物组成	郁金、五灵脂、干漆（制）、麸炒枳壳、马钱子粉、白矾、硝石、仙鹤草
功能与主治	活血化瘀，散结消肿，解毒止痛。对毒瘀内结所致的肿瘤患者具有缓解症状，缩小瘤体，提高机体免疫力，延长患者生存时间的作用

续　表

临床应用	1. 肿瘤：因热毒瘀结所致。症见胸腹疼痛，痛有定处，或有肿块，面色晦黯，舌质紫黯，或有瘀斑、瘀点，脉沉涩；食管癌、胃肠道肿瘤、肝癌、乳腺癌见上述证候者 2. 本品尚可用于乳腺增生症
制剂与规格	平消胶囊：每粒袋0.23g 平消片：①薄膜衣片，每片重0.24g；②糖衣片，片芯重0.23g
用法与用量	1. 胶囊剂：口服。一次4~8粒，一日3次 2. 片剂：口服。一次4~8片，一日3次
注意事项	1. 本品所含马钱子、干漆有毒，不可过量、久用 2. 用药期间饮食宜清淡，忌食辛辣食物
禁忌	孕妇禁用
不良反应	少数患者服用会有恶心、胃肠不适等不良反应
特殊人群用药	妊娠与哺乳期妇女：孕妇禁用
药典	
医保目录	【保（甲）】
基本药物目录	
其他推荐依据	国家药典委员会．中华人民共和国药典临床用药须知（2010年版）［M］．北京：中国医药科技出版社，2011.
■ 药品名称	消炎利胆片（胶囊、颗粒）　Xiaoyan Lidan Pian（Jiaonang，Keli）
药物组成	溪黄草、穿心莲、苦木
功能与主治	清热，祛湿，利胆。用于肝胆湿热所致的胁痛、口苦；急性胆囊炎、胆管炎见上述证候者
临床应用	1. 胁痛：因湿热蕴结肝胆，疏泄失职所致，症见胁痛，口苦，厌食油腻，尿黄，舌苔黄腻，脉弦滑数；急、慢性肝炎见上述证候者 2. 胆胀：因肝胆湿热所致，症见右胁胀痛，口苦，厌食油腻，小便黄，舌红苔黄腻，脉弦滑数；急性胆囊炎、胆管炎见上述证候者
制剂与规格	消炎利胆片：①薄膜衣小片（0.26g，相当于饮片2.6g）；②薄膜衣大片（0.52g，相当于饮片5.2g）；③糖衣片（片芯重0.25g，相当于饮片2.6g） 消炎利胆胶囊：每粒装0.45g 消炎利胆颗粒：每袋装2.5g
用法与用量	1. 片剂：口服。一次6片（小片）或3片（大片），一日3次 2. 胶囊剂：口服。一次4粒，一日3次。或遵医嘱 3. 颗粒剂：温开水送服，一次1袋，一日3次
注意事项	1. 脾胃虚寒者慎用 2. 服药期间饮食宜清淡，忌食辛辣食物，并戒酒 3. 用于治疗急性胆囊炎感染时，应密切观察病情变化，若发热、黄疸、上腹痛等症加重时应及时请外科诊治 4. 本品所含苦木有一定毒性，不宜久服
禁忌	尚不明确

续　表

不良反应	尚不明确
特殊人群用药	妊娠与哺乳期妇女：孕妇慎用
药典	Chin. P.
医保目录	【保（甲）】
基本药物目录	
其他推荐依据	国家药典委员会．中华人民共和国药典临床用药须知（2010 年版）［M］．北京：中国医药科技出版社，2011.
■ 药品名称	十香丸　Shixiang Wan
药物组成	香附（制）、小茴香（炒）、乌药、沉香、丁香、荔枝核（炒）、木香、陈皮、猪牙皂、泽泻（盐水炒）
功能与主治	疏肝行气，散寒止痛。用于气滞寒凝所致的疝气、腹痛
临床应用	1. 疝气：因寒凝气滞所致。症见少腹痛引阴囊，遇寒或劳累时加重，局部肤色正常，舌淡苔白，脉弦 2. 腹痛：由腹部受凉，寒性收引，气滞不通所致。症见腹胀窜痛，得暖则舒，喜按；肠功能紊乱见上述证候者
制剂与规格	十香丸：每丸重 9g
用法与用量	口服。一次 1 丸，一日 1～2 次
注意事项	1. 湿热内侵、瘀血阻滞、气虚下陷所致的疝气不宜使用 2. 猪牙皂有毒，不宜过量、久用
禁忌	尚不明确
不良反应	尚不明确
特殊人群用药	尚不明确
药典	
医保目录	
基本药物目录	
其他推荐依据	国家药典委员会．中华人民共和国药典临床用药须知（2010 年版）［M］．北京：中国医药科技出版社，2011.
■ 药品名称	越鞠丸　Yueju Wan
药物组成	醋香附、川芎、炒栀子、苍术（炒）、六神曲（炒）
功能与主治	理气解郁，宽中除满。用于胸脘痞闷，腹中胀满，饮食停滞，嗳气吞酸
临床应用	1. 郁证：因肝气郁结导致精神抑郁，情绪不宁，胸胁胀痛，脘闷嗳气，腹胀纳呆，女子月经不调，脉弦；围绝经期综合征、月经不调、痛经见上述证候者 2. 胁痛：单侧或双侧胁痛，并因情志不遂而疼痛加重，胸膈痞闷，呕恶嗳气，嘈杂吞酸；肝炎、胆囊炎、胆石症、肋间神经痛见上述证候者

续 表

	3. 胃脘痛：肝胃失和导致胃脘胀痛，腹胀，纳呆；慢性胃炎，功能性消化不良见上述证候者 4. 乳癖：因肝郁气滞，痰凝血瘀而致乳房胀痛，月经量少色黯，腹胀嗳气，喜叹息；乳腺增生见上述证候者 5. 呕吐：肝气不舒，肝胃失和导致恶心呕吐，厌食嘈杂，呃逆不畅，或嗳气吞酸，舌苔白腻，脉弦滑；胃神经官能症、胃及十二指肠溃疡、慢性胃炎见上述证候者
制剂与规格	水丸：每100粒重6g
用法与用量	口服。一次6~9g，一日2次
注意事项	1. 阴虚火旺者慎用 2. 忌忧思恼怒，避免情志刺激
禁忌	尚不明确
不良反应	尚不明确
特殊人群用药	尚不明确
药典	Chin. P.
医保目录	【保（乙）】
基本药物目录	
其他推荐依据	国家药典委员会．中华人民共和国药典临床用药须知（2010年版）［M］．北京：中国医药科技出版社，2011.
■ 药品名称	**左金丸（胶囊） Zuojin Wan（Jiaonang）**
药物组成	黄连、吴茱萸
功能与主治	泻火，疏肝，和胃，止痛。用于肝火犯胃，脘胁疼痛，口苦嘈杂，呕吐酸水，不喜热饮
临床应用	1. 胃痛：肝火犯胃所致胃脘疼痛，胁肋胀满，烦躁易怒，吞酸，胃中嘈杂，呕吐酸水，口苦，不喜热饮，舌质红苔黄，脉弦或数；急慢性胃炎、胃及十二指肠溃疡见上述证候者 2. 胁痛：肝火犯胃，肝络失和，肝失疏泄所致胁肋胀痛，烦躁易怒，口干口苦，呕吐吞酸，脘痞，嗳气，舌红苔黄，脉弦数；急、慢性胃炎，胃及十二指肠溃疡，慢性肝炎见上述证候者
制剂与规格	水丸：每70丸重3.1g 胶囊：每粒装0.35g
用法与用量	1. 丸剂：口服。一次3~6g，一日2次 2. 胶囊剂：口服。一次2~4粒，一日2次 3. 饭后服用。15日为一疗程
注意事项	1. 脾胃虚寒胃痛及肝阴不足胁痛者慎用 2. 保持心情舒畅
禁忌	尚不明确
不良反应	尚不明确
特殊人群用药	尚不明确
药典	Chin. P.

续　表

医保目录	【保（乙）】
基本药物目录	
其他推荐依据	国家药典委员会．中华人民共和国药典临床用药须知（2010年版）［M］．北京：中国医药科技出版社，2011.
■ 药品名称	归脾丸（合剂）　Guipi Wan（Heji）
药物组成	炙黄芪、龙眼肉、党参、炒白术、当归、茯苓、炒酸枣仁、制远志、木香、炙甘草、大枣（去核）
功能与主治	益气健脾，养血安神。用于心脾两虚，气短心悸，失眠多梦，头晕头昏，肢倦乏力，食欲不振，崩漏便血
临床应用	1. 心脾两虚证：因思虑过度，劳伤心脾，气血两虚而致气短懒言，失眠多梦，健忘，头晕头昏，肢倦乏力，精神疲惫，食欲不振，大便溏薄，舌淡苔白，脉细弱；慢性疲劳综合征见上述证候者 2. 心悸：系心脾两虚，心失所养而致心慌不安，失眠健忘，神疲食少，面色萎黄，舌淡苔白，脉细弱；贫血、神经衰弱见上述证候者 3. 失眠：由心脾两虚，心神失养所致的失眠多梦，健忘，纳呆食少，肢倦乏力，精神萎靡，舌淡苔白，脉细弱；神经衰弱见上述证候者 4. 眩晕：因气血虚弱，脑失所养而致头晕头昏，心悸少寐，神疲乏力，食少纳呆，面色萎黄，舌淡苔白，脉细弱；贫血见上述证候者 5. 崩漏：因脾虚气弱不能统血而致妇女经血非时而下，淋漓不断，甚或血流如涌，色淡质清，神疲体倦，面色萎黄，舌淡苔白，脉细弱；功能性子宫出血见上述证候者 6. 便血：因脾虚气弱不能统血，血溢肠内而致便血，血色紫暗，甚至色黑，肢体倦怠，食欲不振，面色萎黄，舌淡苔白，脉细弱；胃、十二指肠溃疡出血见上述证候者 7. 此外，还有本品治疗特发性血小板减少性紫癜、甲状腺功能减退、胺碘酮致心动过缓、顽固性早搏、功能性消化不良伴抑郁症、肝硬化继发脾功能亢进症、小儿急性肾小球肾炎恢复期血尿、心脏神经官能症，减轻化疗所致骨髓抑制的报道
制剂与规格	浓缩丸：每8丸相当于原药材3g 水蜜丸：每100粒重10g 小蜜丸：每瓶装120g 大蜜丸：每丸重9g 合剂：每支10ml
用法与用量	1. 浓缩丸：口服一次8～10丸，一日3次 2. 丸剂：用温开水或生姜汤送服，水蜜丸一次6g，小蜜丸一次9g，大蜜丸一次1丸，一日3次 3. 合剂：口服一次10～20ml，一日3次，用时摇匀
注意事项	1. 阴虚火旺者慎用 2. 忌食辛辣、生冷、油腻食物
禁忌	尚不明确
不良反应	尚不明确
特殊人群用药	尚不明确
药典	Chin. P.

续 表

医保目录	【保（甲）】
基本药物目录	
其他推荐依据	国家药典委员会. 中华人民共和国药典临床用药须知（2010年版）［M］. 北京：中国医药科技出版社，2011.
■ 药品名称	如意金黄散 Ruyi Jinhuang San
药物组成	黄柏、大黄、姜黄、白芷、天花粉、陈皮、厚朴、苍术、生天南星、甘草
功能与主治	清热解毒，消肿止痛。用于热毒瘀滞肌肤所致疮疡肿痛、丹毒流注，症见肌肤红、肿、热、痛，亦可用于跌打损伤
临床应用	1. 疮疡：由于热毒瘀滞肌肤所致，症见疮形高肿，皮肤色红，灼热疼痛；急性蜂窝织炎、急性化脓性淋巴结炎、肛周脓肿见上述证候者 2. 丹毒：由于热毒瘀滞皮肤所致，症见突发全身发热，患部色红如染丹，边缘微隆起，边界清楚，疼痛，手压之红色减退，抬手复赤，舌红苔黄，脉滑数 3. 流注：由于热毒瘀滞肌肤所致，症见疮形高突，皮温微热，疼痛，可见一处或多处发生；体表多发性脓肿见上述证候者 4. 有报道用于外伤瘀血肿胀、内痔出血、压疮、药液外渗、输卵管梗阻性不孕、慢性前列腺炎、慢性盆腔炎
制剂与规格	如果金黄散：每袋装12g
用法与用量	外用。红肿，烦热，疼痛，用清茶调敷；漫肿无头，用醋或葱酒调敷；亦可用植物油或蜂蜜调敷。一日数次
注意事项	1. 皮肤过敏者慎用 2. 不可内服 3. 忌食辛辣、油腻食物及海鲜等发物
禁忌	疮疡阴证者禁用
不良反应	文献报道，如意金黄散外敷可引起过敏性皮疹
特殊人群用药	妊娠与哺乳期妇女：孕妇慎用
药典	Chin. P.
医保目录	【保（甲）】
基本药物目录	
其他推荐依据	国家药典委员会. 中华人民共和国药典临床用药须知（2010年版）［M］. 北京：中国医药科技出版社，2011.
■ 药品名称	伤疖膏 Shangjie Gao
药物组成	黄芩、连翘、生天南星、白芷、薄荷脑、冰片、水杨酸甲酯
功能与主治	清热解毒，消肿止痛。用于热毒蕴结肌肤所致的疮疡，症见红、肿、热、痛、未溃破。亦用于乳腺炎、静脉炎及其他皮肤创伤

续　表

临床应用	1. 疮疡：由热毒蕴结肌肤所致，症见局部红赤，肿胀高凸，灼热，疼痛；体表急性感染性疾病见上述证候者 2. 乳痈：乳络不通，热毒蕴结所致，症见乳房肿胀疼痛，皮肤微红，肿块或有或无，或乳汁不畅，舌红，苔薄黄或黄腻，脉弦数；急性乳腺炎见上述证候者 3. 恶脉：由于下肢浅筋脉瘀滞不通，热毒蕴结所致，症见局部红肿热痛；下肢静脉曲张见上述证候者
制剂与规格	贴剂：①5cm×6. 5cm；②5cm×7cm；③7cm×10cm
用法与用量	外用，贴于患处，每日更换 1 次
注意事项	1. 皮肤过敏者慎用 2. 不可内服 3. 忌食辛辣，油腻食物及海鲜等发物
禁忌	肿疡阴证者禁用
不良反应	尚不明确
特殊人群用药	尚不明确
药典	
医保目录	
基本药物目录	
其他推荐依据	国家药典委员会. 中华人民共和国药典临床用药须知（2010 年版）［M］. 北京：中国医药科技出版社，2011.
■ 药品名称	痔宁片　Zhining Pian
药物组成	地榆炭、侧柏叶炭、黄芩、刺猬皮（制）、槐米、地黄、酒白芍、当归、乌梅、荆芥炭、枳壳、甘草
功能与主治	清热凉血，润燥疏风。用于实热内结或湿热瘀滞所致的痔疮出血、肿痛
临床应用	痔疮：因实热内结或湿热瘀滞所致，症见大便出血或有痔核脱出可自行回纳或不可自行回纳、肛缘有肿物者，色红或青紫而疼痛；Ⅰ期和Ⅱ期内痔、血栓性外痔、炎性外痔见上述证候者
制剂与规格	痔宁片：每片重 0. 48g
用法与用量	口服。一次 3 ~4 片，一日 3 次
注意事项	1. 肠胃虚寒者慎用 2. 忌食辛辣、油腻食物及海鲜等发物
禁忌	孕妇禁用
不良反应	尚不明确
特殊人群用药	妊娠与哺乳期妇女：孕妇禁用
药典	Chin. P.

续 表

医保目录	
基本药物目录	
其他推荐依据	国家药典委员会. 中华人民共和国药典临床用药须知（2010 年版）［M］. 北京：中国医药科技出版社，2011.
■ 药品名称	小金丸（胶囊） Xiaojin Wan（Jiaonang）
药物组成	制草乌、地龙、木鳖子（去壳去油）、酒当归、五灵脂（醋炒）、乳香（制）、没药（制）、枫香脂、香墨、人工麝香
功能与主治	散结消肿，化瘀止痛。用于痰气凝滞所致的瘰疬、瘿瘤、乳岩、乳癖，症见肌肤或肌肤下肿块一处或数处、推之能动，或骨及骨关节肿大、皮色不变、肿硬作痛
临床应用	1. 瘰疬：由痰气凝滞所致，症见颈项及耳前耳后结核、一个或数个、皮色不变、推之能动、不热不痛者；淋巴结结核见上述证候者 2. 瘿瘤：由痰气凝滞所致，症见颈部正中皮下肿块、不热不痛、随吞咽上下活动；甲状腺腺瘤、结节性甲状腺肿见上述证候者 3. 乳癖：由肝郁痰凝所致，症见乳部肿块、一个或多个、皮色不变、经前疼痛；乳腺增生病见上述证候者
制剂与规格	小金丸：①每 100 丸重 3g；②每 100 丸重 6g；③每 10 丸重 6g 小金胶囊：每粒装 0.3g
用法与用量	1. 丸剂：打碎后内服。一次 1.2～3g，一日 2 次；小儿酌减 2. 胶囊剂：口服。一次 4～10 粒，一日 2 次；小儿酌减
注意事项	1. 脾胃虚弱者慎用 2. 不宜长期使用 3. 忌食辛辣、油腻及海鲜等发物
禁忌	1. 孕妇、哺乳期妇女禁用 2. 疮疡阳证者禁用
不良反应	有文献报道小金丸可引起比较严重的皮肤过敏性反应
特殊人群用药	肝、肾功能不全患者：慎用 妊娠与哺乳期妇女：禁用
药典	Chin. P.
医保目录	【保（乙）】
基本药物目录	
其他推荐依据	国家药典委员会. 中华人民共和国药典临床用药须知（2010 年版）［M］. 北京：中国医药科技出版社，2011.
■ 药品名称	乳癖消胶囊（颗粒、片） Rupixiao Jiaonang（Keli，Pian）
药物组成	鹿角、鸡血藤、红花、三七、牡丹皮、赤芍、蒲公英、连翘、天花粉、玄参、夏枯草、漏芦、昆布、海藻、木香

续　表

功能与主治	软坚散结，活血消痈，清热解毒。用于痰热互结所致的乳癖、乳痈，症见乳房结节、数目不等、大小形态不一、质地柔软，或产后乳房结块、红热疼痛；乳腺增生、乳腺炎早期见上述证候者
临床应用	1. 乳癖：因痰热互结所致，症见单侧或双侧乳房胀痛、肿块明显、皮温微热；乳腺增生病见上述证候者 2. 乳痈：因痰热互结或乳汁淤积所致，症见产后乳房结块无波动、皮肤微红、胀痛；急性乳腺炎见上述证候者 3. 有报道本品用于甲状腺囊肿
制剂与规格	乳癖消胶囊：每粒装 0.32g 乳癖消颗粒：每袋装 8g 乳癖消片：①薄膜衣片，每片重 0.34g；②薄膜衣片，每片重 0.67g；③糖衣片（片芯重 0.34g）
用法与用量	1. 胶囊：口服。一次 5～6 粒，一日 3 次。 2. 颗粒：口服。一次 8g，一日 3 次 3. 片剂：口服。小片一次 5～6 片，大片一次 3 片，一日 3 次
注意事项	若因服该药引起全身不适者需及时停药
禁忌	尚不明确
不良反应	文献报道有患者连续服用常规剂量的本品后出现颜面、双睑水肿，上下肢凹陷性水肿，伴全身不适感和胸闷
特殊人群用药	妊娠与哺乳期妇女：孕妇慎用
药典	Chin. P.
医保目录	【保（甲）】
基本药物目录	
其他推荐依据	国家药典委员会．中华人民共和国药典临床用药须知（2010 年版）［M］．北京：中国医药科技出版社，2011.
■ 药品名称	**云南白药胶囊　Yunnan Baiyao Jiaonang**
药物组成	国家保密方，本品含草乌（制），其余成分略
功能与主治	化瘀止血，活血止痛，解毒消肿。用于跌打损伤，瘀血肿痛，吐血，咳血，便血，痔血，崩漏下血，手术出血，疮疡肿毒及软组织挫伤，闭合性骨折，支气管扩张及肺结核咳血，溃疡病出血，以及皮肤感染性疾病
临床应用	1. 软组织挫伤：因软组织损伤所致瘀血阻滞，症见伤处青红紫斑，痛如针刺，焮肿闷胀，不敢触摸，活动受限，舌质紫暗 2. 手术出血：非心脑血管手术的围术期出血 3. 吐血：因热毒灼伤胃络所致的吐血，血色鲜艳，夹有食物残渣，身热，烦躁，牙龈肿痛，便秘，尿赤；胃及十二指肠溃疡出血、食管炎、胃炎出血见上述证候者，还可用于肝硬化食管胃底静脉曲张破裂出血、食管及胃部手术等各种原因引起的上消化道出血 4. 便血：因热毒壅遏肠道，灼伤络脉所致的大便带血，血色鲜红，肛门肿胀；胃及十二指肠溃疡出血、结肠炎出血、痔疮、肛裂出血见上述证候者

续 表

	5. 疮疡：因热毒蕴结肌肤所致，症见肌肤红赤、肿胀、微热、疼痛，舌尖红，脉浮数；皮炎、褥疮、带状疱疹等疾病见上述证候者
制剂与规格	云南白药胶囊：每粒装 0.25g
用法与用量	刀、枪、跌打诸伤，无论轻重，出血者用温开水送服；瘀血肿痛与未流血者用酒送服；妇科各症，用酒送服；但月经过多、红崩，用温水送服。毒疮初起，服 1 粒，另取药粉，用酒调匀，敷患处，如已化脓，只需内服。其他内出血各症均可内服 口服。一次 1～2 粒，一日 4 次（2～5 岁按 1/4 剂量服用；6～12 岁按 1/2 剂量服用） 凡遇较重的跌打损伤可先服保险子 1 粒，轻伤及其他病症不必服
注意事项	1. 服药 1 日内，忌食蚕豆、鱼类及酸冷食物 2. 外用前务必清洁创面 3. 临床上确需使用大剂量给药，一定要在医师的安全监控下应用 4. 用药后若出现过敏反应，应立即停用，视症状轻重给予抗过敏治疗，若外用可先清除药物 5. 运动员慎用 6. 保险子放置在泡罩的中间处 7. 本品所含草乌（制）为炮制后的乌头属类药材，通过独特的炮制、生产工艺，其毒性成分可基本消除，在安全范围内
禁忌	孕妇忌用；过敏体质及有用药过敏史的患者应慎用
不良反应	极少数患者服药后导致过敏性药疹，出现胸闷、心慌、腹痛、恶心呕吐、全身奇痒、躯干及四肢等部位出现荨麻疹
特殊人群用药	肝、肾功能不全患者：尚不明确 儿童：2～5 岁按 1/4 剂量服用；6～12 岁按 1/2 剂量服用 老年人：尚不明确 妊娠与哺乳期妇女：孕妇忌用
药典	Chin. P.
医保目录	【保（甲）】
基本药物目录	【基】
其他推荐依据	非创伤性出血急诊处理专家组．非创伤性出血的急诊处理专家共识/意见［J］．中华急诊医学杂志，2017，26（8）：850-856.
■ 药品名称	**乳宁颗粒　Runing Keli**
药物组成	柴胡、当归、醋香附、丹参、炒白芍、王不留行、赤芍、炒白术、茯苓、青皮、陈皮、薄荷
功能与主治	疏肝养血，理气解郁。用于肝气郁结所致的乳癖，症见经前乳房胀痛、两胁胀痛、乳房结节、经前疼痛加重；乳腺增生见上述证候者
临床应用	乳癖：因肝郁气滞血瘀所致；单侧或双侧乳房疼痛、肿块、肿块边界欠清、与周围组织不粘连、乳房可有胀痛、每随喜怒而消长、常在月经前加重、月经后缓解；乳腺增生见上述证候者 尚可治疗月经周期性乳房疼痛

续　表

制剂与规格	乳宁颗粒：①每袋装 5g（无蔗糖）；②每袋装 15g
用法与用量	开水冲服：一次 1 袋，一日 3 次；20 天为 1 个疗程。或遵医嘱
注意事项	孕妇慎服
禁忌	尚不明确
不良反应	尚不明确
特殊人群用药	妊娠与哺乳期妇女：孕妇慎服
药典	Chin. P.
医保目录	【保（乙）】
基本药物目录	
其他推荐依据	国家药典委员会．中华人民共和国药典临床用药须知（2015 年版）：中药成方制剂卷［M］．北京：中国医药科技出版社，2017.

第十一章

手术预防用抗菌药物

第一节　抗菌药物预防性应用的基本原则

根据《抗菌药物临床应用指导原则》（卫医发〔2004〕285 号）、《卫生部办公厅关于抗菌药物临床应用管理有关问题的通知》（卫办医政发〔2009〕38 号）和《2012 年全国抗菌药物临床应用专项整治活动方案》（卫办医政发〔2012〕32 号），对临床使用抗菌药物进行如下简介，供手术预防用抗菌药物使用参考：

一、内科及儿科预防用药

1. 用于预防一种或两种特定病原菌入侵体内引起的感染，可能有效；如目的在于防止任何细菌入侵，则往往无效。

2. 预防在一段时间内发生的感染可能有效；长期预防用药，常不能达到目的。

3. 患者原发疾病可以治愈或缓解者，预防用药可能有效。原发疾病不能治愈或缓解者（如免疫缺陷者），预防用药应尽量不用或少用。对免疫缺陷患者，宜严密观察其病情，一旦出现感染征兆时，在送检有关标本作培养同时，首先给予经验治疗。

4. 通常不宜常规预防性应用抗菌药物的情况：普通感冒、麻疹、水痘等病毒性疾病，昏迷、休克、中毒、心力衰竭、肿瘤、应用肾上腺皮质激素等患者。

二、外科手术预防用药

1. 外科手术预防用药目的 预防手术后切口感染，以及清洁-污染或污染手术后手术部位感染及术后可能发生的全身性感染。

2. 外科手术预防用药基本原则 根据手术野有否污染或污染可能，决定是否预防用抗菌药物。

（1）清洁手术：手术野为人体无菌部位，局部无炎症、无损伤，也不涉及呼吸道、消化道、泌尿生殖道等人体与外界相通的器官。手术野无污染，通常不需预防用抗菌药物，仅在下列情况时可考虑预防用药：

1）手术范围大、时间长、污染机会增加。

2）手术涉及重要脏器，一旦发生感染将造成严重后果者，如头颅手术、心脏手术、眼内手术等。

3）异物置入手术，如人工心瓣膜置入、永久性心脏起搏器放置、人工关节置换等。

4）高龄或免疫缺陷者等高危人群。

（2）清洁-污染手术：上、下呼吸道，上、下消化道，泌尿生殖道手术，或经以上器官的手术，如经口咽部大手术、经阴道子宫切除术、经直肠前列腺手术，以及开放性骨折或创伤手术。由于手术部位存在大量人体寄植菌群，手术时可能污染手术野引致感染，故此类手术需预防用抗菌药物。

（3）污染手术：由于胃肠道、尿路、胆道体液大量溢出或开放性创伤未经扩创等已造成手术野严重污染的手术。此类手术需预防用抗菌药物。

术前已存在细菌性感染的手术，如腹腔脏器穿孔腹膜炎、脓肿切除术、气性坏疽截肢术等，属抗菌药物治疗性应用，不属预防应用范畴。

（4）外科预防用抗菌药物的选择及给药方法：抗菌药物的选择视预防目的而定。为预防术后切口感染，应针对金黄色葡萄球菌（以下简称金葡菌）选用药物。预防手术部位感染或全身性感染，则需依据手术野污染或可能的污染菌种类选用，如结肠或直肠手术前应选用对大肠埃希菌和脆弱拟杆菌有效的抗菌药物。选用的抗菌药物必须是疗效肯定、安全、使用方便及价格相对较低的品种。

给药方法：接受清洁手术者，在术前0.5～2小时内给药（万古霉素、克林霉素、喹诺酮类滴注时间另有规定），或麻醉开始时给药，使手术切口暴露时局部组织中已达到足以杀灭手术过程中入侵切口细菌的药物浓度。如果手术时间超过3小时，或失血量大（>1500ml），可手术中给予第2剂。抗菌药物的有效覆盖时间应包括整个手术过程和手术结束后4小时，总的预防用药时间不超过24小时，个别情况可延长至48小时。手术时间较短（<2小时）的清洁手术，术前用药一次即可。接受清洁-污染手术者的手术时预防用药时间亦为24小时，必要时延长至48小时。污染手术可依据患者情况酌量延长。对手术前已形成感染者，抗菌药物使用时间应按治疗性应用而定。

常见手术预防用抗菌药物表

手术名称	抗菌药物选择
颅脑手术	第一、第二代头孢菌素；头孢曲松
颈部外科（含甲状腺）手术	第一代头孢菌素
经口咽部黏膜切口的大手术	第一代头孢菌素；可加用甲硝唑
乳腺手术	第一代头孢菌素
周围血管外科手术	第一、第二代头孢菌素
腹外疝手术	第一代头孢菌素
胃十二指肠手术	第一、第二代头孢菌素
阑尾手术	第二代头孢菌素或头孢噻肟；可加用甲硝唑
结、直肠手术	第二代头孢菌素或头孢曲松或头孢噻肟；可加用甲硝唑
肝胆系统手术	第二代头孢菌素，有反复感染史者可选头孢曲松或头孢哌酮或头孢哌酮舒巴坦
胸外科手术（食管、肺）	第一、第二代头孢菌素，头孢曲松
心脏大血管手术	第一、第二代头孢菌素
泌尿外科手术	第一、第二代头孢菌素，环丙沙星
一般骨科手术	第一代头孢菌素
应用人工置入物的骨科手术（骨折内固定术、脊柱融合术、关节置换术）	第一、第二代头孢菌素，头孢曲松

续 表

手术名称	抗菌药物选择
妇科手术	第一、第二代头孢菌素或头孢曲松或头孢噻肟；涉及阴道时可加用甲硝唑
剖宫产	第一代头孢菌素（结扎脐带后给药）

注：1. Ⅰ类切口手术常用预防抗菌药物为第一代头孢菌素：头孢唑林、五水头孢唑林钠、头孢拉定和头孢替唑头孢替唑等

2. Ⅰ类切口手术常用预防抗菌药物单次使用剂量：头孢唑林1～2g；五水头孢唑林钠1～2g；头孢拉定1～2g；头孢呋辛1.5g；头孢曲松1～2g；甲硝唑0.5g。头孢菌素应在30分钟内滴完

3. 对β-内酰胺类抗菌药物过敏者，可选用克林霉素预防葡萄球菌、链接菌感染，可选用氨曲南预防革兰阴性杆菌感染。必要时可联合使用

4. 耐甲氧西林葡萄球菌检出率高的医疗机构，如进行人工材料置入手术（如人工心脏瓣膜置换、永久性心脏起搏器置入、人工关节置换等），也可选用万古霉素或去甲万古霉素预防感染

5. 下消化道手术也可以使用第一代头孢菌素，对预防切口感染有利，但预防危害程度更大的深部器官-腔隙感染力度不够。基本用药应是第二代头孢菌素，复杂大手术可用第三代头孢菌素

第二节　第一代头孢菌素类

■ 药品名称	头孢唑林　Cefazolin
其他名称	新泰林
抗菌谱与适应证	第一代头孢菌素。除肠球菌属、耐甲氧西林葡萄球菌属外，对其他革兰阳性球菌均有良好抗菌活性，肺炎链球菌和溶血性链球菌对其高度敏感，对部分大肠埃希菌、奇异变形杆菌和肺炎克雷伯菌有良好抗菌活性。临床用于敏感菌所致的呼吸道感染、尿路感染、皮肤软组织感染、骨和关节感染、肝胆系统感染、感染性心内膜炎、败血症及眼、耳、鼻、咽喉部感染；外科手术预防用药
制剂与规格	1. 注射用头孢唑林钠：①0.5g；②1g；③1.5g；④2g 2. 注射用五水头孢唑林钠：①0.5g；②1g；③1.5g；④2g
用法与用量	成人常用剂量：一次0.5～1g，一日2～4次，严重感染可增至一日6g，分2～4次静脉给予，或遵医嘱 用于预防外科手术后感染时，一般为术前0.5～1小时肌内注射或静脉给药1g，手术时间超过6小时者术中加用0.5～1g，术后每6～8小时给药0.5～1g，至手术后24小时止 儿童：一日50～100mg/kg，分2～3次静脉缓慢推注，静脉滴注或肌内注射
注意事项	1. 交叉过敏反应：对青霉素过敏患者应用本品时应根据患者情况充分权衡利弊后决定 2. 对诊断的干扰：应用本品和其他头孢菌素的患者抗球蛋白（Coombs）试验可出现阳性；孕妇产前应用这类药物，此阳性反应也可出现于新生儿。当应用本品的患者尿中头孢类含量超过10mg/ml时，以磺基水杨酸进行尿蛋白测定可出现假阳性反应。以硫酸铜法测定尿糖可呈假阳性反应。血清丙氨酸氨基转移酶、门冬氨酸氨基转移酶、碱性磷酸酶和

续　表

	血尿素氮在应用本品过程中皆可升高。如采用 Jaffe 反应进行血清和尿肌酐值测定时可有假性增高 3. 有胃肠道疾病史者，特别是溃疡性结肠炎、局限性肠炎或抗菌药物相关性结肠炎（头孢菌素类很少产生假膜性结肠炎）者和有肾功能减退者应慎用头孢菌素类
禁忌	对头孢菌素过敏者及有青霉素过敏性休克或即刻反应史者禁用本品
不良反应	应用头孢唑林的不良反应发生率低，静脉注射发生的血栓性静脉炎和肌内注射区域疼痛，均较头孢噻吩少而轻。药疹发生率为 1.1%，嗜酸性粒细胞增多的发生率为 1.7%，单独以药物热为表现的过敏反应仅偶有报道；与氨基糖苷类抗菌药物合用是否增加后者的肾毒性尚不能肯定。临床上本品无肝损害现象，但个别患者可出现暂时性血清氨基转移酶、碱性磷酸酶升高。肾功能减退患者应用高剂量（每日 12g）的头孢唑林时可出现脑反应。白色念珠菌二重感染偶见
特殊人群用药	肝、肾功能不全患者：本品与庆大霉素或其他肾毒性抗菌药物合用有增加肾损害的危险性；对肾功能减退患者应在减少剂量情况下谨慎使用；因本品部分在肝脏代谢，因此肝功能损害患者也应慎用；肾功能减退者肌酐清除率≥50ml/min 时，仍可按正常剂量给药 儿童：早产儿及 1 个月以下的新生儿不推荐应用本品 老年人：本品在老年人中药物清除半衰期较年轻人明显延长，应按肾功能适当减量或延长给药间期 妊娠与哺乳期妇女：头孢菌素类可经乳汁排出，哺乳期妇女应用头孢菌素类虽尚无不良事件报道，但其应用仍须权衡利弊后决定
药典	Chin. P.
国家处方集	CNF
医保目录	（1）部分省份【保（乙）】 （2）【保（甲）】
基本药物目录	【基】
推荐依据	《中国国家处方集》编委会．中国国家处方集［M］．北京：人民军医出版社，2010.
■ 药品名称	头孢拉定　Cefradine
抗菌谱与适应证	第一代头孢菌素，适用于外科手术预防用药
制剂与规格	注射用头孢拉定：①0.5g；②1.0g
用法与用量	静脉给药，常规单次剂量：1～2g
注意事项	应用头孢拉定的患者以硫酸铜法测定尿糖时可出现假阳性反应
禁忌	对头孢菌素过敏者及有青霉素过敏性休克或即刻反应史者禁用
不良反应	恶心、呕吐、腹泻、上腹部不适等胃肠道反应较为常见
特殊人群用药	肝、肾功能不全患者：头孢拉定主要经肾排出，肾功能减退者需减少剂量或延长给药间期 儿童：慎用 老年人：肾功能减退的老年患者应适当减少剂量或延长给药时间 妊娠与哺乳期妇女：孕妇及哺乳期妇女慎用，妊娠安全性分级为 B 级，哺乳期妇女应用时需权衡利弊

续 表

药典	USP、Eur. P.、Chin. P.
国家处方集	CNF
医保目录	【保（乙）】
基本药物目录	【基】
其他推荐依据	
■ 药品名称	头孢硫脒 Cefathiamidine
抗菌谱与适应证	第一代头孢菌素，适用于外科手术预防用药
制剂与规格	注射用头孢硫脒：①0.5g；②1.0g；③2.0g
用法与用量	静脉滴注。一次2g，一日2~4次
注意事项	1. 有胃肠道疾病史者，特别是溃疡性结肠炎、局限性肠炎或抗菌药物相关性结肠炎者应慎用 2. 应用本品的患者抗球蛋白试验可出现阳性
禁忌	对头孢菌素类抗菌药物过敏者或对青霉素过敏性休克者禁用
不良反应	偶见荨麻疹、哮喘、瘙痒、寒战、高热、血管神经性水肿、非蛋白氮、ALT及AST升高
特殊人群用药	肝、肾功能不全患者：肾功能减退者须适当减量 老年人：老年患者肾功能减退，应用时须适当减量 妊娠与哺乳期妇女：妊娠早期妇女慎用；哺乳妇女使用需权衡利弊
药典	Chin. P.
国家处方集	CNF
医保目录	【保（乙）】
基本药物目录	
其他推荐依据	
■ 药品名称	头孢西酮钠 Cefazedone Sodium
抗菌谱与适应证	第一代头孢菌素，适用于外科手术预防用药。本品对金黄色葡萄球菌、凝固酶阴性葡萄球菌、肺炎链球菌、β-溶血链球菌等革兰阳性菌具有良好的抗菌活性
制剂与规格	注射用头孢西酮钠：①0.5g；②1.0g
用法与用量	静脉给药，成人一日1~4g，分2~3次用药。4周以上儿童一日50mg/kg，分2~3次，静脉注射或静脉滴注
注意事项	青霉素过敏者慎用
禁忌	对本品或其他头孢菌素类抗菌药物过敏者禁用；早产儿及新生儿禁用
不良反应	发热、皮疹、红斑等过敏反应
特殊人群用药	肝、肾功能不全患者：肾功能不全者慎用 儿童：早产儿及新生儿禁用 妊娠与哺乳期妇女：孕妇、哺乳期妇女用药要权衡利弊

续　表

药典	
国家处方集	韩国抗生物质医药品基准（韩抗基）
医保目录	
基本药物目录	
其他推荐依据	
■ 药品名称	头孢替唑钠　Ceftezole Sodium
抗菌谱与适应证	第一代头孢菌素，适用于外科手术预防用药。本品对革兰阳性菌，尤其是球菌，包括产青霉素酶和不产生青霉素酶的金黄色葡萄球菌、化脓性链球菌、肺炎球菌、B 组溶血性链球菌、草绿色链球菌、表皮葡萄球菌，以及白喉杆菌、炭疽杆菌皆比较敏感
制剂与规格	注射用头孢替唑钠：①0.5g；②0.75g；③1.0g；④1.5g；⑤2.0g
用法与用量	静脉给药，成人一次 0.5～4g，一日 2 次。儿童日用量为 20～80mg/kg 体重，分 1～2 次静脉给药
注意事项	青霉素过敏者慎用
禁忌	对本品或其他头孢菌素类抗菌药物过敏者禁用；对利多卡因或酰基苯胺类局部麻醉剂有过敏史者禁用本品肌内注射
不良反应	少见过敏反应，如皮疹、荨麻疹、皮肤发红、瘙痒、发热等；偶见血肌酐升高；罕见严重肾功能异常、粒细胞减少、白细胞减少等
特殊人群用药	肝、肾功能不全患者：肾功能不全者慎用 妊娠与哺乳期妇女：孕妇、哺乳期妇女用药要权衡利弊
药典	Chin. P.
国家处方集	日本抗生物质医药品基准（日抗基）
医保目录	
基本药物目录	
其他推荐依据	

第三节　第二代头孢菌素类

■ 药品名称	头孢呋辛钠　Cefuroxime Sodium
抗菌谱与适应证	第二代头孢菌素，适用于颅脑手术，周围血管外科手术，胃十二指肠手术，阑尾手术，结、直肠手术，肝胆系统手术，胸外科手术、心脏大血管手术，泌尿外科手术，应用人工植入物的骨科手术，妇科手术的预防用药

续 表

制剂与规格	注射用头孢呋辛钠：①0.25g；②0.5g；③0.75g；④1.0g；⑤1.5g；⑥2.0g；⑦2.25g；⑧2.5g；⑨3.0g
用法与用量	静脉给药，常规单次剂量：1.5g
注意事项	1. 对青霉素类药物过敏者，慎用 2. 使用时应注意监测肾功能，特别是对接受高剂量的重症患者 3. 肾功能不全者应减少一日剂量 4. 头孢呋辛能引起抗菌药物相关性肠炎，应警惕。抗菌药物相关性肠炎诊断确立后，应给予适宜的治疗。轻度者停药即可，中、重度者应给予液体、电解质、蛋白质补充，并需选用对梭状芽胞杆菌有效的抗菌药物类药物治疗 5. 有报道少数患儿使用本品时出现轻、中度听力受损
禁忌	对头孢菌素过敏者及有青霉素过敏性休克史者禁用
不良反应	过敏反应（皮疹、瘙痒、荨麻疹等），局部反应（血栓性静脉炎），胃肠道反应（腹泻，恶心、抗菌药物相关性肠炎等）等
特殊人群用药	肝、肾功能不全患者：严重肝、肾功能不全者慎用 儿童：5岁以下小儿禁用 老年人：老年患者口服本药，不必根据年龄调整剂量 妊娠与哺乳期妇女：妊娠安全性分级为B级；哺乳妇女用药应权衡利弊，如需使用，应暂停授乳
药典	USP、Eur. P. 、Chin. P.
国家处方集	CNF
医保目录	【保（甲）】
基本药物目录	【基】
其他推荐依据	
■ 药品名称	**头孢替安 Cefotiam**
抗菌谱与适应证	第二代头孢菌素，适用于颅脑手术，周围血管外科手术，胃十二指肠手术，阑尾手术，结、直肠手术，肝胆系统手术，胸外科手术、心脏大血管手术，泌尿外科手术，应用人工植入物的骨科手术，妇科手术的预防用药
制剂与规格	注射用盐酸头孢替安：①0.5g；②1g
用法与用量	静脉给药，常规单次剂量：1～2g
注意事项	1. 有胃肠道疾病史者，特别是溃疡性结肠炎、局限性肠炎或抗菌药物相关性结肠炎者慎用 2. 本品可引起血象改变，严重时应立即停药
禁忌	对头孢菌素过敏者及有青霉素过敏性休克史者禁用
不良反应	偶见过敏、胃肠道反应、血象改变及一过性AST及ALT升高；可致肠道菌群改变，造成维生素B和K缺乏；偶可致继发感染；大量静脉注射可致血管和血栓性静脉炎
特殊人群用药	肝、肾功能不全患者：肾功能不全者应减量并慎用 儿童：早产儿和新生儿使用本药的安全性尚未确定

续　表

	老年人：老年患者用药剂量应按其肾功能减退情况酌情减量 妊娠与哺乳期妇女：孕妇或可能已妊娠的妇女、哺乳妇女应权衡利弊后用药
药典	USP、Eur. P. 、Chin. P.
国家处方集	CNF
医保目录	【保（乙）】
基本药物目录	
其他推荐依据	
■ 药品名称	头孢西丁　Cefoxitin
抗菌谱与适应证	第二代头孢菌素，适用于颅脑手术，周围血管外科手术，胃十二指肠手术，阑尾手术，结、直肠手术，肝胆系统手术，胸外科手术、心脏大血管手术，泌尿外科手术，应用人工植入物的骨科手术，妇科手术的预防用药
制剂与规格	注射用头孢西丁钠：①1g；②2g
用法与用量	静脉给药，常规单次剂量：1～2g
注意事项	1. 青霉素过敏者慎用 2. 肾功能损害者及有胃肠疾病史（特别是结肠炎）者慎用 3. 本品与氨基糖苷类抗菌药物配伍时，会增加肾毒性
禁忌	对头孢菌素过敏者及有青霉素过敏性休克史者禁用
不良反应	最常见的为局部反应，静脉注射后可出现血栓性静脉炎，肌内注射后可有局部硬结压痛；偶见变态反应、低血压、腹泻等
特殊人群用药	儿童：3 个月以内婴儿不宜使用本药 妊娠与哺乳期妇女：妊娠安全性分级为 B 级；哺乳妇女应权衡利弊后用药
药典	USP、Eur. P. 、Chin. P.
国家处方集	CNF
医保目录	【保（乙）】
基本药物目录	
其他推荐依据	
■ 药品名称	头孢美唑　Cefmetazole
抗菌谱与适应证	第二代头孢菌素，适用于颅脑手术，周围血管外科手术，胃十二指肠手术，阑尾手术，结、直肠手术，肝胆系统手术，胸外科手术、心脏大血管手术，泌尿外科手术，应用人工植入物的骨科手术，妇科手术的预防用药
制剂与规格	注射用头孢美唑钠：①1g；②2g
用法与用量	静脉给药，常规单次剂量：1～2g

续 表

注意事项	1. 下述患者慎用：对青霉素类抗菌药物有过敏史者，或双亲、兄弟姐妹等亲属属于过敏体质者，严重肾损害者（有可能出现血药浓度升高、半衰期延长），经口摄食不足患者或非经口维持营养者、全身状态不良者（通过摄食，可能出现维生素 K 缺乏）等 2. 给药期间及给药后至少 1 周内避免饮酒
禁忌	对本品有过敏性休克史者禁用
不良反应	过敏反应（如皮疹、瘙痒、荨麻疹、红斑、发热），罕见休克、肝功能异常等
特殊人群用药	肝、肾功能不全患者：严重肝、肾功能障碍者慎用 儿童：早产儿、新生儿慎用 老年人：慎用 妊娠与哺乳期妇女：慎用
药典	USP、Eur. P. 、Chin. P.
国家处方集	CNF
医保目录	【保（乙）】
基本药物目录	
其他推荐依据	

第四节　第三代头孢菌素类

■ 药品名称	头孢曲松　Ceftriaxone
抗菌谱与适应证	第三代头孢菌素，适用于颅脑手术，结、直肠手术，有反复感染史患者的肝胆系统手术，胸外科手术，应用人工植入物的骨科手术，妇科手术的预防用药
制剂与规格	注射用头孢曲松钠：①0. 25g；②0. 5g；③0. 75g；④1. 0g；⑤1. 5g；⑥2. 0g；⑦3. 0g；⑧4. 0g
用法与用量	静脉给药，成人：每 24 小时 1～2g 或每 12 小时 0. 5～1g，最高剂量一日 4g。小儿常用量，按体重一日 20～80mg/kg
注意事项	1. 对青霉素过敏患者应用本品时应根据患者情况充分权衡利弊后决定。有青霉素过敏性休克或即刻反应者，不宜再选用头孢菌素类 2. 有胃肠道疾病史者，特别是溃疡性结肠炎、局限性肠炎或抗菌药物相关性结肠炎（头孢菌素类很少产生抗菌药物相关性肠炎）者应慎用
禁忌	1. 禁用于对本品及其他头孢菌素抗菌药物过敏的患者。有青霉素过敏性休克史的患者避免应用本品 2. 头孢曲松不得用于高胆红素血症的新生儿和早产儿的治疗。体外研究显示头孢曲松可从血清蛋白结合部位取代胆红素，从而引起这些患者的胆红素脑病 3. 在新生儿中，不得与补钙治疗同时进行，否则可能导致头孢曲松的钙盐沉降的危险
不良反应	胃肠道反应、过敏反应等

续　表

特殊人群用药	儿童：出生体重<2kg 的新生儿使用本药的安全性尚未确定。本药可将胆红素从血清白蛋白上置换下来，患有高胆红素血症的新生儿（尤其是早产儿），应避免使用本药 老年人：除非患者虚弱、营养不良或有重度肾功能损害时，老年人应用头孢曲松一般不需调整剂量 妊娠与哺乳期妇女：妊娠安全性分级为 B 级；哺乳期妇女权衡利弊后应用
药典	USP、Eur. P. 、Chin. P.
国家处方集	CNF
医保目录	【保（甲）】
基本药物目录	【基】
其他推荐依据	
■ 药品名称	头孢噻肟　Cefotaxime
抗菌谱与适应证	第三代头孢菌素，适用于颅脑手术，结、直肠手术，有反复感染史患者的肝胆系统手术，胸外科手术，应用人工植入物的骨科手术，妇科手术的预防用药
制剂与规格	注射用头孢噻肟钠：①0.5g；②1g；③2g
用法与用量	1. 成人静脉给药一日 2~6g，分 2~3 次给药 2. 儿童：静脉给药：新生儿一次 50mg/kg；7 日内新生儿每 12 小时 1 次；7~28 日新生儿每 8 小时 1 次
注意事项	1. 有胃肠道疾病者慎用 2. 用药前须确定是否需进行过敏试验 3. 本品与氨基糖苷类抗菌药物不可同瓶滴注
禁忌	对头孢菌素过敏者及有青霉素过敏性休克史者禁用
不良反应	不良反应发生率低（3%~5%），包括皮疹和药物热、静脉炎、腹泻、恶心、呕吐、食欲缺乏等
特殊人群用药	肝、肾功能不全患者：严重肾功能减退患者应用本药时须根据肌酐清除率调整剂量 儿童：婴幼儿不宜做肌内注射 老年人：老年患者应根据肾功能适当减量 妊娠与哺乳期妇女：妊娠安全性分级为 B 级；哺乳期妇女用药时宜暂停授乳
药典	USP、Eur. P. 、Chin. P.
国家处方集	CNF
医保目录	【保（甲）】
基本药物目录	
其他推荐依据	
■ 药品名称	头孢哌酮　Cefoperazone
抗菌谱与适应证	第三代头孢菌素，适用于有反复感染史患者的肝胆系统手术的预防用药
制剂与规格	注射用头孢哌酮钠：①0.5g；②1.0g；③1.5g；④2.0g

续 表

用法与用量	1. 成人：一次 1 ~ 2g，每 12 小时 1 次 2. 儿童：一日 50 ~ 200mg/kg，分 2 ~ 3 次给药
注意事项	1. 肝病、胆道梗阻严重或同时有肾功能减退者，用药剂量应予以适当调整 2. 部分患者可引起维生素 K 缺乏和低凝血酶原血症，用药期间应进行出血时间、凝血酶原时间监测
禁忌	对头孢菌素过敏者及有青霉素过敏性休克史者禁用
不良反应	皮疹较为多见；少数患者尚可发生腹泻、腹痛；嗜酸性粒细胞增多，轻度中性粒细胞减少；暂时导性 AST 及 ALT、碱性磷酸酶、尿素氮或血肌酐升高等
特殊人群用药	儿童：新生儿和早产儿用药须权衡利弊 妊娠与哺乳期妇女：妊娠安全性分级为 B 级；哺乳期妇女用药时宜暂停授乳
药典	USP、Eur. P. 、Chin. P.
国家处方集	CNF
医保目录	
基本药物目录	
其他推荐依据	
■ 药品名称	头孢哌酮舒巴坦 Cofoperazone and Sulbactam
抗菌谱与适应证	第三代头孢菌与含 β-内酰胺酶抑制剂适用于有反复感染史患者的肝胆系统手术的预防用药
制剂与规格	注射用头孢哌酮钠舒巴坦钠（1∶1）：①1. 0g；②2. 0g
用法与用量	成人：一次 2 ~ 4g，每 12 小时 1 次
注意事项	接受 β-内酰胺类或头孢菌素类抗菌药物治疗的患者可发生严重的及偶可发生的致死性过敏反应。一旦发生过敏反应，应立即停药并给予适当的治疗
禁忌	对头孢菌素过敏者及有青霉素过敏性休克史者禁用
不良反应	皮疹较为多见；少数患者尚可发生腹泻、腹痛；嗜酸性粒细胞增多，轻度中性粒细胞减少；暂时性 AST 及 ALT、碱性磷酸酶、尿素氮或血肌酐升高等
特殊人群用药	肝、肾功能不全患者：根据患者情况调整用药剂量 儿童：新生儿和早产儿用药须权衡利弊 老年人：老年人呈生理性的肝、肾功能减退，因此应慎用本药并需调整剂量 妊娠与哺乳期妇女：妊娠安全性分级为 B 级；哺乳期妇女用药时宜暂停授乳
药典	USP、Eur. P. 、Chin. P.
国家处方集	CNF
医保目录	【保（乙）】
基本药物目录	
其他推荐依据	

第五节　其他类别抗菌药

■ 药品名称	环丙沙星　Ciprofloxacin
抗菌谱与适应证	适用于泌尿外科手术预防用药
制剂与规格	环丙沙星注射液：100ml：0.2g 环丙沙星葡萄糖注射液：100ml：0.2g 乳酸环丙沙星注射液：①100ml：0.1g；②100ml：0.2g；③250ml：0.25g 乳酸环丙沙星0.9%氯化钠注射液：①100ml：0.2g；②200ml：0.4g 注射用乳酸环丙沙星：①0.2g；②0.4g
用法与用量	一次0.1~0.2g，每12小时1次
注意事项	1. 宜空腹服用 2. 患中枢神经系统疾病者（如癫痫、脑动脉硬化患者）慎用
禁忌	对环丙沙星及任何一种氟喹诺酮类药过敏的患者禁用；孕妇、哺乳期妇女及18岁以下者禁用
不良反应	胃肠道反应较为常见，可表现为腹部不适或疼痛、腹泻、恶心或呕吐；中枢神经系统反应可有头晕、头痛、嗜睡或失眠；过敏反应有皮疹、皮肤瘙痒、面部潮红、胸闷等
特殊人群用药	肝、肾功能不全患者：慎用 儿童：18岁以下患者禁用 老年人：应减量给药 妊娠与哺乳期妇女：禁用
药典	USP、Eur. P. 、Chin. P.
国家处方集	CNF
医保目录	【保（甲/乙）】
基本药物目录	【基】
其他推荐依据	
■ 药品名称	甲硝唑　Metronidazole
抗菌谱与适应证	适用于经口咽部黏膜切口的大手术，阑尾手术，结、直肠手术，涉及阴道的妇科手术
制剂与规格	甲硝唑注射液：①20ml：100mg；②100ml：0.2g；③100ml：0.5g；④250ml：0.5g；⑤250ml：1.25g 甲硝唑葡萄糖注射液：250ml，内含甲硝唑0.5g、葡萄糖12.5g 注射用甲硝唑磷酸二钠：0.915g
用法与用量	静脉给药，常规单次剂量：0.5g
注意事项	1. 出现运动失调或其他中枢神经系统症状时应停药 2. 用药期间应戒酒，饮酒后出现腹痛、呕吐、头痛等症状
禁忌	对本药或其他硝基咪唑类药物过敏或有过敏史者、活动性中枢神经系统疾病者、血液病者、孕妇及哺乳期妇女禁用

续 表

不良反应	1. 消化系统：恶心、呕吐、食欲缺乏、腹部绞痛，一般不影响治疗 2. 神经系统：头痛、眩晕，偶有感觉异常、肢体麻木、共济失调、多发性神经炎等，大剂量可致抽搐 3. 少数病例发生荨麻疹、面部潮红、瘙痒、膀胱炎、排尿困难、口中金属味及白细胞减少等，均属可逆性，停药后自行恢复
特殊人群用药	肝、肾功能不全患者：肝功能不全患者慎用 老年人：老年患者应注意监测血药浓度并调整剂量 妊娠与哺乳期妇女：孕妇及哺乳期妇女禁用，妊娠安全性分级为 B 级
药典	USP、Eur. P. 、Chin. P.
国家处方集	CNF
医保目录	【保（甲/乙）】
基本药物目录	【基】
其他推荐依据	
■ 药品名称	克林霉素 Clindamycin
抗菌谱与适应证	适用于对 β-内酰胺类抗菌药物过敏者，预防葡萄球菌、链球菌感染的外科手术
制剂与规格	盐酸克林霉素注射液：①4ml：0. 3g；②8ml：0. 6g；③2ml：0. 3g 注射用盐酸克林霉素：0. 5g 克林霉素磷酸酯注射液：①2ml：0. 3g；②4ml：0. 6g 注射用克林霉素磷酸酯：①0. 3g；②0. 6g；③1. 2g
用法与用量	静脉给药，常规单次剂量：0. 6～0. 9g
注意事项	1. 有胃肠疾病或病史者，特别是溃疡性结肠炎、克罗恩病或假膜性肠炎患者、有哮喘或其他过敏史者慎用 2. 本品不能透过血-脑脊液屏障，故不能用于脑膜炎 3. 不同细菌对本品的敏感性可有相当大的差异，故药敏试验有重要意义
禁忌	本品与林可霉素有交叉耐药性，对克林霉素或林可霉素有过敏史者禁用
不良反应	1. 消化系统：恶心、呕吐、食欲缺乏、腹部绞痛，一般不影响治疗 2. 血液系统：偶可发生白细胞减少、中性粒细胞减少、嗜酸性粒细胞增多和血小板减少等 3. 少数病例发生荨麻疹、潮红、瘙痒、膀胱炎、排尿困难、口中金属味及白细胞减少等，均属可逆性，停药后自行恢复
特殊人群用药	肝、肾功能不全患者：肝功能不全者、严重肾功能障碍者慎用 儿童：新生儿禁用，4 岁以内儿童慎用，16 岁以内儿童应用应注意重要器官功能监测 老年人：老年患者用药时需密切观察 妊娠与哺乳期妇女：孕妇应用需充分权衡利弊，FDA 妊娠安全性分级为 B 级；哺乳期妇女慎用，用药时宜暂停授乳
药典	USP、Eur. P. 、Chin. P.
国家处方集	CNF
医保目录	【保（甲）】

续　表

基本药物目录	【基】
其他推荐依据	
■ 药品名称	氨曲南　Aztreonam
抗菌谱与适应证	适用于对β-内酰胺类抗菌药物过敏者，预防革兰阴性杆菌感染的外科手术
制剂与规格	注射用氨曲南：①0.5g；②1.0g；③2.0g
用法与用量	静脉给药，常规单次剂量：1～2g
注意事项	1. 氨曲南与青霉素之间无交叉过敏反应，但对青霉素、头孢菌素过敏及过敏体质者仍需慎用 2. 有不同程度的抗菌药物相关性肠炎
禁忌	对氨曲南有过敏史者禁用
不良反应	常见为恶心、呕吐、腹泻及皮肤过敏反应等
特殊人群用药	老年人：老年人用药剂量应按其肾功能减退情况酌情减量 妊娠与哺乳期妇女：妊娠安全性分级为B级，哺乳期妇女使用时应暂停授乳
药典	USP、Eur. P.、Chin. P.
国家处方集	CNF
医保目录	【保（乙）】
基本药物目录	
其他推荐依据	
■ 药品名称	万古霉素　Vancomycin
抗菌谱与适应证	适用于耐甲氧西林葡萄球菌检出率高的医疗机构进行工人材料植入手术（如人工心脏瓣膜置换、永久性心脏起搏器置入、人工关节置换等）预防感染
制剂与规格	注射用盐酸万古霉素：①0.5g（50万U）；②1.0g（100万U）
用法与用量	静脉给药，一次1g，每12小时给药1次
注意事项	1. 听力减退或有耳聋病史者慎用 2. 不宜肌内注射，静脉滴注时尽量避免药液外漏，且应经常更换注射部位，滴速不宜过快 3. 在治疗过程中应监测血药浓度
禁忌	对万古霉素过敏者，严重肝、肾功能不全者，孕妇及哺乳期妇女禁用
不良反应	休克、过敏样症状、急性肾功能不全等
特殊人群用药	肝、肾功能不全患者：严重肝、肾功能不全者禁用 儿童：儿童（尤其是低体重出生儿、新生儿）应监测血药浓度，慎重给药 老年人：老年患者确有指征使用时必须调整剂量或调整用药间隔 妊娠与哺乳期妇女：禁用
药典	USP、Eur. P.、Chin. P.
国家处方集	CNF

续 表

医保目录	【保（乙）】
基本药物目录	
其他推荐依据	
■ 药品名称	去甲万古霉素 Norvancomycin
抗菌谱与适应证	适用于耐甲氧西林葡萄球菌检出率高的医疗机构进行工人材料植入手术（如人工心脏瓣膜置换、永久性心脏起搏器置入、人工关节置换等）预防感染
制剂与规格	注射用盐酸去甲万古霉素：①0.4g（40 万 U）；②0.8g（80 万 U）
用法与用量	静脉给药，一次 400～800mg，每 12 小时给药 1 次
注意事项	1. 听力减退或有耳聋病史者慎用 2. 不可肌内注射或静脉注射 3. 治疗期间应定期检查听力，检查尿液中蛋白、管型、细胞数及测定尿相对密度等
禁忌	对本药或万古霉素类抗菌药物过敏者禁用
不良反应	可出现皮疹、恶心、静脉炎等；可引致耳鸣、听力减退、肾功能损害等
特殊人群用药	肝、肾功能不全患者：肾功能不全患者慎用，如有应用指征时需在治疗药物浓度监测下，根据肾功能减退程度减量应用 儿童：新生儿、婴幼儿用药必须充分权衡利弊 老年人：用于老年患者有引起耳毒性与肾毒性的危险（听力减退或丧失）。老年患者即使肾功能测定在正常范围内，使用时应采用较小治疗剂量 妊娠与哺乳期妇女：妊娠期患者避免应用；哺乳期妇女慎用
药典	Chin. P.
国家处方集	CNF
医保目录	【保（乙）】
基本药物目录	
其他推荐依据	

注：1. Ⅰ类切口手术常用预防抗菌药物为一代头孢菌素：头孢唑林或头孢拉定等

2. Ⅰ类切口手术常用预防抗菌药物单次使用剂量：头孢唑林 1～2g；头孢拉定 1～2g；头孢呋辛 1.5g；头孢曲松 1～2g；甲硝唑 0.5g，其他详见具体药品表单。头孢菌素应在 30 分钟内滴完

3. 对 β-内酰胺类抗菌药物过敏者，可选用克林霉素预防葡萄球菌、链球菌感染，可选用氨曲南预防革兰阴性杆菌感染。必要时可联合使用

4. 耐甲氧西林葡萄球菌检出率高的医疗机构，如进行人工材料置入手术（如人工心脏瓣膜置换、永久性心脏起搏器置入、人工关节置换等），也可选用万古霉素或去甲万古霉素预防感染

第十五章

治疗用抗菌药物

第一节　青霉素类

■ 药品名称	青霉素　Benzylpenicillin
抗菌谱与适应证	适用于溶血性链球菌、肺炎链球菌、不产青霉素酶葡萄球菌的感染；炭疽、破伤风、气性坏疽等梭状芽胞杆菌感染及梅毒、钩端螺旋体病、回归热、白喉。与氨基糖苷类药物联合用于治疗草绿色链球菌心内膜炎。亦可用于流行性脑脊髓膜炎、放线菌病、淋病、樊尚咽峡炎、莱姆病、鼠咬热、李斯特菌病、除脆弱拟杆菌以外的厌氧菌感染。风湿性心脏病或先天性心脏病患者手术前预防用药
制剂与规格	注射用青霉素钠：①0.12g（2 万 U）；②0.24g（40 万 U）；③0.48g（80 万 U）；④0.6g（100 万 U）；⑤0.96g（160 万 U）；⑥2.4g（400 万 U） 注射用青霉素钾：①0.125g（20 万 U）；②0.25g（40 万 U）；③0.5g（80 万 U）；④0.625g（100 万 U）
用法与用量	1. 肌内注射：成人：一日（80～200）万 U，分 3～4 次给药；小儿：按体重 2.5 万 U/kg，每 12 小时给药 1 次 2. 静脉滴注：成人一日（200～2000）万 U，分 2～4 次给药；小儿每日按体重（5～20）万 U/kg，分 2～4 次给药
注意事项	1. 应用前询问药物过敏史并进行青霉素皮肤试验 2. 对一种青霉素过敏者可能对其他青霉素类药物、青霉胺过敏，有哮喘、湿疹、花粉症、荨麻疹等过敏性疾病患者应慎用 3. 大剂量使用时应定期检测电解质
禁忌	有青霉素类药物过敏史或青霉素皮肤试验阳性患者禁用
不良反应	青霉素过敏反应较常见，包括荨麻疹等各类皮疹、白细胞减少、间质性肾炎、哮喘发作等和血清病样反应
特殊人群用药	肝、肾功能不全患者：轻、中度肾功能损害者使用常规剂量不需减量，严重肾功能损害者应延长给药间隔或调整剂量 妊娠与哺乳期妇女：妊娠期妇女给药属 FDA 妊娠风险 B 级；哺乳期妇女用药时宜暂停授乳
药典	USP、Eur. P. 、Chin. P.
国家处方集	CNF
医保目录	【保（甲）】
基本药物目录	【基】

续 表

其他推荐依据	
■ 药品名称	青霉素V　Phenoxymethylpenicillin
抗菌谱与适应证	1. 青霉素敏感菌株所致的轻、中度感染，包括链球菌所致的扁桃体炎、咽喉炎、猩红热、丹毒等 2. 肺炎球菌所致的支气管炎、肺炎、中耳炎、鼻窦炎及敏感葡萄球菌所致的皮肤软组织感染等 3. 螺旋体感染和作为风湿热复发和感染性心内膜炎的预防用药
制剂与规格	青霉素V钾片：①100万U；②60万U；③0.25g（40万U）；④0.5g（80万U）
用法与用量	口服：①成人：链球菌感染：一次125～250mg，每6～8小时1次，疗程10日。肺炎球菌感染：一次250～500mg，每6小时1次，疗程至退热后至少2日。葡萄球菌感染、螺旋体感染：一次250～500mg，每6～8小时1次。预防风湿热复发：一次250mg，一日2次。预防心内膜炎：在拔牙或上呼吸道手术前1小时口服2g，6小时后再加服1g（27kg以下小儿剂量减半）。②小儿：按体重，一次2.5～9.3mg/kg，每4小时1次；或一次3.75～14mg/kg，每6小时1次；或一次5～18.7mg/kg，每8小时1次
注意事项	1. 对头孢菌素类药物过敏者及有哮喘、湿疹、花粉症、荨麻疹等过敏性疾病患者应慎用 2. 患者一次开始服用前，必须先进行青霉素皮试 3. 长期或大剂量服用者，应定期检查肝、肾、造血系统功能和检测血清钾或钠
禁忌	青霉素皮试阳性反应者、对青霉素类药物过敏者及传染性单核细胞增多症患者禁用
不良反应	常见恶心、呕吐、上腹部不适、腹泻等胃肠道反应及黑毛舌；皮疹、荨麻疹等过敏反应
特殊人群用药	肝、肾功能不全患者：肾功能减退者应根据血浆肌酐清除率调整剂量或给药间期 老年人：老年患者应根据肾功能情况调整用药剂量或用药间期 妊娠与哺乳期妇女：妊娠期妇女给药属FDA妊娠风险B级；哺乳期妇女慎用或用药时暂停授乳
药典	USP、Eur. P.
国家处方集	CNF
医保目录	【保（甲）】
基本药物目录	
其他推荐依据	
■ 药品名称	普鲁卡因青霉素　Procaine Benzylpenicillin
抗菌谱与适应证	1. 与青霉素相仿，但由于血药浓度较低，故仅限于青霉素高度敏感病原体所致的轻、中度感染，如A组链球菌所致的扁桃体炎、猩红热、肺炎链球菌肺炎、青霉素敏感金黄色葡萄球菌所致皮肤软组织感染、樊尚咽峡炎等 2. 可用于治疗钩端螺旋体病、回归热和早期梅毒等
制剂与规格	注射用普鲁卡因青霉素：①40万U［普鲁卡因青霉素30万U，青霉素钠（钾）10万U］；②80万U［普鲁卡因青霉素60万U，青霉素钠（钾）20万U］
用法与用量	肌内注射，每次（40～80）万U，每日1～2次

续　表

注意事项	1. 哮喘、湿疹、花粉症、荨麻疹等过敏性疾病患者应慎用本品 2. 应用前需详细询问药物过敏史并进行青霉素、普鲁卡因皮肤试验
禁忌	有青霉素类药物或普鲁卡因过敏史者禁用；青霉素或普鲁卡因皮肤试验阳性患者禁用
不良反应	过敏反应（如荨麻疹、间质性肾炎、白细胞减少等）；赫氏反应和治疗矛盾；二重感染等
特殊人群用药	妊娠与哺乳期妇女：妊娠期妇女给药属 FDA 妊娠风险 B 级；哺乳期妇女用药时宜暂停授乳
药典	USP、Eur. P. 、Chin. P.
国家处方集	CNF
医保目录	【保（乙）】
基本药物目录	
其他推荐依据	
■ 药品名称	苄星青霉素　Benzathine Benzylpenicillin
抗菌谱与适应证	用于预防风湿热、治疗各期梅毒也可用于控制链球菌感染的流行
制剂与规格	注射用苄星青霉素：①30 万 U；②60 万 U；③120 万 U
用法与用量	肌内注射：成人，一次（60～120）万 U，2～4 周 1 次；小儿一次（30～60）万 U，2～4 周 1 次
注意事项	参见"青霉素"
禁忌	有青霉素类药物过敏史者或青霉素皮肤试验阳性患者禁用
不良反应	过敏反应（同青霉素）；二重感染等
特殊人群用药	妊娠与哺乳期妇女：妊娠期妇女给药属 FDA 妊娠风险 B 级；哺乳期妇女用药时宜暂停授乳
药典	USP、Eur. P. 、Chin. P.
国家处方集	CNF
医保目录	【保（甲）】
基本药物目录	【基】
其他推荐依据	
■ 药品名称	阿莫西林　Amoxicillin
抗菌谱与适应证	适用于治疗敏感菌所致的下列感染：①中耳炎、鼻窦炎、咽炎、扁桃体炎等上呼吸道感染；②急性支气管炎、肺炎等下呼吸道感染；③泌尿、生殖道感染；④皮肤、软组织感染；⑤适用于治疗急性单纯性淋病；⑥尚可用于治疗伤寒、伤寒带菌者及钩端螺旋体病；⑦亦可与克拉霉素、兰索拉唑联合治疗幽门螺杆菌感染
制剂与规格	片剂：①0. 125g；②0. 25g 胶囊：①0. 125g；②0. 25g 干混悬剂：袋装，①0. 125g；②0. 25g。瓶装，①1. 25g；②2. 5g 颗粒剂：125mg 注射用阿莫西林钠：①0. 5g；②2g

续 表

用法与用量	口服：成人一次0.5g，每6~8小时1次，日剂量不超过4g；小儿每日按体重20~40mg/kg，每8小时1次；3个月以下婴儿：一日30mg/kg，每12小时1次 肌内注射或稀释后静脉滴注：成人一次0.5~1g，每6~8小时1次；小儿一日50~100mg/kg，分3~4次给药 肾功能不全时剂量：肌酐清除率为10~30ml/min者，一次0.25~0.5g，每12小时1次；肌酐清除率<10ml/min者，一次0.25~0.5g，每24小时1次 透析时剂量：每次血液透析后应补充给予1g剂量
注意事项	1. 巨细胞病毒感染、淋巴细胞白血病、淋巴瘤等患者不宜使用 2. 传染性单核细胞增多症患者应避免使用 3. 哮喘、湿疹、花粉症、荨麻疹等过敏性疾病史者慎用
禁忌	有青霉素类药物过敏史者或青霉素皮肤试验阳性患者禁用
不良反应	恶心、呕吐、腹泻及抗菌药物相关性肠炎等胃肠道反应；皮疹、药物热和哮喘等过敏反应；贫血、血小板减少、嗜酸性粒细胞增多等
特殊人群用药	肝、肾功能不全患者：肾功能严重损害者慎用 老年人：老年人用药时可能需要调整剂量 妊娠与哺乳期妇女：妊娠期妇女应仅在确有必要时应用本品；由于乳汁中可分泌少量阿莫西林，哺乳期妇女服用后可能导致婴儿过敏
药典	Eur. P、Chin. P.
国家处方集	CNF
医保目录	【保（甲）】
基本药物目录	【基】
其他推荐依据	
■ 药品名称	磺苄西林 Sulbenicillin
抗菌谱与适应证	适用于敏感的铜绿假单胞菌、某些变形杆菌属以及其他敏感革兰阴性菌所致肺炎、尿路感染、复杂性皮肤软组织感染和败血症等。对本品敏感菌所致腹腔感染、盆腔感染宜与抗厌氧菌药物联合应用
制剂与规格	注射用磺苄西林钠：1.0g：100万U
用法与用量	静脉滴注或静脉注射；中度感染成人一日剂量8g，重症感染或铜绿假单胞菌感染时剂量需增至一日20g，分4次静脉给药；儿童根据病情每日剂量按体重80~300mg/kg，分4次给药
注意事项	1. 使用本品前需详细询问药物过敏史并进行青霉素皮肤试验，呈阳性反应者禁用 2. 对一种青霉素过敏者可能对其他青霉素类药物、青霉胺过敏
禁忌	有青霉素类药物过敏史者或青霉素皮肤试验阳性患者禁用
不良反应	过敏反应较常见，包括皮疹、发热等，偶见过敏性休克，一旦发生须就地抢救，保持气道畅通、吸氧并给予肾上腺素、糖皮质激素等治疗措施；恶心、呕吐等胃肠道反应；实验室检查异常包括白细胞或中性粒细胞减少，ALT及AST一过性增高等
特殊人群用药	肝、肾功能不全患者：严重肝、肾功能不全者慎用 妊娠与哺乳期妇女：妊娠期妇女应仅在确有必要时应用本品

续　表

药典	Chin. P.
国家处方集	CNF
医保目录	【保（乙）】
基本药物目录	
其他推荐依据	
■ 药品名称	替卡西林　Ticarcillin
抗菌谱与适应证	对大肠埃希菌、奇异变形杆菌、普通变形杆菌等肠杆菌属、流感嗜血杆菌、沙门菌属、铜绿假单胞菌等具有良好的抗菌活性。①适用于治疗敏感菌所致的下呼吸道感染、骨和骨关节感染、皮肤及软组织感染、尿路感染及败血症等；②与氨基糖苷类、喹诺酮类等抗菌药联用，可用于治疗铜绿假单胞菌所致感染
制剂与规格	注射用替卡西林钠：①0.5g；②1g；③3g；④6g
用法与用量	成人：肌内注射：泌尿系统感染，一次1g，一日4次；静脉给药：一日200～300mg/kg，分次给药 儿童：①静脉给药：一日200～300mg/kg，分次给药；②婴儿：一日225mg/kg，分次给药；③对7日龄以下新生儿：一日150mg/kg，分次给药
注意事项	对头孢菌素过敏者、凝血功能异常者慎用
禁忌	对本品或其他青霉素类过敏者禁用
不良反应	低钾血症及出血时间延长；皮疹、瘙痒、药物热等过敏反应较多见
特殊人群用药	肝、肾功能不全患者：严重肝、肾功能不全者慎用 妊娠与哺乳期妇女：妊娠期妇女慎用，妊娠安全性分级为B级；哺乳期妇女慎用
药典	USP、Eur. P.
国家处方集	CNF
医保目录	
基本药物目录	
其他推荐依据	
■ 药品名称	注射用哌拉西林　Piperacillin for Injection
抗菌谱与适应证	1. 治疗铜绿假单胞菌和敏感革兰阴性杆菌所致的各种感染，如败血症、尿路感染、呼吸道感染、胆道感染、腹腔感染、盆腔感染以及皮肤、软组织感染等 2. 与氨基糖苷类药联用治疗粒细胞减少症免疫缺陷患者的感染
制剂与规格	注射用哌拉西林钠（按哌拉西林计）：①0.5g；②1g；③2g
用法与用量	成人：中度感染一日8g，分2次给药；严重感染一次3～4g，每6小时1次。一日最大剂量不可超过24g 儿童：①婴幼儿和12岁以下儿童：一日100～200mg/kg；②新生儿：体重<2kg者：出生后第1周内，一次50mg/kg，每12小时1次；1周以上，一次50mg/kg，每8小时1次；体重2kg以上者：出生后第1周内，一次50mg/kg，每8小时1次；1周以上，一次50mg/kg，每6小时1次

续 表

注意事项	1. 有出血史者，溃疡性结肠炎、克罗恩病或假膜性肠炎者，体弱者慎用 2. 哌拉西林不可加入碳酸氢钠溶液中静脉滴注
禁忌	对青霉素、头孢菌素或其他β-内酰胺类抗菌药物过敏或有过敏史者禁用
不良反应	青霉素类药物过敏反应较常见；局部注射部位疼痛、血栓性静脉炎等；腹泻、稀便、恶心、呕吐等
特殊人群用药	肝、肾功能不全患者：慎用 儿童：12岁以下儿童的用药安全性剂量尚未正式确定，应慎用 老年人：慎用 妊娠与哺乳期妇女：妊娠期妇女应仅在确有必要时才能使用本药，妊娠安全性分级为B级；哺乳期妇女用药应权衡利弊或暂停授乳
药典	USP、Eur. P.、Chin. P.
国家处方集	CNF
医保目录	【保（甲）】
基本药物目录	【基】
其他推荐依据	
■ 药品名称	注射用美洛西林钠 Mezlocillin Sodium for Injection
抗菌谱与适应证	用于大肠埃希菌、肠杆菌属、变形杆菌等革兰阴性杆菌中敏感菌株所致的呼吸系统、泌尿系统、消化系统、妇科和生殖器官等感染，如败血症、化脓性脑膜炎、腹膜炎、骨髓炎、皮肤和软组织感染以及眼、耳、鼻、喉科感染
制剂与规格	注射用美洛西林钠：①0.5g；②1.0g；③1.5g；④2.0g；⑤2.5g；⑥3.0g；⑦4.0g
用法与用量	肌内注射、静脉注射或静脉滴注。肌内注射临用前加灭菌注射用水溶解，静脉注射通常加入5%葡萄糖氯化钠注射液或5%～10%葡萄糖注射液溶解后使用。成人一日2～6g，严重感染者可增至8～12g，最大可增至15g。儿童，按体重一日0.1～0.2g/kg，严重感染者可增至0.3g/kg；肌内注射一日2～4次，静脉滴注按需要每6～8小时1次，其剂量根据病情而定，严重者可每4～6小时静脉注射1次
注意事项	1. 用药前须做青霉素皮肤试验，阳性者禁用 2. 下列情况应慎用：有哮喘、湿疹、花粉症、荨麻疹等过敏性疾病史者 3. 应用大剂量时应定期检测血清钠
禁忌	对青霉素类抗菌药物过敏或有过敏史者禁用
不良反应	食欲缺乏、恶心、呕吐、腹泻、肌内注射局部疼痛和皮疹，且多在给药过程中发生，大多程度较轻，不影响继续用药，重者停药后上述症状迅速减轻或消失
特殊人群用药	肝、肾功能不全患者：肾功能减退患者应适当降低用量 老年人：老年患者肾功能减退，须调整剂量 妊娠与哺乳期妇女：妊娠安全性分级为B级；哺乳期妇女应权衡利弊用药
药典	Chin. P.
国家处方集	CNF

续 表

医保目录	【保（乙）】
基本药物目录	
其他推荐依据	
■ 药品名称	注射用美洛西林钠舒巴坦钠 Mezlocillin Sodium and Sulbactam Sodium for Injection
抗菌谱与适应证	本品含β-内酰胺酶抑制剂舒巴坦钠，适用于产酶耐药菌引起的中重度下列感染性疾病，包括： 1. 呼吸系统感染：如中耳炎、鼻窦炎、扁桃体炎、咽炎、肺炎、急性支气管炎和慢性支气管炎急性发作、支气管扩张、脓胸、肺脓肿等 2. 泌尿生殖系统感染：如肾盂肾炎、膀胱炎和尿道炎等 3. 腹腔感染：如胆道感染等 4. 皮肤及软组织感染：如蜂窝织炎、伤口感染、疖病、脓性皮炎和脓疱病；性病：淋病等 5. 盆腔感染：妇科感染、产后感染等 6. 严重系统感染：如脑膜炎、细菌性心内膜炎、腹膜炎、败血症、脓毒症等。对于致命的全身性细菌感染、未知微生物或不敏感微生物所致感染、重度感染及混合感染等，如使用本品，建议与其他抗菌药联合用药治疗
制剂与规格	注射用美洛西林钠舒巴坦钠：①0.625g（美洛西林 0.5g 与舒巴坦 0.125g）；②1.25g（美洛西林 1.0g 与舒巴坦 0.25g）；③2.5g（美洛西林 2.0g 与舒巴坦 0.50g）；④3.75g（美洛西林 3.0g 与舒巴坦 0.75g）
用法与用量	静脉滴注，用前用适量注射用水或氯化钠注射液溶解后，再加入 0.9% 氯化钠注射液或 5% 葡萄糖氯化钠注射液或 5% ~10% 葡萄糖注射液 100ml 中静脉滴注，每次滴注时间为 30 ~50 分钟。成人剂量：每次 2.5 ~3.75g（美洛西林 2.0 ~3.0g，舒巴坦 0.5 ~0.75g），每 8 小时或 12 小时 1 次，疗程 7 ~14 天
注意事项	过敏性体质患者使用时必须谨慎
禁忌	对青霉素类药物或舒巴坦过敏者禁用
不良反应	青霉素类药物过敏反应较常见；局部注射部位疼痛、血栓性静脉炎等；腹泻、稀便、恶心、呕吐等
特殊人群用药	肝、肾功能不全患者：肝功能不全患者用药应谨慎 儿童：1 ~14 岁儿童及体重超过 3kg 的婴儿，每次给药 75mg/kg，每日 2 ~3 次。体重不足 3kg 者，每次给药 75mg/kg 体重，每日 2 次 老年人：老年用药可参照成人用剂量，但伴有肝、肾功能不良的患者，剂量应调整 妊娠与哺乳期妇女：本品可透过胎盘和进入乳汁，妊娠和哺乳期妇女慎用
药典	
国家处方集	
医保目录	【保（乙）】
基本药物目录	
其他推荐依据	

续 表

■ 药品名称	注射用阿洛西林 Azlocillin for Injection
抗菌谱与适应证	敏感的革兰阳性及革兰阴性菌（包括铜绿假单胞菌）所致的呼吸道、泌尿道、生殖器官、胆道、胃肠道、败血症、脑膜炎、心内膜炎等严重感染，手术、烧伤后感染，骨、皮肤及软组织感染
制剂与规格	注射用阿洛西林钠：①0.5g；②1g；③2g；④3g
用法与用量	成人：一日6～10g，严重病例可增至10～16g，分2～4次滴注。儿童：一次75mg/kg，一日2～4次。婴儿及新生儿：一次100mg/kg，一日2～4次
注意事项	参见“美洛西林”
禁忌	对青霉素类抗菌药物过敏者禁用
不良反应	恶心、呕吐、腹泻及抗菌药物相关性肠炎等胃肠道反应；皮疹，药物热和哮喘等过敏反应
特殊人群用药	肝、肾功能不全患者：肾功能减退患者应适当降低用量 老年人：老年患者肾功能减退，须调整剂量 妊娠与哺乳期妇女：妊娠安全性分级为B级；哺乳期妇女应权衡利弊用药
药典	Pol. P.
国家处方集	CNF
医保目录	【保（乙）】
基本药物目录	
其他推荐依据	

第二节 头孢菌素类

一、第一代头孢菌素类

■ 药品名称	头孢唑林 Cefazolin
□ 其他名称	新泰林
抗菌谱与适应证	第一代头孢菌素。除肠球菌属、耐甲氧西林葡萄球菌属外，对其他革兰阳性球菌均有良好抗菌活性，肺炎链球菌和溶血性链球菌对其高度敏感，对部分大肠埃希菌、奇异变形杆菌和肺炎克雷伯菌有良好抗菌活性。临床用于敏感菌所致的呼吸道感染、尿路感染、皮肤软组织感染、骨和关节感染、肝胆系统感染、感染性心内膜炎、败血症及眼、耳、鼻、咽喉部感染；外科手术预防用药
制剂与规格	1. 注射用头孢唑林钠：①0.5g；②1g；③1.5g；④2g 2. 注射用五水头孢唑林钠：①0.5g；②1g；③1.5g；④2g

续　表

用法与用量	成人常用剂量：一次0.5～1g，一日2～4次，严重感染可增至一日6g，分2～4次静脉给予，或遵医嘱 用于预防外科手术后感染时，一般为术前0.5～1小时肌内注射或静脉给药1g，手术时间超过6小时者术中加用0.5～1g，术后每6～8小时给药0.5～1g，至手术后24小时止 儿童：一日50～100mg/kg，分2～3次静脉缓慢推注，静脉滴注或肌内注射
注意事项	1. 交叉过敏反应：对青霉素过敏患者应用本品时应根据患者情况充分权衡利弊后决定 2. 对诊断的干扰：应用本品和其他头孢菌素的患者抗球蛋白（Coombs）试验可出现阳性；孕妇产前应用这类药物，此阳性反应也可出现于新生儿。当应用本品的患者尿中头孢类含量超过10mg/ml时，以磺基水杨酸进行尿蛋白测定可出现假阳性反应。以硫酸铜法测定尿糖可呈假阳性反应。血清丙氨酸氨基转移酶、门冬氨酸氨基转移酶、碱性磷酸酶和血尿素氮在应用本品过程中皆可升高。如采用Jaffe反应进行血清和尿肌酐值测定时可有假性增高 3. 有胃肠道疾病史者，特别是溃疡性结肠炎、局限性肠炎或抗菌药物相关性结肠炎（头孢菌素类很少产生假膜性结肠炎）者和有肾功能减退者应慎用头孢菌素类
禁　忌	对头孢菌素过敏者及有青霉素过敏性休克或即刻反应史者禁用本品
不良反应	应用头孢唑林的不良反应发生率低，静脉注射发生的血栓性静脉炎和肌内注射区域疼痛，均较头孢噻吩少而轻。药疹发生率为1.1%，嗜酸性粒细胞增多的发生率为1.7%，单独以药物热为表现的过敏反应仅偶有报道；与氨基糖苷类抗菌药物合用是否增加后者的肾毒性尚不能肯定。临床上本品无肝损害现象，但个别患者可出现暂时性血清氨基转移酶、碱性磷酸酶升高。肾功能减退患者应用高剂量（每日12g）的头孢唑林时可出现脑反应。白色念珠菌二重感染偶见
特殊人群用药	肝、肾功能不全患者：本品与庆大霉素或其他肾毒性抗菌药物合用有增加肾损害的危险性；对肾功能减退患者应在减少剂量情况下谨慎使用；因本品部分在肝脏代谢，因此肝功能损害患者也应慎用；肾功能减退者肌酐清除率≥50ml/min时，仍可按正常剂量给药 儿童：早产儿及1个月以下的新生儿不推荐应用本品 老年人：本品在老年人中药物清除半衰期较年轻人明显延长，应按肾功能适当减量或延长给药间期 妊娠与哺乳期妇女：头孢菌素类可经乳汁排出，哺乳期妇女应用头孢菌素类虽尚无不良事件报道，但其应用仍须权衡利弊后决定
药典	Chin. P.
国家处方集	CNF
医保目录	（1）部分省份【保（乙）】 （2）【保（甲）】
基本药物目录	【基】
推荐依据	《中国国家处方集》编委会. 中国国家处方集［M］. 北京：人民军医出版社，2010.
■ 药品名称	头孢拉定　Cefradine
抗菌谱与适应证	第一代头孢菌素。适用于治疗敏感菌所致的轻、中度感染，如：急性咽炎、扁桃体炎、中耳炎、支气管炎急性发作、肺炎等呼吸道感染、泌尿生殖道感染及皮肤软组织感染等

续 表

制剂与规格	头孢拉定胶囊：①0.25g；②0.5g 头孢拉定片：①0.25g；②0.5g 头孢拉定颗粒：①0.125g；②0.25g 头孢拉定干混悬剂：①0.125g；②0.25g；③1.5g；④3g 注射用头孢拉定：①0.5g；②1g
用法与用量	1. 成人：口服给药，一次0.25～0.5g，每6小时1次；严重感染时可增至一次1g，一日最高剂量为4g。肌内注射及静脉给药，一次0.5～1g，每6小时1次。一日最高剂量为8g 2. 儿童：口服给药，一次6.25～12.5mg/kg，每6小时1次。肌内注射及静脉给药，1周岁以上小儿，一次12.5～25mg/kg，每6小时1次 3. 肌酐清除率>20ml/min时，其推荐剂量为每6小时0.5g；肌酐清除率为5～20ml/min时，其剂量为每6小时0.25g；肌酐清除率<5ml/min时，其剂量为每12小时0.25g
注意事项	应用头孢拉定的患者以硫酸铜法测定尿糖时可出现假阳性反应
禁忌	对头孢菌素过敏者及有青霉素过敏性休克或即刻反应史者禁用
不良反应	恶心、呕吐、腹泻、上腹部不适等胃肠道反应较为常见
特殊人群用药	肝、肾功能不全患者：头孢拉定主要经肾排出，肾功能减退者需减少剂量或延长给药间期 儿童：慎用 老年人：肾功能减退的老年患者应适当减少剂量或延长给药时间 妊娠与哺乳期妇女：慎用。妊娠安全性分级为B级，哺乳期妇女应用时需权衡利弊
药典	USP、Eur. P.、Chin. P.
国家处方集	CNF
医保目录	【保（甲/乙）】
基本药物目录	【基】
其他推荐依据	
■ 药品名称	**注射用头孢硫脒 Cefathiamidine for Injection**
抗菌谱与适应证	第一代头孢菌素。用于敏感菌所引起呼吸系统、肝胆系统、五官、尿路感染及心内膜炎、败血症
制剂与规格	注射用头孢硫脒：①0.5g；②1g；③2g
用法与用量	1. 成人：肌内注射，一次1.5～1g，一日4次；静脉滴注，一次2g，一日2～4次 2. 儿童：肌内注射，一日50～150mg/kg，分3～4次给药；静脉滴注，一日50～100mg/kg，分2～4次给药
注意事项	1. 有胃肠道疾病史者，特别是溃疡性结肠炎、局限性肠炎或抗菌药物相关性结肠炎者应慎用 2. 应用本品的患者抗球蛋白试验可出现阳性
禁忌	对头孢菌素类抗菌药物过敏者或对青霉素过敏性休克者禁用
不良反应	偶见荨麻疹、哮喘、瘙痒、寒战、高热、血管神经性水肿、非蛋白氮、ALT及AST升高
特殊人群用药	肝、肾功能不全患者：肾功能减退者须适当减量 老年人：老年患者肾功能减退，应用时须适当减量 妊娠与哺乳期妇女：妊娠早期妇女慎用；哺乳期妇女慎用，用药需权衡利弊

续　表

药典	
国家处方集	CNF
医保目录	【保（乙）】
基本药物目录	
其他推荐依据	
■ 药品名称	头孢氨苄　Cefalexin
抗菌谱与适应证	第一代口服头孢菌素。用于金黄色葡萄球菌、大肠埃希菌、肺炎杆菌、流感杆菌等敏感菌所致的下列感染： 1. 扁桃体炎、扁桃体周炎、咽喉炎、支气管炎、肺炎、支气管扩张感染以及手术后胸腔感染 2. 急性及慢性肾盂肾炎、膀胱炎、前列腺炎及泌尿生殖系感染 3. 中耳炎、外耳炎、鼻窦炎
	4. 上颌骨周炎、上颌骨骨膜炎、上颌骨骨髓炎、急性腭炎、牙槽脓肿、根尖性牙周炎、智齿周围炎、拔牙后感染 5. 睑腺炎、睑炎、急性泪囊炎 6. 毛囊炎、疖、丹毒、蜂窝织炎、脓疱、痈、痤疮感染、皮下脓肿、创伤感染、乳腺炎、淋巴管炎等
制剂与规格	头孢氨苄胶囊：①125mg；②250mg 头孢氨苄片：①125mg；②250mg 头孢氨苄颗粒：①50mg；②125mg 头孢氨苄干混悬剂：1.5g 头孢氨苄泡腾片：125mg
用法与用量	1. 成人：口服，一般剂量一次 250～500mg，每 6 小时 1 次。一日最高剂量为 4g。单纯性膀胱炎、单纯皮肤软组织感染以及链球菌咽峡炎一次 500mg，每 12 小时 1 次 2. 儿童：口服，一日 25～50mg/kg，一日 4 次。皮肤软组织感染及链球菌咽峡炎一次 12.5～50mg/kg，每 12 小时 1 次
注意事项	有胃肠道疾病史者，特别是溃疡性结肠炎、局限性肠炎或抗菌药物相关性结肠炎者应慎用
禁忌	对头孢菌素过敏者及有青霉素过敏性休克或即刻反应史者禁用
不良反应	恶心、呕吐、腹泻和腹部不适较为多见；皮疹、药物热等过敏反应
特殊人群用药	肝、肾功能不全患者：慎用 儿童：6 岁以下小儿慎用 老年人：老年患者应根据肾功能情况调整用药剂量或用药间期 妊娠与哺乳期妇女：妊娠早期妇女慎用；哺乳妇女慎用，用药需权衡利弊
药典	USP、Eur. P.、Chin. P.
国家处方集	CNF
医保目录	【保（甲）】
基本药物目录	【基】

续 表

其他推荐依据	
■ 药品名称	头孢羟氨苄 Cefadroxil
抗菌谱与适应证	第一代口服头孢菌素。主要用于敏感菌所致的尿路感染，呼吸道感染，皮肤软组织感染，骨关节感染
制剂与规格	头孢羟氨苄胶囊：①0.125g；②0.25g；③0.5g 头孢羟氨苄片：①0.125g；②0.25g 头孢羟氨苄颗粒：①0.125g；②0.25g
用法与用量	1. 成人：口服，一次0.5～1g，一日2次。肾功能不全者首次给予1g负荷剂量，然后根据肌酐清除率（Ccr）调整剂量。Ccr为25～50ml/min者，一次0.5g，每12小时1次；Ccr为10～25ml/min者，一次0.5g，每24小时1次；Ccr为0～10ml/min者，一次0.5g，每36小时1次 2. 儿童：口服，一次15～20mg/kg，一日2次。A组溶血性链球菌咽炎或扁桃体炎：一次15mg/kg，每12小时1次，共10日
注意事项	有胃肠道疾病史者，特别是溃疡性结肠炎、局限性肠炎或抗菌药物相关性结肠炎者应慎用
禁忌	对头孢菌素过敏者及有青霉素过敏性休克或即刻反应史者禁用
不良反应	以恶心、上腹部不适等胃肠道反应为主；少数患者尚可发生皮疹等过敏反应
特殊人群用药	肝、肾功能不全患者：慎用 老年人：老年患者肾功能减退，用药时需调整剂量 妊娠与哺乳期妇女：妊娠安全性分级为B级；哺乳期妇女须权衡利弊后应用
药典	USP
国家处方集	CNF
医保目录	【保（乙）】
基本药物目录	
其他推荐依据	

二、第二代头孢菌素类

■ 药品名称	头孢呋辛 Cefuroxim
抗菌谱与适应证	第二代注射用头孢菌素。对革兰阳性球菌的活性与第一代头孢菌素相似或略差，但对葡萄球菌和革兰阴性杆菌产生的β-内酰胺酶显得相当稳定。适用于治疗敏感菌或敏感病原体所致的下列感染：①呼吸系统感染；②泌尿生殖系统感染；③骨和关节感染；④皮肤软组织感染；⑤预防手术感染；⑥其他，如败血症、脑膜炎等严重感染
制剂与规格	头孢呋辛酯片：①0.25g；②0.125g 头孢呋辛酯干混悬剂：0.125g 头孢呋辛酯胶囊：0.125g 注射用头孢呋辛钠：①0.25g；②0.5g；③0.75g；④1.0g；⑤1.5g；⑥2.0g；⑦2.25g；⑧2.5g；⑨3.0g

续　表

用法与用量	1. 成人：口服，一日 0.5g；下呼吸道感染，一日 1g；泌尿道感染，一日 0.25g；无并发症的淋病，单剂口服 1g 2. 儿童：口服，急性咽炎或扁桃体炎等一般感染，一次 10mg/kg，一日 2 次，一日最大剂量为 0.5g；急性中耳炎、脓疱病等严重感染，一次 15mg/kg，一日 2 次，一日最大剂量为 1g
注意事项	1. 对青霉素药物过敏者慎用 2. 使用时应注意监测肾功能，特别是对接受高剂量的重症患者
禁忌	对头孢菌素过敏者及有青霉素过敏性休克史者禁用
不良反应	过敏反应（皮疹、瘙痒、荨麻疹等），局部反应（血栓性静脉炎），胃肠道反应（腹泻、恶心、抗菌药物相关性肠炎等）等
特殊人群用药	肝、肾功能不全患者：严重肝、肾功能不全者慎用 儿童：5 岁以下小儿禁用 老年人：老年患者口服本药，不必根据年龄调整剂量 妊娠与哺乳期妇女：妊娠安全性分级为 B 级；哺乳妇女用药应权衡利弊，如需使用，应暂停授乳
药典	USP、Eur. P.、Chin. P.
国家处方集	CNF
医保目录	【保（甲/乙）】
基本药物目录	【基】
其他推荐依据	
■ 药品名称	**注射用头孢替安　Cefotiam for Injection**
抗菌谱与适应证	第二代注射用头孢菌素。用于敏感菌所致的肺炎、支气管炎、胆道感染、腹膜炎、尿路感染以及手术和外伤所致的感染和败血症
制剂与规格	注射用盐酸头孢替安：①0.5g；②1g
用法与用量	肌内注射或静脉给药。成人：一日 1～2g，分 2～4 次给予；败血症时可增至一日 4g。儿童：一日 40～80mg/kg，分 3～4 次给予，重症感染时可增至一日 160mg/kg。肌酐清除率≥16.6ml/min 者，不需调整剂量；肌酐清除率<16.6ml/min 者，每 6～8 小时用量应减为常用剂量的 75%
注意事项	1. 有胃肠道疾病史者，特别是溃疡性结肠炎、局限性肠炎或抗菌药物相关性结肠炎者慎用 2. 本品可引起血象改变，严重时应立即停药
禁忌	对头孢菌素过敏者及有青霉素过敏性休克史者禁用
不良反应	偶见过敏、胃肠道反应、血象改变及一过性 AST 及 ALT 升高；可致肠道菌群改变，造成维生素 B 和 K 缺乏；偶可致继发感染；大量静脉注射可致血管和血栓性静脉炎
特殊人群用药	肝、肾功能不全患者：肾功能不全者应减量并慎用 儿童：早产儿和新生儿使用本药的安全性尚未确定 老年人：老年患者用药剂量应按其肾功能减退情况酌情减量 妊娠与哺乳期妇女：孕妇或可能妊娠的妇女、哺乳妇女应权衡利弊后用药
药典	USP、Jpn. P.

续 表

国家处方集	CNF
医保目录	【保（乙）】
基本药物目录	
其他推荐依据	
■ 药品名称	头孢丙烯 Cefprozil
抗菌谱与适应证	第二代口服头孢菌素。用于敏感菌所致的下列轻、中度感染： 1. 呼吸道感染，如化脓性链球菌性咽炎或扁桃体炎；肺炎链球菌、流感嗜血杆菌和卡他莫拉菌引起的中耳炎或急性鼻窦炎、急性支气管炎继发细菌感染和慢性支气管炎急性发作 2. 金黄色葡萄球菌（包括产青霉素酶菌株）和化脓性链球菌等引起的非复杂性皮肤和皮肤软组织感染
制剂与规格	头孢丙烯片：①0.25；②0.5g 头孢丙烯分散片：0.25g 头孢丙烯咀嚼片：0.25g 头孢丙烯胶囊：①0.125g；②0.25g 头孢丙烯颗粒：0.125g 头孢丙烯干混悬剂：①0.125g；②0.75g；③1.5g；④3.0g
用法与用量	口服。成人：呼吸道感染，一次0.5g，一日1～2次；皮肤或皮肤软组织感染，一日0.5g，分1～2次给药；严重病例，一次0.5g，一日2次。儿童：①对0.5～12岁患儿：中耳炎，一次15mg/kg，一日2次；急性鼻窦炎，一次7.5mg/kg，一日2次；严重感染，一次15mg/kg，一日2次。②对2～12岁患儿：急性扁桃体炎、咽炎，一次7.5mg/kg，一日2次；皮肤或皮肤软组织感染，一次20mg/kg，一日1次。肾功能不全时，根据肌酐清除率进行剂量调整。肝功能不全患者无需调整剂量
注意事项	1. 有青霉素过敏史者慎用。对青霉素类药物所致过敏性休克或其他严重过敏反应者不宜使用 2. 如发生过敏反应，应停止用药 3. 长期使用可诱发二重感染，尤其是抗菌药物相关性肠炎 4. 同时服用强利尿药治疗的患者使用头孢菌素应谨慎，因这些药物可能会对肾功能产生有害影响 5. 患有胃肠道疾病，尤其是肠炎患者慎用
禁忌	对头孢丙烯及其头孢菌素类过敏患者禁用
不良反应	1. 胃肠道反应：软便、腹泻、胃部不适、食欲减退、恶心、呕吐、嗳气等 2. 过敏反应，常见为皮疹、荨麻疹、嗜酸性粒细胞增多、药物热等。儿童发生过敏反应较成人多见，多在开始治疗后几天内出现，停药后几天内消失
特殊人群用药	儿童：慎用 老年人：65岁以上老人使用本药，与健康成人志愿者对比，药物浓度-时间曲线下面积增高35%～60%，肌酐清除率下降40% 妊娠与哺乳期妇女：妊娠安全性分级为B级。哺乳妇女应慎用或暂停授乳
药典	USP
国家处方集	CNF

续　表

医保目录	【保（乙）】
基本药物目录	
其他推荐依据	
■ 药品名称	注射用头孢尼西　Cefonicid for Injection
抗菌谱与适应证	适用于敏感菌引起的下列感染：下呼吸道感染、尿路感染、败血症、皮肤软组织感染、骨和关节感染，也可用于手术预防感染。在外科手术前单剂量注射1g头孢尼西可以减少由于手术过程中污染或潜在污染而导致的术后感染发生率。在剖宫产手术中使用头孢尼西（剪断脐带后）可以减少某些术后感染发生率
制剂与规格	注射用头孢尼西钠：①0.5g；②1.0g
用法与用量	肾功能正常患者： 1. 一般轻度至中度感染：成人每日剂量为1g，每24小时1次；在严重感染或危及生命的感染中，可每日2g，每24小时给药1次 2. 无并发症的尿路感染：每日0.5g，每24小时1次 3. 手术预防感染：手术前1小时单剂量给药1g，术中和术后没有必要再用。必要时如关节成形手术或开胸手术可重复给药2天；剖宫产手术中，应脐带结扎后才给予本品。疗程依病情而定 肾功能不全患者：对于肾功能损害患者使用本品必须严格依据患者的肾功能损害程度调整剂量。初始剂量为7.5mg/kg，维持剂量应根据肌酐清除率进行调整，患者在进行透析之后，无需再追加剂量
注意事项	1. 有青霉素过敏史或其他药物过敏病史者应慎用。对麻醉药过敏患者禁止使用利多卡因作为溶剂 2. 本品治疗开始和治疗中可引起肠道紊乱，严重的导致假膜性肠炎，出现腹泻时应引起警惕。一旦出现，轻度停药即可，中、重度患者应给予补充电解质、蛋白质以及适当的抗菌药物（如万古霉素）治疗 3. 重症患者在大剂量给药或合用氨基糖苷类抗菌药物治疗时，必须经常注意肾功能情况
禁忌	对头孢菌素类抗菌药物过敏者禁用
不良反应	1. 对青霉素过敏患者也可能对本品过敏 2. 长期使用任何广谱抗菌药物都可能导致其他非敏感菌过度生长，可诱发二重感染
特殊人群用药	肝、肾功能不全患者：肾脏或肝脏损害患者在使用该药物时，应加倍小心
药典	USP、Eur. P.、Chin. P.
国家处方集	
医保目录	
基本药物目录	
其他推荐依据	
■ 药品名称	头孢克洛　Cefaclor
抗菌谱与适应证	第二代口服头孢菌素。适用于敏感菌所致下列部位的轻、中度感染： 1. 呼吸系统感染

续 表

	2. 泌尿生殖系统感染 3. 皮肤软组织感染 4. 口腔科感染 5. 眼科感染
制剂与规格	头孢克洛胶囊：①125mg；②250mg 头孢克洛缓释胶囊：187.5mg 头孢克洛片：250mg 头孢克洛缓释片：375mg 头孢克洛分散片：①125mg；②375mg 头孢克洛颗粒：①100mg；②125mg；③250mg 头孢克洛混悬液：①30ml：0.75g；②60ml：1.5g
用法与用量	1. 成人：口服，一次250mg，每8小时1次；较重的感染或敏感性较差的细菌引起的感染，剂量可加倍，但一日总量不超过4g 2. 儿童：口服，一日20mg/kg，分3次（每8小时1次）给药，宜空腹服用；重症感染可增至一日40mg/kg，但一日总量不超过1g
注意事项	1. 对于有胃肠道病史（特别是结肠炎）的患者、使用抗菌药物（包括头孢菌素）要慎重 2. 长期使用的患者应细心观察，如发生二重感染，必须采取适当措施
禁忌	禁用于已知对头孢菌素类过敏者
不良反应	过敏反应（皮疹、瘙痒、荨麻疹等）；腹泻等胃肠道反应
特殊人群用药	肝、肾功能不全患者：肾功能轻度不全者可不减量；肾功能中度和重度减退者的剂量应分别减为正常剂量的1/2和1/4 儿童：新生儿用药的安全性尚未确定 老年人：老年患者除虚弱、营养不良或严重肾功能损害外，一般不需要调整剂量 妊娠与哺乳期妇女：妊娠安全性分级为B级；哺乳期妇女应慎用或用药时暂停授乳
药典	USP、Eur. P.、Chin. P.
国家处方集	CNF
医保目录	【保（乙）】
基本药物目录	
其他推荐依据	
■ 药品名称	**头孢呋辛酯 Cefuroxime Axetil**
抗菌谱与适应证	第二代口服头孢菌素。适用于溶血性链球菌、金黄色葡萄球菌（耐甲氧西林株除外）及流感嗜血杆菌、大肠埃希菌、肺炎克雷伯菌、奇异变形杆菌等肠杆菌科细菌敏感菌株所致成人急性咽炎或扁桃体炎、急性中耳炎、上颌窦炎、慢性支气管炎急性发作、急性支气管炎、单纯性尿路感染、皮肤软组织感染及无并发症淋病奈瑟菌性尿道炎和宫颈炎。儿童咽炎或扁桃体炎、急性中耳炎及脓疱病等
制剂与规格	头孢呋辛酯片：①0.125g；②0.25g

续　表

用法与用量	口服。①成人：一般一日 0.5g；下呼吸道感染患者一日 1g；单纯性下尿路感染患者一日 0.25g。均分 2 次服用。单纯性淋球菌尿道炎单剂疗法剂量为 1g；②5～12 岁小儿：急性咽炎或急性扁桃体炎，按体重一日 20mg/kg，分 2 次服用，一日不超过 0.5g；急性中耳炎、脓疱病，按体重一日 30mg/kg，分 2 次服用，一日不超过 1g
注意事项	1. 有胃肠道疾病史者，特别是溃疡性结肠炎、局限性肠炎或抗菌药物相关性结肠炎者慎用 2. 应于餐后服用，以增加吸收，提高血药浓度，并减少胃肠道反应
禁忌	对本品及其他头孢菌素类过敏者、有青霉素过敏性休克或即刻反应史者及胃肠道吸收障碍者禁用
不良反应	常见腹泻、恶心和呕吐等胃肠反应；少见皮疹、药物热等过敏反应
特殊人群用药	肝、肾功能不全患者：肾功能减退及肝功能损害者慎用 儿童：5 岁以下小儿禁用胶囊剂、片剂，宜服用头孢呋辛酯干混悬液 老年人：85 岁以上的老年患者的血浆消除半衰期可延至约 3.5 小时，因此应在医师指导下根据肾功能情况调整用药剂量或用药间期 妊娠与哺乳期妇女：仅在有明确指征时，孕妇方可慎用；哺乳期妇女应慎用或暂停授乳
药典	USP、Eur. P.、Chin. P.、Jpn. P.
国家处方集	CNF
医保目录	【保（甲）】
基本药物目录	
其他推荐依据	

三、第三代头孢菌素类

■ 药品名称	注射用头孢唑肟　Ceftizoxime for Injection
抗菌谱与适应证	第三代注射用头孢菌素。用于治疗由敏感菌引起的下呼吸道感染、胆道感染、腹腔感染、盆腔感染。尿路感染、脑膜炎、皮肤软组织感染、骨和关节感染、败血症、感染性心内膜炎及创伤、烧伤、烫伤后的严重感染
制剂与规格	注射用头孢唑肟钠：①0.5g；②1g；③2g
用法与用量	静脉滴注。成人：一次 1～2g，每8～12 小时 1 次；严重感染，剂量可增至一次 3～4g，每 8 小时 1 次。治疗非复杂性尿路感染，一次 0.5g，每 12 小时 1 次。儿童：6 个月及以上的婴儿和儿童常用量，按体重一次 50mg/kg，每 6～8 小时 1 次。肾功能损害的患者在给予 0.5～1g 的首次负荷剂量后，需根据其损害程度调整剂量
注意事项	1. 青霉素类过敏史患者，有指征应用本品时，必须充分权衡利弊后在严密观察下慎用 2. 有胃肠道疾病病史者，特别是结肠炎患者慎用
禁忌	对本品及其他头孢菌素过敏者禁用
不良反应	皮疹、瘙痒和药物热等变态反应、腹泻、恶心、呕吐、食欲缺乏等

续 表

特殊人群用药	儿童：6个月以下小儿使用本药的安全性和有效性尚未确定 老年人：老年患者常伴有肾功能减退，应适当减少剂量或延长给药时间 妊娠与哺乳期妇女：妊娠期妇女仅在有明确指征时应用，妊娠安全性分级为B级；哺乳期妇女应用本药时应暂停授乳
药典	USP
国家处方集	CNF
医保目录	【保（乙）】
基本药物目录	
其他推荐依据	
■ 药品名称	注射用头孢噻肟　Cefotaxime for Injection
抗菌谱与适应证	第三代注射用头孢菌素。用于敏感细菌所致的肺炎及其他下呼吸道感染、尿路感染、脑膜炎、败血症、腹腔感染、盆腔感染、皮肤软组织感染、生殖道感染、骨和关节感染等。头孢噻肟可以作为小儿脑膜炎的选用药物
制剂与规格	注射用头孢噻肟钠：①0.5g；②1g；③2g
用法与用量	肌内注射或静脉给药。成人：肌内注射0.5～2g，每8～12小时1次。静脉给药一日2～6g，分2～3次给药；严重感染者，每6～8小时2～3g，一日最高剂量为12g。无并发症的肺炎链球菌肺炎或急性尿路感染：每12小时1g。儿童：静脉给药，新生儿一次50mg/kg，7日内新生儿每12小时1次，7～28日新生儿每8小时1次
注意事项	1. 有胃肠道疾病者慎用 2. 用药前须确定是否需进行过敏试验 3. 本品与氨基糖苷类抗菌药物不可同瓶滴注
禁忌	对头孢菌素过敏者及有青霉素过敏性休克或即刻反应史者禁用
不良反应	不良反应发生率低，3%～5%。有皮疹和药物热、静脉炎、腹泻、恶心、呕吐、食欲缺乏等
特殊人群用药	肝、肾功能不全患者：严重肾功能减退患者应用本药时须根据肌酐清除率调整减量 儿童：婴幼儿不宜做肌内注射 老年人：老年患者应根据肾功能适当减量 妊娠与哺乳期妇女：妊娠安全性分级为B级；哺乳期妇女用药时宜暂停授乳
药典	USP、Eur. P.、Chin. P.
国家处方集	CNF
医保目录	【保（甲）】
基本药物目录	
其他推荐依据	
■ 药品名称	注射用头孢曲松　Ceftriaxone for Injection
抗菌谱与适应证	第三代注射用头孢菌素。用于敏感致病菌所致的下呼吸道感染、尿路、胆道感染，以及腹腔感染、盆腔感染、皮肤软组织感染、骨和关节感染、败血症、脑膜炎等及手术期感染预防。本品单剂可治疗单纯性淋病

续　表

制剂与规格	注射用头孢曲松钠：①0.25g；②0.5g；③0.75g；④1g；⑤1.5g；⑥2g；⑦3g；⑧4g
用法与用量	成人：肌内注射或静脉给药，每24小时1～2g或每12小时0.5～1g。最高剂量一日4g。小儿：常用量静脉给药，按体重一日20～80mg/kg
注意事项	1. 对青霉素过敏患者应用本品时应根据患者情况充分权衡利弊后决定。有青霉素过敏性休克或即刻反应者，不宜再选用头孢菌素类 2. 有胃肠道疾病史者，特别是溃疡性结肠炎、局限性肠炎或抗菌药物相关性结肠炎（头孢菌素类很少产生抗菌药物相关性肠炎）者应慎用
禁忌	1. 禁用于对本品及其他头孢菌素抗菌药物过敏的患者。有青霉素过敏性休克史的患者避免应用本品 2. 头孢曲松不得用于高胆红素血症的新生儿和早产儿的治疗。体外研究显示头孢曲松可从血清蛋白结合部位取代胆红素，从而引起这些患者的胆红素脑病 3. 在新生儿中，不得与补钙治疗同时进行，否则可能导致头孢曲松的钙盐沉降的危险
不良反应	胃肠道反应、过敏反应等
特殊人群用药	儿童：出生体重<2kg的新生儿使用本药的安全性尚未确定。本药可将胆红素从血清白蛋白上置换下来，患有高胆红素血症的新生儿（尤其是早产儿），应避免使用本药
	老年人：除非患者虚弱、营养不良或有重度肾功能损害时，老年人应用头孢曲松一般不需调整剂量 妊娠与哺乳期妇女：妊娠安全性分级为B级；哺乳期妇女应权衡利弊后应用
药典	USP、Eur. P.、Chin. P.
国家处方集	CNF
医保目录	【保（甲）】
基本药物目录	【基】
其他推荐依据	
■ 药品名称	注射用头孢哌酮　Cefoperazone for Injection
抗菌谱与适应证	第三代注射用头孢菌素。用于治疗敏感菌所致的呼吸道感染、泌尿道感染、胆道感染、皮肤软组织感染、败血症、脑膜炎、创伤及手术后感染。与抗厌氧菌药联用，用于治疗敏感菌所致的腹膜炎、盆腔感染
制剂与规格	注射用头孢哌酮钠：①0.5g；②1g；③1.5g；④2g
用法与用量	肌内注射或静脉给药。成人：一般感染：一次1～2g，每12小时1次；严重感染：一次2～3g，每8小时1次。一日剂量不宜超过9g，但免疫缺陷患者伴严重感染时剂量可增至一日12g。儿童：一日50～200mg/kg，分2～3次给药
注意事项	1. 肝病、胆道梗阻严重或同时有肾功能减退者，用药剂量应予以适当调整 2. 部分患者可引起维生素K缺乏和低凝血酶原血症，用药期间应进行出血时间、凝血酶原时间监测
禁忌	对头孢菌素过敏者及有青霉素过敏性休克史者禁用
不良反应	皮疹较为多见；少数患者尚可发生腹泻、腹痛；嗜酸性粒细胞增多，轻度中性粒细胞减少；暂时性AST及ALT、碱性磷酸酶、尿素氮或血肌酐升高等

续 表

特殊人群用药	儿童：新生儿和早产儿用药须权衡利弊 妊娠与哺乳期妇女：妊娠安全性分级为B级；哺乳期妇女用药时宜暂停授乳
药典	USP、Eur. P. 、Chin. P.
国家处方集	CNF
医保目录	
基本药物目录	
其他推荐依据	
■ 药品名称	注射用头孢他啶 Ceftazidime for Injection
抗菌谱与适应证	第三代注射用头孢菌素。用于敏感革兰阴性杆菌所致的败血症、下呼吸道感染、腹腔和胆道感染、复杂性尿路感染和严重皮肤软组织感染等。对于由多种耐药革兰阴性杆菌引起的免疫缺陷者感染、医院内感染以及革兰阴性杆菌或铜绿假单胞菌所致中枢神经系统感染尤为适用
制剂与规格	注射用头孢他啶：①0.25g；②0.5g；③1g；④2g
用法与用量	静脉注射或静脉滴注。①败血症、下呼吸道感染、胆道感染等，一日4～6g，分2～3次静脉滴注或静脉注射；②泌尿系统感染和重度皮肤软组织感染等，一日2～4g，分2次静脉滴注或静脉注射；③对于某些危及生命的感染、严重铜绿假单胞菌感染和中枢神经系统感染，可酌情增量至一日0.15～0.2g/kg，分3次静脉滴注或静脉注射；④婴幼儿常用剂量为一日30～100mg/kg，分2～3次静脉滴注
注意事项	在应用头孢他啶治疗前应仔细询问对头孢菌素类、青霉素类或其他药物的过敏反应史
禁忌	禁用于对本品及其他头孢菌素过敏的患者
不良反应	感染和侵袭性疾病，血液和淋巴系统紊乱，免疫系统紊乱等
特殊人群用药	肝、肾功能不全患者：肾功能不全患者用药时，剂量需根据肾功能的降低程度而相应减少 儿童：早产儿及2个月以内新生儿慎用 妊娠与哺乳期妇女：妊娠初期和妊娠早期3个月妇女应慎用，妊娠安全性分级为B级；哺乳期妇女须权衡利弊后用药
药典	USP、Eur. P. 、Chin. P.
国家处方集	CNF
医保目录	【保（乙）】
基本药物目录	【基】
其他推荐依据	
■ 药品名称	头孢地尼 Cefdinir
抗菌谱与适应证	第三代口服头孢菌素。用于对本品敏感的葡萄球菌、大肠埃希菌、克雷伯杆菌、奇异变形杆菌等引起的下列感染： 1. 咽喉炎、扁桃体炎、支气管炎急性发作、肺炎 2. 中耳炎、鼻窦炎

续　表

	3. 肾盂肾炎、膀胱炎、淋菌性尿道炎 4. 附件炎、宫内感染、前庭大腺炎 5. 乳腺炎、肛门周围脓肿、外伤或手术伤口的继发感染 6. 皮肤软组织感染 7. 眼睑炎、睑板腺炎、猩红热
制剂与规格	头孢地尼胶囊：①50mg；②100mg 头孢地尼分散片：①50mg；②100mg
用法与用量	口服：成人一次 100mg，一日 3 次。儿童 9～18mg/kg，分 3 次服用。严重肾功能障碍者应酌减剂量及延长给药间隔时间。血液透析患者，建议剂量为一次 100mg，一日 1 次
注意事项	1. 因有出现休克等过敏反应的可能，应详细询问过敏史 2. 下列患者应慎重使用：对青霉素类抗菌药物有过敏史者；本人或亲属中有易发生支气管哮喘、皮疹、荨麻疹等过敏症状体质者；患有严重基础疾病、不能很好进食或非经口摄取营养者、恶病质等患者
禁忌	对本品有休克史者禁用；对青霉素或头孢菌素有过敏史者慎用
不良反应	常见腹泻、腹痛、皮疹、瘙痒、AST 及 ALT 升高等
特殊人群用药	肝、肾功能不全患者：严重的肾功能障碍者慎用 儿童：新生儿和小于 6 个月婴儿的安全性和疗效尚未确定；可用于儿童急性上颌鼻窦炎 老年人：高龄者慎用；老年患者可能会有出血倾向，应根据对患者的临床观察调整剂量和给药间隔 妊娠与哺乳期妇女：妊娠安全性分级为 B 级；哺乳期妇女仅在利大于弊时，才能使用
药典	Chin. P.
国家处方集	CNF
医保目录	【保（乙）】
基本药物目录	
其他推荐依据	
■ 药品名称	**头孢克肟　Cefixime**
抗菌谱与适应证	第三代口服头孢菌素。用于敏感菌所致的咽炎、扁桃体炎、急性支气管炎和慢性支气管炎急性发作、中耳炎、尿路感染、单纯性淋病等
制剂与规格	头孢克肟片剂：①0.05g；②0.1g 头孢克肟分散片：0.1g 头孢克肟咀嚼片：①0.05g；②0.1g 头孢克肟胶囊：①0.05g；②0.1g 头孢克肟颗粒：0.05g
用法与用量	口服。成人：一次 50～100mg，一日 2 次；严重感染时，可增加至一次 200mg，一日 2 次。儿童：体重 30kg 以下一次 1.5～3mg/kg，一日 2 次；严重感染时，一次 6mg/kg，一日 2 次
注意事项	1. 因有出现休克等过敏反应的可能，应详细询问过敏史 2. 下列患者应慎重使用：对青霉素类抗菌药物有过敏史者；本人或亲属中有易发生支气管哮喘、皮疹、荨麻疹等过敏症状体质者；经口给药困难或非经口摄取营养者、恶病质等患者

续 表

禁忌	对头孢克肟及其成分或其他头孢菌素类药物过敏者禁用
不良反应	主要不良反应有腹泻等消化道反应、皮疹等皮肤症状、临床检查值异常，包括肝功能指标升高、嗜酸性粒细胞增多等
特殊人群用药	肝、肾功能不全患者：严重的肾功能障碍者应根据肾功能状况适当减量，给药间隔应适当增大 儿童：6个月以下儿童使用本药的安全性和有效性尚未确定 老年人：老年人使用本药的血药浓度峰值和AUC可较年轻人分别高26%和20%，老年患者可以使用本品 妊娠与哺乳期妇女：妊娠安全性分级为B级；哺乳期妇女使用时应暂停授乳
药典	USP、Eur. P.
国家处方集	CNF
医保目录	【保（乙）】
基本药物目录	
其他推荐依据	
■ 药品名称	头孢泊肟酯　Cefpodoxime Proxetil
抗菌谱与适应证	第三代口服头孢菌素。适用于敏感菌引起的下列轻至中度感染：①呼吸系统感染；②泌尿、生殖系统感染；③皮肤及皮肤附件感染：如毛囊炎、疖、痈、丹毒、蜂窝织炎、淋巴管（结）炎、化脓性甲沟（周）炎、皮下脓肿、汗腺炎、感染性粉瘤、肛周脓肿等；④耳鼻喉感染：中耳炎、鼻窦炎等；⑤其他：乳腺炎等
制剂与规格	头孢泊肟酯片：①100mg；②200mg 头孢泊肟酯分散片：100mg 头孢泊肟酯胶囊：100mg 头孢泊肟酯颗粒：40mg 头孢泊肟酯干混悬剂：①50mg；②100mg
用法与用量	餐后口服。成人：上呼吸道感染；一次0.1g，一日2次，疗程5~10天；下呼吸道感染：慢性支气管炎急性发作：一次0.2g，一日2次，疗程10天；急性社区获得性肺炎：一次0.2g，一日2次，疗程14天；单纯性泌尿道感染：一次0.1g，一日2次，疗程7天；急性单纯性淋病：单剂0.2g；皮肤和皮肤软组织感染：一次0.4g，一日2次，疗程7~14天。儿童：急性中耳炎：每日剂量10mg/kg，一次5mg/kg，每12小时1次，疗程10天。每日最大剂量不超过0.4g。扁桃体炎、鼻窦炎：每日剂量10mg/kg，一次5mg/kg，每12小时1次，疗程5~10天。每日最大剂量不超过0.2g
注意事项	1. 避免与抗酸药、H_2受体拮抗剂、质子泵抑制剂同时服用 2. 下列患者应慎重使用：易引起支气管哮喘、荨麻疹、湿疹等过敏症状体质的患者，全身营养状态不佳者
禁忌	对头孢菌素过敏者及有青霉素过敏性休克或即刻反应史者禁用
不良反应	严重不良反应包括休克、严重肠炎等，其他不良反应包括腹泻等消化道反应、皮疹等过敏反应等

续 表

特殊人群用药	肝、肾功能不全患者：严重的肾功能损害者应慎用，如必须使用时，应调节给药剂量和给药间隔 老年人：老年患者多见生理功能降低，易出现不良反应及维生素 K 缺乏引起的出血倾向，应慎用 妊娠与哺乳期妇女：妊娠安全性分级为 B 级；哺乳期妇女使用时应停止授乳或换用其他药物
药典	USP、Jpn. P.
国家处方集	CNF
医保目录	
基本药物目录	
其他推荐依据	

四、第四代头孢菌素类

■ 药品名称	注射用头孢吡肟 Cefepime for Injection
抗菌谱与适应证	第四代头孢菌素。用于治疗敏感菌所致的下列中、重度感染： 1. 下呼吸道感染，如肺炎、支气管炎等 2. 泌尿系统感染 3. 非复杂性皮肤或皮肤软组织感染 4. 复杂性腹腔内感染 5. 妇产科感染 6. 其他，如败血症、儿童脑脊髓膜炎及中性粒细胞减少性发热患者的经验治疗
制剂与规格	注射用盐酸头孢吡肟：①0.5g；②1g
用法与用量	肌内注射或静脉滴注。成人：一次 1～2g，每 12 小时 1 次；轻、中度感染：一次 0.5～1g，每 12 小时 1 次；重度泌尿道感染：一次 2g，每 12 小时 1 次；严重感染、中性粒细胞减少性发热的经验治疗：一次 2g，每 8 小时 1 次。儿童：对 2 月龄至 12 岁儿童或体重<40kg 的患儿：最大剂量不可超过成人剂量，按体重一次 40mg/kg，每 12 小时 1 次，疗程 7～14 日
注意事项	1. 可诱发抗菌药物相关性肠炎 2. 有胃肠道疾患，尤其是肠炎患者慎用
禁忌	禁用于对头孢吡肟或 L-精氨酸，头孢菌素类药物，青霉素或其他 β-内酰胺类抗菌药物有过敏反应的患者
不良反应	常见腹泻，皮疹和注射局部反应，如静脉炎，注射部位疼痛和炎症；其他可见呕吐、恶心、过敏、瘙痒等
特殊人群用药	肝、肾功能不全患者：肝、肾功能不全患者应监测凝血酶原时间；对肾功能不全的患者，用量应根据肾功能调整 儿童：对 13 岁以下儿童的疗效尚不明确，须慎用 老年人：老年患者使用本药的半衰期延长，且 65 岁及以上老年患者的药物总清除率下降 妊娠与哺乳期妇女：妊娠安全性分级为 B 级；哺乳期妇女应慎用或用药时暂停授乳

续 表

药典	USP、Jpn. P.
国家处方集	CNF
医保目录	【保（乙）】
基本药物目录	
其他推荐依据	
■ 药品名称	注射用头孢匹罗 Cefpirome for Injection
抗菌谱与适应证	第四代头孢菌素。适用于治疗敏感菌引起的下列严重感染： 1. 严重的下呼吸道感染（如大叶性肺炎、肺脓肿、支气管扩张合并感染等） 2. 严重的泌尿道感染（如复杂性尿路感染） 3. 严重的皮肤及软组织感染 4. 中性粒细胞减少患者所患严重感染 5. 败血症、化脓性脑膜炎、腹腔内感染、肝胆系统感染、盆腔内感染
制剂与规格	注射用头孢匹罗：①0.25g；②0.5g；③1g；④2.0g
用法与用量	静脉给药。成人：上、下泌尿道合并感染，严重皮肤及软组织感染：一次1g，每12小时1次；严重下呼吸道感染：一次1～2g，每12小时1次；败血症：一次2g，每12小时1次；中性粒细胞减少患者所患严重感染：一次2g，每12小时1次。肾功能不全时剂量：先给予1～2g负荷剂量，再根据肌酐清除率进行剂量调整。血液透析患者（肌酐清除率<5ml/min），一次0.5～1g，一日1次，透析后再给予0.25～0.5g的补充剂量
注意事项	1. 本品与氨基糖苷类或袢利尿药合用时应监测肾功能 2. 一旦发生假膜性结肠炎，应立即停止用药并开始特异性的抗菌药物治疗 3. 应事先询问患者是否有β-内酰胺抗菌药物过敏史 4. 疗程超过10日，应监测血象
禁忌	对头孢菌素过敏者、儿童、妊娠及哺乳期妇女禁用
不良反应	1. 超敏反应：过敏性皮肤反应如皮疹、荨麻疹、瘙痒、药物热；有可能发生严重的急性过敏反应；血管性水肿、支气管痉挛 2. 胃肠道反应：恶心、呕吐、腹泻 3. 局部反应：静脉壁炎性刺激及注射部位疼痛
特殊人群用药	儿童：小于12岁儿童用药的有效性及安全性尚未确定。不推荐在该年龄组使用本药 妊娠与哺乳期妇女：妊娠期间用药应权衡利弊。哺乳妇女用药应权衡利弊
药典	Jpn. P.
国家处方集	CNF
医保目录	【保（乙）】
基本药物目录	
其他推荐依据	

第三节　其他β-内酰胺类

■ 药品名称	注射用头孢美唑　Cefmetazole for Injection
抗菌谱与适应证	第二代注射用头霉素类，抗菌活性与第二代头孢菌素相近。适用于葡萄球菌、大肠埃希菌、克雷伯杆菌、变形杆菌、脆弱拟杆菌、消化球菌等所致的下列感染：①呼吸道感染；②尿路感染；③胆管炎、胆囊炎；④腹膜炎；⑤女性生殖系统感染；⑥败血症；⑦颌骨周围蜂窝织炎、颌炎
制剂与规格	注射用头孢美唑钠：①1g；②2g
用法与用量	静脉给药。成人：一日1～2g，分2次给药；重度感染剂量可至一日4g，分2～4次静脉滴注。儿童：一日25～100mg/kg，分2～4次给药；重度感染一日150mg/kg，分2～4次静脉滴注。肾功能不全者本药血药浓度升高，半衰期延长，应调整用量
注意事项	1. 下述患者慎用：对青霉素类抗菌药物有过敏史者，或双亲、兄弟姐妹等亲属属于过敏体质者，严重肾损害者（有可能出现血药浓度升高、半衰期延长），经口摄食不足患者或非经口维持营养者、全身状态不良者（通过摄食，可能出现维生素K缺乏）等 2. 给药期间及给药后至少1周内避免饮酒
禁忌	对本品有过敏性休克史者禁用
不良反应	过敏反应（如皮疹、瘙痒、荨麻疹、红斑、发热），罕见休克，肝功能异常等
特殊人群用药	儿童：早产儿、新生儿慎用 老年人：慎用 妊娠与哺乳期妇女：妊娠安全性分级为B级。哺乳期妇女慎用
药典	USP
国家处方集	CNF
医保目录	【保（乙）】
基本药物目录	
其他推荐依据	
■ 药品名称	注射用头孢西丁　Cefoxitin for Injection
抗菌谱与适应证	第二代注射用头霉素类。适用于治疗敏感菌所致的下呼吸道、泌尿生殖系统、骨、关节、皮肤软组织、心内膜感染以及败血症。尤适用于需氧菌和厌氧菌混合感染导致的吸入性肺炎、糖尿病患者下肢感染及腹腔或盆腔感染
制剂与规格	注射用头孢西丁钠：①1g；②2g
用法与用量	肌内注射或静脉给药。成人，一次1～2g，每6～8小时1次。①单纯感染：每6～8小时1g，一日总量3～4g；②中、重度感染：每4小时1g或每6～8小时2g，一日总量6～8g；③严重感染：每4小时2g或每6小时3g，一日总量12g；④肾功能不全者首次剂量为1～2g，此后按其肌酐清除率制订给药方案

续 表

注意事项	1. 青霉素过敏者慎用 2. 有胃肠疾病史（特别是结肠炎）者慎用 3. 本品与氨基糖苷类抗菌药物配伍时，会增加肾毒性
禁忌	对本品及头孢菌素类抗菌药物过敏者禁用
不良反应	最常见的为局部反应，静脉注射后可出现血栓性静脉炎，肌内注射后可有局部硬结压痛；偶见变态反应、低血压、腹泻等
特殊人群用药	肝、肾功能不全患者：肾功能损害者慎用 儿童：3 个月以内婴儿不宜使用本药 妊娠与哺乳期妇女：妊娠安全性分级为 B 级；哺乳妇女应权衡利弊后用药
药典	USP、Eur. P.
国家处方集	CNF
医保目录	【保（乙）】
基本药物目录	
其他推荐依据	
■ 药品名称	注射用头孢米诺 Cefminox for Injection
抗菌谱与适应证	第三代头霉素类，抗菌活性与第三代头孢菌素相近。用于治疗敏感菌所致的下列感染：①呼吸系统感染；②腹腔感染；③泌尿生殖系统感染：肾盂肾炎、膀胱炎、盆腔腹膜炎、子宫附件炎、子宫内感染、子宫旁组织炎；④其他：败血症等
制剂与规格	注射用头孢米诺钠：①0.5g；②1g；③1.5g；④2g
用法与用量	静脉给药。成人：一次 1g，一日 2 次。败血症和重症感染，一日 6g，分 3～4 次给药。儿童：一次 20mg/kg，一日 3～4 次
注意事项	1. 对 β-内酰胺类抗菌药物有过敏史的患者慎用 2. 本人或双亲、兄弟为支气管哮喘、皮疹、荨麻疹等过敏体质者慎用 3. 用药期间及用药后至少 1 周避免饮酒
禁忌	对头孢米诺或头孢烯类抗菌药物过敏的患者禁用
不良反应	严重不良反应包括休克、全血细胞减少症、假膜性肠炎、重症多形红斑（史-约综合征）、中毒性表皮坏死症、急性肾衰竭、溶血性贫血、间质性肺炎、肺嗜酸性粒细胞浸润症综合症综合征、变态反应（如皮疹、发红、瘙痒、发热等）等
特殊人群用药	肝、肾功能不全患者：肾功能不全者可调整剂量使用，严重肾功能损害患者慎用 儿童：新生儿、早产儿的用药安全尚未确定，满月后的小儿可参照体重用药 老年人：老年患者有可能出现维生素 K 缺乏引起的出血倾向 妊娠与哺乳期妇女：孕妇、哺乳期妇女用药应权衡利弊
药典	Jpn. P.
国家处方集	CNF
医保目录	【保（乙）】
基本药物目录	

续　表

其他推荐依据	
■ 药品名称	注射用拉氧头孢　Latamoxef for Injection
抗菌谱与适应证	第三代注射用头霉素类，抗菌性能与第三代头孢菌素相近。适用于治疗敏感菌所致的下列感染： 1. 呼吸系统感染，如肺炎、支气管炎、支气管扩张症继发感染、肺脓肿、脓胸等 2. 消化系统感染，如胆囊炎、胆管炎等 3. 腹腔内感染，如肝脓肿、腹膜炎等 4. 泌尿生殖系统感染 5. 骨、关节、皮肤和软组织感染等 6. 其他严重感染，如败血症、脑膜炎等
制剂与规格	注射用拉氧头孢钠：①1g；②2g
用法与用量	静脉给药。成人：一次 0.5～1g，一日 2 次。重度感染，一日剂量可增加至 4g。儿童：一日 60～80mg/kg，分 3～4 次给药。危重病例剂量可递增至一日 150mg/kg
注意事项	1. 对青霉素有过敏史者、胆道阻塞患者慎用 2. 大量静脉注射应选择合适部位，缓慢注射，以减轻对管壁的刺激及减少静脉炎的发生
禁忌	对本品过敏者禁用
不良反应	常见皮疹、荨麻疹、瘙痒、恶心、呕吐、腹泻、腹痛等；少见过敏性休克，偶见 AST 及 ALT 升高，停药后均可自行消失
特殊人群用药	肝、肾功能不全患者：严重肾功能不全者慎用 儿童：新生儿、早产儿慎用 妊娠与哺乳期妇女：妊娠安全性分级为 C 级；哺乳期妇女慎用
药典	Jpn. P.
国家处方集	CNF
医保目录	【保（乙）】
基本药物目录	
其他推荐依据	
■ 药品名称	注射用舒巴坦　Sulbactam for Injection
抗菌谱与适应证	β-内酰胺酶抑制剂，与青霉素类或头孢菌素类药合用，治疗敏感菌所致的尿路感染、肺部感染、支气管感染、胆道感染、腹腔和盆腔感染、耳鼻喉科感染、皮肤软组织感染、骨和关节感染、周围感染、败血症等
制剂与规格	注射用舒巴坦：①0.25g；②0.5g；③1.0g
用法与用量	舒巴坦与氨苄青霉素以 1∶2 剂量比应用。一般感染，成人剂量为舒巴坦每日 1～2g，氨苄西林每日 2～4g，一日量分 2～3 次，静脉滴注或肌内注射；轻度感染可舒巴坦每日 0.5g，氨苄青霉素 1g，分 2 次，静脉滴注或肌内注射；重度感染可增大剂量至每日舒巴坦 3～4g，氨苄青霉素 6～8g，一日量分 3～4 次，静脉滴注

续 表

注意事项	1. 本品必须和β-内酰胺类抗菌药物联合使用，单独使用无效 2. 本品配成溶液后必须及时使用，不宜久置 3. 当与青霉素类药物合用时，用药前须做青霉素皮肤试验，阳性者禁用
禁忌	对青霉素类药物过敏者禁用
不良反应	注射部位疼痛、皮疹，静脉炎、腹泻、恶心等反应偶有发生。偶见一过性嗜酸性粒细胞增多，血清 ALT、AST 升高等。极个别患者发生剥脱性皮炎、过敏性休克
特殊人群用药	肝、肾功能不全患者：肾功能减退者，根据血浆肌酐清除率调整用药 老年人：老年患者肾功能减退，须调整剂量 妊娠与哺乳期妇女：妊娠及哺乳期妇女应用仍须权衡利弊
药典	USP、Eur. P.、Chin. P.、Jpn. P.
国家处方集	CNF
医保目录	【保（乙）】
基本药物目录	
其他推荐依据	
■ 药品名称	注射用氨曲南 Aztreonam for Injection
抗菌谱与适应证	单环β-内酰胺类，适用于治疗敏感需氧革兰阴性菌所致的多种感染，如败血症、下呼吸道感染、尿路感染、腹腔内感染、子宫内膜炎、盆腔炎、术后伤口及烧伤、溃疡等皮肤软组织感染等
制剂与规格	注射用氨曲南：①0.5g；②1.0g；③2.0g
用法与用量	肌内注射或静脉给药。成人：泌尿道感染，一次 0.5～1g，每 8～12 小时 1 次；中度感染，一次 1～2g，每 8～12 小时 1 次；危重患者或由铜绿假单胞菌所致的严重感染，一次 2g，每 6～8 小时 1 次，一日最大剂量不宜超过 8g。肾功能不全时剂量：应根据肌酐清除率调整剂量；每次血液透析后，除维持量外，应另给予起始量的 1/8
注意事项	1. 氨曲南与青霉素之间无交叉过敏反应，但对青霉素、头孢菌素过敏及过敏体质者仍需慎用 2. 有不同程度的抗菌药物相关性肠炎
禁忌	对氨曲南有过敏史者禁用
不良反应	常见为恶心、呕吐、腹泻及皮肤过敏反应等
特殊人群用药	儿童：婴幼儿的安全性尚未确立应慎用 老年人：老年人用药剂量应按其肾功能减退情况酌情减量 妊娠与哺乳期妇女：妊娠安全性分级为 B 级，哺乳期妇女使用时应暂停授乳
药典	USP、Jpn. P.
国家处方集	CNF
医保目录	【保（乙）】
基本药物目录	
其他推荐依据	

第四节　碳青霉烯类

■ 药品名称	注射用亚胺培南西司他丁　Imipenem and Cilastatin for Injection
抗菌谱与适应证	对大多数革兰阳性、革兰阴性的需氧菌和厌氧菌有抗菌作用。适用于治疗敏感革兰阳性菌及革兰阴性杆菌所致的严重感染（如败血症、感染性心内膜炎、下呼吸道感染、腹腔感染、盆腔感染、皮肤软组织感染、骨和关节感染、尿路感染）以及多种细菌引起的混合感染
制剂与规格	注射用亚胺培南西司他丁钠（1∶1）：①0.5g；②1g；③2g
用法与用量	静脉滴注。成人：轻度感染，每6小时0.25g；中度感染，一次1g，一日2次；严重感染，每8小时1g。日最高剂量不超过4g。儿童：体重<40kg，一次15mg/kg，每6小时1次。一日总剂量不超过2g。肾功能不全时剂量：肌酐清除率为30～70ml/min者，每6～8小时用 0.5g；肌酐清除率为20～30ml/min者，每8～12小时用0.25～0.5g；肌酐清除率<20ml/min者，每12小时用0.25g。透析时建议血液透析后补充1次用量
注意事项	1. 患过胃肠道疾病尤其是结肠炎的患者，需慎用 2. 有癫痫史或中枢神经系统功能障碍者发生痉挛、意识障碍等不良反应增加
禁忌	本品禁用于对本品任何成分过敏的患者
不良反应	局部反应（红斑、局部疼痛和硬结、血栓性静脉炎）；过敏反应/皮肤（皮疹、瘙痒、荨麻疹、多形性红斑、史-约综合征等）；胃肠道反应（恶心、呕吐、腹泻等）等
特殊人群用药	肝、肾功能不全患者：严重肾功能不全患者应根据肌酐清除率调节用量 儿童：婴儿及肾功能不全的儿童使用本药须权衡利弊 妊娠与哺乳期妇女：妊娠安全性分级为C级，哺乳期妇女使用时应暂停授乳
药典	USP、Eur. P.、Jpn. P.
国家处方集	CNF
医保目录	【保（乙）】
基本药物目录	
其他推荐依据	
■ 药品名称	注射用美罗培南　Meropenem for Injection
抗菌谱与适应证	1. 对大多数革兰阳性、革兰阴性需氧菌和厌氧菌有抗菌活性。比同类产品增加了脑膜炎的适应证。适用于由单一或多种敏感细菌引起的成人及儿童的严重感染、混合感染和耐药菌感染，包括：肺炎及院内获得性肺炎，败血症，腹腔内感染，尿路感染，妇科感染，皮肤及软组织感染和脑膜炎 2. 对于被推断患有感染的中性粒细胞减低的发热患者，可用本药作为单方经验治疗
制剂与规格	注射用美罗培南：①0.25g；②0.5g

续 表

用法与用量	静脉给药：成人：每8小时1次，一次0.5～1g；脑膜炎，每8小时1次，一次2g；中性粒细胞减少伴发热的癌症患者、腹膜炎，每8小时1次，一次1g；皮肤和软组织感染、尿路感染，每8小时1次，一次0.5g。儿童：3个月～12岁的患儿，一次10～20mg/kg，每8小时1次；体重超过50kg的患儿，按成人剂量给药；脑膜炎，一次40mg/kg，每8小时1次 治疗的剂量和疗程需根据感染的类型和严重程度及患者的情况决定，最大可用到每日6g
注意事项	1. 美罗培南与其他碳青霉烯类和β-内酰胺类抗菌药物、青霉素和头孢菌素局部交叉过敏反应 2. 严重肾功能障碍的患者，需根据其肌酐清除率调节用量；严重肝功能障碍的患者，有可能加重肝功能障碍 3. 进食不良或全身状况不良的患者，有可能引起维生素K缺乏症状 4. 有癫痫史或中枢神经系统功能障碍的患者，发生痉挛、意识障碍等中枢神经系统症状的可能性增加
禁忌	1. 对本品及其他碳青霉烯类抗菌药物有过敏史的患者 2. 使用丙戊酸钠的患者
不良反应	1. 严重不良反应（发生率<0.1%）：可能有过敏性休克，急性肾衰竭等严重肾功能障碍，抗菌药物相关性肠炎，间质性肺炎、肺嗜酸性粒细胞浸润症综合症综合征，痉挛、意识障碍等中枢神经系统症状 2. 其他不良反应：过敏反应，如皮疹、荨麻疹、红斑、瘙痒等；血液系统，如粒细胞减少、嗜酸性粒细胞增多、血小板增多或减少等；消化系统，如腹泻、恶心、呕吐、腹痛、食欲减退；二重感染，如口腔黏膜炎、念珠菌感染
特殊人群用药	肝、肾功能不全患者：严重肾功能不全的患者应根据肌酐清除率调节用量 儿童：3个月以下婴幼儿使用本药的有效性和安全性尚未确定 妊娠与哺乳期妇女：妊娠安全性分级为B级。哺乳期妇女用药应权衡利弊
药典	USP、Eur. P.、Chin. P.
国家处方集	CNF
医保目录	【保（乙）】
基本药物目录	
其他推荐依据	
■ 药品名称	**注射用比阿培南　Biapenem for Injection**
抗菌谱与适应证	用于治疗由敏感细菌所引起的败血症、肺炎、肺部脓肿、慢性呼吸道疾病引起的二次感染、难治性膀胱炎、肾盂肾炎、腹膜炎、妇科附件炎等
制剂与规格	注射用比阿培南：0.3g
用法与用量	静脉滴注。成人：一次0.3g，滴注30～60分钟，一日2次。一日的最大给药量不得超过1.2g。缩短给药间隔时间至每8小时一次或延长静脉滴注时间至1～3小时可以增加疗效。由于老年患者生理功能下降，需注意调整用药剂量及用药间隔时间
注意事项	1. 对青霉素、碳青霉烯类及头孢类抗菌药物过敏者慎用 2. 本人或直系亲属有易诱发支气管哮喘、皮疹、荨麻疹等症状的过敏性体质者慎用 3. 有癫痫史者及中枢神经系统疾病患者慎用
禁忌	对本品过敏者禁用

续　表

不良反应	常见皮疹、瘙痒、恶心、呕吐及腹泻等
特殊人群用药	肝、肾功能不全患者：严重肾功能不全的患者应根据肌酐清除率调节用量 儿童：用药的安全性尚不明确 老年人：慎用 妊娠与哺乳期妇女：用药安全性尚不明确
药典	USP、Eur. P. 、Jpn. P.
国家处方集	CNF
医保目录	【保（乙）】
基本药物目录	
其他推荐依据	
■ 药品名称	注射用帕尼培南倍他米隆　Panipenem Betamipron for Injection
抗菌谱与适应证	用于敏感的金黄色葡萄球菌、表皮葡萄球菌、大肠杆菌、肺炎杆菌、流感杆菌、阴沟杆菌、变形杆菌、枸橼酸杆菌、类杆菌属、对铜绿假单胞菌等所致的下列感染：①呼吸系统感染；②腹腔感染；③泌尿、生殖系统感染；④眼科感染、皮肤、软组织感染；⑤耳、鼻、喉感染；⑥骨、关节感染；⑦其他严重感染，如败血症、感染性心内膜炎等
制剂与规格	注射用帕尼培南倍他米隆（1∶1）：①250mg（以帕尼培南计）；②500mg（以帕尼培南计）
用法与用量	静脉滴注：成人，一日1g，分2次给药；重症或顽固性感染疾病，剂量可增至一日2g，分2次静脉滴注。儿童，一日30～60mg/kg，分3次静脉滴注；重症或顽固性感染疾病，剂量可增至一日100mg/kg，分3～4次静脉滴注。一日总量不超过2g
注意事项	1. 既往对碳青霉烯类、青霉素类及头孢菌素类等抗菌药物有过敏体质者，经口摄食品不足患者或非经口维持营养患者，全身状态不良者需慎用 2. 推荐使用前需进行皮试 3. 本品禁止与丙戊酸钠合并使用
禁忌	既往对本品的成分发生过休克反应或正在使用丙戊酸钠的患者
不良反应	腹泻、恶心、呕吐，肝功能损害，皮疹，抽搐等；临床检验值异常，如ALT及AST上升，嗜酸性粒细胞增多等
特殊人群用药	肝、肾功能不全患者：严重肾功能损害患者慎用 儿童：用药的安全性尚未确定，早产儿、新生儿不宜使用 老年人：慎用 妊娠与哺乳期妇女：孕妇用药的安全性尚未确定，用药应权衡利弊；对哺乳的影响尚不明确
药典	Jpn. P.
国家处方集	CNF
医保目录	【保（乙）】
基本药物目录	
其他推荐依据	

续 表

■ 药品名称	注射用厄他培南 Ertapenem for Injection
抗菌谱与适应证	用于敏感菌引起的下列感染： 1. 社区获得性肺炎 2. 复杂性皮肤和（或）皮下组织感染 3. 复杂性腹部感染 4. 复杂性泌尿道感染 5. 急性盆腔感染
制剂与规格	注射用厄他培南：1g
用法与用量	13 岁及以上患者中的常用剂量为 1g，每日 1 次。3 个月至 12 岁患者中的剂量是 15mg/kg，每日 2 次（每天不超过 1g）。静脉输注给药，最长可使用 14 天；肌内注射给药，最长可使用 7 天
注意事项	1. 治疗以前必须向患者仔细询问有关对青霉素、头孢菌素、其他 β-内酰胺类抗菌药物及其他过敏原的过敏情况 2. 肌内注射本品时应避免误将药物注入血管 3. 已知或怀疑中枢神经系统障碍（包括）癫痫病史者慎用
禁忌	1. 对本品中任何成分或对同类的其他药物过敏者 2. 由于使用盐酸利多卡因作为稀释剂，所以对酰胺类局部麻醉药过敏的患者、伴有严重休克或心脏传导阻滞的患者禁止肌内注射本品
不良反应	最常见的有腹泻、输药静脉的并发症、恶心和头痛；常见的有头痛、静脉炎、血栓性静脉炎、腹泻、恶心、呕吐、皮疹、阴道炎；偶见的有头晕、嗜睡、失眠、癫痫发作等
特殊人群用药	儿童：不推荐用于儿童脑膜炎患者 妊娠与哺乳期妇女：妊娠安全性分级为 B 级；哺乳期妇女使用时应权衡利弊
药典	USP、Eur. P. 、Jpn. P.
国家处方集	CNF
医保目录	
基本药物目录	
其他推荐依据	
■ 药品名称	法罗培南 Faropenem
抗菌谱与适应证	用于由葡萄球菌、链球菌、肺炎球菌、肠球菌、柠檬酸杆菌、肠杆菌、消化链球菌、拟杆菌等所致的下列感染：①泌尿系统感染；②呼吸系统感染；③子宫附件炎、子宫内感染、前庭大腺炎；④浅表性皮肤感染症、深层皮肤感染症、痤疮；⑤淋巴管炎、淋巴结炎、乳腺炎、肛周脓肿、外伤、烫伤和手术创伤等继发性感染
制剂与规格	法罗培南钠片：①0. 15g；②0. 2g 法罗培南钠胶囊：0. 1g
用法与用量	口服。成人：①浅表性皮肤感染症、深层皮肤感染症等轻度感染：一次 150～200mg，一日 3 次。②肺炎、肺脓肿、肾盂肾炎、膀胱炎、前列腺炎、睾丸炎、中耳炎、鼻窦炎：一次 200～300mg，一日 3 次。老年人剂量：老年患者应从一次 150mg 开始用药

续 表

注意事项	1. 对青霉素类、头孢菌素类或碳青霉烯类药有过敏史者慎用 2. 本人或亲属为易于发生支气管哮喘、皮疹、荨麻疹等过敏反应体质者慎用 3. 经口摄取不良的患者或正接受非口服营养疗法患者、全身状态不良患者（有时会出现维生素 K 缺乏症）慎用
禁忌	对本品过敏者禁用
不良反应	常见腹泻、腹痛、稀便、皮疹、恶心、ALT 及 AST 升高、嗜酸性粒细胞增多；偶见休克、过敏样症状、急性肾功能不全、假膜性肠炎、重症多形红斑（史-约综合征）、中毒性表皮坏死症、间质性肺炎、肝功能不全、黄疸、粒细胞缺乏症、横纹肌溶解症
特殊人群用药	儿童：儿童的安全性尚未确立 老年人：老年患者用药可能因维生素 K 缺乏而发生出血倾向，应慎用 妊娠与哺乳期妇女：孕妇用药应权衡利弊；哺乳期用药应避免授乳
药典	Jpn. P.
国家处方集	CNF
医保目录	【保（乙）】
基本药物目录	
其他推荐依据	

第五节 β-内酰胺类复方制剂

■ 药品名称	阿莫西林克拉维酸钾 Amoxicillin and Clavulanate Potassium
抗菌谱与适应证	1. 上呼吸道感染：鼻窦炎、扁桃体炎、咽炎等 2. 下呼吸道感染：急性支气管炎、慢性支气管炎急性发作、肺炎、肺脓肿和支气管合并感染等 3. 泌尿系统感染：膀胱炎、尿道炎、肾盂肾炎、前列腺炎、盆腔炎、淋病奈瑟菌尿路感染 4. 皮肤和软组织感染：疖、脓肿、蜂窝织炎、伤口感染、腹内脓毒症等 5. 其他感染：中耳炎、骨髓炎、败血症、腹膜炎和手术后感染等
制剂与规格	阿莫西林克拉维酸钾片：①375mg；②1g 阿莫西林克拉维酸钾分散片：①156. 25 mg；②228. 5mg 阿莫西林克拉维酸钾咀嚼片：228. 5mg 阿莫西林克拉维酸钾颗粒：①156. 25 mg；②187. 5mg；③228. 5 mg 阿莫西林克拉维酸钾干混悬剂：①1g：156. 25mg；②1. 5g：228. 5mg；③2g：156. 25mg 阿莫西林克拉维酸钾混悬液：①5ml：228mg；②5ml：312. 5mg 阿莫西林克拉维酸钾注射用阿莫西林钠克拉维酸钾：①0. 6g；②1. 2g
用法与用量	1. 口服。成人：轻至中度感染，一次 375mg，每 8 小时 1 次，疗程 7～10 日；肺炎及其他中度严重感染，一次 625mg，每 8 小时 1 次，疗程 7～10 日。3 个月以下婴儿：每 12 小时 15mg/kg。儿童（40kg 以下）：一般感染，每 12 小时 25mg/kg，或每 8 小时 20mg/kg；严重感染，每 12 小时 45mg/kg，或每 8 小时 40mg/kg，疗程 7～10 日。儿童（40kg 以上）：可按成人剂量给药

续　表

	2. 静脉滴注。成人及12岁以上儿童：一次1.2g，一日2~3次，疗程7~14日；严重感染者可增加至一日4次。3个月以下婴儿：一次30mg/kg，每12小时1次，随后加至每8小时1次。3个月至12岁儿童：一次30mg/kg，一日2~3次，疗程7~14日
注意事项	1. 对头孢菌素类药物过敏者及有哮喘、湿疹、花粉症、荨麻疹等过敏性疾病史者慎用 2. 长期使用本品，应定期检查肝、肾、造血系统功能和检测血清钾或钠
禁忌	青霉素皮试阳性反应者、对本品及其他青霉素类药物过敏者及传染性单核细胞增多症患者禁用；孕妇禁用
不良反应	少数患者可见恶心、呕吐、腹泻等胃肠道反应；偶见荨麻疹、皮疹；可见过敏性休克、药物热和哮喘等
特殊人群用药	肝、肾功能不全患者：严重肝功能障碍者、中度或中度肾功能障碍者慎用，肾功能减退者应根据肌酐清除率调整剂量 老年人：老年患者应根据肾功能情况调整剂量 妊娠与哺乳期妇女：孕妇禁用；哺乳期妇女慎用或用药期间暂停授乳
药典	USP、Eur. P.、Chin. P.、Jpn. P.
国家处方集	CNF
医保目录	【保（甲/乙）】
基本药物目录	【基】
其他推荐依据	
■ 药品名称	**注射用氨苄西林钠舒巴坦钠　Ampicillin Sodium and Sulbactam Sodium for Injection**
抗菌谱与适应证	1. 用于治疗敏感菌（包括产β-内酰胺酶菌株）所致的呼吸道感染、肝胆系统感染、泌尿系统感染、皮肤软组织感染 2. 用于治疗需氧菌与厌氧菌混合感染（特别是腹腔感染和盆腔感染）
制剂与规格	注射用氨苄西林钠舒巴坦钠：①0.75g（氨苄西林钠0.5g、舒巴坦钠0.25g）；②1.5g（氨苄西林钠1g、舒巴坦钠0.5g）；③2.25g（氨苄西林1.5g、舒巴坦0.75g）；④3g（氨苄西林钠2g、舒巴坦钠1g）
用法与用量	深部肌内注射、静脉注射或静脉滴注。成人一次1.5~3g，每6小时1次。肌内注射一日剂量不超过6g，静脉用药一日剂量不超过12g（舒巴坦一日剂量最高不超过4g）。儿童按体重一日100~200mg/kg，分次给药
注意事项	1. 传染性单核细胞增多症、巨细胞病毒感染、淋巴细胞白血病、淋巴瘤等患者不宜应用 2. 下列患者应慎用：有哮喘、湿疹、花粉症、荨麻疹等过敏性疾病史者
禁忌	禁用于对任何青霉素类抗菌药物有过敏反应史的患者
不良反应	注射部位疼痛，过敏性反应和过敏性休克，胃肠道反应（恶心、呕吐、腹泻等），皮肤反应（瘙痒、皮疹）等
特殊人群用药	肝、肾功能不全患者：肾功能减退者应根据血浆肌酐清除率调整剂量 老年人：老年患者肾功能减退，须调整剂量 妊娠与哺乳期妇女：孕妇及哺乳期妇女应用仍须权衡利弊
药典	USP、Eur. P.、Chin. P.、Jpn. P.

续 表

国家处方集	CNF
医保目录	【保（乙）】
基本药物目录	
其他推荐依据	
■ 药品名称	注射用替卡西林钠克拉维酸钾 Ticarcillin Disodium and Clavulanate Potassium for Injection
抗菌谱与适应证	适用于治疗敏感菌所致的败血症、腹膜炎、呼吸道感染、胆道感染、泌尿系统感染、骨和关节感染、术后感染、皮肤和软组织感染、耳鼻喉感染等
制剂与规格	注射用替卡西林钠克拉维酸钾：①1. 6g（替卡西林钠 1. 5g、克拉维酸钾 0. 1g）；②3. 2g（替卡西林钠 3g、克拉维酸钾 0. 2g）
用法与用量	1. 成人：静脉滴注，一次 1. 6～3. 2g，每 6～8 小时 1 次；最大剂量，一次 3. 2g，每 4 小时 1 次 2. 肾功能不全时剂量：肌酐清除率>30ml/min 者，每 8 小时 3. 2g；肌酐清除率为 10～30ml/min 者，每 8 小时 1. 6g；肌酐清除率<10ml/min 者，每 16 小时 1. 6g
	3. 儿童：小儿用量，一次 80mg/kg，每 6～8 小时 1 次 4. 早产儿及足月新生儿：一次 80mg/kg，每 12 小时 1 次
注意事项	1. 对头孢菌素过敏者、凝血功能异常者慎用 2. 注射用溶液应随用随配，配制好的注射液应立即使用 3. 与氨基糖苷类抗菌药物合用治疗，两种药物应分别给药
禁忌	对 β-内酰胺类抗菌药物过敏者禁用
不良反应	低钾血症及出血时间延长；皮疹、瘙痒、药物热等过敏反应较多见；可发生胃肠道反应
特殊人群用药	肝、肾功能不全患者：严重肝、肾功能不全患者慎用 老年人：老年患者肾功能减退，须调整剂量 妊娠与哺乳期妇女：孕妇用药应权衡利弊；可用于哺乳期妇女
药典	USP、Eur. P. 、Jpn. P.
国家处方集	CNF
医保目录	【保（乙）】
基本药物目录	
其他推荐依据	
■ 药品名称	注射用哌拉西林舒巴坦 Piperacillinand Sulbactam for Injection
抗菌谱与适应证	用于对哌拉西林耐药对本品敏感的产 β-内酰胺酶致病菌引起的感染： 1. 呼吸系统感染（如急性支气管炎、肺炎、慢性支气管炎急性发作、支气管扩张伴感染等） 2. 泌尿生殖系统感染（如单纯型泌尿系感染、复杂型泌尿系感染等）
制剂与规格	注射用哌拉西林钠舒巴坦钠：①1. 25g；②2. 5g

续　表

用法与用量	1. 成人：静脉滴注一次2.5～5g，每12小时1次；严重或难治性感染时，每8小时1次。一日最大用量不得超过20g（舒巴坦最大剂量为一日4g）。疗程通常为7～14日 2. 肾功能不全时应酌情调整剂量 3. 老年患者剂量酌减
注意事项	1. 用前需做青霉素皮肤试验 2. 哌拉西林可能引起出血，有出血倾向的患者应检查凝血时间、血小板聚集时间和凝血酶原时间 3. 哌拉西林钠与溶栓药合用时可能发生严重出血，不宜同时使用
禁忌	对青霉素类、头孢菌素类或β-内酰胺酶抑制药过敏或对上述药物有过敏史者禁用
不良反应	仅少数患者可能发生，包括胃肠道反应、皮肤反应、变态反应等
特殊人群用药	肝、肾功能不全患者：肾功能不全者慎用 老年人：老年患者（>65岁）由于肾功能减退，用药剂量宜酌减 妊娠与哺乳期妇女：用药应权衡利弊
药典	USP、Eur. P.、Chin. P.
国家处方集	CNF
医保目录	【保（乙）】
基本药物目录	
其他推荐依据	
■ 药品名称	注射用哌拉西林钠他唑巴坦钠　Piperacillin Sodium and Tazobactam Sodium for Injection
抗菌谱与适应证	用于对哌拉西林耐药，但对哌拉西林他唑巴坦敏感的产β-内酰胺酶的细菌引起的中、重度感染： 1. 大肠埃希菌和拟杆菌属所致的阑尾炎、腹膜炎 2. 金黄色葡萄球菌所致的中、重度医院获得性肺炎、非复杂性和复杂性皮肤软组织感染 3. 大肠埃希菌所致的产后子宫内膜炎或盆腔炎性疾病 4. 流感嗜血杆菌所致的社区获得性肺炎
制剂与规格	注射用哌拉西林钠他唑巴坦钠：①1.125g（哌拉西林钠1g、他唑巴坦钠0.125g）；②2.25g（哌拉西林钠2g、他唑巴坦钠0.25g）；③3.375g（哌拉西林钠3g、他唑巴坦钠0.375g）；④4.5g（哌拉西林钠4g、他唑巴坦钠0.5g）
用法与用量	1. 成人：静脉滴注。一般感染，一次3.375g，每6小时1次，或4.5g，每8小时1次，疗程7～10日。医院获得性肺炎，起始量3.375g，每4小时1次，疗程7～14日，也可根据病情及细菌学检查结果进行调整 2. 肾功能不全者应根据肌酐清除率调整剂量 3. 血液透析者一次最大剂量为2.25g，每8小时1次，并在每次血液透析后可追加0.75g
注意事项	1. 有出血史，溃疡性结肠炎、克罗恩病或假膜性肠炎慎用 2. 用药期间应定期检查血清电解质水平、造血功能等
禁忌	对青霉素类、头孢菌素类抗菌药物或β-内酰胺酶抑制药过敏者禁用
不良反应	皮肤反应（皮疹、瘙痒等）；消化道反应（腹泻、恶心、呕吐等）；过敏反应；局部反应（注射局部刺激反应、疼痛等）

续　表

特殊人群用药	肝、肾功能不全患者：严重肝、肾功能障碍者慎用 妊娠与哺乳期妇女：妊娠安全性分级为 B 级；哺乳期妇女慎用
药典	USP、Eur. P.、Chin. P.
国家处方集	CNF
医保目录	【保（乙）】
基本药物目录	
其他推荐依据	
■ 药品名称	注射用头孢哌酮舒巴坦　Cefoperazone and Sulbactam for Injection
抗菌谱与适应证	用于治疗敏感细菌所致的下列感染： 1. 呼吸系统感染 2. 腹内感染，如腹膜炎、胆囊炎、胆管炎 3. 泌尿、生殖系统感染，如尿路感染、盆腔炎、子宫内膜炎、淋病等 4. 皮肤、软组织感染 5. 骨、关节感染 6. 其他严重感染，如败血症、脑膜炎等
制剂与规格	注射用头孢哌酮钠/舒巴坦钠（1∶1）：①1g（头孢哌酮钠 0.5g、舒巴坦钠 0.5g）；②2g（头孢哌酮钠 1g、舒巴坦钠 1g） 注射用头孢哌酮钠/舒巴坦钠（2∶1）：①1.5g（头孢哌酮钠 1g、舒巴坦钠 0.5g）；②3g（头孢哌酮钠 2g、舒巴坦钠 1g）
用法与用量	静脉滴注： 1. 成人：一日2～4g，严重或难治性感染可增至一日 8g。分等量每 12 小时静脉滴注 1 次。舒巴坦每日最高剂量不超过 4g 2. 儿童：常用量一日 40～80mg/kg，等分 2～4 次滴注。严重或难治性感染可增至一日 160mg/kg。等分 2～4 次滴注。新生儿出生第一周内，应每隔 12 小时给药 1 次。舒巴坦每日最高剂量不超过 80mg/kg
注意事项	接受 β-内酰胺类或头孢菌素类抗菌药物治疗的患者可发生严重的及偶可发生的致死性过敏反应。一旦发生过敏反应，应立即停药并给予适当的治疗
禁忌	已知对青霉素类，舒巴坦、头孢哌酮及其他头孢菌素类抗菌药物过敏者禁用
不良反应	皮疹较为多见；少数患者尚可发生腹泻、腹痛；一过性嗜酸性粒细胞增多，轻度中性粒细胞减少；暂时性 AST 及 ALT、碱性磷酸酶、尿素氮或血肌酐升高等
特殊人群用药	肝、肾功能不全患者：根据患者情况调整用药剂量 儿童：新生儿和早产儿用药须权衡利弊 老年人：老年人呈生理性的肝、肾功能减退，因此应慎用本药并需调整剂量 妊娠与哺乳期妇女：妊娠安全性分级为 B 级；哺乳期妇女用药时宜暂停授乳
药典	USP、Eur. P.、Chin. P.
国家处方集	CNF
医保目录	【保（乙）】

续 表

基本药物目录	
其他推荐依据	

第六节 氨基糖苷类

■ 药品名称	注射用链霉素 Streptomycin for Injection
抗菌谱与适应证	1. 与其他抗结核药联合用于治疗结核分枝杆菌所致的各种结核病或其他分枝杆菌感染 2. 用于治疗土拉菌病，或与其他抗菌药联合用于治疗鼠疫、腹股沟肉芽肿、布鲁杆菌病、鼠咬热 3. 与青霉素联合用于预防或治疗草绿色链球菌或肠球菌所致的心内膜炎
制剂与规格	注射用硫酸链霉素：①0.75g（75 万 U）；②1g（100 万 U）；③2g（200 万 U）；④5g（500 万 U）
用法与用量	肌内注射。成人：①结核病：一次 0.5g，每 12 小时 1 次；或一次 0.75g，一日 1 次；②草绿色链球菌心内膜炎：一次 1g，每 12 小时 1 次，连续用药 1 周；然后一次 0.5g，每 12 小时 1 次，连续用药 1 周；③肠球菌心内膜炎：一次 1g，每 12 小时 1 次，连续用药 2 周；然后一次 0.5g，每 12 小时 1 次，连续用药 4 周；④土拉菌病、鼠疫：一次 0.5～1g，每 12 小时 1 次；⑤布鲁菌病：一日 1～2g，分 2 次给药
注意事项	下列情况应慎用链霉素：①脱水，可使血药浓度增高，易产生毒性反应；②第Ⅷ对脑神经损害，因本品可导致前庭神经和听神经损害；③重症肌无力或帕金森病，因本品可引起神经肌肉阻滞作用，导致骨骼肌软弱；④肾功能损害，因本品具有肾毒性
禁忌	对链霉素或其他氨基糖苷类过敏的患者禁用
不良反应	血尿、排尿次数减少或尿量减少、食欲减退、口渴等肾毒性症状，少数可产生血液中尿素氮及肌酐值增高。影响前庭功能时可有步履不稳、眩晕等症状；影响听神经出现听力减退、耳鸣、耳部饱满感
特殊人群用药	肝、肾功能不全患者：肾功能不全患者慎用 儿童：慎用 老年人：老年患者应采用较小治疗量，并且尽可能在疗程中监测血药浓度 妊娠与哺乳期妇女：妊娠安全性分级为 D 级；哺乳期妇女用药期间暂停授乳
药典	USP、Eur. P.、Chin. P.、Jpn. P.
国家处方集	CNF
医保目录	【保（甲）】
基本药物目录	【基】
其他推荐依据	

续　表

■ 药品名称	庆大霉素　Gentamicin
抗菌谱与适应证	1. 适用于治疗敏感革兰阴性杆菌，如大肠埃希菌、克雷伯菌属、肠杆菌属、铜绿假单胞菌以及甲氧西林敏感的葡萄球菌所致的严重感染，如败血症、下呼吸道感染、肠道感染、盆腔感染、腹腔感染、皮肤软组织感染、复杂性尿路感染等。治疗腹腔感染及盆腔感染应与抗厌氧菌药物合用。与青霉素（或氨苄西林）合用治疗肠球菌属感染 2. 用于敏感细菌所致中枢神经系统感染，可鞘内注射作为辅助治疗
制剂与规格	硫酸庆大霉素片（每 10mg 相当于 1 万 U）：①20mg；②40mg 硫酸庆大霉素注射液：①1ml：20mg；②1ml：40mg；③2ml：80mg 硫酸庆大霉素颗粒：10mg
用法与用量	1. 肌内注射、静脉滴注：①成人，一次 80mg，或按体重一次 1～1.7mg/kg，每 8 小时 1 次；体重<60kg 者，一日 1 次给药 3mg/kg；体重>60kg 者，总量不超过 160mg，每 24 小时 1 次。疗程为 7～10 日。②小儿，一次 2.5mg/kg，每 12 小时 1 次；或一次 1.7mg/kg，每 8 小时 1 次。疗程为 7～10 日 2. 鞘内及脑室内给药：成人一次 4～8mg，小儿（3 个月以上）一次 1～2mg，每 2～3 日 1 次 3. 肾功能减退患者根据肌酐清除率调整剂量
注意事项	1. 下列情况应慎用：①脱水，可使血药浓度增高，易产生毒性反应；②第Ⅷ对脑神经损害，因本品可导致前庭神经和听神经损害；③重症肌无力或帕金森病，因本品可引起神经肌肉阻滞作用，导致骨骼肌软弱；④肾功能损害，因本品具有肾毒性 2. 长期应用可能导致耐药菌过度生长 3. 不宜用于皮下注射；本品有抑制呼吸作用，不得静脉注射
禁忌	对本品或其他氨基糖苷类过敏者禁用
不良反应	用药过程中可能引起听力减退、耳鸣或耳部饱满感等耳毒性反应，影响前庭功能时可发生步态不稳、眩晕。也可能发生血尿、排尿次数显著减少或尿量减少、食欲减退、极度口渴等肾毒性反应。发生率较低者有因神经肌肉阻滞或肾毒性引起的呼吸困难、嗜睡、软弱无力等。偶有皮疹、恶心、呕吐、肝功能减退、白细胞减少、粒细胞减少、贫血、低血压等
特殊人群用药	肝、肾功能不全患者：肾功能不全患者慎用 儿童：慎用 老年人：应采用较小治疗量且尽可能在疗程中监测血药浓度 妊娠与哺乳期妇女：妊娠安全性分级为 D 级；哺乳期妇女用药期间暂停授乳
药典	USP、Eur. P.
国家处方集	CNF
医保目录	【保（甲/乙）】
基本药物目录	【基】
其他推荐依据	
■ 药品名称	妥布霉素　Tobramycin
抗菌谱与适应证	1. 适用于铜绿假单胞菌、大肠埃希菌、克雷伯菌属、沙雷菌属所致的新生儿脓毒血症、败血症、中枢神经系统感染、泌尿生殖系统感染、肺部感染、胆道感染、腹腔感染及腹膜炎、骨骼感染、烧伤感染、皮肤软组织感染、急性及慢性中耳炎、鼻窦炎等

续 表

	2. 与其他抗菌药物联合用于治疗葡萄球菌所致感染（耐甲氧西林菌株感染除外）
制剂与规格	硫酸妥布霉素注射液（每10mg相当于1万U）：2ml：80mg
用法与用量	肌内注射或静脉滴注。成人：一次1～1.7mg/kg，每8小时1次，疗程7～14日。儿童：早产儿或0～7日小儿，一次2mg/kg，每12～24小时1次；大于7日小儿，一次2mg/kg，每8小时1次
注意事项	1. 前庭功能或听力减退者、脱水、重症肌无力或帕金森病慎用 2. 本品不宜皮下注射；不能静脉注射
禁忌	对本品或其他氨基糖苷类过敏者、本人或家族中有人因使用链霉素引起耳聋或其他耳聋者禁用；肾衰竭者禁用；孕妇禁用
不良反应	发生率较多者有听力减退、耳鸣或耳部饱满感（耳毒性）、血尿、排尿次数显著减少或尿量减少、食欲减退、极度口渴（肾毒性）、步态不稳、眩晕（耳毒性、影响前庭、肾毒性）。发生率较低者有呼吸困难、嗜睡、极度软弱无力（神经肌肉阻滞或肾毒性）。本品引起肾功能减退的发生率较庆大霉素低
特殊人群用药	肝、肾功能不全患者：肾功能不全、肝功能异常患者慎用 儿童：儿童慎用 老年人：慎用，老年患者应采用较小治疗量且尽可能在疗程中监测血药浓度 妊娠与哺乳期妇女：孕妇禁用；哺乳期妇女慎用或用药期间暂停授乳
药典	USP
国家处方集	CNF
医保目录	【保（乙）】
基本药物目录	
其他推荐依据	
■ **药品名称**	**阿米卡星　Amikacin**
抗菌谱与适应证	1. 对大肠埃希菌、铜绿假单胞菌及其他假单胞菌、变形杆菌、克雷伯杆菌、不动杆菌、沙雷杆菌和肠杆菌等敏感革兰阴性杆菌与葡萄球菌属所致严重感染，如下呼吸道感染，腹腔感染，胆道感染，骨、关节、皮肤及软组织感染，泌尿系统感染，细菌性心内膜炎，菌血症或败血症等 2. 对庆大霉素、妥布霉素和卡那霉素耐药菌株所致的严重感染
制剂与规格	硫酸阿米卡星注射液：①1ml：100mg（10万U）；②2ml：200mg（20万U） 注射用硫酸阿米卡星：200mg
用法与用量	肌内注射或静脉滴注。①成人：单纯性尿路感染：每12小时200mg；其他全身感染：每8小时5mg/kg，或每12小时7.5mg/kg，一日不超过1.5g；烧伤合并感染：一次5～7.5mg/kg，每6小时1次。②肾功能不全者根据肌酐清除率调整剂量。③儿童：首剂10mg/kg，然后每12小时7.5mg/kg
注意事项	脱水患者、重症肌无力或帕金森患者慎用。其他参见“链霉素”
禁忌	对阿米卡星或其他氨基糖苷类过敏的患者禁用

续　表

不良反应	患者可发生听力减退、耳鸣或耳部饱满感，少数患者亦可发生眩晕、步态不稳等症状。听力减退一般于停药后症状不再加重，但个别在停药后可能继续发展至耳聋
特殊人群用药	肝、肾功能不全患者：肾功能损害患者慎用 儿童：慎用 老年人：老年患者应用本药后较易产生各种毒性反应 妊娠与哺乳期妇女：孕妇使用前应充分权衡利弊，妊娠安全性分级为 D 级；哺乳期妇女在用药期间暂停授乳
药典	USP、Eur. P. 、Chin. P.
国家处方集	CNF
医保目录	【保（甲）】
基本药物目录	【基】
其他推荐依据	
■ 药品名称	注射用奈替米星　Netilmicin for Injection
抗菌谱与适应证	1. 主要适用于治疗敏感革兰阴性杆菌所致的严重感染。如大肠埃希菌、肠杆菌属、变形杆菌、铜绿假单胞菌等所致的下呼吸道感染、复杂性尿路感染、腹腔感染、胃肠感染、骨及关节感染、皮肤软组织感染、烧伤或创伤感染、手术感染、败血症等 2. 与其他抗菌药物联合用于治疗葡萄球菌感染（耐甲氧西林葡萄球菌除外） 3. 某些耐庆大霉素菌株所致严重感染
制剂与规格	注射用硫酸奈替米星：①1ml（5 万 U）；②2ml（10 万 U）
用法与用量	肌内注射或静脉滴注。成人 1. 3～2. 2mg/(kg・8h) 或 2～3. 25mg/（kg・12h），疗程 7～14 日。一日最高剂量不超过 7. 5mg/kg；复杂性尿路感染：一次 1. 5～2mg/kg，每 12 小时 1 次，疗程 7～14 日。一日最高剂量不超过 7. 5mg/kg；肾功能不全者：按照血药浓度进行调整，或根据肌酐清除率计算调整剂量
注意事项	脱水、第Ⅷ对脑神经损害、重症肌无力或帕金森病患者慎用
禁忌	对奈替米星或任何一种氨基糖苷类抗菌药物过敏或有严重毒性反应者禁用；孕妇和新生儿禁用
不良反应	1. 肾毒性轻微并较少见。常发生于原有肾功能损害者，或应用剂量超过一般常用剂量的感染患者 2. 神经系统毒性：可发生第Ⅷ对脑神经的毒性反应，但本品的毒性发生率较低，程度亦较轻，易发生在原有肾功能损害者，或治疗剂量过高、疗程过长的感染患者，表现为前庭及听力受损的症状，如出现头晕、眩晕、听觉异常等 3. 其他：偶可出现头痛、全身不适、视觉障碍、心悸、皮疹、发热、呕吐及腹泻等
特殊人群用药	肝、肾功能不全患者：肝、肾功能损害者慎用 儿童：儿童（尤其是早产儿及新生儿）慎用。新生儿禁用 老年人：老年患者使用时按轻度肾功能减退者减量用药，且尽可能在疗程中监测血药浓度 妊娠与哺乳期妇女：妊娠安全性分级为 D 级，孕妇禁用；哺乳期妇女在用药期间暂停授乳
药典	USP、Eur. P. 、Chin. P.

续 表

国家处方集	CNF
医保目录	【保（乙）】
基本药物目录	
其他推荐依据	
■ 药品名称	注射用依替米星　Etimicin for Injection
抗菌谱与适应证	用于敏感菌所致的感染： 1. 呼吸系统感染：如急性支气管炎、慢性支气管炎急性发作、社区肺部感染、支气管扩张并发肺部感染等 2. 泌尿生殖系统感染：如急性肾盂肾炎、膀胱炎、前列腺炎、慢性肾盂肾炎或慢性膀胱炎急性发作等 3. 皮肤软组织感染 4. 创伤和手术后感染
制剂与规格	注射用硫酸依替米星：①50mg（5万U）；②100mg（10万U）
用法与用量	静脉滴注：一次100～150mg，每12小时1次，疗程为5～10日；肾功能不全者：应调整剂量，并应监测本药血药浓度
注意事项	1. 在用本品治疗过程中应密切观察肾功能和第Ⅷ对脑神经功能的变化，并尽可能进行血药浓度检测 2. 本品可能发生神经肌肉阻滞现象 3. 大面积烧伤患者、脱水患者慎用
禁忌	对本品及其他氨基糖苷类抗菌药物过敏者禁用
不良反应	不良反应为耳、肾的毒性，发生率和严重程度与奈替米星相似
特殊人群用药	肝、肾功能不全患者：肾功能不全患者慎用 儿童：用药须权衡利弊 老年人：老人需调整给药剂量与用药间期 妊娠与哺乳期妇女：孕妇用药须权衡利弊；哺乳期妇女在用药期间暂停授乳
药典	
国家处方集	CNF
医保目录	【保（乙）】
基本药物目录	
其他推荐依据	
■ 药品名称	新霉素　Neomycin
抗菌谱与适应证	1. 敏感菌所致肠道感染 2. 用于肠道感染和结肠手术前准备
制剂与规格	硫酸新霉素片（以新霉素计）：①100mg（10万U）；②250mg（25万U）

续　表

用法与用量	口服给药。①成人：常用剂量一次 250～500mg，一日 4 次；感染性腹泻，一次 8.75mg/kg，每 6 小时 1 次，疗程 2～3 日；结肠手术前准备，每小时 700mg，用药 4 小时；继以每 4 小时 700mg，共 24 小时；肝性脑病的辅助治疗，一次 500～1000mg，每 6 小时 1 次，疗程 5～6 日；②儿童：一日 25～50mg/kg，分 4 次服用
注意事项	下列情况应慎用：脱水、第Ⅷ对脑神经损害、重症肌无力、帕金森病、溃疡性结肠炎及有口腔牙病患者（新霉素可引起口腔刺激或疼痛）
禁忌	对本品及其他氨基糖苷类抗菌药物过敏者、肠梗阻者禁用
不良反应	1. 可引起食欲减退、恶心、腹泻等 2. 较少发现听力缺乏、耳鸣或耳部饱满感；头晕或步态不稳；尿量或排尿次数显著减少或极度口渴 3. 偶可引起肠黏膜萎缩而导致吸收不良综合征及脂肪性腹泻，甚至抗菌药物相关性肠炎
特殊人群用药	肝、肾功能不全患者：肾功能损害患者慎用 儿童：慎用 老年人：应采用较小治疗量且尽可能在疗程中监测血药浓度 妊娠与哺乳期妇女：妊娠安全性分级为 D 级；哺乳期妇女用药期间暂停授乳
药典	USP、Eur. P.、Chin. P.、Jpn. P.
国家处方集	CNF
医保目录	【保（乙）】
基本药物目录	
其他推荐依据	
■ 药品名称	异帕米星　Isepamicin
抗菌谱与适应证	用于治疗敏感菌所致肺炎、支气管炎、肾盂肾炎、膀胱炎、腹膜炎、败血症、外伤或烧伤创口感染
制剂与规格	硫酸异帕米星注射液：①2ml：200mg（20 万 U）；②2ml：400mg（40 万 U）
用法与用量	肌内注射或静脉滴注。成人：一日 400mg，分 1～2 次注射。静脉滴注时一日 400mg，分 1～2 次滴注
注意事项	1. 前庭功能或听力减退者、脱水、依靠静脉高营养维持生命的体质衰弱者、重症肌无力或帕金森病患者慎用 2. 本品不能静脉注射
禁忌	对本品或其他氨基糖苷类及杆菌肽过敏者、本人或家族中有人因使用其他氨基糖苷类抗菌药物引起耳聋者禁用；肾衰竭者及妊娠期妇女禁用；早产儿、新生儿和婴幼儿禁用
不良反应	常见听力减退、耳鸣或耳部饱满感（耳毒性）、血尿、排尿次数显著减少或尿量减少、食欲减退、极度口渴（肾毒性）、步态不稳、眩晕（耳毒性，影响前庭）、恶心或呕吐（耳毒性，影响前庭；肾毒性）
特殊人群用药	肝、肾功能不全患者：严重肝、肾功能不全者慎用，肾衰竭者禁用 儿童：儿童慎用。早产儿、新生儿和婴幼儿禁用 老年人：年老体弱者慎用

续 表

	妊娠与哺乳期妇女：孕妇禁用；哺乳期妇女应慎用或暂停授乳
药典	Jpn. P.
国家处方集	CNF
医保目录	【保（乙）】
基本药物目录	
其他推荐依据	

第七节　四环素类

■ 药品名称	四环素　Tetracycline
抗菌谱与适应证	1. 立克次体病，包括流行性斑疹伤寒、地方性斑疹伤寒、落基山斑疹热、恙虫病和 Q 热 2. 支原体属感染 3. 回归热 4. 布鲁菌病（与氨基糖苷类联合应用） 5. 霍乱 6. 鼠疫（与氨基糖苷类联合应用） 7. 兔热病
制剂与规格	盐酸四环素片：①0.125g；② 0.25g 盐酸四环素胶囊：0.25g 注射用盐酸四环素：①0.125g；② 0.25g；③0.5g
用法与用量	1. 口服给药：成人一次 0.25～0.5g，每 6 小时 1 次；8 岁以上小儿一日 25～50mg/kg，分 4 次服用，疗程一般为 7～14 日 2. 静脉滴注：成人一日 1～1.5g，分 2～3 次给药；8 岁以上小儿一日 10～20mg/kg，分 2 次给药，一日剂量不超过 1g 3. 支原体肺炎、布鲁菌病需 3 周左右
注意事项	长期用药期间应定期随访检查血常规及肾功能
禁忌	有四环素类药物过敏史者禁用
不良反应	胃肠道症状如恶心、呕吐、上腹不适、腹胀、腹泻等，偶可发生胰腺炎等；可致肝毒性；变态反应，多为斑丘疹和红斑等
特殊人群用药	肝、肾功能不全患者：肝、肾功能不全者慎用 儿童：8 岁以下儿童不宜使用 老年人：慎用 妊娠与哺乳期妇女：孕妇应避免使用本药，如确有指征应用时每日静脉滴注剂量以 1g 为宜，不应超过 1.5g，其血药浓度应保持在 15μg/ml 以下；妊娠安全性分级为 D 级。哺乳期妇女用药须权衡利弊或暂停授乳
药典	USP、Eur. P.

续　表

国家处方集	CNF
医保目录	【保（甲/乙）】
基本药物目录	
其他推荐依据	
■ 药品名称	土霉素　Oxytetracycline
抗菌谱与适应证	1. 立克次体病，包括流行性斑疹伤寒、地方性斑疹伤寒、落基山斑疹热、恙虫病和Q热 2. 支原体属感染 3. 衣原体属感染，包括鹦鹉热、性病淋巴肉芽肿、非特异性尿道炎、输卵管炎、宫颈炎及沙眼 4. 回归热 5. 布鲁菌病（与氨基糖苷类药联用） 6. 霍乱 7. 鼠疫（与氨基糖苷类药联用） 8. 兔热病 9. 软下疳
制剂与规格	土霉素片：0.25g
用法与用量	口服给药：①成人：一次250～500mg，每6小时1次；②儿童：8岁以上患儿，一次6.25～12.5mg/kg，每6小时1次
注意事项	1. 长期用药期间应定期随访检查血常规及肝肾功能
	2. 口服本品时，宜饮用足量水（约240ml） 3. 本品宜空腹口服，即餐前1小时或餐后2小时服用
禁忌	有四环素类药物过敏史者禁用；本品可导致恒牙黄染，牙釉质发育不良和骨生长抑制，8岁以下小儿禁用；妊娠及哺乳期妇女禁用
不良反应	胃肠道症状如恶心、呕吐、上腹不适、腹胀、腹泻等，偶可发生胰腺炎等；可致肝毒性；变态反应，多为斑丘疹和红斑等；偶可引起溶血性贫血、血小板减少等
特殊人群用药	肝、肾功能不全患者：慎用 儿童：8岁以下小儿禁用 老年人：慎用 妊娠与哺乳期妇女：孕妇应避免使用本药，妊娠安全性分级为D级；哺乳期妇女禁用
药典	USP、Eur. P.
国家处方集	CNF
医保目录	
基本药物目录	
其他推荐依据	

续 表

■ 药品名称	多西环素 Doxycycline
抗菌谱与适应证	1. 首选药用于：立克次体病、支原体属感染、衣原体属感染、回归热、布鲁菌病（与氨基糖苷类药联用）、霍乱、鼠疫（与氨基糖苷类药联用）、兔热病、软下疳 2. 可用于治疗对青霉素类过敏患者的破伤风、气性坏疽、梅毒、淋病和钩端螺旋体病 3. 中、重度痤疮患者的辅助治疗
制剂与规格	盐酸多西环素片：①50mg；②100mg 盐酸多西环素胶囊：①250mg；②100mg
用法与用量	口服给药，成人：一般感染，首次200mg，以后一次100mg，一日1~2次，疗程为3~7日；抗寄生虫感染，第1日，一次100mg，每12小时1次；以后一次100~200mg，一日1次（或一次50~100mg，每12小时1次）；淋病奈瑟菌性尿道炎和宫颈炎、沙眼衣原体所致的单纯性尿道炎、宫颈炎或直肠感染，一次100mg，一日2次，疗程至少7日；梅毒，一次150mg，每12小时1次，疗程至少10日
注意事项	1. 应用本品时可能发生耐药菌的过度繁殖。一旦发生二重感染，即停用本品并予以相应治疗 2. 长期用药时应定期随访检查血常规及肝功能
禁忌	有四环素类药物过敏史者禁用
不良反应	胃肠道症状如恶心、呕吐、上腹不适、腹胀、腹泻等，偶可发生胰腺炎等；可致肝毒性；变态反应，多为斑丘疹和红斑等；偶可引起溶血性贫血、血小板减少等
特殊人群用药	肝、肾功能不全患者：原有肝病患者慎用；肾功能减退患者可以应用，不必调整剂量，应用时通常亦不引起血尿素氮的升高 儿童：8岁以下小儿禁用 妊娠与哺乳期妇女：孕妇不宜使用本药，妊娠安全性分级为D级；本药可分泌入乳汁，哺乳期妇女应用时应暂停授乳
药典	USP、Eur. P.
国家处方集	CNF
医保目录	【保（甲）】
基本药物目录	【基】
其他推荐依据	
■ 药品名称	米诺环素 Minocycline
抗菌谱与适应证	用于对本品敏感的葡萄球菌、链球菌、肺炎球菌、淋病奈瑟菌、大肠埃希菌、克雷伯菌、变形杆菌、衣原体、梅毒螺旋体等引起的感染： 1. 浅表性化脓性感染 2. 深部化脓性疾病：乳腺炎、淋巴管（结）炎、骨髓炎、骨炎等 3. 呼吸道感染 4. 痢疾、肠炎、感染性食物中毒、胆管炎、胆囊炎等 5. 泌尿生殖道感染等 6. 败血症、菌血症

续　表

制剂与规格	盐酸米诺环素片：①50mg（5 万 U）；②100mg（10 万 U） 盐酸米诺环素胶囊：①50mg（5 万 U）；②100mg（10 万 U）
用法与用量	口服给药： 1. 成人：每 12 小时 100mg；或每 6 小时 50mg 2. 儿童：8 岁以上儿童，每日 2～4mg/kg，分 1～2 次口服，首剂量 4mg/kg
注意事项	1. 食管通过障碍者、口服吸收不良或不能进食者及全身状态恶化患者（因易引发维生素 K 缺乏症）慎用 2. 用药期间应定期检查肝、肾功能
禁忌	对本品及其他四环素类药物过敏者禁用
不良反应	米诺环素引起菌群失调较为多见；消化道反应如食欲减退、恶心、呕吐、腹痛、腹泻、口腔炎、舌炎、肛门周围炎等；影响牙齿和骨发育等
特殊人群用药	肝、肾功能不全患者：肝、肾功能不全者慎用 儿童：8 岁以下小儿禁用 老年人：老年患者慎用本药，对有肾功能障碍者，推荐减少给药剂量 妊娠与哺乳期妇女：妊娠安全性分级为 D 级；哺乳期妇女须权衡利弊后用药或暂停授乳
药典	USP、Eur. P. 、Jpn. P.
国家处方集	CNF
医保目录	【保（乙）】
基本药物目录	
其他推荐依据	

第八节　大环内酯类

■ 药品名称	红霉素　Erythromycin
抗菌谱与适应证	1. 作为青霉素过敏患者治疗下列感染的替代用药：溶血性链球菌、肺炎链球菌所致的急性扁桃体炎、急性咽炎、鼻窦炎；溶血性链球菌所致的猩红热、蜂窝织炎；白喉及白喉带菌者；气性坏疽、炭疽、破伤风；放线菌病；梅毒；李斯特菌病等 2. 肺炎支原体肺炎、肺炎衣原体肺炎 3. 军团菌病 4. 百日咳 5. 泌尿生殖系统感染 6. 沙眼衣原体结膜炎 7. 空肠弯曲菌肠炎 8. 厌氧菌所致口腔感染

续 表

制剂与规格	红霉素片：①0.125g；②0.25g 红霉素软膏：①1%；②0.5% 红霉素栓：①0.1g；②0.2g 硬脂酸红霉素片：①0.05g；②0.125g；③0.25g 硬脂酸红霉素胶囊：①0.1g；②0.125g 硬脂酸红霉素颗粒：50mg 注射用乳糖酸红霉素：①0.25g；②0.3g
用法与用量	口服给药： 1. 成人：一日0.75～2g，分3～4次；军团菌病，一日1～4g，分3次服用；风湿热复发的预防，一次250mg，一日2次；感染性心内膜炎的预防，术前1小时口服1g，术后6小时再服用500mg 2. 儿童：一日20～40mg/kg，分3～4次服用 静脉滴注： 1. 成人：一次0.5～1.0g，一日2～3次。军团菌病，一日3～4g，分4次 2. 儿童：一日20～30mg/kg，分2～3次 栓剂直肠给药：成人一次0.1g，一日2次；儿童一日20～30mg/kg
注意事项	用药期间定期随访肝功能
禁忌	对红霉素类药物过敏者禁用
不良反应	胃肠道反应多见，有腹泻、恶心、呕吐、中上腹痛、口舌疼痛等；肝毒性少见，偶见黄疸；过敏性反应表现为药物热、皮疹等
特殊人群用药	肝、肾功能不全患者：慎用 妊娠与哺乳期妇女：孕妇用药应权衡利弊，妊娠安全性分级为B级；哺乳期妇女应慎用
药典	USP、Eur. P.、Chin. P.、Jpn. P.
国家处方集	CNF
医保目录	【保（甲）】
基本药物目录	【基】
其他推荐依据	
■ 药品名称	阿奇霉素 Azithromycin
抗菌谱与适应证	1. 用于化脓性链球菌引起的急性咽炎、急性扁桃体炎以及敏感细菌引起的鼻窦炎、急性中耳炎、急性支气管炎、慢性支气管炎急性发作 2. 用于肺炎链球菌、流感杆菌以及肺炎支原体所致的肺炎 3. 用于衣原体及非多种耐药淋病奈瑟菌所致的尿道炎、宫颈炎及盆腔炎 4. 用于敏感菌所致的皮肤软组织感染
制剂与规格	阿奇霉素片（每100mg相当于10万U）：①250mg；②500mg 阿奇霉素分散片：①125mg；②250mg 阿奇霉素胶囊：①125mg；②250mg 阿奇霉素颗粒：①100mg；②250mg；③500mg 阿奇霉素干混悬剂：2g：0.1g

续　表

	阿奇霉素混悬剂：①0.125g；②0.25g 阿奇霉素糖浆：25ml∶500mg 注射用乳糖酸阿奇霉素（以阿奇霉素计）：①125mg；②250mg；③500mg 阿奇霉素注射液：①2ml∶125mg；②2ml∶250mg；③5ml∶500mg 阿奇霉素葡萄糖注射液：①100ml（阿奇霉素125mg、葡萄糖5g）；②100ml（阿奇霉素200mg、葡萄糖5g）
用法与用量	口服：饭前1小时或餐后2小时服用。成人：沙眼衣原体、杜克嗜血杆菌或敏感淋球菌所致的性传播疾病，仅需单次口服1g；其他感染的治疗，第一日，0.5g顿服，第2～5日，一日0.25g顿服；或一日0.5g顿服，连服3日；儿童：中耳炎、肺炎，第1日10mg/kg顿服，一日最大量不超过500mg；第2～5日，一日5mg/kg顿服，一日最大量不超过250mg；咽炎、扁桃体炎，一日12mg/kg顿服（一日最大量不超过0.5g），连用5日 静脉滴注：成人社区获得性肺炎，静脉滴注至少2日后转为口服给药，一次500mg，一日1次，7～10日为一疗程；盆腔炎，静脉滴注1～2日后转为口服给药，一次250mg，一日1次，7日为一疗程
注意事项	1. 用药期间如果发生过敏反应（如血管神经性水肿、皮肤反应、史-约综合征及中毒性表皮坏死松解症等），应立即停药，并采取适当措施 2. 进食可影响阿奇霉素的吸收，口服用药需在饭前1小时或餐后2小时服用
禁忌	对阿奇霉素、红霉素或其他任何一种大环内酯类药物过敏者禁用
不良反应	常见反应为胃肠道反应如腹泻、腹痛、稀便、恶心、呕吐等；局部反应如注射部位疼痛、局部炎症等；皮肤反应如皮疹、瘙痒；其他反应如畏食、头晕或呼吸困难等
特殊人群用药	肝、肾功能不全患者：严重肝功能不全者、严重肾功能不全者不应使用 儿童：用于6个月以下幼儿中耳炎或社区获得性肺炎及2岁以下小儿咽炎或扁桃体炎的疗效与安全性尚未确定 妊娠与哺乳期妇女：孕妇须充分权衡利弊后用药，妊娠安全性分级为B级；哺乳期妇女须充分权衡利弊后用药
药典	USP、Eur. P.、Chin. P.
国家处方集	CNF
医保目录	【保（甲/乙）】
基本药物目录	【基】
其他推荐依据	
■ 药品名称	地红霉素　Dirithromycin
抗菌谱与适应证	用于12岁以上患者，对本品敏感菌所致的轻、中度感染：慢性阻塞性肺疾病急性加重或慢性支气管炎急性发作、急性支气管炎、社区获得性肺炎、咽炎和扁桃体炎、单纯性皮肤和软组织感染
制剂与规格	地红霉素肠溶胶囊：250mg
用法与用量	口服给药： 1. 慢性支气管炎急性发作：一次500mg，一日1次，疗程5～7日 2. 急性支气管炎：一次500mg，一日1次，疗程7日 3. 社区获得性肺炎：一次500mg，一日1次，疗程14日

续 表

	4. 咽炎和扁桃体炎：一次500mg，一日1次，疗程10日 5. 单纯性皮肤和软组织感染：一次500mg，一日1次，疗程5～7日
注意事项	可能产生假膜性结肠炎。轻度者停药即能奏效，对于中度至严重病例，应采取适当的治疗措施
禁忌	对地红霉素、红霉素和其他大环内酯类抗菌药物严重过敏的患者禁用；可疑或潜在菌血症患者禁用
不良反应	常见的有头痛、腹痛、腹泻、恶心、消化不良、眩晕/头晕、皮疹、呕吐等
特殊人群用药	肝、肾功能不全患者：轻度肝损伤、肾功能不全者，不必调整剂量。肝功能不全者慎用 妊娠与哺乳期妇女：孕妇慎用，妊娠安全性分级为C级；哺乳期妇女用药应权衡利弊后
药典	USP、Eur. P.
国家处方集	CNF
医保目录	【保（甲）】
基本药物目录	【基】
其他推荐依据	
■ 药品名称	琥乙红霉素 Erythromycin Ethylsuccinate
抗菌谱与适应证	适用于治疗敏感菌或敏感病原体引起的下列感染性疾病： 1. 呼吸系统感染：轻、中度呼吸道感染；肺炎支原体及肺炎衣原体所致的肺炎；白喉（辅助抗毒素作用）；军团菌病；李斯特菌病；百日咳 2. 泌尿生殖系统感染：淋球菌引起的急性盆腔炎；梅毒；沙眼衣原体、衣原体引起的孕期泌尿生殖器感染及成人无并发症的尿道、宫颈或直肠感染等 3. 轻、中度皮肤和软组织感染 4. 其他：肠阿米巴病；空肠弯曲菌肠炎；厌氧菌所致口腔感染；沙眼衣原体结膜炎；放线菌病；猩红热；气性坏疽、炭疽；破伤风。预防风湿热初发或复发；细菌性心内膜炎
制剂与规格	琥乙红霉素片：①200mg；②400mg
用法与用量	口服给药： 1. 成人：一般用量，每6小时400mg；预防链球菌感染，一次400mg，一日2次；军团菌，一次400～1000mg，一日4次；沙眼衣原体和解脲脲原体引起的尿道炎，一次800mg，一日3次，连服7日 2. 儿童：一般感染，一日30～50mg/kg，分4次服用，每6小时服1次；可每12小时服药1次，一次服日剂量的一半；也可每8小时服药1次，一次服日剂量的1/3；对于更严重的感染，剂量可加倍；百日咳，一次10～12.5mg/kg，一日4次，疗程14日；肠阿米巴，一日40～50mg/kg，分4次服，连服5～14日
注意事项	用药期间定期检查肝功能
禁忌	对本品或其他红霉素制剂过敏者、慢性肝病患者、肝功能损害者及孕妇禁用
不良反应	服药数日或1～2周后患者可出现乏力、恶心、呕吐、腹痛、皮疹、发热等，有时出现黄疸，停药后常可恢复；胃肠道反应有腹泻、恶心、呕吐、中上腹痛、口舌疼痛、胃纳减退等

续　表

特殊人群用药	肝、肾功能不全患者：轻度肝功能不全者慎用，严重肝功能不全者禁用 妊娠与哺乳期妇女：孕妇用药应权衡利弊，妊娠安全性分级为 B 级；哺乳期妇女慎用或暂停授乳
药典	USP、Eur. P.、Chin. P.、Jpn. P.
国家处方集	CNF
医保目录	【保（乙）】
基本药物目录	
其他推荐依据	
■ 药品名称	罗红霉素　Roxithromycin
抗菌谱与适应证	1. 呼吸道感染：化脓性链球菌引起的咽炎及扁桃体炎；敏感菌所致的鼻窦炎、中耳炎、急性支气管炎、慢性支气管炎急性发作；肺炎支原体或肺炎衣原体所致的肺炎 2. 泌尿生殖系统感染：沙眼衣原体引起的尿道炎和宫颈炎 3. 皮肤软组织感染
制剂与规格	罗红霉素片：150mg 罗红霉素胶囊：50mg；150mg 罗红霉素细粒剂：50mg
用法与用量	口服给药： 1. 成人一次 150mg，一日 2 次；或一次 300mg，一日 1 次。疗程一般为 5～12 日 2. 肾功能不全者可发生累计效应，肾功能轻度减退者不需调整剂量，严重肾功能不全者给药时间延长 1 倍（一次 150mg，一日 1 次） 3. 严重肝硬化者的半衰期延长至正常水平 2 倍以上，如确实需要使用，则 150mg 一日 1 次给药 4. 儿童一次 2.5～5mg/kg，一日 2 次
注意事项	1. 进食后服药会减少吸收，与牛奶同服可增加吸收 2. 服用本品后可影响驾驶及机械操作
禁忌	对本药过敏者禁用
不良反应	常见腹痛、腹泻、呕吐等胃肠道反应；偶见皮疹、头晕、头痛等
特殊人群用药	肝、肾功能不全患者：慎用 妊娠与哺乳期妇女：慎用
药典	Eur. P.、Chin. P.、Jpn. P.
国家处方集	CNF
医保目录	【保（乙）】
基本药物目录	
其他推荐依据	

续 表

■ 药品名称	乙酰螺旋霉素 Acetylspiramycin
抗菌谱与适应证	1. 适用于治疗敏感菌所致的呼吸系统感染和皮肤软组织感染，包括：咽炎、扁桃体炎、急性支气管炎、慢性支气管炎急性发作、肺炎、脓皮病、丹毒和猩红热等 2. 适用于治疗敏感菌所致的口腔及耳鼻咽喉科感染，如中耳炎、牙周炎、急性鼻窦炎等 3. 可作为治疗隐孢子虫病以及弓形虫病的选用药物
制剂与规格	乙酰螺旋霉素片：100mg（10 万 U）
用法与用量	口服给药。成人：一日 800 ~ 1200mg，分 3 ~ 4 次服；重症一日可用至 1600 ~ 2000mg；儿童：一日量为 20 ~ 30mg/kg，分 2 ~ 4 次给药
注意事项	如有变态反应，立即停药
禁忌	对本品、红霉素及其他大环内酯类药物过敏的患者禁用
不良反应	腹痛、恶心、呕吐等胃肠道反应，常发生于大剂量用药时，程度大多轻微，停药后可自行消失。变态反应极少，主要为药疹
特殊人群用药	肝、肾功能不全患者：严重肝、肾功能不全者慎用 妊娠与哺乳期妇女：本品可透过胎盘屏障，故孕妇慎用，妊娠安全性分级为 C 级；哺乳期妇女应用时应暂停授乳
药典	Eur. P.、Jpn. P.
国家处方集	CNF
医保目录	【保（乙）】
基本药物目录	
其他推荐依据	
■ 药品名称	克拉霉素 Clarithromycin
抗菌谱与适应证	适用于敏感菌所致下列感染：①耳鼻咽喉感染：急性中耳炎、扁桃体炎、咽炎、鼻窦炎；②下呼吸道感染：急性支气管炎、慢性支气管炎急性发作、肺炎；③皮肤软组织感染：脓疱病、丹毒、蜂窝织炎、毛囊炎、疖及伤口感染；④沙眼衣原体感染的尿道炎及宫颈炎；⑤与其他药物联用，可根除幽门螺杆菌，减低十二指肠溃疡复发率
制剂与规格	克拉霉素片：①125mg；②250mg 克拉霉素分散片：①50mg；②125mg；③250mg 克拉霉素缓释片：500mg 克拉霉素胶囊：①125mg；②250mg 克拉霉素颗粒：①2g：125mg；②2g：100mg 克拉霉素干混悬剂：①1g：125mg；②2g：125mg；③2g：250mg
用法与用量	口服给药。①成人：轻症一次 250mg，一日 2 次；重症，一次 500mg，一日 2 次。疗程 5 ~ 14 日；②儿童：6 个月以上的小儿，一般感染可一次 7.5mg/kg，一日 2 次。根据感染的严重程度应连续服用 5 ~ 10 日

续　表

注意事项	1. 与红霉素及其他大环内酯类药物之间有交叉过敏和交叉耐药性 2. 可能出现真菌或耐药细菌导致的严重感染 3. 可空腹口服，也可与食物或牛奶同服，与食物同服不影响其吸收
禁忌	对克拉霉素或大环内酯类药物过敏者禁用；孕妇、哺乳期妇女禁用；严重肝功能损害者、水电解质紊乱患者、服用特非那丁者禁用；某些心脏病（包括心律失常、心动过缓、QT 间期延长、缺血性心脏病、充血性心力衰竭等）患者禁用
不良反应	主要有口腔异味，腹痛、腹泻、恶心、呕吐等胃肠道反应，头痛，AST 及 ALT 短暂升高
特殊人群用药	肝、肾功能不全患者：肝功能不全者、中度至重度肾功能不全者慎用 儿童：6 个月以下小儿中的疗效和安全性尚未确定 妊娠与哺乳期妇女：妊娠安全性分级为 C 级，孕妇禁用；可分泌入乳汁，哺乳期妇女使用应暂停授乳
药典	USP、Eur. P. 、Chin. P. 、Jpn. P.
国家处方集	CNF
医保目录	【保（乙）】
基本药物目录	【基】
其他推荐依据	

第九节　酰胺醇类

■ 药品名称	氯霉素　Chloramphenicol
抗菌谱与适应证	1. 用于敏感菌所致伤寒、副伤寒 2. 用于沙门菌属感染的胃肠炎合并败血症 3. 用于耐氨苄西林的 B 型流感杆菌脑膜炎、青霉素过敏者的肺炎链球菌脑膜炎、脑膜炎球菌脑膜炎及敏感的革兰阴性杆菌脑膜炎 4. 用于需氧菌和厌氧菌混合感染的耳源性脑脓肿 5. 可与氨基糖苷类药联用治疗腹腔感染、盆腔感染以及敏感菌所致的其他严重感染，如败血症及肺部感染 6. 用于 Q 热、落基山斑疹热、地方性斑疹伤寒和立克次体病
制剂与规格	氯霉素片：0. 25g 棕榈氯霉素片：0. 05g 氯霉素胶囊：0. 25g 棕榈氯霉素颗粒：0. 1g 棕榈氯霉素混悬液：1ml：25mg 氯霉素注射液：①1ml：0. 125g；②2ml：0. 25g 注射用琥珀氯霉素：①0. 125g；② 0. 25g；③ 0. 5g 氯霉素甘油滴耳液：10ml：0. 25g

续 表

用法与用量	1. 成人：口服给药一日1.5~3.0g，分3~4次给药；静脉滴注一次0.5~1g，一日2次 2. 儿童：口服给药一日25~50mg/kg，分3~4次给药；新生儿必需用药时，一日不能超过25mg/kg，分4次给药；静脉滴注一日25~50mg/kg，分次给药
注意事项	1. 可能发生不可逆性骨髓抑制，应避免重复疗程使用 2. 体弱患者慎用
禁忌	对本品过敏者禁用；精神病患者禁用；孕妇和哺乳期妇女禁用
不良反应	血液系统反应如贫血、淤点、淤斑、鼻出血等；灰婴综合征；周围神经炎和视神经炎；过敏反应较少见；消化道反应如腹泻、恶心及呕吐等
特殊人群用药	肝、肾功能不全患者：肝、肾功能损害者慎用 儿童：新生儿（尤其早产儿）不宜应用本药，确有指征必须用药时应在监测血药浓度条件下使用 老年人：慎用 妊娠与哺乳期妇女：妊娠期尤其是妊娠末期或分娩期禁用，妊娠安全性分级为C级；禁用于哺乳期妇女，必须应用时应暂停授乳
药典	USP、Eur. P.、Chin. P.、Jpn. P.
国家处方集	CNF
医保目录	【保（甲/乙）】
基本药物目录	
其他推荐依据	

第十节　林可霉素类

■ 药品名称	林可霉素　Lincomycin
抗菌谱与适应证	1. 适用于治疗敏感葡萄球菌属、链球菌属、肺炎球菌及厌氧菌所致的呼吸道感染、腹腔感染、女性生殖道感染、盆腔感染、皮肤软组织感染等 2. 用于对青霉素过敏的或不适于用青霉素类药物的感染性疾病的治疗
制剂与规格	盐酸林可霉素片：①0.25g；②0.5g 盐酸林可霉素胶囊：①0.25g；②0.5g 盐酸林可霉素口服溶液：①10ml：0.5g；②100ml：5g 盐酸林可霉素注射液：①1ml：0.2g；②2ml：0.6g
用法与用量	1. 成人：口服给药，一日1.5~2g，分3~4次给药；肌内注射，一日0.6~1.2g，分次注射；静脉滴注，严重感染时一次0.6~1g，每8~12小时1次 2. 儿童：口服给药，一日30~60mg/kg，分3~4次给药；肌内注射，一日10~20mg/kg，分次注射；静脉滴注，剂量同肌内注射，分2~3次给药

续　表

注意事项	肠道疾病或有既往史者（特别如溃疡性结肠炎、局限性肠炎或抗菌药物相关肠炎）、既往有哮喘或其他过敏史者慎用，白色念珠菌阴道炎和鹅口疮患者慎用。用药期间需密切注意抗菌药物相关性肠炎的可能
禁忌	对林可霉素和克林霉素有过敏史的患者禁用；新生儿、深部真菌感染者禁用
不良反应	消化系统反应如恶心、呕吐、腹痛、腹泻等症状，严重者有腹绞痛、腹部压痛、严重腹泻等；偶可发生白细胞减少、中性粒细胞减少等；过敏反应可见皮疹、瘙痒等；静脉给药可引起血栓性静脉炎，快速滴注可能发生低血压、心电图变化甚至心跳、呼吸停止
特殊人群用药	肝、肾功能不全患者：肝功能减退和肾功能严重减退者慎用 儿童：新生儿禁用 老年人：患有严重基础疾病的老年人用药时需密切观察 妊娠与哺乳期妇女：妊娠安全性分级为C级；哺乳期妇女用药时应暂停授乳
药典	USP、Eur. P. 、Chin. P. 、Jpn. P.
国家处方集	CNF
医保目录	【保（甲/乙）】
基本药物目录	
其他推荐依据	
■ 药品名称	克林霉素　Clindamycin
抗菌谱与适应证	用于革兰阳性菌和厌氧菌引起的感染： 1. 呼吸系统感染 2. 泌尿系统感染 3. 厌氧菌所致的妇产科感染如子宫内膜炎、非淋病奈瑟球菌性卵巢-输卵管脓肿、盆腔炎等 4. 皮肤软组织感染 5. 骨、关节感染，如骨髓炎（是金黄色葡萄球菌性骨髓炎的首选治疗药物）、化脓性关节炎 6. 腹腔内感染 7. 其他如心内膜炎、败血症、扁桃体炎和口腔感染等
制剂与规格	盐酸克林霉素胶囊：①75mg；②150mg 注射用盐酸克林霉素：0.5g 盐酸克林霉素注射液：①2ml∶0.3g；②4ml∶0.3g；③8ml∶0.6g 注射用克林霉素磷酸酯：①0.3g；②0.6g；③1.2g 克林霉素磷酸酯注射液：①2ml∶0.3g；②4ml∶0.6g；③1ml∶0.15g 盐酸克林霉素棕榈酸酯颗粒：①1g∶37.5mg；②2g∶75mg；③24g∶0.9g 盐酸克林霉素棕榈酸酯分散片：75mg
用法与用量	1. 成人：肌内注射或静脉滴注，一次量不宜超过600mg；中度感染或革兰阳性需氧菌感染，一日0.6～1.2g，分2～4次给药，每12或8或6小时1次；严重感染或厌氧菌感染，一日1.2～2.4g，分2～4次给药，每12或8或6小时1次 2. 轻中度肾功能损害的患者不需调整剂量，无尿及重度肾功能损害患者的剂量应减至正常剂量的一半 3. 中度以上肝功能损害患者应避免使用本药，如确有指征使用时应减量

续 表

	4. 儿童：用于4周及4周以上患儿。静脉滴注，一日15~25mg/kg，分3~4次给药，每8或6小时1次；重度感染，一日25~40mg/kg，分3~4次给药，每8或6小时1次
注意事项	有胃肠疾病或病史者，特别是溃疡性结肠炎、克罗恩病或假膜性肠炎患者，有哮喘或其他过敏史者慎用
禁忌	本品与林可霉素、克林霉素有交叉耐药性，对克林霉素或林可霉素有过敏史者禁用
不良反应	消化系统反应如恶心、呕吐、腹痛、腹泻等症状，严重者有腹绞痛、腹部压痛、严重腹泻等；偶可发生白细胞减少、中性粒细胞减少等；过敏反应可见皮疹、瘙痒等；肝肾功能异常；静脉滴注可能引起静脉炎，肌内注射局部可能出现疼痛、硬结和无菌性脓肿；其他如耳鸣、眩晕、念珠菌感染等
特殊人群用药	肝、肾功能不全患者：肝功能不全者、严重肾功能障碍者慎用 儿童：新生儿禁用，4岁以内儿童慎用，16岁以内儿童应用时应注意重要器官功能监测 老年人：用药时需密切观察 妊娠与哺乳期妇女：孕妇用药须充分权衡利弊，妊娠安全性分级为B级；哺乳妇女慎用，用药时宜暂停授乳
药典	USP、Eur. P.、Chin. P.、Jpn. P.
国家处方集	CNF
医保目录	【保（甲/乙）】
基本药物目录	【基】
其他推荐依据	

第十一节　多肽类抗菌药物

■ 药品名称	万古霉素　Vancomycin
抗菌谱与适应证	1. 用于耐甲氧西林金黄色葡萄球菌、肠球菌所致严重感染（如心内膜炎、脑膜炎、骨髓炎、肺炎、败血症或软组织感染等）；亦用于对β-内酰胺类抗菌药物过敏者的上述严重感染 2. 用于血液透析患者发生葡萄球菌属所致的动静脉分流感染 3. 口服适用于对甲硝唑无效的难辨梭状芽胞杆菌相关性肠炎或葡萄球菌性肠炎
制剂与规格	注射用盐酸万古霉素：①500mg（50万U）；②1000mg（100万U） 盐酸万古霉素胶囊：①125mg（12.5万U）；②250mg（25万U）
用法与用量	1. 成人：口服给药，难辨梭状芽胞杆菌引起的假膜性结肠炎，经甲硝唑治疗无效者一次125~500mg，每6小时1次，治疗5~10日，每日剂量不宜超过4g；静脉滴注，通常用盐酸万古霉素每天2g（效价），可分为每6小时500mg或每12小时1g，每次静脉滴注在60分钟以上，可根据年龄、体重、症状适量增减。老年人每12小时500mg或每24小时1g，每次静脉滴注在60分钟以上 2. 儿童：口服给药，肠道感染一次10mg/kg，每6小时1次，治疗5~10日。静脉滴注，一次10mg/kg，每6小时1次；或一次20mg/kg，每12小时1次

续　表

注意事项	1. 听力减退或有耳聋病史者慎用 2. 不宜肌内注射，静脉滴注时尽量避免药液外漏，且应经常更换注射部位，滴速不宜过快 3. 在治疗过程中应监测血药浓度 4. 治疗葡萄球菌性心内膜炎，疗程应不少于4周
禁忌	对万古霉素过敏者，严重肝、肾功能不全者，孕妇及哺乳期妇女禁用
不良反应	休克、过敏样症状、急性肾功能不全等
特殊人群用药	肝、肾功能不全患者：严重肝、肾功能不全者禁用 儿童：儿童（尤其是低体重出生儿、新生儿）应监测血药浓度，慎重给药 老年人：老年患者确有指征使用时必须调整剂量或调整用药间隔 妊娠与哺乳期妇女：应充分权衡利弊
药典	USP、Eur. P. 、Jpn. P.
国家处方集	CNF
医保目录	【保（乙）】
基本药物目录	
其他推荐依据	
■ 药品名称	去甲万古霉素　Norvancomycin
抗菌谱与适应证	1. 可用于对青霉素过敏的肠球菌、棒状杆菌属心内膜炎患者的治疗 2. 可用于对青霉素类或头孢菌素类药过敏，或经上述抗菌药物治疗无效的严重葡萄球菌所致心内膜炎、骨髓炎、肺炎、败血症或软组织感染患者的治疗 3. 可用于治疗血液透析患者发生葡萄球菌属所致动静脉分流感染
制剂与规格	注射用盐酸去甲万古霉素：①400mg（40万U）；②800mg（80万U）
用法与用量	1. 成人：静脉滴注一日800～1600mg，分2～3次给药 2. 肾功能减退者需减少维持剂量。可延长给药间期，每次剂量不变，或减少每次剂量，给药间期不变 3. 儿童：静脉滴注一日16～24mg/kg，一次或分次给药
注意事项	1. 听力减退或有耳聋病史者慎用 2. 不可肌内注射或静脉注射 3. 治疗期间应定期检查听力、尿液中蛋白、管型、细胞数及测定尿相对密度等
禁忌	对万古霉素类抗菌药物过敏者禁用
不良反应	可出现皮疹、恶心、静脉炎等；可引致耳鸣、听力减退，肾功能损害等
特殊人群用药	肝、肾功能不全患者：肾功能不全患者慎用，如有应用指征时需在治疗药物浓度监测下，根据肾功能减退程度减量应用 儿童：新生儿、婴幼儿用药必须充分权衡利弊 老年人：用于老年患者有引起耳毒性与肾毒性的危险（听力减退或丧失）。老年患者即使肾功能测定在正常范围内，使用时应采用较小治疗剂量 妊娠与哺乳期妇女：妊娠期患者避免应用；哺乳期妇女慎用
药典	Chin. P.

续 表

国家处方集	CNF
医保目录	【保（乙）】
基本药物目录	
其他推荐依据	
■ 药品名称	替考拉宁 Teicoplanin
抗菌谱与适应证	1. 用于治疗严重的革兰阳性菌感染，尤其是不能用青霉素类及头孢菌素类抗菌药物治疗或用上述抗菌药物治疗失败的严重葡萄球菌感染，或对其他抗菌药物耐药的葡萄球菌感染。皮肤和软组织感染、泌尿道感染、呼吸道感染、骨和关节感染、败血症、心内膜炎及持续不卧床腹膜透析相关性腹膜炎 2. 作为万古霉素和甲硝唑的替代药
制剂与规格	注射用替考拉宁：200mg
用法与用量	1. 成人肌内、静脉滴注或静脉注射：中度感染，负荷量为第 1 日单次给药 400mg；维持量为一次 200mg，一日 1 次；严重感染，负荷量为一次 400mg，每 12 小时 1 次，共给药 3 次；维持量为一次 400mg，一日 1 次；严重烧伤感染或金黄色葡萄球菌心内膜炎，维持量可能需达一日 12mg/kg 2. 儿童肌内、静脉滴注或静脉注射：中度感染，推荐前 3 次剂量为 10mg/kg，每 12 小时 1 次，随后剂量为 6mg/kg，一日 1 次；严重感染和中性粒细胞减少的患儿（2 个月以上），推荐前 3 次剂量为 10mg/kg，每 12 小时 1 次，随后维持量为一次 10mg/kg，一日 1 次；严重感染和中性粒细胞减少的新生儿，第 1 日的推荐剂量为 16mg/kg，只用 1 剂；以后维持剂量为一次 8mg/kg，一日 1 次
注意事项	治疗期间定期做血液及肝、肾功能的检查
禁忌	对本药过敏者，对万古霉素、去甲万古霉素等糖肽类抗菌药物过敏者禁用
不良反应	局部反应可见注射部位疼痛、血栓性静脉炎；过敏反应可见皮疹、瘙痒、支气管痉挛、药物热等；胃肠道反应可见恶心、呕吐、腹泻等；神经系统反应可见头痛、嗜睡等
特殊人群用药	肝、肾功能不全患者：肾功能不全患者慎用 儿童：可用于 2 个月以上儿童的革兰阳性菌感染 老年人：除非有肾损害，否则老年患者无需调整剂量 妊娠与哺乳期妇女：本药一般不应用于妊娠期或可能妊娠的妇女，除非权衡利弊后必须使用；建议哺乳期妇女用药时暂停授乳
药典	Jpn. P.
国家处方集	CNF
医保目录	【保（乙）】
基本药物目录	
其他推荐依据	
■ 药品名称	黏菌素 Colistin
抗菌谱与适应证	用于肠道手术前准备，用于大肠埃希菌性肠炎和对其他药物耐药的菌痢

续　表

制剂与规格	硫酸黏菌素片：①50 万 U；②100 万 U；③300 万 U 硫酸黏菌素颗粒：1g：100 万 U 注射用黏菌素：50mg
用法与用量	1. 成人：口服一日（100～150）万 U，分 2～3 次服用；肌内注射或静脉滴注，一日（100～150）万 U 2. 儿童：口服一日（2～3）万 U/kg，分 2～3 次服用。肌内注射或静脉滴注一日（2～3）万 U/kg
注意事项	不宜与其他肾毒性药物合用
禁忌	对黏菌素过敏者禁用
不良反应	食欲减退、恶心和呕吐等胃肠道反应和皮疹、瘙痒等过敏反应
特殊人群用药	肝、肾功能不全患者：肾功能不全患者慎用 妊娠与哺乳期妇女：孕妇用药应权衡利弊，妊娠安全性分级为 B 级
药典	USP、Eur. P. 、Chin. P. 、Jpn. P.
国家处方集	CNF
医保目录	
基本药物目录	
其他推荐依据	

第十二节　其他抗菌药物

■ 药品名称	呋喃妥因　Nitrofurantoin
抗菌谱与适应证	1. 用于治疗敏感菌如大肠埃希菌、肠球菌属以及克雷伯菌属、肠杆菌属所致的急性单纯性下尿路感染 2. 也可用于尿路感染的预防
制剂与规格	呋喃妥因片：50mg 呋喃妥因肠溶胶囊：50mg 呋喃妥因栓：①50mg；②100mg
用法与用量	口服给药。①成人：尿路感染，一次 50～100mg，一日 3～4 次；单纯性下尿路感染用低剂量，疗程不低于 1 周，或用至尿培养阴性后至少 3 日，不宜超过 14 日；预防尿路感染，对尿路感染反复发作者，可一日 50～100mg 作预防应用，临睡前服用。②儿童：尿路感染，1 个月以上儿童，一日 5～7mg/kg，分 4 次服；疗程不低于 1 周，或用至尿培养阴性后至少 3 日；预防尿路感染，一日 1mg/kg，临睡前服用
注意事项	1. 宜与食物同服，以减少对胃肠道的刺激 2. 疗程至少 7 日，或继续用药至尿液中细菌清除 3 日以上 3. 葡萄糖-6-磷酸脱氢酶缺乏症患者、周围神经病变者、肺部疾病患者慎用

续 表

禁忌	新生儿、孕妇、哺乳期妇女、肾功能减退及对硝基呋喃类药过敏者禁用
不良反应	常见恶心、呕吐、食欲减退和腹泻；少见药物热、皮疹、粒细胞减少等变态反应；偶见头痛、头晕、嗜睡、肌肉疼痛等
特殊人群用药	肝、肾功能不全患者：肾功能减退者禁用 儿童：新生儿禁用 老年人：慎用，必须使用时宜根据肾功能调整给药剂量。老年患者的前列腺感染不宜使用本药 妊娠与哺乳期妇女：孕妇不宜应用，妊娠晚期妇女禁用，妊娠安全性分级为 B 级；哺乳期妇女用药期间应暂停授乳
药典	Eur. P. 、Chin. P.
国家处方集	CNF
医保目录	【保（甲）】
基本药物目录	【基】
其他推荐依据	
■ 药品名称	呋喃唑酮 Furazolidone
抗菌谱与适应证	主要用于治疗细菌性痢疾、肠炎、霍乱。也可用于治疗伤寒、副伤寒、梨形鞭毛虫病和阴道滴虫病。还可与制酸剂等药物合用于治疗幽门螺杆菌所致的胃窦炎
制剂与规格	呋喃唑酮片：①10mg；②30mg；③100mg
用法与用量	口服给药：肠道感染疗程为 5～7 日，梨形鞭毛虫病疗程为 7～10 日。成人一次 100mg，一日 3～4 次；儿童一日 5～10mg/kg，分 4 次服用
注意事项	1. 不宜用于溃疡病或支气管哮喘患者 2. 用药期间和停药后 5 日内禁止饮酒 3. 葡萄糖-6-磷酸脱氢酶缺乏症患者、溃疡病患者、支气管哮喘患者慎用
禁忌	对本药或其他硝基呋喃类药过敏者、新生儿、哺乳妇女禁用
不良反应	主要有恶心、呕吐、腹泻、头痛、头晕、药物热、皮疹、肛门瘙痒、哮喘、直立性低血压、低血糖、肺浸润等，偶可出现溶血性贫血、黄疸及多发性神经炎
特殊人群用药	肝、肾功能不全患者：肾功能不全者慎用 儿童：新生儿禁用 妊娠与哺乳期妇女：妊娠安全性分级为 C 级；哺乳期妇女禁用
药典	USP、BP、Fr. P.
国家处方集	CNF
医保目录	【保（甲）】
基本药物目录	
其他推荐依据	

续　表

■ 药品名称	甲硝唑　Metronidazole
抗菌谱与适应证	1. 用于治疗阴道滴虫病 2. 可用于治疗肠道及组织内阿米巴病 3. 可用于治疗小袋虫病和皮肤利什曼病、麦地那龙线虫感染、贾第虫病等 4. 适用于治疗各种厌氧菌感染
制剂与规格	甲硝唑注射液：①20ml∶100mg；②100ml∶200mg；③100ml∶500mg；④250ml∶500mg；⑤250ml∶1250mg 甲硝唑葡萄糖注射液：250ml（甲硝唑 0.5g、葡萄糖 12.5g） 甲硝唑片：0.2g 甲硝唑胶囊：0.2g 甲硝唑阴道泡腾片：0.5g 甲硝唑栓：①0.5g；②1g 甲硝唑口含片：①2.5mg；②3mg
用法与用量	1. 成人口服给药：滴虫病，一次 0.2g，一日 4 次，疗程 7 日，可同时使用栓剂。厌氧菌感染，一次 0.5g，一日 3 次，疗程不低于 7 日。一日最大剂量不宜超过 4g 2. 成人静脉滴注：厌氧菌感染，首次剂量为 15mg/kg，继以 7.5mg/kg 维持，一次最大剂量不超过 1g，每 6～8 小时 1 次，疗程不低于 7 日 3. 成人阴道栓剂：用于滴虫病，每晚 0.5g 置入阴道内，连用 7～10 日 4. 儿童口服给药：滴虫病，一日 15～25mg/kg，分 3 次给药，服用 7～10 日。厌氧菌感染，一日 20～50mg/kg 5. 儿童静脉滴注剂量同成人
注意事项	1. 出现运动失调或其他中枢神经系统症状时应停药 2. 用药期间应戒酒，饮酒后出现腹痛、呕吐、头痛等症状
禁忌	对本药或其他硝基咪唑类药物过敏或有过敏史者、活动性中枢神经系统疾病者、血液病者、孕妇及哺乳期妇女禁用
不良反应	1. 消化系统：恶心、呕吐、食欲缺乏、腹部绞痛，一般不影响治疗 2. 神经系统：头痛、眩晕，偶有感觉异常、肢体麻木、共济失调、多发性神经炎等，大剂量可致抽搐 3. 少数病例发生荨麻疹、潮红、瘙痒、膀胱炎、排尿困难、口中金属味及白细胞减少等，均属可逆性，停药后自行恢复
特殊人群用药	肝、肾功能不全患者：肝功能不全患者慎用 老年人：应注意监测血药浓度并调整剂量 妊娠与哺乳期妇女：禁用，妊娠安全性分级为 B 级
药典	USP、Eur. P.、Chin. P.
国家处方集	CNF
医保目录	【保（甲/乙）】
基本药物目录	【基】
其他推荐依据	

续 表

■ 药品名称	替硝唑 Tinidazole
抗菌谱与适应证	1. 用于治疗多种厌氧菌感染，如败血症、骨髓炎、腹腔感染、盆腔感染、鼻窦炎、支气管感染、肺炎、皮肤蜂窝织炎、口腔感染及术后伤口感染 2. 用于结肠或直肠手术、妇产科手术及口腔手术的术前预防用药 3. 也可用于肠道及肠道外阿米巴病、阴道滴虫病、贾第虫病的治疗 4. 还可作为甲硝唑的替代药，用于治疗幽门螺杆菌所致的胃窦炎及消化性溃疡
制剂与规格	替硝唑片：0.5g 替硝唑注射液：①100ml：0.4g；②200ml：0.8g 替硝唑葡萄糖注射液：①100ml：0.2g；②100ml：0.4g；③200ml：0.4g 替硝唑栓：0.2g
用法与用量	成人：口服给药：厌氧菌感染，常用量为一次1g，一日1次，首剂加倍，疗程多为5～6日，口腔感染时疗程3日；外科预防用药，一次2g，术前12小时单次服用。阴道滴虫病、贾第虫病，一次2g，单次服用。必要时3～5日可重复1次。滴虫感染时也可一次1g，一日1次，首剂加倍，连服3日。静脉滴注：厌氧菌感染，一次0.8g，一日1次。疗程为5～6日。外科预防用药，总量为1.6g，分1～2次给药，第一次于术前2小时，第二次于术中或术后12～24小时内给药。阴道给药：一次0.2g，一日2次
注意事项	1. 如疗程中发生中枢神经系统不良反应，应及时停药 2. 用药期间不应饮用含乙醇的饮料，因可引起体内乙醇蓄积，干扰乙醇的氧化过程，导致双硫仑样反应，患者可出现腹部痉挛、恶心、呕吐、头痛、面部潮红等 3. 念珠菌感染者应用本品，其症状会加重，需同时抗真菌治疗 4. 治疗阴道滴虫病时，需同时治疗其性伴侣
禁忌	1. 对替硝唑或吡咯类药物过敏患者 2. 有活动性中枢神经疾病和血液病者
不良反应	1. 不良反应少见而轻微，主要为恶心、呕吐、上腹痛、食欲下降及口腔金属味，可有头痛、眩晕、皮肤瘙痒、皮疹、便秘及全身不适 2. 高剂量时也可引起癫痫发作和周围神经病变
特殊人群用药	肝、肾功能不全患者：肝功能不全者慎用 儿童：12岁以下禁用 老年人：用药时应注意监测血药浓度并调整剂量 妊娠与哺乳期妇女：妊娠早期禁用本药，妊娠中、晚期应充分权衡利弊后谨慎使用。FDA妊娠安全性分级为C级。哺乳妇女暂停授乳，治疗结束3日后方可重新授乳
药典	USP、Eur. P.、Chin. P.
国家处方集	CNF
医保目录	【保（甲/乙）】
基本药物目录	【基】
其他推荐依据	
■ 药品名称	奥硝唑 Ornidazole
抗菌谱与适应证	1. 用于由厌氧菌感染引起的多种疾病

续　表

	2. 用于男女泌尿生殖道毛滴虫、贾第鞭毛虫感染引起的疾病（如阴道滴虫病） 3. 用于肠、肝阿米巴病（如阿米巴痢疾、阿米巴肝脓肿） 4. 用于手术前预防感染和手术后厌氧菌感染的治疗 5. 阴道栓用于细菌性阴道病、滴虫性阴道炎
制剂与规格	奥硝唑注射液：5ml：500mg 注射用奥硝唑：250mg 奥硝唑氯化钠注射液：100ml（奥硝唑250mg、氯化钠825mg） 奥硝唑葡萄糖注射液：100ml（奥硝唑500mg、葡萄糖5g）
用法与用量	成人：静脉滴注：①厌氧菌感染：手术前后预防感染，术前1~2小时滴注1000mg，术后12小时滴注500mg，术后24小时滴注500mg。治疗厌氧菌引起的感染，初始剂量为500~1000mg。然后每12小时滴注500mg，连用3~6日。②治疗严重阿米巴病：初始剂量为500~1000mg，以后每12小时滴注500mg，连用3~6日。阴道给药：一次500mg，每晚1次，连续5~7日。儿童：静脉滴注，一日20~30mg/kg，每12小时滴注1次，时间为30分钟
注意事项	中枢神经系统疾病患者、肝脏疾病患者、多毛性硬化症患者、酗酒者慎用
禁忌	对本药或其他硝基咪唑类药物过敏者、各种器官硬化症、造血功能低下、慢性酒精中毒患者、有脑和脊髓病变的患者禁用
不良反应	1. 消化系统：胃部不适、胃痛、口腔异味 2. 神经系统：头痛及困倦、眩晕、颤抖、运动失调、周围神经病、癫痫发作、痉挛等 3. 过敏反应：皮疹、瘙痒等 4. 局部反应：刺感、疼痛等
特殊人群用药	儿童：慎用，建议3岁以下儿童不用 妊娠与哺乳期妇女：建议孕妇（特别是妊娠早期）、哺乳期妇女慎用本药
药典	USP、Eur. P.、Chin. P.
国家处方集	CNF
医保目录	【保（乙）】
基本药物目录	
其他推荐依据	
■ 药品名称	磷霉素　Fosfomycin
抗菌谱与适应证	1. 口服制剂适用于治疗敏感菌所致的单纯性下尿路感染、肠道感染（包括细菌性痢疾）、呼吸道感染、皮肤软组织感染、眼科感染及妇科感染等 2. 注射制剂适用于治疗敏感菌所致的呼吸道感染、尿路感染、皮肤软组织感染等。也可与其他抗菌药联合用于治疗敏感菌所致的严重感染（如败血症、腹膜炎、骨髓炎等）
制剂与规格	磷霉素钙片：①0.1g；②0.2g；③0.5g 磷霉素钙胶囊：0.1g 磷霉素钙颗粒：0.5g 注射用磷霉素钠：①1.0g；②2.0g；③4.0g

续　表

用法与用量	成人：口服给药，治疗尿路感染等轻症感染，一日 2 ~ 4g，分 3 ~ 4 次服用。静脉给药，治疗中度或重度系统感染，一日 4 ~ 12g，严重感染可增至 16g，分 2 ~ 3 次静脉滴注或缓慢静脉推注。肌内注射，一日2 ~ 8g，分 3 ~ 4 次肌内注射。儿童：口服给药，一日 0. 05 ~ 0. 1g/kg，分3 ~ 4 次服用。静脉滴注，一日 0. 1 ~ 0. 3g/kg，分 2 ~ 3 次静脉滴注。肌内注射，一日 0. 05 ~ 0. 2g/kg，分3 ~ 4 次肌内注射
注意事项	1. 静脉滴注速度宜缓慢，静脉滴注时间 1 ~ 2 小时 2. 应用较大剂量时应监测肝功能
禁忌	对磷霉素过敏者、妊娠及哺乳期妇女、5 岁以下儿童
不良反应	主要有恶心、食欲减退、腹部不适、稀便或轻度腹泻；偶见皮疹，嗜酸性粒细胞增多，红细胞、血小板、白细胞降低，头晕、头痛等反应；注射部位静脉炎等
特殊人群用药	肝、肾功能不全者：肝、肾功能减退者慎用 儿童：5 岁以上儿童应减量及慎用 老年人：应酌减剂量并慎用 妊娠与哺乳期妇女：建可透过胎盘屏障，迅速进入胎儿循环，但对胎儿的影响尚无足够和严密的对照观察，妊娠安全性分级为 B 级；哺乳期妇女应避免使用，必须用药时应暂停授乳
药典	Eur. P. 、Chin. P. 、Jpn. P.
国家处方集	CNF
医保目录	【保（甲/乙）】
基本药物目录	【基】
其他推荐依据	
■ 药品名称	夫西地酸　Fusidic Acid
抗菌谱与适应证	1. 用于敏感菌所致的骨髓炎或皮肤、软组织感染 2. 用于其他抗菌药物治疗失败的深部感染，如败血症、肺炎、心内膜炎等
制剂与规格	夫西地酸片：250mg 注射用夫西地酸：①0. 125g；②0. 5g 夫西地酸混悬液：5ml：250mg 夫西地酸乳膏：15g：0. 3g
用法与用量	口服给药：成人一次 500mg，一日 3 次；重症加倍。对 1 岁以下患儿：一日 50mg/kg，分 3 次给药。对 1 ~ 5 岁患儿：一次 250mg，一日 3 次。对 5 ~ 12 岁患儿：用法与用量同成人 局部给药：一日 2 ~ 3 次，涂于患处，疗程为 7 日。治疗疖疮时可根据病情需要延长疗程 静脉注射：成人一次 500mg，一日 3 次；儿童及婴儿一日按体重 20mg/kg，分 3 次给药
注意事项	1. 早产儿、黄疸、酸中毒及严重病弱的新生儿使用时需留意有无胆红素脑病症状 2. 静脉注射时不能与卡那霉素、庆大霉素、万古霉素、头孢噻啶或阿莫西林混合；亦不可与全血、氨基酸溶液或含钙溶液混合
禁忌	对夫西地酸过敏者禁用；妊娠初始 3 个月内禁用
不良反应	静脉滴注可能导致血栓性静脉炎和静脉痉挛等

续 表

特殊人群用药	肝、肾功能不全者：肝功能不全者慎用 儿童：早产儿、严重病弱的新生儿使用时需留意有无胆红素脑病症状 妊娠与哺乳期妇女：在动物实验中有致胎仔畸形的报道，但目前尚无临床对照研究；可经皮肤吸收，哺乳期妇女禁止局部用于乳房部位的皮肤感染
药典	Eur. P.
国家处方集	CNF
医保目录	【保（乙）】
基本药物目录	
其他推荐依据	
■ 药品名称	利奈唑胺 Linezolid
抗菌谱与适应证	1. 用于由肺炎链球菌（包括多重耐药株）或金黄色葡萄球菌（甲氧西林敏感株）引起的社区获得性肺炎 2. 用于由肺炎链球菌（包括多重耐药株）或金黄色葡萄球菌（甲氧西林敏感和耐药株）引起的医院内获得性肺炎 3. 用于由金黄色葡萄球菌、化脓性链球菌或无乳链球菌引起的复杂性皮肤和皮肤组织感染 4. 用于由金黄色葡萄球菌或化脓性链球菌引起的非复杂性皮肤和皮肤组织感染 5. 用于耐万古霉素的粪肠球菌感染
制剂与规格	利奈唑胺注射液：①100ml∶200mg；②300ml∶600mg 利奈唑胺片：①200mg；②600mg 利奈唑胺口服混悬液：5ml∶100mg
用法与用量	口服或静脉滴注。①复杂性皮肤或皮肤软组织感染、社区获得性肺炎，包括伴发的菌血症、院内获得性肺炎、甲氧西林耐药金葡菌感染：成人和青少年（12 岁及以上）每 12 小时，600mg。儿童患者（出生至 11 岁）每 8 小时，10mg/kg。②万古霉素耐药的屎肠球菌感染，包括伴发的菌血症，成人和青少年（12 岁及以上）每 8 小时，10mg/kg。儿童患者（出生至 11 岁）每 8 小时，10mg/kg。③非复杂性皮肤和皮肤软组织感染，成人每 12 小时口服 400mg，青少年每 12 小时口服 600mg；<5 岁，每 8 小时，10mg/kg 口服；5～11 岁，每 12 小时，10mg/kg 口服
注意事项	有骨髓抑制病史者、苯丙酮尿症患者、类癌综合征患者、未控制的高血压患者、嗜铬细胞瘤患者、未治疗的甲状腺功能亢进患者慎用
禁忌	对本药过敏者禁用
不良反应	常见失眠、头晕、头痛、腹泻、恶心、呕吐、便秘、皮疹、瘙痒、发热、口腔念珠菌病、阴道念珠菌病、真菌感染等
特殊人群用药	肝、肾功能不全者：肾功能不全者慎用 儿童：不推荐本品经验性用于儿童患者的中枢神经系统感染 妊娠与哺乳期妇女：孕妇慎用，妊娠安全性分级为 C 级；哺乳期妇女慎用
药典	
国家处方集	CNF
医保目录	【保（乙）】

续 表

基本药物目录	
其他推荐依据	
■ 药品名称	小檗碱 Berberine
抗菌谱与适应证	主要用于治疗敏感病原菌所致的胃肠炎、细菌性痢疾等胃肠道感染
制剂与规格	盐酸小檗碱片：①50mg；②100mg
用法与用量	成人：口服，胃肠道感染，一次0.1～0.3g，一日3次
注意事项	本品静脉注射后可发生严重溶血性贫血和循环障碍，严格禁止静脉给药
禁忌	对本药过敏者禁用；溶血性贫血患者禁用；对葡萄糖-6-磷酸脱氢酶缺乏儿童禁用
不良反应	口服给药时有令人不快的鱼腥味，也偶见皮疹等过敏反应症状，但停药后可自行消退；静脉给药时有出现呼吸困难、过敏性休克的报道
特殊人群用药	妊娠与哺乳期妇女：慎用
药典	Chin. P. 、Jpn. P.
国家处方集	CNF
医保目录	【保（甲）】
基本药物目录	【基】
其他推荐依据	
■ 药品名称	利福昔明 Rifaximin
抗菌谱与适应证	治疗由敏感菌所致的肠道感染，包括急慢性肠道感染、腹泻综合征、夏季腹泻、旅行者腹泻和小肠结肠炎等
制剂与规格	利福昔明胶囊：100mg
用法与用量	口服给药。①成人：一次200mg，一日3～4次；②儿童：6～12岁，一次100～200mg，一日4次；12岁以上儿童，剂量同成人。一般连续用药不宜超过7日
注意事项	长期大剂量用药或肠黏膜受损时，会有极少量（<1%）被吸收，导致尿液呈粉红色
禁忌	对本药或其他利福霉素类药过敏者、肠梗阻者、严重的肠道溃疡性病变者禁用
不良反应	常见恶心、呕吐、腹胀、腹痛；少见荨麻疹、足部水肿等
特殊人群用药	儿童：连续服用本药不能超过7日；6岁以下儿童不要服用本药 妊娠与哺乳期妇女：妊娠期妇女需权衡利弊后用药；哺乳期妇女可在有适当医疗监测的情况下服用本药
药典	USP、Eur. P. 、Chin. P. 、Jpn. P.
国家处方集	CNF
医保目录	【保（乙）】
基本药物目录	

续　表

其他推荐依据	

第十三节　磺胺类与甲氧苄啶

■ 药品名称	磺胺甲噁唑　Sulfamethoxazole
抗菌谱与适应证	1. 治疗敏感菌所致的急性单纯性尿路感染 2. 与甲氧苄啶联用，治疗对其敏感的流感杆菌、肺炎链球菌和其他链球菌所致的中耳炎 3. 与乙胺嘧啶联用，治疗鼠弓形虫引起的弓形虫病 4. 治疗星形奴卡菌病 5. 作为治疗沙眼衣原体所致宫颈炎、尿道炎、新生儿包含体结膜炎的次选药物 6. 作为治疗杜克雷嗜血杆菌所致软下疳的可选药物 7. 预防敏感脑膜炎球菌所致的流行性脑脊髓膜炎 8. 作为对氯喹耐药的恶性疟疾治疗的辅助用药
制剂与规格	磺胺甲噁唑片：0.5g 复方磺胺甲噁唑片：磺胺甲噁唑 0.4g 和甲氧苄啶 80mg
用法与用量	口服给药： 1. 成人：一般感染，首次剂量为2g，以后一日 2g，分 2 次服用。治疗尿路感染时疗程至少为 7～10 日 2. 肾功能不全患者用量应调整为常用量的 1/2 3. 儿童：2 个月以上患儿的一般感染，首次剂量为 50～60mg/kg（总量不超过 2g），以后一日 50～60mg/kg，分 2 次服用
注意事项	1. 葡萄糖-6-磷酸脱氢酶缺乏者、血卟啉病患者、艾滋病患者、休克患者慎用 2. 治疗中须注意检查：全血象，尿液，肝、肾功能
禁忌	对磺胺类药过敏者、巨幼红细胞性贫血患者、孕妇、哺乳期妇女、小于 2 个月的婴儿和重度肝肾功能损害者禁用
不良反应	过敏反应较为常见，可表现为药疹、剥脱性皮炎等；中性粒细胞减少或缺乏症、血小板减少症及再生障碍性贫血等
特殊人群用药	肝、肾功能不全患者：肝、肾功能损害者慎用 儿童：2 个月以下婴儿禁用 老年人：慎用 妊娠与哺乳期妇女：妊娠安全性分级为 C 级，孕妇、哺乳妇女禁用
药典	USP、Eur. P.、Chin. P.、Jpn. P.
国家处方集	CNF
医保目录	【保（甲）】
基本药物目录	【基】
其他推荐依据	

续 表

■ 药品名称	磺胺嘧啶 Sulfadiazine
抗菌谱与适应证	1. 用于预防、治疗敏感脑膜炎球菌所致的流行性脑膜炎 2. 用于治疗敏感菌所致的急性支气管炎、轻症肺炎、中耳炎及皮肤软组织等感染 3. 用于治疗星形诺卡菌病 4. 作为治疗沙眼衣原体所致宫颈炎和尿道炎的次选药物 5. 作为治疗由沙眼衣原体所致的新生儿包含体结膜炎的次选药物 6. 可作为对氯喹耐药的恶性疟疾治疗的辅助用药 7. 与乙胺嘧啶联合用药治疗鼠弓形虫引起的弓形虫病
制剂与规格	磺胺嘧啶片：0.5g 注射用磺胺嘧啶钠：①0.4g；②1g 磺胺嘧啶混悬液：10%（g/ml）
用法与用量	成人：①口服给药：一般感染，首剂量为2g，以后一次1g，一日2次。治疗流行性脑膜炎，首次量为2g，维持量一次1g，一日4次。②静脉给药：一般感染，一次1~1.5g，一日3次。治疗流行性脑膜炎，首剂量为50mg/kg，维持量一日100mg/kg，分3~4次静脉滴注或缓慢静脉注射。儿童：①口服给药：2个月以上婴儿及儿童的一般感染，首次剂量为50~60mg/kg（总量不超过2g），以后一次25~30mg/kg，一日2次。②静脉给药：一般感染，一日50~75mg/kg，分2次静脉滴注或缓慢静脉注射。流行性脑膜炎，一日100~150mg/kg，分3~4次静脉滴注或缓慢静脉注射
注意事项	葡萄糖-6-磷酸脱氢酶缺乏者、血卟啉病患者、艾滋病患者、休克患者慎用
禁忌	对本药或其他磺胺类药过敏者、严重肝肾功能不全者、孕妇、哺乳期妇女、小于2个月的婴儿禁用
不良反应	过敏反应较为常见，可表现为药疹、剥脱性皮炎等；中性粒细胞减少或缺乏症、血小板减少症及再生障碍性贫血等；溶血性贫血及血红蛋白尿；高胆红素血症和新生儿胆红素脑病
特殊人群用药	肝、肾功能不全患者：轻、中度肝肾功能损害者慎用 儿童：2个月以下婴儿禁用 老年人：慎用 妊娠与哺乳期妇女：孕妇、哺乳妇女禁用，妊娠安全性分级为B级（妊娠早、中期）、D级（妊娠晚期）
药典	USP、Eur. P.、Chin. P.
国家处方集	CNF
医保目录	【保（甲）】
基本药物目录	【基】
其他推荐依据	
■ 药品名称	甲氧苄啶 Trimethoprim
抗菌谱与适应证	1. 可单独用于治疗敏感菌所致的急性单纯性尿路感染和细菌性前列腺炎
	2. 与磺胺甲噁唑或磺胺嘧啶联用，可用于治疗敏感菌所致的败血症、脑膜炎、中耳炎、肺部感染、急慢性支气管炎、菌痢、尿路感染、肾盂肾炎、肠炎、伤寒等 3. 与磺胺-2,6-二甲氧嘧啶联用，还可用于治疗对氯喹耐药的疟疾

续　表

制剂与规格	甲氧苄啶片：100mg 甲氧苄啶颗粒：1g∶50mg
用法与用量	口服给药。①成人：治疗急性单纯性尿路感染，一次 0.1g，每 12 小时 1 次；或一次 0.2g，每 12 小时 1 次。疗程为 7～10 日。预防尿路感染，一次 0.1g，一日 1 次。②肾功能不全者根据肌酐清除率调整剂量。肌酐清除率<15ml/min，不宜使用。③儿童：对 6 个月至 5 岁患儿，甲氧苄啶颗粒一次 1g（含甲氧苄啶 50mg）；一日 2 次；对 6～12 岁患儿，甲氧苄啶颗粒一次 2g（含甲氧苄啶 100mg）；一日 2 次
注意事项	1. 由于叶酸缺乏的巨幼细胞贫血或其他血液系统疾病患者慎用 2. 用药期间应定期进行周围血象检查
禁忌	对本药过敏者、早产儿、新生儿、严重肝肾疾病患者、严重血液病患者禁用
不良反应	可出现白细胞减少，血小板减少或高铁血红蛋白性贫血等；过敏反应：可发生瘙痒、皮疹，偶可呈严重的渗出性多形红斑；恶心、呕吐、腹泻等胃肠道反应等
特殊人群用药	肝、肾功能不全患者：轻、中度肝肾功能损害者慎用 儿童：早产儿、新生儿、2 个月以下婴儿禁用 老年人：老年患者应减少用量 妊娠与哺乳期妇女：妊娠期间应权衡利弊后用药，妊娠安全性分级为 C 级；哺乳期妇女用药应权衡利弊
药典	USP、Eur. P.、Chin. P.
国家处方集	CNF
医保目录	【保（乙）】
基本药物目录	
其他推荐依据	

第十四节　氟喹诺酮类

■ 药品名称	吡哌酸　Pipemidic Acid
抗菌谱与适应证	用于治疗敏感菌所致的尿路感染及肠道感染
制剂与规格	吡哌酸片：①0.25g；②0.5g 吡哌酸胶囊：0.25g
用法与用量	口服给药：成人一次 0.5g，一日总量 1～2g，疗程不宜超过 10 日
注意事项	1. 本品可与饮食同服，以减少胃肠道反应 2. 长期应用，宜定期监测血常规和肝、肾功能 3. 有中枢神经系统疾病患者慎用
禁忌	禁用于对本品和萘啶酸过敏的患者；孕妇、哺乳期妇女禁用；18 岁以下小儿及青少年禁用

续 表

不良反应	主要为恶心、嗳气、上腹不适、食欲减退、稀便或便秘等胃肠道反应；皮疹或全身瘙痒少见，偶见眩晕、头痛等。停药后可自行恢复
特殊人群用药	肝、肾功能不全患者：严重肝、肾功能损害者慎用 儿童：婴幼儿及18岁以下青少年不宜使用 老年人：应减少用量 妊娠与哺乳期妇女：禁用
药典	USP、Chin. P. 、Jpn. P.
国家处方集	CNF
医保目录	【保（甲）】
基本药物目录	
其他推荐依据	
■ 药品名称	诺氟沙星 Norfloxacin
抗菌谱与适应证	主要用于敏感菌所致的下列感染：泌尿生殖道感染，消化系统感染，呼吸道感染如急性支气管炎、慢性支气管炎急性发作、肺炎，急慢性肾盂肾炎，膀胱炎，伤寒等
制剂与规格	诺氟沙星片：100mg 诺氟沙星胶囊：100mg 诺氟沙星注射液：100ml：200mg 诺氟沙星葡萄糖注射液：100ml（诺氟沙星200mg、葡萄糖5g） 诺氟沙星栓：200mg 诺氟沙星药膜：20mg
用法与用量	成人口服给药：①一般用法：一次100～200mg，一日3～4次；②下尿路感染：一次400mg，一日2次；③复杂性尿路感染：剂量同上，疗程10～21日；④单纯性淋菌性尿道炎：单次800～1200mg；⑤急、慢性前列腺炎：一次400mg，一日2次，疗程28日；⑥一般肠道感染：一次300～400mg，一日2次，疗程5～7日。成人静脉滴注：一日200mg，分2次，急性感染7～14日为一疗程，慢性感染14～21日为一疗程
注意事项	1. 不宜静脉注射，静脉滴注速度不宜过快 2. 本类药物可引起中、重度光敏反应，应避免过度暴露于阳光，发生后需停药 3. 有癫痫病史者、有胃溃疡史者、重症肌无力患者慎用
禁忌	对本药及其他喹诺酮类药过敏者、糖尿病患者、孕妇、哺乳期妇女、18岁以下儿童禁用
不良反应	胃肠道反应较为常见，可表现为腹部不适或疼痛、腹泻、恶心或呕吐；中枢神经系统反应可有头晕、头痛、嗜睡或失眠；过敏反应有皮疹、皮肤瘙痒、面部潮红、胸闷等
特殊人群用药	肝、肾功能不全患者：肝、肾功能减退者慎用 儿童：不宜用于18岁以下患者。如感染由多重耐药菌引起者，细菌仅对喹诺酮类药呈敏感时，可在充分权衡利弊后应用 老年人：老年患者常有肾功能减退，因本品部分经肾排出，须减量应用 妊娠与哺乳期妇女：妊娠安全性分级为C级；哺乳期妇女应用时应停止授乳
药典	USP、Eur. P. 、Chin. P. 、Jpn. P.
国家处方集	CNF

续　表

医保目录	【保（甲/乙）】
基本药物目录	【基】
其他推荐依据	
■ 药品名称	氧氟沙星　Ofloxacin
抗菌谱与适应证	用于敏感菌所致的下列感染： 1. 泌尿生殖系统感染，包括单纯性及复杂性尿路感染、细菌性前列腺炎、淋球菌尿道炎、宫颈炎（包括产酶株所致者）等 2. 呼吸系统感染，包括急性支气管炎、慢性支气管炎急性发作、肺炎及其他肺部感染等 3. 消化系统感染，包括胃肠道、胆道、腹腔的沙门菌属感染等 4. 骨、关节、皮肤软组织感染及败血症 5. 结核病，作为抗结核病的二线药物，多与异烟肼、利福平等合用
制剂与规格	氧氟沙星片：0.1g 氧氟沙星颗粒：0.1g 氧氟沙星注射液：100ml：200mg 氧氟沙星氯化钠注射液：100ml（氧氟沙星200mg、氯化钠900mg）
用法与用量	口服或静脉给药。成人： 1. 下呼吸道感染：一次300mg，一日2次，疗程7~14日 2. 急性单纯性下尿路感染：一次200mg，一日2次，疗程5~7日 3. 复杂性尿路感染：一次200mg，一日2次，疗程10~14日。缓释片，一次400mg，一日1次，疗程10日 4. 细菌性前列腺炎：一次300mg，一日2次，疗程6周 5. 衣原体宫颈炎或尿道炎：一次300mg，一日2次，疗程7~14日 6. 单纯性淋病：单次口服400mg 7. 铜绿假单胞菌感染或重度感染：一次400mg，一日2次 8. 抗结核：一日300mg，一日1次
注意事项	患有中枢神经系统疾病者（如癫痫、脑动脉硬化者）慎用
禁忌	对本药及其他喹诺酮类药过敏者、妊娠期及哺乳期妇女、18岁以下儿童禁用
不良反应	胃肠道反应较为常见，可表现为腹部不适或疼痛、腹泻、恶心或呕吐；中枢神经系统反应可有头晕、头痛、嗜睡或失眠；过敏反应有皮疹、皮肤瘙痒、面部潮红、胸闷等
特殊人群用药	肝、肾功能不全患者：严重肝功能减退者、严重肾功能不全者慎用 儿童：18岁以下患者用药的安全性尚未确立，不宜使用 老年人：老年患者多有肾功能减退，应减量给药 妊娠与哺乳期妇女：妊娠安全性分级为C级；哺乳期妇女全身用药时，应暂停授乳
药典	USP、Eur. P.、Chin. P.、Jpn. P.
国家处方集	CNF
医保目录	【保（甲/乙）】
基本药物目录	
其他推荐依据	

续 表

■ 药品名称	环丙沙星 Ciprofloxacin
抗菌谱与适应证	可用于敏感菌所致的下列感染： 1. 泌尿生殖系统感染：包括单纯性或复杂性尿路感染、细菌性前列腺炎、淋球菌尿道炎、肾盂肾炎、宫颈炎（包括产酶株所致者）等 2. 呼吸系统感染：包括扁桃体炎、咽炎、急性支气管炎及肺部感染等 3. 消化系统感染：包括胃肠道感染、胆囊炎、肛周脓肿等 4. 其他：还可用于骨关节感染、皮肤软组织感染及败血症等
制剂与规格	盐酸环丙沙星片：0.25g 盐酸环丙沙星胶囊：0.25g 乳酸环丙沙星注射液：①100ml∶0.1g；②100ml∶0.2g；③250ml∶0.25g 注射用乳酸环丙沙星：0.2g 盐酸环丙沙星栓：0.2g 乳酸环丙沙星阴道泡腾片：0.1g
用法与用量	成人：口服，①常用量：一日0.5～1.5g，分2～3次口服；②骨、关节感染：一日1～1.5g，分2～3次服，疗程不低于4～6周；③肺炎、皮肤软组织感染：一日1～1.5g，分2～3次服，疗程7～14日；④肠道感染：一日1g，分2次服，疗程5～7日；⑤伤寒：一日1.5g，分2～3次服，疗程10～14日；⑥急性单纯性下尿路感染：一日0.5g，分2次服，疗程5～7日；复杂性尿路感染：一日1g，分2次服，疗程7～14日。静脉滴注，常用量：一次0.1～0.2g，每12小时1次。严重感染或铜绿假单胞菌感染可加大剂量至一次0.4g，一日2～3次
注意事项	1. 宜空腹服用 2. 患中枢神经系统疾病者（如癫痫、脑动脉硬化患者）慎用
禁忌	对环丙沙星及任何一种氟喹诺酮类药过敏的患者禁用；孕妇、哺乳期妇女及18岁以下者禁用
不良反应	胃肠道反应较为常见，可表现为腹部不适或疼痛、腹泻、恶心或呕吐；中枢神经系统反应可有头晕、头痛、嗜睡或失眠；过敏反应有皮疹、皮肤瘙痒、面部潮红、胸闷等
特殊人群用药	肝、肾功能不全患者：慎用 儿童：18岁以下患者禁用 老年人：应减量给药 妊娠与哺乳期妇女：禁用
药典	USP、Eur. P.、Chin. P.
国家处方集	CNF
医保目录	【保（甲/乙）】
基本药物目录	【基】
其他推荐依据	
■ 药品名称	左氧氟沙星 Levofloxacin
抗菌谱与适应证	用于敏感细菌引起的下列中、重度感染：①呼吸系统感染；②泌尿系统感染；③生殖系统

续　表

	感染：急性前列腺炎、急性附睾炎、宫腔感染、子宫附件炎、盆腔炎（疑有厌氧菌感染时可合用甲硝唑）；④皮肤软组织感染；⑤肠道感染；⑥败血症、粒细胞减少及免疫功能低下患者的各种感染；⑦其他感染：乳腺炎、外伤、烧伤及手术后伤口感染、腹腔感染（必要时合用甲硝唑）、胆囊炎、胆管炎、骨与关节感染以及五官科感染等
制剂与规格	左氧氟沙星片：①0.1g；②0.2g；③0.5g 甲磺酸左氧氟沙星片：100mg 盐酸左氧氟沙星片：100mg 盐酸左氧氟沙星分散片：100mg 盐酸左氧氟沙星胶囊：0.1g 盐酸左氧氟沙星注射液：①2ml∶0.1g；②2ml∶0.2g；③3ml∶0.3g；④100ml∶0.1g；⑤100ml∶0.2g；⑥100ml∶0.3g 左氧氟沙星注射液：100ml 乳酸左氧氟沙星注射液：①100ml∶100mg；②100ml∶200mg 乳酸左氧氟沙星氯化钠注射液：100ml 甲磺酸左氧氟沙星注射液：100ml∶200mg 甲磺酸左氧氟沙星氯化钠注射液：250ml∶500mg 注射用盐酸左氧氟沙星：①100mg；②200mg
用法与用量	成人：口服，一日300～400mg，分2～3次服用，如感染较重或感染病原敏感性较差者剂量可增至一日600mg，分3次服用。①呼吸道感染：一次200mg，一日2次；或一次100mg，一日3次，疗程为7～14日；②急性单纯性下尿路感染：一次100mg，一日2次，疗程5～7日；③复杂性尿路感染：一次200mg，一日2次；或一次100mg，一日3次，疗程10～14日；④细菌性前列腺炎：一次200mg，一日2次，疗程6周。静脉滴注，一次100～200mg，一日2次。重度感染患者或病原菌对本药敏感性较差者，一日剂量可增至600mg，分2次静脉滴注
注意事项	1. 癫痫史者、低钾血症或心肌病患者避免使用 2. 皮肤有药物过敏使者禁用本药软膏 3. 有中枢神经系统疾病史者慎用
禁忌	对左氧氟沙星及氟喹诺酮类药过敏者、妊娠及哺乳期妇女、18岁以下儿童禁用
不良反应	胃肠道反应较为常见，可表现为腹部不适或疼痛、腹泻、恶心或呕吐；中枢神经系统反应可有头晕、头痛、嗜睡或失眠；过敏反应有皮疹、皮肤瘙痒、面部潮红、胸闷等
特殊人群用药	肝、肾功能不全患者：肝、肾功能受损者慎用 儿童：18岁以下儿童禁用 老年人：应减量给药 妊娠与哺乳期妇女：禁用，妊娠安全性分级为C级
药典	USP、Eur. P.、Chin. P.
国家处方集	CNF
医保目录	【保（甲/乙）】
基本药物目录	【基】
其他推荐依据	

续　表

■ 药品名称	氟罗沙星　Fleroxacin
抗菌谱与适应证	用于敏感菌所致的下列感染： 1. 呼吸系统感染：急性支气管炎，慢性支气管炎急性发作及肺炎等 2. 泌尿生殖系统感染：膀胱炎、肾盂肾炎、前列腺炎、附睾炎、淋病奈瑟菌性尿道炎等 3. 消化系统感染：伤寒沙门菌感染、细菌性痢疾等 4. 其他：皮肤软组织、骨、关节、耳鼻喉、腹腔及盆腔感染
制剂与规格	氟罗沙星片：①100mg；②150mg；③200mg
用法与用量	口服。成人，一次200mg，一日1～2次，一般疗程为7～14日。重症患者一次300～400mg，3～5日后剂量减至常用量
注意事项	有中枢神经系统疾病（包括脑动脉硬化或抽搐及癫痫史）者慎用
禁忌	对本品或喹诺酮类药物过敏者禁用；妊娠、哺乳期妇女及18岁以下儿童禁用
不良反应	胃肠道反应较为常见，可表现为腹部不适或疼痛、腹泻、恶心呕吐、食欲缺乏等；中枢神经系统反应可有头晕、头痛、兴奋、嗜睡或失眠；变态反应有皮疹、皮肤瘙痒等
特殊人群用药	肝、肾功能不全患者：肝、肾功能损害者慎用 儿童：18岁以下儿童禁用 老年人：高龄患者慎用 妊娠与哺乳期妇女：禁用
药典	Chin. P.
国家处方集	CNF
医保目录	
基本药物目录	
其他推荐依据	
■ 药品名称	吉米沙星　Gemifloxacin
抗菌谱与适应证	1. 慢性支气管炎急性发作 2. 社区获得性肺炎 3. 急性鼻窦炎
制剂与规格	甲磺酸吉米沙星片：320mg
用法与用量	口服。成人：一次320mg，一日1次，慢性支气管炎急性发作、社区获得性肺炎和急性鼻窦炎的疗程分别为5日、7日和5日。不应超过推荐的剂量和疗程
注意事项	1. 以下情况慎用：QT间期延长、心动过缓、急性心肌缺血等心脏疾病患者，葡萄糖-6-磷酸脱氢酶缺乏症患者，患中枢神经系统疾病者，未治疗的电解质紊乱（低血钾或低血镁）者 2. 用药前后及用药时应当检查或监测：全血细胞计数及白细胞分类、细菌培养及药敏试验、血药浓度监测、尿液分析
禁忌	对本品或其他氟喹诺酮类抗菌药物过敏者，妊娠及哺乳期妇女，18岁以下患者禁用

续　表

不良反应	可引起头痛、眩晕等中枢神经系统反应；腹泻、恶心、腹痛、呕吐等胃肠道症状；ALT、AST 升高，皮疹等
特殊人群用药	儿童：18 岁以下患者用药的安全性及有效性未确定 妊娠与哺乳期妇女：妊娠安全性分级为 C 级；哺乳期妇女用药应权衡利弊
药典	USP
国家处方集	CNF
医保目录	【保（乙）】
基本药物目录	
其他推荐依据	
■ 药品名称	洛美沙星　Lomefloxacin
抗菌谱与适应证	用于敏感菌所致的下列感染： 1. 泌尿生殖系统感染 2. 呼吸系统感染 3. 消化系统感染，包括肠炎、胆囊炎、肛周脓肿等 4. 如结膜炎、角膜炎、角膜溃疡、泪囊炎等 5. 中耳炎、外耳道炎、鼓膜炎 6. 其他：伤寒、骨和关节、皮肤软组织感染以及败血症等全身感染
制剂与规格	盐酸洛美沙星片：①0.1g；②0.2g；③0.3g；④0.4g 盐酸洛美沙星胶囊：①0.1g；②0.2g 盐酸洛美沙星注射液：①2ml：100mg；②10ml：100mg；③10ml：200mg；④100ml：200mg；⑤250ml：200mg
用法与用量	口服：成人一次 400mg，一日 1 次；或一次 300mg，一日 2 次；急性单纯性尿路感染：一次 400mg，一日 1 次；单纯性淋病：一次 300mg，一日 2 次。静脉滴注：一次 200mg，一日 2 次；尿路感染：一次 100mg，每 12 小时 1 次
注意事项	1. 中枢神经系统疾病患者（包括脑动脉硬化或癫痫病史者）慎用 2. 本品每次滴注时间不少于 60 分钟 3. 本品可引起光敏反应 4. 当出现皮肤灼热、发红、肿胀、水疱、皮疹、瘙痒及皮炎时应停药
禁忌	对本品或其他氟喹诺酮类抗菌药物过敏者，妊娠及哺乳期妇女，18 岁以下患者
不良反应	口服时个别患者可出现中上腹部不适、食欲缺乏、恶心、口干、轻微头痛、头晕等症状，偶可出现皮疹、皮肤瘙痒等过敏反应和心悸、胸闷等，偶有 ALT、AST 或尿素氮（BUN）值升高
特殊人群用药	肝、肾功能不全患者：肝功能不全者、肾功能减退者慎用 儿童：18 岁以下患者禁用 妊娠与哺乳期妇女：禁用。妊娠安全性分级为 C 级
药典	USP、Eur. P. 、Chin. P.
国家处方集	CNF

续 表

医保目录	【保（乙）】
基本药物目录	
其他推荐依据	
■ 药品名称	莫西沙星 Moxifloxacin
抗菌谱与适应证	用于敏感菌所致的呼吸道感染，如慢性支气管炎急性发作、社区获得性肺炎（包括青霉素耐药的社区获得性肺炎）、急性鼻窦炎等。也可用于皮肤及软组织感染
制剂与规格	盐酸莫西沙星片：0.4g 盐酸莫西沙星氯化钠注射液：250ml（莫西沙星 0.4g、氯化钠 2.25g）
用法与用量	成人：口服给药：一次 0.4g，一日 1 次。慢性支气管炎急性发作疗程为 5 日；急性鼻窦炎、皮肤及软组织感染的疗程为 7 日；社区获得性肺炎的疗程为 10 日。静脉滴注：推荐剂量为一次 0.4g，一日 1 次，滴注时间为 90 分钟。慢性支气管炎急性发作疗程为 5 日；急性鼻窦炎、皮肤及软组织感染的疗程为 7 日；社区获得性肺炎采用序贯治疗，疗程为 7～14 日
注意事项	1. 避免用于 QT 间期延长的患者、患有低钾血症及接受 Ⅰa 类（如奎尼丁、普鲁卡因胺）或Ⅲ类（如胺碘酮、索托洛尔）抗心律失常药物治疗的患者 2. 转氨酶高于正常值上限 5 倍以上者禁用 3. 在致心律失常的条件（如严重的心动过缓或急性心肌缺血）存在时慎用 4. 有或怀疑有可导致癫痫发作或降低癫痫发作阈值的中枢神经系统疾病的患者慎用
禁忌	对莫西沙星任何成分或其他喹诺酮类或任何辅料过敏者；妊娠和哺乳期妇女；18 岁以下儿童禁用
不良反应	常见腹痛、头痛、恶心、腹泻、呕吐、消化不良、肝功能实验室检查异常、眩晕等；少见乏力、口干、胃肠失调、便秘等
特殊人群用药	肝、肾功能不全患者：严重肝功能损害者禁用 儿童：18 岁以下儿童禁用 妊娠与哺乳期妇女：禁用。妊娠安全性分级为 C 级
药典	USP、Eur. P.、Chin. P.
国家处方集	CNF
医保目录	【保（乙）】
基本药物目录	
其他推荐依据	
■ 药品名称	帕珠沙星 pazufloxacinctam
抗菌谱与适应证	本品适用于敏感细菌引起的下列感染： 1. 慢性呼吸道疾病继发性感染，如慢性支气管炎、弥漫性细支气管炎、支气管扩张、肺气肿、肺间质纤维化、支气管哮喘、陈旧性肺结核、肺炎、肺脓肿 2. 肾盂肾炎、复杂性膀胱炎、前列腺炎 3. 烧伤创面感染，外科伤口感染 4. 胆囊炎、胆管炎、肝脓肿

续 表

	5. 腹腔内脓肿、腹膜炎 6. 生殖器官感染，如子宫附件炎、子宫内膜炎、盆腔炎
制剂与规格	甲磺酸帕珠沙星注射液：①100ml：0.3g；②100ml：0.5g
用法与用量	静脉滴注。①（100ml：0.3g）一次0.3g，一日2次，静脉滴注时间为30～60分钟，疗程为7～14天。可根据患者的年龄和病情酌情调整剂量；②（100ml：0.5g）一次0.5g，一日2次，静脉滴注时间为30～60分钟。可根据患者的年龄和病情酌情减量，如一次0.3g，一日2次。疗程为7～14天
注意事项	下列情况下慎用：支气管哮喘、皮疹、荨麻疹等过敏性疾病家族史的患者，心脏或循环系统功能异常者，有抽搐或癫痫等中枢神经系统疾病的患者，葡萄糖-6-磷酸脱氢酶缺乏患者，有休克病史者
禁忌	对帕珠沙星及喹诺酮类药物有过敏史的患者禁用
不良反应	腹泻、皮疹、恶心、呕吐，实验室检查可见ALT、AST、ALP、r-GTP升高，嗜酸性粒细胞增加等
特殊人群用药	肝、肾功能不全患者：肾功能不全患者慎用或调整剂量 儿童：用药的安全性尚未确立，建议儿童禁用本品 老年人：应用本品时应注意剂量 妊娠与哺乳期妇女：孕妇及有可能怀孕的妇女禁用；因药物可通过乳汁分泌，哺乳期妇女应用时应停止授乳
药典	USP、Eur. P.、Chin. P.
国家处方集	
医保目录	
基本药物目录	
其他推荐依据	

第十五节 抗结核药

■ 药品名称	利福平 Rifampicin
抗菌谱与适应证	1. 与其他抗结核药联用于结核病初治与复治，包括结核性脑膜炎的治疗 2. 可与其他药物联合用于麻风、非结核分枝杆菌感染的治疗 3. 与万古霉素可联合用于耐甲氧西林金黄色葡萄球菌（MRSA）所致的感染 4. 可与红霉素合用治疗军团菌感染 5. 可用于无症状脑膜炎球菌带菌者，以消除鼻咽部奈瑟脑膜炎球菌
制剂与规格	利福平片：150mg 利福平胶囊：①150mg；②300mg 利福平注射液：5ml：0.3g 注射用利福平：①0.15g；②0.45g；③0.6g

续 表

用法与用量	1. 成人口服给药：抗结核，与其他抗结核药合用，一日 450～600mg，早餐前顿服；脑膜炎球菌带菌者（无症状），成人 5mg/kg，每 12 小时 1 次，连续 2 日；其他感染，一日600～1000mg，分 2～3 次，餐前 1 小时服用 2. 肝功能不全：一日不超过 8mg/kg。严重肝功能不全者禁用 3. 老年人一日口服 10mg/kg，顿服 4. 儿童口服给药：抗结核，1 个月以上患儿，一日 10～20mg/kg，顿服；新生儿，一次 5mg/kg，一日 2 次；脑膜炎球菌带菌者（无症状），1 个月以上患儿一日 10mg/kg，每 12 小时 1 次，连服 4 次
注意事项	1. 酒精中毒者慎用 2. 可能引起白细胞和血小板减少，并导致齿龈出血和感染、伤口愈合延迟等。用药期间应避免拔牙等手术，并注意口腔卫生、刷牙及剔牙。用药期间应定期检查周围血象 3. 应于餐前 1 小时或餐后 2 小时服用，最好清晨空腹一次服用，因进食影响吸收
禁忌	对本药及其他利福霉素类药物过敏者、严重肝功能不全者、胆道阻塞者、3 个月以内孕妇禁用
不良反应	1. 多见消化道反应，如厌食、恶心、呕吐、上腹部不适、腹泻等胃肠道反应，但均能耐受 2. 肝毒性为主要不良反应 3. 变态反应
特殊人群用药	肝、肾功能不全患者：肝功能不全者慎用，肾功能减退者不需减量 儿童：婴儿慎用，5 岁以下小儿慎用 老年人：老年患者肝功能有所减退用药应酌减 妊娠与哺乳期妇女：妊娠早期妇女禁用，妊娠中、晚期妇女应慎用，妊娠安全性分级为 C 级；哺乳期妇女慎用
药典	USP、Eur. P.、Chin. P.、Jpn. P.
国家处方集	CNF
医保目录	【保（甲）】
基本药物目录	【基】
其他推荐依据	
■ 药品名称	**异烟肼 Isoniazid**
抗菌谱与适应证	1. 与其他抗结核药联合用于治疗重症或不能口服给药的多型结核病，包括结核性脑膜炎以及部分非结核分枝杆菌感染 2. 单用或与其他抗结核药联合用于预防结核病
制剂与规格	异烟肼片：①50mg；②100mg；③300mg 异烟肼注射液：①2ml：50mg；②2ml：100mg 异福片（胶囊）：0.25g 异福酰胺片（胶囊）：0.45g 异烟肼/利福平片：用于结核病的治疗。①利福平 150mg，异烟肼 75mg；体重<50kg，一日 3 片。②利福平 300mg，异烟肼 150mg

续　表

用法与用量	成人：口服治疗，结核病：①预防：一日 300mg，顿服。②治疗：与其他抗结核药合用时，一日 5mg/kg，最高日剂量为 300mg。或一次 15mg/kg，最高 900mg，一周 2～3 次。③急性粟粒型肺结核、结核性脑膜炎：适当增加剂量，一日 400～600mg。④间歇疗法：一日最高剂量为 900mg 或 10～15mg/kg，一周 2～3 次，用前亦可先用正规剂量 1～3 个月。肌内注射，结核病：一日 5mg/kg，最高日剂量为 300mg；或一日 15mg/kg，最高 900mg，一周 2～3 次。静脉滴注：一日 300～400mg，或 5～10mg/kg。儿童：口服给药，一日 10～20mg/kg，最高日剂量为 300mg，顿服。肌内注射和静脉滴注，治疗剂量为一日 10～20mg/kg，最高日剂量为 300mg；某些严重结核病患儿，一日剂量可增加至 30mg/kg，但最高日剂量为 500mg
注意事项	1. 有精神病史者、癫痫病史者、嗜酒者慎用本品或剂量酌减 2. 如疗程中出现视神经炎症状，需立即进行眼部检查，并定期复查 3. 慢乙酰化患者较易产生不良反应，故宜用较低剂量
禁忌	对本药及乙硫异烟胺、吡嗪酰胺、烟酸及其他化学结构相关的药物过敏者，精神病患者，癫痫患者，有本药引起肝炎病史者禁用
不良反应	常用剂量的不良反应发生率低。剂量加大至 6mg/kg 时，不良反应发生率显著增加，主要为周围神经炎及肝脏毒性，加用维生素 B_6 虽可减少毒性反应，但也可影响疗效
特殊人群用药	肝、肾功能不全患者：有严重肾功能损害者慎用 儿童：新生儿用药时应密切观察不良反应 老年人：50 岁以上患者使用本药肝炎的发生率较高 妊娠与哺乳期妇女：本品可透过胎盘，导致胎儿血药浓度高于母体血药浓度；孕妇应用时须权衡利弊，妊娠安全性分级为 C 级。在乳汁中浓度可达 12μg/ml，与血药浓度相近，哺乳期妇女用药须权衡利弊，如需使用应暂停授乳
药典	USP、Eur. P. 、Chin. P. 、Jpn. P.
国家处方集	CNF
医保目录	【保（甲）】
基本药物目录	【基】
其他推荐依据	
■ 药品名称	利福霉素　Rifamycin
抗菌谱与适应证	1. 用于治疗结核杆菌感染 2. 用于治疗耐甲氧西林的金黄色葡萄球菌、表皮葡萄球菌的重症感染 3. 用于难治性军团菌感染的联合治疗
制剂与规格	利福霉素钠注射液：5ml∶0.25g（25 万 U，以利福霉素计）
用法与用量	1. 成人：静脉滴注：轻度感染，一次 500mg，用 5% 葡萄糖注射液 250ml 溶解，一日 2 次；中、重度感染，一次 1000mg，一日 2 次。静脉注射：一次 500mg，一日 2～3 次 2. 儿童：静脉滴注：一日 10～30mg/kg，一日 2 次
注意事项	1. 胆道阻塞者、慢性酒精中毒者慎用 2. 用药期间应监测肝功能 3. 本品不宜与其他药物混合使用，以免药物析出 4. 用药后患者尿液呈红色，属于正常现象

续　表

禁忌	对本药过敏者、肝病或严重肝损害者禁用
不良反应	滴注过快时可出现暂时性巩膜或皮肤黄染；少数患者可出现一过性肝脏损害、黄疸及肾损害；其他不良反应有恶心、食欲缺乏及眩晕，偶见耳鸣及听力下降、过敏性皮炎等
特殊人群用药	肝、肾功能不全患者：肝功能不全者慎用，肝病或严重肝损害者禁用 妊娠与哺乳期妇女：用药应权衡利弊
药典	Eur. P.
国家处方集	CNF
医保目录	【保（乙）】
基本药物目录	
其他推荐依据	
■ 药品名称	乙胺丁醇　Ethambutol
抗菌谱与适应证	1. 与其他抗结核药联合治疗结核分枝杆菌所致的肺结核和肺外结核，也适用于不能耐受链霉素注射的患者 2. 可用于治疗结核性脑膜炎及非典型结核分枝杆菌感染
制剂与规格	盐酸乙胺丁醇片：0.25g 盐酸乙胺丁醇胶囊：0.25g
用法与用量	成人：口服给药 1. 结核初治：①一次 0.015g/kg，一日 1 次，顿服；②一次 0.025～0.03g/kg，最高 2.5g，一周 3 次；③一次 0.05g/kg，最高 2.5g，一周 2 次 2. 结核复治：一次 0.025g/kg，一日 1 次，连续 60 日，继以一次 0.015g/kg，一日 1 次，顿服 3. 非结核分枝杆菌感染：一日 0.015～0.025g/kg，顿服 儿童：口服，13 岁以上用量与成人相同，13 岁以下不宜应用本药
注意事项	1. 痛风患者、视神经炎患者、糖尿病已发生眼底病变者慎用 2. 治疗期间应检查眼部，如视野、视力、红绿鉴别力等，以及血清尿酸浓度 3. 单用时可迅速产生耐药性，必须与其他抗结核药联合应用
禁忌	对本药过敏者、已知视神经炎患者、酒精中毒者禁用
不良反应	常见视物模糊、眼痛、红绿色盲或视力减退、视野缩小等；少见畏寒、关节肿痛等
特殊人群用药	肝、肾功能不全患者：肝、肾功能减退患者慎用 儿童：13 岁以下儿童禁用 老年人：老年患者因生理性肾功能减退，应按肾功能调整用量 妊娠与哺乳期妇女：妊娠安全性分级为 B 级；哺乳期妇女用药时须权衡利弊
药典	USP、Eur. P.、Chin. P.、Jpn. P.
国家处方集	CNF
医保目录	【保（甲）】
基本药物目录	【基】

续　表

其他推荐依据	
■ 药品名称	吡嗪酰胺　Pyrazinamide
抗菌谱与适应证	本药对人型结核杆菌有较好的抗菌作用，而对其他非结核分枝杆菌不敏感。与其他抗结核药（如链霉素、异烟肼、利福平及乙胺丁醇）联合用于治疗结核病，也可用于结核性脑膜炎
制剂与规格	吡嗪酰胺片：①0.25g；②0.5g 吡嗪酰胺胶囊：0.25g
用法与用量	成人：口服，与其他抗结核药联合，一日 15～30mg/kg，顿服，或者一次 50～70mg/kg，每周 2～3 次。每日服用者最大剂量为一日 3g，每周服 2 次者最大剂量为一次 4g。亦可采用间歇给药法，一周用药 2 次，一次 50mg/kg
注意事项	糖尿病患者、痛风患者、血卟啉病患者、慢性肝病患者慎用
禁忌	对本药及乙硫异烟胺、异烟肼、烟酸或其他与本药化学机构相似的药物过敏者不宜使用，急性痛风患者、高尿酸血症患者、儿童禁用
不良反应	常见肝损害、关节痛，偶见过敏反应
特殊人群用药	肝、肾功能不全患者：慢性肝病及严重肝功能减退者、肾功能不全患者慎用 儿童：禁用 妊娠与哺乳期妇女：妊娠安全性分级为 C 级
药典	USP、Eur. P.、Chin. P.、Jpn. P.
国家处方集	CNF
医保目录	【保（甲）】
基本药物目录	【基】
其他推荐依据	
■ 药品名称	利福喷汀　Rifapentine
抗菌谱与适应证	1. 与其他抗结核药联合用于治疗各类型、各系统初治与复治的结核病；对骨关节结核疗效较好，但不宜用于治疗结核性脑膜炎 2. 可用于治疗非结核性分枝杆菌感染 3. 可与其他抗麻风药联合治疗麻风病 4. 也可用于对其他抗金黄色葡萄球菌抗菌药物耐药的重症金黄色葡萄球菌感染
制剂与规格	利福喷汀胶囊：①100mg；②150mg；③200mg；④300mg
用法与用量	成人口服给药，抗结核：一次 600mg，一日 1 次，空腹时用水送服（体重<55kg 者应酌减）；一周服药1～2 次。需与其他抗结核药物联合应用，疗程 6～9 个月
注意事项	1. 嗜酒者及酒精中毒者慎用 2. 应用过程中，应经常检查血象和肝功能的变化情况 3. 应在空腹时（餐前 1 小时）用水送服；服利福平出现胃肠道刺激症状时患者可改服利福喷汀 4. 单独用于治疗结核病可能迅速产生细菌耐药性，必须与其他抗结核药合用

续 表

禁忌	对本药或其他利福霉素类抗菌药过敏者、胆道阻塞者、肝病及肝功能异常者（尤其是黄疸患者）、血细胞显著减少者、孕妇禁用
不良反应	少数病例可出现白细胞、血小板减少；AST 及 ALT 升高；皮疹、头晕、失眠等。少见胃肠道反应
特殊人群用药	儿童：5 岁以下小儿应用的安全性尚未确定 老年人：老年患者肝功能有所减退，用药量应酌减 妊娠与哺乳期妇女：孕妇禁用，妊娠安全性分级为 C 级；哺乳期妇女使用时须权衡利弊后决定，用药应暂停授乳
药典	
国家处方集	CNF
医保目录	【保（甲）】
基本药物目录	
其他推荐依据	
■ 药品名称	利福布汀　Rifabutin
抗菌谱与适应证	1. 用于耐药、复发性结核病治疗 2. 用于鸟复合型分枝杆菌（MAC）感染 3. 用于预防及治疗早期 HIV 感染患者中的 MAC 复合体疾病
制剂与规格	利福布汀胶囊：150mg
用法与用量	成人：口服给药，抗结核：一日 150 ~ 300mg，一日 1 次。抗鸟复合型分枝杆菌：一日 300mg，一日 1 次
注意事项	1. 中性粒细胞减少或血小板减少患者，肌炎或眼葡萄膜炎患者慎用 2. 胆管梗阻、慢性酒精中毒患者应适当减量
禁忌	对本药或其他利福霉素类药物过敏者、用药后出现过血小板减少性紫癜的患者禁用
不良反应	常见皮疹、胃肠道反应、中性粒细胞减少症等
特殊人群用药	肝、肾功能不全患者：肝功能不全患者慎用 妊娠与哺乳期妇女：慎用。妊娠初始 3 个月内应避免使用
药典	USP、Eur. P.
国家处方集	CNF
医保目录	【保（乙）】
基本药物目录	
其他推荐依据	
■ 药品名称	对氨基水杨酸钠　Sodium Aminosalicylate
抗菌谱与适应证	适用于结核分枝杆菌所致的肺及肺外结核病。静脉滴注可用于治疗结核性脑膜炎及急性血行播散型结核病

续　表

制剂与规格	对氨水杨酸钠片：0.5g 对氨水杨酸钠肠溶片：0.5g 注射用对氨水杨酸钠：①2g；②4g
用法与用量	成人：口服给药，结核病一日8～12g，分4次服。静脉滴注，结核性脑膜炎及急性血行播散型结核病一日4～12g。儿童：口服给药，一日0.2～0.3g/kg，分3～4次服，一日剂量不超过12g。静脉滴注，一日0.2～0.3g/kg
注意事项	充血性心力衰竭患者、消化性溃疡患者、葡萄糖-6-磷酸脱氢酶缺乏者慎用
禁忌	对本药及其他水杨酸类药过敏者禁用
不良反应	常见食欲缺乏、恶心、呕吐、腹痛、腹泻；过敏反应有瘙痒、皮疹、药物热、哮喘、嗜酸性粒细胞增多
特殊人群用药	肝、肾功能不全患者：严重肝、肾功能损害者慎用 妊娠与哺乳期妇女：妊娠安全性分级为C级；哺乳期妇女使用时须权衡利弊
药典	USP
国家处方集	CNF
医保目录	【保（甲）】
基本药物目录	【基】
其他推荐依据	
■ 药品名称	**帕司烟肼　Pasiniazid**
抗菌谱与适应证	1. 常与其他抗结核药合用于治疗结核病 2. 可作为与结核相关手术的预防用药
制剂与规格	帕司烟肼片：①100mg；②140mg 帕司烟肼胶囊：100mg
用法与用量	成人：与其他抗结核药合用，一日10～20mg/kg，顿服。儿童：一日20～40mg/kg，顿服。预防：一日按体重10～15mg/kg，顿服
注意事项	1. 精神病及癫痫患者、充血性心力衰竭患者、消化性溃疡患者、葡萄糖-6-磷酸脱氢酶缺乏者慎用 2. 用药期间应定期进行肝功能检查 3. 如疗程中出现视神经炎症状，需立即进行眼部检查，并定期复查
禁忌	对本药过敏者、曾因使用异烟肼而致肝炎的患者禁用
不良反应	偶见头晕、头痛、失眠、发热、皮疹、恶心、乏力、黄疸、周围神经炎、视神经炎及血细胞减少等不良反应发生
特殊人群用药	肝、肾功能不全患者：慢性肝病及肾功能不全患者慎用 儿童：12岁以下儿童慎用 妊娠与哺乳期妇女：孕妇使用应权衡利弊；哺乳期妇女应暂停授乳
药典	
国家处方集	CNF

续 表

医保目录	【保（乙）】
基本药物目录	
其他推荐依据	
■ 药品名称	卷曲霉素 Capreomycin
抗菌谱与适应证	主要用于经一线抗结核药（如链霉素、异烟肼、利福平和乙胺丁醇等）治疗失败者，或用于因药物毒性或细菌产生耐药性而不适用上述一线抗结核药者
制剂与规格	注射用硫酸卷曲霉素：①0.5g（50万U）；②0.75g（75万U）
用法与用量	成人：肌内注射，一日1g，连用60～120日，然后改为一次1g，每周2～3次。现多推荐一次0.75g，一日1次
注意事项	1. 脱水患者、听力减退者、重症肌无力患者、帕金森病患者慎用 2. 用药期间应注意检查：听力、前庭功能、肝肾功能、血钾浓度 3. 卷曲霉素单用时细菌可迅速产生耐药，故只能与其他抗菌药物联合用于结核病的治疗 4. 注射时需作深部肌内注射，注射过浅可加重疼痛并发生无菌性脓肿
禁忌	对本药过敏者、孕妇、哺乳期妇女禁用
不良反应	具有肾毒性、对第Ⅷ对脑神经有损害、有一定神经肌肉阻滞作用等
特殊人群用药	肝、肾功能不全患者：肾功能不全患者慎用 儿童：不推荐在儿童患者中使用 老年人：需根据肾功能调整剂量 妊娠与哺乳期妇女：禁用
药典	USP、Chin. P.
国家处方集	CNF
医保目录	【保（乙）】
基本药物目录	
其他推荐依据	
■ 药品名称	丙硫异烟胺 Protionamide
抗菌谱与适应证	与其他抗结核药联合用于结核病经一线药物（如链霉素、异烟肼、利福平和乙胺丁醇）治疗无效者。本药仅对分枝杆菌有效
制剂与规格	丙硫异烟胺肠溶片：100mg
用法与用量	成人：口服给药，与其他抗结核药合用，一次250mg，每8～12小时1次；儿童：口服给药，与其他抗结核药合用，一次4～5mg/kg，每8小时1次
注意事项	1. 糖尿病患者、营养不良者、酗酒者、卟啉病患者慎用 2. 治疗期间须进行丙氨酸氨基转移酶、天冬氨酸氨基转移酶及眼部检查
禁忌	对本药及异烟肼、吡嗪酰胺、烟酸或其他与本化学结构相近的药物过敏者禁用
不良反应	精神忧郁、步态不稳或麻木、针刺感、烧灼感等

续　表

特殊人群用药	肝、肾功能不全患者：严重肝功能减退者慎用 儿童：12 岁以下儿童不宜服用 妊娠与哺乳期妇女：本药可致畸胎，孕妇禁用
药典	Jpn. P. 、Chin. P.
国家处方集	CNF
医保目录	【保（乙）】
基本药物目录	
其他推荐依据	

第十六节　抗病毒药

■ 药品名称	阿德福韦酯　Adefovir Dipivoxil
抗菌谱与适应证	用于治疗乙型肝炎病毒活动复制并伴有 ALT 或 AST 持续升高的肝功能代偿的成年慢性乙型肝炎患者
制剂与规格	阿德福韦酯片：10mg
用法与用量	用法：口服，饭前或饭后均可。用量：成人（18～65 岁）推荐剂量为每日 1 粒，每粒 10mg
注意事项	1. 患者停止治疗会发生急性加重，停止治疗的患者应密切监测肝功能，若必要，应重新进行抗乙型肝炎治疗 2. 使用前应进行人类免疫缺陷病毒（HIV）抗体检查。使用药物，可能出现 HIV 耐药 3. 单用核苷类似物或合用其他抗反转录病毒药物会导致乳酸性酸中毒和严重的伴有脂肪变性的肝大，包括致命事件 4. 建议用阿德福韦酯治疗的育龄妇女要采取有效的避孕措施
禁忌	对阿德福韦酯过敏者禁用
不良反应	常见虚弱、头痛、恶心、腹痛、腹胀、腹泻和消化不良
特殊人群用药	肝、肾功能不全患者：肾功能不全者慎用 儿童：不宜使用本药 老年人：65 岁以上患者用药的安全及有效性尚未确定 妊娠与哺乳期妇女：妊娠安全性分级为 C 级；哺乳妇女用药期间应暂停授乳
药典	
国家处方集	CNF
医保目录	【保（乙）】
基本药物目录	
其他推荐依据	

续 表

■ 药品名称	拉米夫定 Lamivudine
抗菌谱与适应证	1. 用于乙型肝炎病毒（HBV）感染：治疗伴有 HBV 复制的慢性乙型肝炎；用于慢性肝硬化活动期 2. 与其他抗反转录病毒药联用于治疗人类免疫缺陷病毒（HIV）感染
制剂与规格	拉米夫定片：100mg
用法与用量	用于治疗 HBV：每日口服1次，每次100mg。儿童剂量每日3mg/kg。艾滋病患者合并慢性乙型肝炎时剂量需加大至每日口服2次，每次150mg；并需与其他抗 HIV 药联合应用。拉米夫定-齐多夫定片：齐多夫定300mg，拉米夫定150mg。用于治疗 HIV 感染。口服：12岁以上患者，一次1片，一日2次
注意事项	1. 治疗期间应对患者的临床情况及病毒学指标进行定期检查 2. 少数患者停止使用后，肝炎病情可能加重。因此如果停用，需对患者进行严密观察，若肝炎恶化，应考虑重新使用拉米夫定治疗 3. 肌酐清除率<30ml/min 者，不建议使用。肝脏损害者不影响拉米夫定的药物代谢过程 4. 拉米夫定治疗期间不能防止患者感染他人，故应采取适当保护措施
禁忌	对拉米夫定或制剂中任何成分过敏者及妊娠早期3个月内的患者禁用
不良反应	常见上呼吸道感染样症状、头痛、恶心、身体不适、腹痛和腹泻，症状一般较轻并可自行缓解
特殊人群用药	肝、肾功能不全患者：严重肝大和肝脏脂肪变性者慎用 妊娠与哺乳期妇女：妊娠早期3个月内禁用；哺乳期妇女用药期间应暂停授乳；妊娠安全性分级为C级
药典	USP、Eur. P.
国家处方集	CNF
医保目录	【保（乙）】
基本药物目录	
其他推荐依据	
■ 药品名称	恩夫韦地 Enfuvirtide
抗菌谱与适应证	本药为 HIV 融合抑制药，为 HIV-1 跨膜融合蛋白 gp41 内高度保守序列衍生而来的一种合成肽类物质，可防止病毒融合及进入细胞内。用于 HIV 感染，常与其他抗反转录病毒药联用
制剂与规格	注射用恩夫韦地：每瓶内含恩夫韦肽108mg
用法与用量	成人：恩夫韦地的推荐剂量为每次90mg，每日2次。注射于上臂、前股部或腹部皮下。每次注射的部位应与前次不同，并且此部位当时没有局部注射反应。儿童：对6～16岁儿童患者推荐剂量为一次2mg/kg，最大剂量为一次90mg，一日2次
注意事项	1. 与其他抗反转录病毒药物一样，本品必须作为联合方案中的一部分使用 2. 对非 HIV-1 感染个体（如用于暴露后预防）使用可能会诱导产生抗恩夫韦肽抗体，可能导致抗 HIV ELISA 测试出现假阳性结果
禁忌	已知对本品或所含成分过敏的患者禁用

续　表

不良反应	注射部位轻至中度疼痛或不适，不影响日常活动。少量引起的过敏反应，包括皮疹、发热、恶心呕吐、颤抖、僵直、低血压和血清 ALT 及 AST 升高等
特殊人群用药	肝、肾功能不全患者：慎用 儿童：6 岁以下儿童用药的安全性及有效性尚未确定 妊娠与哺乳期妇女：妊娠安全性分级为 B 级。正在使用本品者停止母乳喂养
药典	
国家处方集	CNF
医保目录	
基本药物目录	
其他推荐依据	
■ 药品名称	恩曲他滨　Emtricitabine
抗菌谱与适应证	1. 用于成人人类免疫缺陷病毒 1 型（HIV-1）感染，常与其他抗反转录病毒药联用 2. 用于慢性乙型肝炎
制剂与规格	恩曲他滨胶囊：200mg
用法与用量	成人：口服给药，一次 200mg，一日 1 次或 2 次，空腹或餐后服用
注意事项	心功能不全者慎用
禁忌	对本品过敏者禁用
不良反应	常见有恶心、呕吐、腹泻、嗜睡、咽炎、疲乏、无力、感染、咳嗽、鼻炎等反应
特殊人群用药	肝、肾功能不全患者：肾功能不全者慎用 儿童：不推荐使用 老年人：慎用 妊娠与哺乳期妇女：妊娠安全性分级为 B 级；哺乳期妇女用药期间应避免授乳
药典	
国家处方集	CNF
医保目录	【保（乙）】
基本药物目录	
其他推荐依据	
■ 药品名称	恩替卡韦　Entecavir
抗菌谱与适应证	用于治疗病毒复制活跃、血清丙氨酸氨基转移酶（ALT）持续升高或肝脏组织学显示有活动性病变的慢性成人乙型肝炎
制剂与规格	恩替卡韦片：0.5mg
用法与用量	口服给药，一次 0.5mg，一日 1 次，餐前或餐后至少 2 小时空腹服用。拉米夫定治疗时发生病毒血症或出现耐药突变者，一次 1mg，一日 1 次

续 表

注意事项	1. 有慢性乙型肝炎患者停止治疗后，出现重度急性肝炎发作的报道。应在医师的指导下改变治疗方法 2. 核苷类药物在单独或与其他抗反转录病毒药物联合使用时，已经有乳酸型酸中毒和重度的脂肪性肝大，包括死亡病例的报道 3. 使用恩替卡韦治疗并不能降低经性接触或污染血源传播 HBV 的危险性。因此，需要采取适当的防护措施
禁忌	对恩替卡韦或制剂中任何成分过敏者禁用
不良反应	常见 ALT 升高、疲乏、眩晕、恶心、腹痛、腹部不适、肝区不适、肌肉疼痛、失眠和皮疹
特殊人群用药	肝、肾功能不全患者：接受肝移植者，脂肪性肝大者，肾功能损害者慎用 儿童：16 岁以下患儿用药的安全性和有效性尚未建立 妊娠与哺乳期妇女：妊娠安全性分级为 C 级；不推荐哺乳期妇女使用
药典	
国家处方集	CNF
医保目录	【保（乙）】
基本药物目录	
其他推荐依据	
■ 药品名称	**替比夫定　Telbivudine**
抗菌谱与适应证	本药用于有病毒复制证据以及有血清氨基转移酶（ALT 或 AST）持续升高或肝组织活动性病变证据的慢性乙型肝炎成人患者
制剂与规格	替比夫定片：600mg
用法与用量	口服给药：推荐剂量为一次 600mg，一日 1 次。本品可用于有肾功能受损的慢性乙型肝炎患者。对于肌酐清除率≥50ml/min 的患者，无须调整推荐剂量。对于肌酐清除率<50ml/min 的患者及正接受血透治疗的终末期肾病（ESRD）患者需要调整给药间隔。对于终末期肾病患者，应在血透后服用本品 替比夫定在肾功能不全患者中的给药间隔调整：肌酐清除率≥50ml/min，600 mg，每天 1 次；肌酐清除率 30～49ml/min，600 mg，每 48 小时 1 次；肌酐清除率<30ml/min（无须透析），600mg，每 72 小时 1 次；终末期肾疾病患者，600mg，每 96 小时 1 次
注意事项	1. 停止治疗可能发生肝炎急性加重，停止治疗时应密切监测肝功能，若必要，应重新进行抗乙型肝炎治疗 2. 单用核苷类药物或合用其他抗反转录病毒药物会导致乳酸性酸中毒和严重的伴有脂肪变性的肝大，包括致命事件 3. 在治疗过程中可出现肌无力、触痛或疼痛，应及时报告医师 4. 使用替比夫定治疗并不能降低经性接触或污染血源传播 HBV 的危险性，需要采取适当的防护措施 5. 服用本品期间，应当定期监测乙型肝炎生化指标、病毒学指标和血清标志物，至少每 6 个月 1 次
禁忌	对替比夫定及本品的其他任何成分过敏的患者禁用

续　表

不良反应	常见恶心、腹泻、腹胀、消化不良、头晕、头痛、皮疹、血淀粉酶升高、脂肪酶升高、ALT 升高、CK 升高等
特殊人群用药	肝、肾功能不全患者：在肾功能障碍或潜在肾功能障碍风险的患者，使用时应调整给药间隔，并密切监测肾功能 儿童：不推荐儿童使用本药 老年人：慎用 妊娠与哺乳期妇女：妊娠安全性分级为 B 级。对妊娠妇女只有在利益大于风险时，方可使用。建议用药时停止授乳
药典	
国家处方集	CNF
医保目录	【保（乙）】
基本药物目录	
其他推荐依据	
■ 药品名称	奥司他韦　Oseltamivir
抗菌谱与适应证	1. 用于治疗成人和 1 岁及以上儿童的甲型和乙型流行性感冒 2. 用于预防成人和 13 岁及以上青少年的甲型和乙型流行性感冒
制剂与规格	磷酸奥司他韦胶囊：75mg
用法与用量	成人和青少年（13 岁以上）：口服给药，①预防：推荐用量为一次 75mg，一日 1 次。与感染者密切接触后，预防用药的时间不少于 7 日，流感流行期间则应为 6 周。②治疗：推荐用量为一次 75mg，一日 2 次，连用 5 日。儿童（1 岁以上）治疗用药：体重≤15kg，一次 30ml，一日 2 次，共 5 日。体重23～40kg，一次 60ml，一日 2 次，共 5 日。体重>40kg，一次 75mg，一日 2 次，共 5 日
注意事项	1. 奥司他韦不能取代流感疫苗；其使用不应影响每年接种流感疫苗；只有在可靠的流行病学资料显示社区出现了流感病毒感染后才考虑用于治疗和预防 2. 对肌酐清除率 10～30ml/min 的患者，用于治疗和预防的推荐剂量应做调整。不推荐用于肌酐清除率<10ml/min 的患者和严重肾衰竭需定期进行血液透析和持续腹膜透析的患者 3. 应对患者自我伤害和谵妄事件进行密切监测
禁忌	对奥司他韦及其制剂中任何成分过敏者禁用
不良反应	极少见皮肤发红、皮疹、皮炎和大疱疹、肝炎和 AST 及 ALT 升高、胰腺炎、血管性水肿、喉部水肿、支气管痉挛、面部水肿、嗜酸性粒细胞增多、白细胞减少和血尿
特殊人群用药	肝、肾功能不全患者：肌酐清除率（Ccr）<10ml/min 或严重肾衰竭需定期血液透析或持续腹膜透析者不推荐使用，肾功能不全者（Ccr 为 10～30ml/min）慎用 儿童：慎用 妊娠与哺乳期妇女：妊娠安全性分级为 C 级；哺乳期妇女应权衡利弊后使用
药典	
国家处方集	CNF
医保目录	【保（乙）】

续 表

基本药物目录	
其他推荐依据	
■ 药品名称	利巴韦林 Ribavirin
抗菌谱与适应证	1. 主要用于呼吸道合胞病毒（RSV）引起的病毒性肺炎与支气管炎 2. 用于流感病毒感染 3. 用于皮肤疱疹病毒感染 4. 局部用于单纯疱疹病毒性角膜炎 5. 与干扰素 α-2b 联用，用于治疗慢性丙型肝炎
制剂与规格	利巴韦林片：①20mg；②50mg；③100mg 利巴韦林含片：①20mg；②100mg 利巴韦林分散片：100mg 利巴韦林胶囊：①100mg；②150mg 利巴韦林颗粒：①50mg；②100mg；③150mg 利巴韦林泡腾颗粒：①50mg；②150mg 利巴韦林口服液：5ml：150mg 利巴韦林滴眼液：0.1%（8ml：8mg） 利巴韦林眼膏：①2g：0.8mg；②2.5：12.5mg
用法与用量	成人：口服，①体重<65kg 者，一次 400mg，一日 2 次；②体重 65～85kg 者早 400mg，晚 600mg；③体重>85kg 者一次 600mg，一日 2 次 外用，①滴眼液：滴眼，一次 1 滴，一小时 1 次，病情好转后每 2 小时 1 次；②眼膏：涂于患眼结膜囊内，一次适量，一日 2～4 次
注意事项	长期或大剂量服用对肝功能、血象有不良反应。有严重贫血、肝功能异常者慎用
禁忌	对本药过敏者，有心脏病史或心脏病患者，肌酐清除率<50ml/min 的患者，有胰腺炎症状或胰腺炎患者，自身免疫性肝炎患者，活动性结核患者，地中海贫血和镰状细胞贫血患者，孕妇和可能妊娠的妇女，计划妊娠妇女的男性配偶禁用
不良反应	常见贫血、乏力等，停药后即消失。少见疲倦、头痛、失眠、食欲减退、恶心、呕吐、轻度腹泻、便秘等
特殊人群用药	肝、肾功能不全患者：肝、肾功能异常者慎用 老年人：不推荐使用 妊娠与哺乳期妇女：妊娠安全性分级为 X 级。孕妇及可能妊娠的妇女禁用，不推荐哺乳期妇女使用
药典	USP、Eur. P.、Chin. P.
国家处方集	CNF
医保目录	【保（甲）】
基本药物目录	【基】
其他推荐依据	
■ 药品名称	金刚烷胺 Amantadine
抗菌谱与适应证	1. 用于原发性帕金森病，脑炎、一氧化碳中毒、老年人合并脑动脉硬化所致的帕金森叠加综合征及药物诱发的锥体外系反应 2. 也用于预防或治疗亚洲 A-Ⅱ型流感病毒引起的呼吸道感染

续　表

制剂与规格	盐酸金刚烷胺片：100mg 盐酸金刚烷胺胶囊：100mg
用法与用量	成人：口服给药，抗帕金森病：一次 100mg，一日 1～2 次。一日最大剂量为 400mg；抗病毒，一次 200mg，一日 1 次；或一次 100mg，每 12 小时 1 次。儿童：口服给药，①1～9 岁儿童，抗病毒，每 8 小时用 1.5～3mg/kg，或每 12 小时用 2.2～4.4mg/kg，也有推荐每 12 小时用 1.5mg/kg。一日最大量不宜超过 150mg。疗程 3～5 日，不宜超过 10 日。②9～12 岁儿童，抗病毒，每 12 小时口服 100mg。③12 岁或 12 岁以上儿童，抗病毒，同成人用量
注意事项	1. 有癫痫史、精神错乱、幻觉、充血性心力衰竭、肾功能不全、外周血管性水肿或直立性低血压的患者应在严密监护下使用 2. 治疗帕金森病时不应突然停药 3. 用药期间不宜驾驶车辆、操纵机械或高空作业 4. 每日最后一次服药时间应在下午 4 时前，以避免失眠
禁忌	对金刚烷胺过敏、新生儿和 1 岁以下婴儿、哺乳期妇女禁用
不良反应	常见眩晕、失眠和神经质，恶心、呕吐、畏食、口干、便秘
特殊人群用药	肝、肾功能不全患者：肾功能不全者，肝脏疾病患者慎用 老年人：慎用 妊娠与哺乳期妇女：妊娠安全性分级为 C 级；孕妇慎用；哺乳妇女禁用
药典	USP、Eur. P.、Chin. P.、Jpn. P.
国家处方集	CNF
医保目录	【保（甲）】
基本药物目录	【基】
其他推荐依据	
■ 药品名称	金刚乙胺　Rimantadine
抗菌谱与适应证	1. 本药适用于预防成人 A 型（包括 H1N1、H2N2、H3N2）流感病毒感染 2. 本药适用于预防儿童 A 型流感病毒感染
制剂与规格	盐酸金刚乙胺片：0.1g 盐酸金刚乙胺口服颗粒：2g：50mg
用法与用量	成人及 10 岁以上儿童：口服给药，①预防：一次 100mg，一日 2 次。②治疗：一次 100mg，一日 2 次。从症状开始连续治疗约 7 日。肾功能不全时剂量：对于肾衰竭（Ccr≤10ml/min）患者，推荐剂量为一日 100mg。肝功能不全时剂量：对于严重的肝功能不全患者，推荐剂量为一日 100mg。老年人剂量：对于中老年家庭护理患者，推荐剂量为一日 100mg。儿童（10 岁以下）：口服给药用于预防：5mg/kg，一日 1 次，但总量不超过 150mg
注意事项	癫痫患者慎用。金刚烷类药物可改变患者的注意力和反应性
禁忌	对金刚烷类药物过敏者及严重肝功能不全者禁用
不良反应	1. 胃肠道反应：恶心、呕吐、腹痛、食欲缺乏、腹泻 2. 神经系统障碍：神经过敏、失眠、集中力差、头晕、头痛、老年人步态失调 3. 其他：无力、口干

续 表

特殊人群用药	肝、肾功能不全者：慎用 儿童：本药用于1岁以下儿童的有效性和安全性尚不明确 老年人：慎用 妊娠与哺乳期妇女：妊娠安全性分级为C级；哺乳期妇女用药应权衡利弊
药典	USP
国家处方集	CNF
医保目录	【保（乙）】
基本药物目录	
其他推荐依据	
■ 药品名称	伐昔洛韦 Valaciclovir
抗菌谱与适应证	1. 主要用于带状疱疹 2. 用于治疗单纯疱疹病毒感染及预防复发，包括生殖器疱疹的初发和复发
制剂与规格	盐酸伐昔洛韦片：①150mg；②300mg
用法与用量	口服给药：1次0.3g，一日2次，饭前空腹服用。带状疱疹连续服药10日。单纯性疱疹连续服药7日
注意事项	1. 严重免疫功能缺陷者长期或多次应用本品治疗后可能引起单纯疱疹和带状疱疹病毒对本品耐药 2. 服药期间应给予患者充分的水，防止药物在肾小管内沉淀 3. 生殖器复发性疱疹感染以间歇短程疗法给药有效。生殖器复发性疱疹的长期疗法也不应超过6个月
禁忌	对本品及阿昔洛韦过敏者禁用
不良反应	偶有头晕、头痛、关节痛、恶心、呕吐、腹泻、胃部不适、食欲减退、口渴、白细胞下降、蛋白尿及尿素氮轻度升高、皮肤瘙痒等
特殊人群用药	肝、肾功能不全患者：慎用 儿童：2岁以下儿童禁用，2岁以上儿童慎用 老年人：老年患者由于生理性肾功能衰退，剂量与用药间期需调整 妊娠与哺乳期妇女：孕妇禁用。妊娠安全性分级为B级；哺乳妇女应慎用
药典	Chin. P.
国家处方集	CNF
医保目录	【保（乙）】
基本药物目录	
其他推荐依据	
■ 药品名称	沙奎那韦 Saquinavir
抗菌谱与适应证	与其他抗反转录病毒药物联用，治疗HIV-1感染
制剂与规格	甲磺酸沙奎那韦片：600mg

续　表

用法与用量	口服给药：一次600mg，一日3次，饭后服用
注意事项	糖尿病或高血糖症患者，A型和B型血友病患者慎用
禁忌	对本药过敏者，严重肝功能受损者禁用
不良反应	腹泻、恶心和腹部不适
特殊人群用药	肝、肾功能不全患者：严重肝功能受损者禁用；中度肝功能受损者，严重肾功能不全者慎用 儿童：16岁以下患者使用本药的安全性及有效性尚不明确 老年人：60岁以上老年患者用药研究尚不充分 妊娠与哺乳期妇女：妊娠安全性分级为B级；用药妇女应暂停授乳
药典	USP
国家处方集	CNF
医保目录	【保（乙）】
基本药物目录	
其他推荐依据	
■ 药品名称	阿昔洛韦　Aciclovir
抗菌谱与适应证	1. 单纯疱疹病毒（HSV）感染：①口服用于生殖器疱疹病毒感染初发和复发患者；对反复发作患者可用作预防。②静脉制剂用于免疫缺陷者初发和复发性皮肤黏膜HSV感染的治疗以及反复发作患者的预防；也用于单纯疱疹性脑炎的治疗。③外用可用于HSV引起的皮肤和黏膜感染 2. 带状疱疹病毒（HZV）感染：①口服用于免疫功能正常者带状疱疹和免疫缺陷轻症患者的治疗；②静脉制剂用于免疫缺陷者严重带状疱疹或免疫功能正常者弥散型带状疱疹的治疗；③外用可用于HZV引起的皮肤和黏膜感染 3. 免疫缺陷者水痘的治疗 4. 眼部疾病：①结膜下注射或全身用药（口服或静脉滴注）：用于急性视网膜坏死综合征（ARN）、视网膜脉络膜炎、HSV性葡萄膜炎；②局部用药：滴眼液或眼膏，用于HZV性角膜炎、结膜炎、眼睑皮炎及HSV性角膜炎
制剂与规格	阿昔洛韦片：①100mg；②200mg；③400mg 阿昔洛韦咀嚼片：①400mg；②800mg 阿昔洛韦胶囊：①100mg；②200mg 注射用阿昔洛韦：①250mg；②500mg 阿昔洛韦氯化钠注射液：①100ml（阿昔洛韦100mg、氯化钠900mg）；②250ml（阿昔洛韦250mg、氯化钠2.25g） 阿昔洛韦眼膏：2g：60mg 阿昔洛韦滴眼液：8ml：8mg
用法与用量	口服给药： 1. 急性带状疱疹：①片剂、分散片、咀嚼片：一次200～800mg，每4小时1次，一日5次，连用7～10日；②缓释片：一次1600mg，每8小时1次，连用10日 2. 生殖器疱疹： （1）初发：①片剂、分散片、咀嚼片：一次200mg，每4小时1次，一日5次，连用10日；②缓释片、缓释胶囊：一次400mg，每8小时1次，连用10日

续 表

	（2）慢性复发：①片剂、分散片、咀嚼片：一次200～400mg，一日2次，持续治疗4～6个月或12个月，然后进行再评价。根据再评价结果，选择一次200mg，一日3次，或一次200mg、一日5次的治疗方案。在症状初期，可及时给予间歇性治疗：一次200mg，每4小时1次，一日5次，连用5日以上。②缓释片、缓释胶囊：一次200～400mg，一日3次，持续治疗6～12个月，然后进行再评价。根据再评价结果，选择适宜的治疗方案 3. 水痘：①片剂、分散片、咀嚼片：一次800mg，一日4次，连用5日。②缓释片：一次1600mg，一日2次，连用5日 静脉滴注：一日最大剂量为30mg/kg 1. 重症生殖器疱疹初治：一次5mg/kg，每8小时1次，共5日 2. 免疫缺陷者皮肤黏膜单纯疱疹或严重带状疱疹：一次5～10mg/kg，每8小时1次，滴注1小时以上，共7～10日 3. 单纯疱疹性脑炎：一次10mg/kg，每8小时1次，共10日 4. 急性视网膜坏死综合征：一次5～10mg/kg，每8小时1次，滴注1小时以上，连用7～10日，然后改为口服给药，一次800mg，一日5次，连续用药6～14周 外用：①滴眼液：滴眼，一次1滴，每2小时1次；②眼膏：涂于结膜囊内，一次适量，一日4～6次
注意事项	1. 对本品不能耐受者，精神异常或对细胞毒性药出现精神反应者（因静脉应用本药易产生精神症状），脱水者慎用 2. 宜缓慢静脉滴注，以避免本品在肾小管内沉淀，导致肾功能损害，并应防止药液漏至血管外，以免引起疼痛及静脉炎
禁忌	对阿昔洛韦过敏者禁用
不良反应	常见注射部位的炎症或静脉炎、皮肤瘙痒或荨麻疹、皮疹、发热、轻度头痛、恶心、呕吐、腹泻、蛋白尿、血液尿素氮和血清肌酐值升高、肝功能异常如AST、ALT、碱性磷酸酶、乳酸脱氢酶、总胆红素轻度升高等
特殊人群用药	肝、肾功能不全者：慎用 儿童：儿童用药尚未发现特殊不良反应，但仍应慎用 老年人：无充分的研究资料表明对65岁以上老人用药和年轻人用药有明显不同，但老年人用药仍应谨慎 妊娠与哺乳期妇女：能透过胎盘，孕妇用药应权衡利弊，妊娠安全性分级为B级；哺乳妇女用药应权衡利弊
药典	USP、Eur. P.、Chin. P.
国家处方集	CNF
医保目录	【保（甲/乙）】
基本药物目录	【基】
其他推荐依据	
■ 药品名称	**泛昔洛韦　Famciclovir**
抗菌谱与适应证	用于治疗带状疱疹和原发性生殖器疱疹
制剂与规格	泛昔洛韦片：①125mg；②250mg 泛昔洛韦胶囊：125mg

续　表

用法与用量	口服给药：一次 250mg，每 8 小时 1 次。治疗带状疱疹的疗程为 7 日，治疗急性原发性生殖器疱疹的疗程为 5 日
注意事项	乏昔洛韦不能治愈生殖器疱疹，是否能够防止疾病传播尚不清楚
禁忌	对泛昔洛韦及喷昔洛韦过敏者禁用
不良反应	常见头痛、恶心。此外尚可见头晕、失眠、嗜睡、感觉异常、腹泻、腹痛、消化不良、疲劳、发热、寒战、皮疹、皮肤瘙痒等
特殊人群用药	肝、肾功能不全患者：肾功能不全者慎用 儿童：不推荐使用 老年人：需注意调整剂量 妊娠与哺乳期妇女：本药的妊娠安全性分级为 B 级；哺乳期妇女用药时应暂停授乳
药典	Chin. P.
国家处方集	CNF
医保目录	【保（乙）】
基本药物目录	
其他推荐依据	
■ 药品名称	喷昔洛韦　Penciclovir
抗菌谱与适应证	用于口唇及面部单纯疱疹、生殖器疱疹等
制剂与规格	喷昔洛韦乳膏：①2g：20mg；②5g：50mg；③10g：100mg 注射用喷昔洛韦：250mg
用法与用量	局部给药：外涂患处，一日 4～5 次，应尽早（有先兆或损害出现时）开始治疗。静脉滴注：一次 5mg/kg，每 12 小时 1 次
注意事项	1. 仅用静脉滴注给药，且应缓慢（1 小时以上），防止局部浓度过高，引起疼痛及炎症 2. 溶液配制后应立即使用，不能冷藏，用剩溶液应废弃，稀释药液时出现白色浑浊或结晶则不能使用 3. 软膏不用于黏膜，因刺激作用，勿用于眼内及眼周
禁忌	对喷昔洛韦及泛昔洛韦过敏者禁用
不良反应	注射后可见头痛、头晕、肌酐清除率少量增加，血压轻度下降等。外用时偶见头痛、用药局部灼热感、疼痛、瘙痒等
特殊人群用药	儿童：12 岁以下儿童用药的安全性和有效性尚未确立 妊娠与哺乳期妇女：妊娠安全性分级为 B 级
药典	
国家处方集	CNF
医保目录	【保（乙）】
基本药物目录	

续 表

其他推荐依据	
■ 药品名称	**更昔洛韦 Ganciclovir**
抗菌谱与适应证	1. 主要用于免疫缺陷患者（包括艾滋病患者）并发巨细胞病毒（CMV）视网膜炎的诱导期和维持期治疗 2. 也用于接受器官移植的患者预防 CMV 感染 3. 用于单纯疱疹病毒性角膜炎
制剂与规格	更昔洛韦胶囊：250mg 更昔洛韦注射液：①10ml：500mg；②5ml：250mg 注射用更昔洛韦：①50mg；②150mg；③250mg；④500mg 更昔洛韦滴眼液：8ml：8mg 更昔洛韦眼膏：2g：20mg 更昔洛韦眼用凝胶：5g：7.5mg
用法与用量	静脉滴注： 1. 治疗 CMV 视网膜炎：①初始剂量：5mg/kg，每 12 小时 1 次，连用 14～21 日；②维持剂量：5mg/kg，一日 1 次，一周 5 日；或 6mg/kg，一日 1 次，一周 5 日 2. 预防器官移植受者的 CMV 感染：①初始剂量：5mg/kg，每 12 小时 1 次，连用 7～14 日；②维持剂量：5mg/kg，一日 1 次，一周 7 日；或 6mg/kg，一日 1 次，一周 5 日 口服给药： 1. CMV 视网膜炎的维持治疗：在诱导治疗后，推荐维持量为一次 1000mg，一日 3 次。也可在非睡眠时一次服 500mg，每 3 小时 1 次，一日 6 次。维持治疗时若 CMV 视网膜炎有发展，则应重新进行诱导治疗 2. 晚期 HIV 感染患者 CMV 感染的预防：预防剂量为一次 1000mg，一日 3 次 3. 器官移植受者 CMV 感染的预防：预防剂量为一次 1000mg，一日 3 次。用药疗程根据免疫抑制的时间和程度确定。经眼给药：一次 1 滴，一日 4 次，疗程 3 周
注意事项	1. 本品可引起中性粒细胞减少、血小板减少，并易引起出血和感染，用药期间应注意口腔卫生 2. 用药期间应每 2 周进行血清肌酐或肌酐清除率的测定
禁忌	对本药或阿昔洛韦过敏者，严重中性粒细胞减少（$<0.5\times10^9$/L）或严重血小板减少（$<25\times10^9$/L）的患者禁用
不良反应	1. 常见的为骨髓抑制 2. 可出现中枢神经系统症状，如精神异常、紧张、震颤等 3. 可出现皮疹、瘙痒、药物热、头痛、头晕、呼吸困难等
特殊人群用药	儿童：由于本药有致癌和影响生殖能力的远期毒性，在儿童中静脉或口服使用本药应充分权衡利弊后再决定是否用药 妊娠与哺乳期妇女：孕妇应充分权衡利弊后再决定是否用药。妊娠安全性分级为 C 级；哺乳妇女在用药期间应停止授乳
药典	USP、Chin. P.
国家处方集	CNF
医保目录	【保（乙）】
基本药物目录	

续　表

其他推荐依据	
■ 药品名称	碘苷　Idoxuridine
抗菌谱与适应证	用于治疗带状疱疹病毒感染、单纯疱疹性角膜炎和牛痘病毒性角膜炎
制剂与规格	碘苷滴眼液：①8ml：8mg；②10ml：10mg
用法与用量	经眼给药：滴于患侧结膜囊内，一次1～2滴，每1～2小时1次
注意事项	1. 碘苷对单纯疱疹病毒Ⅱ型感染无效 2. 可与睫状肌麻痹药、抗菌药物及肾上腺皮质激素合用。激素能促使病毒感染扩散，故禁用于浅层角膜炎，但可用于基质性角膜炎、角膜水肿或虹膜炎
禁忌	眼外科手术创伤愈合期，对本药及碘制剂过敏的患者禁用
不良反应	有畏光、局部充血、水肿、痒或疼痛等不良反应；也可发生过敏反应眼睑水肿。长期滴用，可引起接触性皮炎、点状角膜病变、滤泡性结膜炎、泪点闭塞等
特殊人群用药	儿童：儿童用药尚缺乏资料，一般不用于婴幼儿 妊娠与哺乳期妇女：孕妇不宜使用；哺乳期妇女不宜使用
药典	USP、Eur. P.、Chin. P.、Jpn. P.
国家处方集	CNF
医保目录	
基本药物目录	
其他推荐依据	
■ 药品名称	阿糖腺苷　Vidarabine
抗菌谱与适应证	用于治疗疱疹病毒感染所致的口炎、皮疹、脑炎及巨细胞病毒感染
制剂与规格	注射用阿糖腺苷：200mg 注射用单磷酸阿糖腺苷：①100mg；②200mg
用法与用量	肌内注射或缓慢静脉注射：成人，按体重一次5～10mg/kg，一日1次
注意事项	如注射部位疼痛，必要时可加盐酸利多卡因注射液解除疼痛症状
禁忌	妊娠与哺乳期妇女禁用
不良反应	可见注射部位疼痛
特殊人群用药	肝、肾功能不全患者：慎用 妊娠与哺乳期妇女：孕妇禁用。妊娠安全性分级为C级；哺乳妇女禁用
药典	USP
国家处方集	CNF
医保目录	
基本药物目录	

续 表

其他推荐依据	
■ 药品名称	酞丁安 Ftibamzone
抗菌谱与适应证	1. 用于各型沙眼 2. 用于单纯疱疹、带状疱疹 3. 用于尖锐湿疣、扁平疣 4. 用于浅部真菌感染，如体癣、股癣、手足癣等
制剂与规格	酞丁安滴眼液：0.1%（8ml：8mg） 酞丁安搽剂：5ml：25mg 酞丁安软膏：①10g：100mg；②10g：300mg
用法与用量	经眼给药：摇匀后滴眼，一次1滴，一日2～4次。局部给药：①单纯疱疹、带状疱疹：涂于患处，一日3次；②尖锐湿疣、扁平疣：涂于患处，一日3次；③浅部真菌感染：涂于患处，早晚各1次，体癣、股癣连用3周，手足癣连用4周
注意事项	1. 软膏剂、搽剂使用时注意勿入口内和眼内 2. 涂布部位有灼烧感、瘙痒、红肿等，应停止用药，洗净
禁忌	对制剂药品中任何成分过敏者禁用
不良反应	少数病例有局部瘙痒刺激反应，如皮肤红斑、丘疹及刺痒感
特殊人群用药	儿童：儿童用药尚缺乏资料，一般不用于婴幼儿 妊娠与哺乳期妇女：哺乳期妇女不宜使用；孕妇禁用，育龄妇女慎用
药典	
国家处方集	CNF
医保目录	
基本药物目录	
其他推荐依据	
■ 药品名称	膦甲酸钠 Foscarnet Sodium
抗菌谱与适应证	1. 主要用于免疫缺陷者（如艾滋病患者）的巨细胞病毒性视网膜炎 2. 免疫功能损害患者耐阿昔洛韦单纯疱疹病毒性皮肤黏膜感染
制剂与规格	膦甲酸钠注射液：①100ml：2.4g；②250ml：3g；③250m：6g；④500ml：6g 膦甲酸钠氯化钠注射液：①100ml：2.4g；②250ml：3g 膦甲酸钠乳膏：①5g：150mg；②10g：300mg
用法与用量	静脉滴注： 1. 艾滋病患者巨细胞病毒性视网膜炎：①诱导期，推荐初始剂量60mg/kg，每8小时1次，连用2～3周，视治疗后的效果而定，也可每12小时90mg/kg；②维持期，维持剂量一日90～120mg/kg，滴注时间不得少于2小时。如患者在维持期视网膜炎症状加重时，应仍恢复诱导期剂量 2. 艾滋病患者巨细胞病毒性鼻炎：初始剂量60mg/kg，每8小时1次，滴注时间至少1小时，连用2～3周。根据患者肾功能和耐受程度调整剂量和给药时间。维持量一日90～120mg/kg，滴注2小时

续　表

	3. 耐阿昔洛韦的皮肤黏膜单纯疱疹病毒感染和带状疱疹病毒感染：推荐剂量一次40mg/kg，每8小时（或12小时）1次，滴注时间不得少于1小时，连用2～3周或直至治愈。外用：耐阿昔洛韦的皮肤黏膜单纯疱疹病毒感染：乳膏，一日3～4次，连用5日为一疗程
注意事项	1. 用药期间必须密切监测肾功能，根据肾功能情况调整剂量 2. 不能与其他肾毒性药物同时使用，不能与喷他脒联合静脉滴注，以免发生低钙血症 3. 注射剂避免与皮肤、眼接触，若不慎接触，应立即用清水洗净 4. 乳膏剂严格限用于免疫功能损害患者耐阿昔洛韦的单纯疱疹病毒性皮肤、黏膜感染
禁忌	对膦甲酸钠过敏者禁用
不良反应	肾功能损害、电解质紊乱、惊厥、贫血或血红蛋白降低、注射部位静脉炎、生殖泌尿道刺激症状或溃疡等
特殊人群用药	肝、肾功能不全患者：肌酐清除率<0.4ml/min者（以kg计）禁用。肝肾功能不全者慎用 儿童：用药应权衡利弊 老年人：老年患者的肾小球滤过率下降，故用药前及用药期间应检查肾功能 妊娠与哺乳期妇女：妊娠安全性分级为C级；哺乳期妇女用药期间应暂停授乳
药典	Eur. P.
国家处方集	CNF
医保目录	【保（乙）】
基本药物目录	
其他推荐依据	

第十七节　抗真菌药

■ 药品名称	两性霉素B　AmphotericinB
抗菌谱与适应证	1. 用于治疗隐球菌病、北美芽生菌病、播散性念珠菌病、球孢子菌病、组织胞质菌病 2. 用于治疗由毛霉菌、根霉属、犁头霉菌属、内胞霉属和蛙粪霉属等所致的毛霉病 3. 用于治疗由申克孢子丝菌引起的孢子丝菌病 4. 用于治疗由烟曲菌所致的曲菌病 5. 外用制剂适用于着色真菌病、烧伤后皮肤真菌感染、呼吸道念珠菌、曲菌或隐球菌感染、真菌性角膜溃疡
制剂与规格	注射用两性霉素B：①5mg（5000U）；②25mg（2.5万U）；③50mg（5万U） 注射用两性霉素B脂质体：①2mg（2000U）；②10mg（1万U）；③50mg（5万U）；④100mg（10万U）
用法与用量	静脉滴注：①起始剂量为1～5mg或按体重一次0.02～0.1mg/kg，以后根据患者耐受情况每日或隔日增加5mg，当增加至一次0.6～0.7mg/kg时即可暂停增加剂量。②最高单次剂量不超过1mg/kg，每日或隔1～2日给药1次，总累积量1.5～3g，疗程1～3个月，视患者病情也可延长至6个月。治疗鼻脑毛霉病时，累积治疗量至少3～4g，治疗白色念珠菌感染，疗

续 表

	程总量约为1g；治疗隐球菌脑膜炎，疗程总量约为3g。③对敏感真菌所致的感染宜采用较小剂量，即一次20～30mg，疗程也宜较长。鞘内注射对隐球菌脑膜炎，除静脉滴注外尚需鞘内给药。首次剂量为0.05～0.1mg，以后逐渐增至一次0.5mg，最大量一次不超过1mg，每周2～3次，总量15mg左右。雾化吸入：5～10mg，一日分2次喷雾，疗程1个月。两性霉素B脂质体：静脉注射，起始剂量一日0.1mg/kg，如无不良反应，第2日开始增加一日0.25～0.5mg/kg，剂量逐日递增至维持剂量一日1～3mg/kg。输液速度以不大于0.15mg/ml为宜
注意事项	1. 治疗期间定期严密随访血、尿常规，肝肾功能，血钾，心电图等，如血尿素氮或血肌酐明显升高时，则需减量或暂停治疗，直至肾功能恢复 2. 为减少不良反应，给药前可给非类固醇抗炎药和抗组胺药 3. 本品宜缓慢避光滴注，每剂滴注时间至少6小时 4. 药液静脉滴注时应避免外漏，因其可致局部刺激
禁忌	对两性霉素B过敏及严重肝病患者禁用
不良反应	1. 静脉滴注过程中或静脉滴注后发生寒战、高热、严重头痛、食欲缺乏、恶心、呕吐，有时可出现血压下降、眩晕等 2. 几乎所有患者在疗程中均可出现不同程度的肾功能损害，尿中可出现红细胞、白细胞、蛋白和管型、血尿素氮和肌酐增高，肌酐清除率降低，也可引起肾小管性酸中毒 3. 低钾血症 4. 血液系统毒性反应有正常红细胞性贫血，偶有白细胞或血小板减少
特殊人群用药	肝、肾功能不全患者：肝病患者，肾功能损害者慎用。严重肝病患者禁用 老年人：减量慎用 妊娠与哺乳期妇女：妊娠安全性分级为B级。哺乳期妇女应避免应用本药或用药时暂停授乳
药典	USP、Eur. P.、Chin. P.、Jpn. P.
国家处方集	CNF
医保目录	【保（乙）】
基本药物目录	
其他推荐依据	
■ 药品名称	**氟康唑　Fluconazol**
抗菌谱与适应证	1. 念珠菌病：①全身性念珠菌病：如念珠菌败血症、播散性念珠菌病及其他非浅表性念珠菌感染等，包括腹膜、心内膜、肺部、尿路的感染；②黏膜念珠菌病：包括口咽部及食管感染、非侵入性肺及支气管感染、念珠菌尿症等；③阴道念珠菌病 2. 隐球菌病：用于治疗脑膜以外的新型隐球菌病；也用于两性霉素B与氟胞嘧啶联用初治后的维持治疗 3. 皮肤真菌病：如体癣、手癣、足癣、头癣、指（趾）甲癣、花斑癣等，还可用于皮肤着色真菌病 4. 用于真菌感染所引起的睑缘炎、结膜炎、角膜炎等 5. 预防真菌感染的发生，常见于恶性肿瘤、免疫抑制、骨髓移植、接受细胞毒类药化疗或放疗等患者 6. 球孢子菌病、芽生菌病、组织胞质菌病等

续　表

制剂与规格	氟康唑片：①50mg；②100mg；③150mg；④200mg 氟康唑胶囊：①50mg；②100mg；③150mg 氟康唑注射液：①50ml：100mg；②100ml：200mg
用法与用量	静脉滴注： 1. 念珠菌败血症、播散性念珠菌病及其他非浅表性念珠菌感染：常用剂量为第1日400mg，以后一日200mg。根据临床症状，可将日剂量增至400mg 2. 口咽部念珠菌病：常用剂量为一次50mg，一日1次，连用7～14日 3. 食管感染、非侵入性肺及支气管感染、念珠菌尿症等：剂量为一次50mg，一日1次，连用14～30日。对异常难以治愈的黏膜念珠菌感染，剂量可增至一次100mg，一日1次 4. 阴道念珠菌病：单剂150mg 5. 隐球菌性脑膜炎及其他部位隐球菌感染：常用剂量为第1日400mg，以后一日200～400mg，疗程根据临床症状而定，但对隐球菌性脑膜炎，疗程至少为6～8周。为防止艾滋病患者的隐球菌性脑膜炎的复发，在完成基本疗程治疗后，可继续给予维持量，一日200mg 6. 预防真菌感染（如恶性肿瘤患者等）：患者在接受化疗或放疗时，一次50mg，一日1次
注意事项	1. 需定期监测肝肾功能，用于肝肾功能减退者需减量应用 2. 在免疫缺陷者中的长期预防用药，已导致念珠菌属等对氟康唑等吡咯类抗真菌药耐药性的增加，应避免无指征预防用药 3. 与肝毒性药物合用、需服用氟康唑2周以上或接受多倍于常用剂量的本品时，可使肝毒性的发生率增高，需严密观察
禁忌	对氟康唑或其他吡咯类药物有过敏史者禁用
不良反应	1. 常见恶心、呕吐、腹痛或腹泻等 2. 过敏反应，可表现为皮疹，偶可发生严重的剥脱性皮炎、渗出性多形红斑 3. 肝毒性，治疗过程中可发生轻度一过性AST及ALT升高 4. 可见头晕、头痛
特殊人群用药	肝、肾功能不全患者：肝、肾功能损害者慎用 儿童：本药对小儿的影响缺乏充足的研究资料，用药需谨慎 妊娠与哺乳期妇女：孕妇用药须权衡利弊。妊娠安全性分级为C级；不推荐哺乳期妇女使用
药典	USP、Chin. P.
国家处方集	CNF
医保目录	【保（乙）】
基本药物目录	【基】
其他推荐依据	
■ 药品名称	伊曲康唑　Itraconazole
抗菌谱与适应证	1. 注射液：用于全身性真菌感染，如曲霉病、念珠菌病、隐球菌病（包括隐球菌性脑膜炎）、组织胞质菌病、孢子丝菌病、巴西副球孢子菌病、芽生菌病和其他多种少见的全身性或热带真菌病。用于口腔、咽部、食管、阴道念珠菌感染以及真菌性结膜炎、真菌性角膜炎

续 表

	2. 胶囊剂：适用于治疗肺部及肺外芽生菌病；组织胞质菌病，包括慢性空洞性肺部疾病和非脑膜组织胞质菌病，以及不能耐受两性霉素 B 或两性霉素 B 治疗无效的肺部或肺外曲霉病。浅部真菌感染，如手足癣、体癣、股癣、花斑癣等。口腔、咽部、食管、阴道念珠菌感染，以及真菌性结膜炎、真菌性角膜炎。用于皮肤癣菌和（或）酵母菌所致甲真菌病 3. 口服液：适用于粒细胞缺乏患者怀疑真菌感染的经验治疗，口咽部和食管念珠菌病的治疗 4. 静脉注射液：适用于粒细胞缺乏患者怀疑真菌感染的经验治疗，还适用于治疗肺部及肺外芽生菌病；组织胞质菌病，包括慢性空洞性肺部疾病和非脑膜组织胞质菌病；以及不能耐受两性霉素 B 或两性霉素 B 治疗无效的肺部或肺外曲霉病
制剂与规格	伊曲康唑胶囊：100mg 伊曲康唑口服液：150ml：1.5g 伊曲康唑注射液：25ml：250mg
用法与用量	口服给药： 1. 体癣、股癣：一日 100mg，疗程 15 日；手足癣：一次 200mg，一日 2 次，疗程 7 日，或一日 100mg，疗程 30 日 2. 花斑癣：一次 200mg，一日 1 次，疗程 7 日 3. 甲真菌病：①冲击疗法：一次 200mg，一日 2 次，连服 1 周。指（趾）甲感染分别需要 2 个和 3 个冲击疗程，每个疗程间隔 3 周。②连续治疗：一次 200mg，一日 1 次，连用 3 个月 4. 真菌性角膜炎：一次 200mg，一日 1 次，疗程 21 日 5. 曲霉病：一次 200mg，一日 1 次，疗程 2～5 个月；对侵袭性或播散性感染者，可增加剂量至一次 200mg，一日 2 次 6. 念珠菌病：①常用量一次 100～200mg，一日 1 次，疗程 3 周至 7 个月；②口腔念珠菌病：一次 100mg，一日 1 次，疗程 15 日；③念珠菌性阴道炎：一次 200mg，一日 1 次，疗程 3 日 7. 非隐球菌性脑膜炎：一次 200mg，一日 1 次，疗程 2 个月至 1 年 8. 隐球菌性脑膜炎：一次 200mg，一日 2 次，疗程 2 个月至 1 年。维持量一日 1 次
注意事项	1. 对持续用药超过 1 个月者，及治疗过程中出现畏食、恶心、呕吐、疲劳、腹痛或尿色加深的患者，建议检查肝功能。如出现异常，应停止用药 2. 发生神经系统症状时应终止治疗 3. 对有充血性心力衰竭危险因素的患者，应谨慎用药，并严密监测
禁忌	1. 禁用于已知对伊曲康唑及辅料过敏的患者 2. 注射液禁用于不能注射 0.9% 氯化钠注射液的患者 3. 注射液禁用于肾功能损伤患者肌酐清除率<30ml/min 者 4. 禁止与特非那定、阿司咪唑、咪唑斯汀、西沙比利、多非利特、奎尼丁等合作
不良反应	1. 常见畏食、恶心、腹痛和便秘 2. 已有潜在病理改变并同时接受多种药物治疗的大多数患者，长疗程治疗时可见低钾血症、水肿、肝炎和脱发等症状
特殊人群用药	肝、肾功能不全患者：肝、肾功能不全者，肝酶升高、活动性肝病或有其他药物所致肝毒性史者不宜使用本药 儿童：用药应权衡利弊 老年人：慎用 妊娠与哺乳期妇女：孕妇用药应权衡利弊。本药的妊娠安全性分级为 C 级；哺乳期妇女用药应权衡利弊

续　表

药典	Eur. P.
国家处方集	CNF
医保目录	【保（乙）】
基本药物目录	
其他推荐依据	
■ 药品名称	伏立康唑　Voriconazole
抗菌谱与适应证	1. 侵袭性曲霉病 2. 对氟康唑耐药的念珠菌（包括克柔念珠菌）引起的严重侵袭性感染 3. 由足放线病菌属和镰刀菌属引起的严重感染 4. 非中性粒细胞减少患者的念珠菌血症 5. 应主要用于治疗免疫功能减退患者的进展性、可能威胁生命的感染
制剂与规格	伏立康唑薄膜衣片：①50mg；②200mg 伏立康唑干混悬剂：40mg/ml 注射用伏立康唑：200mg
用法与用量	口服给药： 1. 患者体重≥40kg：①用药第 1 日给予负荷剂量：一次 400mg，每 12 小时 1 次；②开始用药 24 小时后给予维持剂量：一次 200mg，一日 2 次 2. 患者体重<40kg：①用药第 1 日给予负荷剂量：一次 200mg，每 12 小时 1 次；②开始用药 24 小时后给予维持剂量：一次 100mg，一日 2 次 静脉给药： 1. 用药第 1 日给予负荷剂量：一次 6mg/kg，每 12 小时 1 次 2. 开始用药 24 小时后给予维持剂量：一次 4mg/kg，一日 2 次 3. 如果患者不能耐受维持剂量，可减为一次 3mg/kg，一日 2 次
注意事项	1. 治疗前或治疗期间应监测血电解质，如有电解质紊乱应及时纠正 2. 连续治疗超过 28 日者，需监测视觉功能 3. 片剂应在餐后或餐前至少 1 小时服用，其中含有乳糖成分，先天性的半乳糖不能耐受者、Lapp 乳糖酶缺乏或葡萄糖-半乳糖吸收障碍者不宜应用片剂 4. 在治疗中患者出现皮疹需严密观察，如皮损进一步加重则需停药。用药期间应避免强烈的、直接的阳光照射
禁忌	已知对伏立康唑或任何一种赋形剂有过敏史者、孕妇禁用
不良反应	常见视觉障碍、发热、皮疹、恶心、呕吐、腹泻、头痛、败血症、周围性水肿、腹痛及呼吸功能紊乱、肝功能试验值增高
特殊人群用药	肝、肾功能不全患者：严重肝功能减退患者慎用 儿童：12 岁以下儿童的用药安全性和有效性尚未建立 妊娠与哺乳期妇女：孕妇用药应权衡利弊。妊娠安全性分级为 D 级。哺乳期妇女用药应权衡利弊
药典	
国家处方集	CNF
医保目录	【保（乙）】

续 表

基本药物目录	
其他推荐依据	
■ 药品名称	卡泊芬净 Caspofungin
抗菌谱与适应证	1. 用于对其他药物治疗无效或不能耐受的侵袭性曲霉菌病 2. 用于念珠菌所致的食管炎、菌血症、腹腔内脓肿、腹膜炎及胸膜腔感染 3. 用于考虑系真菌感染引起的发热、中性粒细胞减少患者的经验治疗
制剂与规格	注射用醋酸卡泊芬净：①50mg；②70mg
用法与用量	静脉滴注：首日给予单次70mg的负荷剂量；之后给予一日50mg的维持剂量。对疗效欠佳且对本药耐受较好的患者，可将维持剂量加至一日70mg
注意事项	与环孢素同时使用，需权衡利弊
禁忌	对本品任何成分过敏者、哺乳期及妊娠期妇女禁用
不良反应	常见发热、头痛、腹痛、疼痛、恶心、腹泻、呕吐、AST升高、ALT升高、贫血、静脉炎/血栓性静脉炎。静脉输注并发症、皮肤皮疹、瘙痒等
特殊人群用药	肝、肾功能不全患者：肝功能不全或肝脏疾病患者，肾功能不全患者慎用 儿童：不推荐18岁以下的患者使用本药 妊娠与哺乳期妇女：除非必要，孕妇不得使用本药。妊娠安全性分级为C级；用药期间不宜授乳
药典	
国家处方集	CNF
医保目录	【保（乙）】
基本药物目录	
其他推荐依据	
■ 药品名称	米卡芬净 Micafungin
抗菌谱与适应证	由曲霉菌和念珠菌引起的下列感染：真菌血症、呼吸道真菌病、胃肠道真菌病
制剂与规格	注射用米卡芬净钠：50mg
用法与用量	静脉给药：成人一次50～150mg，一日1次，严重或难治性患者，可增加至一日300mg。切勿使用注射用水溶解本品。剂量增加至一日300mg用以治疗严重或难治性感染的安全性尚未完全确立。体重为50kg或以下的患者，一日剂量不应超过6mg/kg
注意事项	1. 可能出现肝功能异常或黄疸，应严密监测患者的肝功能 2. 溶解本品时勿用力摇晃输液袋，因易起泡，且泡沫不易消失 3. 本品在光线下可慢慢分解，给药时应避免阳光直射
禁忌	禁用于对本品任何成分有过敏史的患者
不良反应	1. 血液学异常：中性粒细胞减少症、血小板减少或溶血性贫血 2. 可能发生休克、过敏样反应 3. 可能出现肝功能异常或黄疸 4. 可能发生严重的肾功能不全如急性肾衰竭

续　表

特殊人群用药	儿童：儿童静脉使用本药的安全性和有效性尚未建立 妊娠与哺乳期妇女：妊娠安全性分级为C级；哺乳妇女用药需权衡利弊
药典	
国家处方集	CNF
医保目录	【保（乙）】
基本药物目录	
其他推荐依据	
■ 药品名称	特比萘芬　Terbinafine
抗菌谱与适应证	1. 口服给药：①由毛癣菌、小孢子菌和絮状表皮癣菌等所致皮肤、头发和指（趾）甲的感染；由念珠菌所致皮肤酵母菌感染。②多种癣病，如体癣、股癣、手癣、足癣和头癣等。③由丝状真菌引起的甲癣 2. 局部给药：由皮肤真菌、酵母菌及其他真菌所致体癣、股癣、手癣、足癣、头癣、花斑癣
制剂与规格	盐酸特比萘芬片：①125mg；②250mg 特比萘芬乳膏：①1g：10mg（1%）；②10g：100mg（1%） 盐酸特比萘芬软膏：①10g：100mg；②15g：150mg 特比萘芬溶液剂：30ml：300mg（1%） 盐酸特比萘芬搽剂：15ml：150mg 盐酸特比萘芬喷雾剂：15ml：150mg 盐酸特比萘芬散：10g：100mg
用法与用量	口服给药：一次125mg~250mg，一日1次。疗程视感染程度及不同的临床应用而定：体、股癣2~4周；手、足癣2~6周；皮肤念珠菌病2~4周；头癣4周；甲癣6~12周。局部给药：涂（或喷）于患处及其周围。①乳膏、搽剂、散剂：一日1~2次。一般疗程：体癣、股癣1~2周；花斑癣2周；足癣2~4周。②溶液剂：用于体癣、股癣，一日2次，连用1~2周；用于手癣、足癣、花斑癣，一日2次，连用2~4周。③喷雾剂：一日2~3次，1~2周为一疗程，喷于患处
注意事项	1. 口服对花斑癣无效 2. 使用过程中如出现不良反应症状，应停止用药 3. 软膏、凝胶及擦剂仅供局部皮肤使用皮肤涂敷后，可不必包扎。不宜用于开放性伤口，不能用于眼内，避免接触鼻、口腔及其他黏膜
禁忌	对特比萘芬或萘替芬及本药制剂中其他成分过敏者禁用
不良反应	1. 最常见胃肠道症状（腹满感、食欲减退、恶心、轻度腹痛及腹泻）或轻型的皮肤反应（皮疹、荨麻疹等） 2. 个别严重的有皮肤反应病例，如史-约综合征、中毒性表皮坏死松解症
特殊人群用药	肝、肾功能不全患者：肝、肾功能不全者慎用；严重肝、肾功能不全者禁用 儿童：不推荐用于2岁以下的儿童 老年人：适当调整给药剂量 妊娠与哺乳期妇女：孕妇用药应权衡利弊。本药的妊娠安全性分级为B级；哺乳期妇女用药期间应暂停授乳

续 表

药典	Eur. P.
国家处方集	CNF
医保目录	【保（乙）】
基本药物目录	
其他推荐依据	
■ 药品名称	氟胞嘧啶 Flucytosine
抗菌谱与适应证	用于治疗念珠菌属心内膜炎、隐球菌属脑膜炎、念珠菌属或隐球菌属真菌败血症、肺部感染和尿路感染
制剂与规格	氟胞嘧啶片：①250mg；②500mg 氟胞嘧啶注射液：250ml：2.5g
用法与用量	口服给药：一次 1000～1500mg，一日 4 次，用药疗程为数周至数月。为避免或减少恶心、呕吐，一次服药时间持续 15 分钟 静脉注射：一日 50～150mg/kg，分 2～3 次给药 静脉滴注：一日100～150mg/kg，分 2～3 次给药，静脉滴注速度为 4～10ml/min
注意事项	1. 单用氟胞嘧啶在短期内可产生真菌对本品的耐药菌株。治疗播散性真菌病时通常与两性霉素 B 联合应用 2. 骨髓抑制、血液系统疾病或同时接受骨髓移植药物者慎用 3. 用药期间应检查周围血象、肝肾功能，肾功能减退者需监测血药浓度
禁忌	对本品过敏者禁用
不良反应	1. 可致恶心、呕吐、畏食、腹痛、腹泻等胃肠道反应 2. 皮疹、嗜酸性粒细胞增多等变态反应 3. 可发生肝毒性反应，一般表现为 ALT 及 AST 一过性升高，偶见血清胆红素升高 4. 可致白细胞或血小板减少，偶可发生全血细胞减少，骨髓抑制和再生障碍性贫血
特殊人群用药	肝、肾功能不全患者：肝、肾功能损害者，尤其是同时应用两性霉素 B 或其他肾毒性药物时慎用；严重肝、肾功能不全者禁用 儿童：不宜使用 老年人：需减量 妊娠与哺乳期妇女：孕妇用药应权衡利弊。妊娠安全性分级为 C 级；哺乳期妇女用药应暂停授乳
药典	USP、Eur. P. 、Chin. P. 、Jpn. P.
国家处方集	CNF
医保目录	【保（乙）】
基本药物目录	
其他推荐依据	
■ 药品名称	制霉菌素 Nystatin
抗菌谱与适应证	用于念珠菌属引起的消化道、口腔、阴道、皮肤等念珠菌感染

续　表

制剂与规格	制霉菌素片：①10 万 U；②25 万 U；③50 万 U 制霉菌素阴道片：10 万 U 制霉菌素阴道泡腾片：10 万 U 制霉菌素阴道栓：10 万 U 制霉菌素口含片：10 万 U 制霉菌素软膏：①1g∶10 万 U；②1g∶20 万 U
用法与用量	口服给药：①消化道念珠菌病：一次（50～100）万 U，一日 3 次，连用 7～10 日。小儿按体重一日（5～10）万 U/kg。②口腔念珠菌病：取适量糊剂涂抹，2～3 小时一次；口含片一次 1～2 片，一日 3 次。 外用：皮肤念珠菌病，应用软膏，一日1～2 次，一次 1～2g 或适量涂抹于患处 阴道给药：①阴道片或栓剂：阴道念珠菌病，一次 10 万 U，一日 1～2 次；②阴道泡腾片：一次 10 万 U，一日 1～2 次，置于阴道深处，疗程 2 周或更久
注意事项	1. 本品对全身真菌感染无治疗作用 2. 本品混悬剂在室温中不稳定，临用前宜新鲜配制并于短期用完
禁忌	对本品过敏者禁用
不良反应	只服较大剂量时可发生腹泻、恶心、呕吐和上腹疼痛等消化道反应，减量或停药后迅速消失。局部应用可引起过敏性接触性皮炎
特殊人群用药	儿童：5 岁以下儿童慎用 妊娠与哺乳期妇女：妊娠安全性分级为 C 级。孕妇慎用；哺乳期妇女慎用
药典	USP、Eur. P. 、Jpn. P.
国家处方集	CNF
医保目录	【保（甲）】
基本药物目录	【基】
其他推荐依据	

药品名称索引（汉英对照）

C

D

E

F

K

L

M

N

O

P

Q

R

S

T

W

X

Y

Z

名词缩略语

ADE	药品不良事件
ADR	药品不良反应
AFP	甲胎蛋白
ALT	丙氨酸转氨酶
ANC	中性粒细胞计数
AOSC	急性梗阻性化脓性胆管炎
AST	天冬氨酸转氨酶
AZA	硫嘌呤
BNF	英国国家处方集
BNFC	英国国家儿童处方集
BP	英国药典（未特殊标明系指 2010 版）
BPC	英国药方集
CAP	急性乳腺炎
CEA	血清癌胚抗原
Chin. P.	中国药典（2005 版）
CNF	中国国家处方集（2010 版）
CNFC	中国国家处方集（儿童版）2013 年版
CT	电子计算机 X 射线断层扫描技术
CTA	肺动脉
CTE	CT 肠道成像
ECT	发射型计算机断层扫描仪
ERCP	经内镜逆行性胰胆管造影术
ERUS	经肛门直肠腔内超声
Eur. P.	欧洲药典（2008 版及补充本 6. 1 ~ 6. 8）
EUS	超声内镜检查
FEC	独立短期治疗所
Fr. P.	法国药典（1982 版及 2003 现版）
Gardner	遗传性肠息肉综合征
Ger. P.	德国药典（2007 版）
GIST	胃肠道间质瘤
Hb	血红蛋白
HER2	乳腺癌预后判断因子
Hb	血红蛋白浓度
HIV	人类免疫缺陷病毒
ICD	国际代码标识符
ICGR	靛氰绿清除率
ICU	重症加强护理病房
Int. P.	国际药典（第 4 版及 2008 补充本 1）
It. P.	意大利药典（2002 版）
Jpn. P.	日本药典（2006 版及补充本 1）
MAC	局部浸润麻醉联合监测麻醉
Mason	术经肛门括约肌途径的切除术
MDT	多学科联合讨论
MRA	磁共振血管造影
MRCP	磁共振胰胆管造影
MRE	磁共振肠道成像
MRI	磁共振成像
PLC	原发性肝癌
PLT	血小板计数
Pol. P.	波兰药典（2002 版及补充本 2005）
PTCD	经皮肝穿刺胆道引流
PTH	甲状旁腺激素
PVTT	合并门静脉主干癌栓
RBC	红细胞/红血球/红血细胞
SEPS	腔镜深筋膜下交通静脉结扎
Span. P.	西班牙药典（2002 版及补充本 2. 1）
SPECT	单光束发射计算机断层摄影术
Swiss. P.	瑞士药典
TEM	透射电子显微镜
TG	甲状腺球蛋白
TIPS	经颈静脉肝内门体分流
TNF	肿瘤坏死因子
TPOAb	抗甲状腺过氧化物酶抗体
TSH	促甲状腺激素
TSH	促甲状腺激素
USNF	美国国家处方集（2010 及补充本 1）
USP	美国药典（2006 版及补充本 1）
Viet. P.	越南药典（2002 版）
WBC	白细胞计数

参考文献

[1] Balogh J, Victor D, Asham EH, Burroughs SG, Boktour M, Saharia A, Li X, Ghobrial RM, Monsour HP Jr. Hepatocellular carcinoma: a review. J Hepatocell Carcinoma, 2016, 3: 41-53.

[2] Barosa R, Pinto J, Caldeira A, Pereira E. Modern role of clinical ultrasound in liver abscess and echinococcosis. J Med Ultrason (2001), 2016.

[3] Biskup E, Yang XY. Pyogenic Hepatic Abscess--Less is More. A Review for General Internists. Praxis (Bern 1994). 2015, 104 (20): 1091-1095.

[4] Bittner R, Rrregui ME, Bisgaard T, et al. Guidelines for laparoscopic (TAPP) and endoscopic (TEP) treatment of inguinal hernia [International Endohernia Society (IEHS)]. Surg Endosc, 2011, 25 (9): 2773-2843.

[5] Chacko S, Samanta S. Hepatocellular carcinoma: A life-threatening disease. Biomed Pharmacotherapy, 2016, 84: 1679-1688.

[6] Cocanour CS. Blunt splenic injury. Curr Opin Crit Care, 2010, 16 (6): 575-581.

[7] Courteney M. TownsendJR, et al. Sabiston textbook of surgery: The Biological Basis of Modern Surgical Practice (19th Edition). Elevier Medicine, 2012.

[8] Chang L, Wang Y, Zhang J, Guo T. The best strategy for HCC patients at each BCLC stage: a network meta-analysis of observational studies. Oncotarget, 2017, 8 (12): 20418-20427.

[9] Cangiarella J, Waisman J, Symmans WF. Mammotome core biopsy for mammary microcalcification: analysis of 160 biopsies from 142 women with surgical and radiologic followup. Cancer, 2001, 91 (1): 173-177.

[10] Cooper DS, Doherty GM, Haugen BR, et al. Revised American Thyroid Association Management Guidelines for Patients with Thyroid Nodules and Differentiated Thyroid Cancer: The American Thyroid Association (ATA) Guidelines Taskforce on Thyroid Nodules and Differentiated Thyroid Cancer. Thyroid, 2009, 19 (11): 1167-1214.

[11] Di Saverio S, Birindelli A, Kelly MD, et al. WSES Jerusalem guidelines for diagnosis and treatment of acute appendicitis. World Journal of Emergency Surgery, 2016, 11: 34.

[12] Díaz-GonzúlezÁ, Reig M, Bruix J. Treatment of Hepatocellular Carcinoma. Dig Dis, 2016, 34 (5): 597-602.

[13] Forbes JF, Cuzick J, Buzdar A, et al. Effect of anastrozole and tamoxifen as adjuvant treatment for early-stage breast cancer: 100-month analysis of the ATAC trial. Lancet Oncol, 2008, 9 (1): 45-53.

[14] Fine RE, Boyd BA, Whitworth PW. Percutaneous removal of benign breast masses using a vacuum-assisted hand-held device with ultrasound guidance. Am J Surg, 2002, 184 (4): 332-336.

[15] Feldman M, et al. Intestinal obstruction. In: Sleisenger and Fordtran's Gastrointestinal and Liver Disease: Pathophysiology, Diagnosis, Management. 10th ed. Philadelphia, Pa.: Saunders Elsevier; 2016.

[16] Gang Pan, Mei Hua Wan, Kun-Lin Xie et al. Classification and Management of Pancreatic Pseudocysts. Medicine, 2015, 94 (24): e960.

[17] Glancy DG. Intestinal obstruction. Surgery, 2014, 34: 204.

[18] Hayanga AJ, Bass-Wilkins K, Bulkley GB. Current management of small-bowel obstruction. Adv Surg, 2005, 39: 1-33.

[19] Hasselager RB, Lohse N, Duch P, et al. Risk factors for reintervention after surgery for perforated gastroduodenal ulcer. Br J Surg, 2016, 103 (12): 1676-1682.

[20] IAP/APA. IAP/APA evidence-based guidelines for the management of acute pancreatitis. Pancreatology, 2013, 13: e1-e15.

[21] Köckerling F, Alam NN, Narang SK, et al. Biological Meshes for inguinal hernia repair-Review of literature. Front Surg. 2015, 15 (2): 48.

[22] Kitagawa S, et al. Intussusception in children. 2015.

[23] Kawaguchi Y, Honda G, Endo I, Cherqui D, Kokudo N. Current Technical Issues for Surgery of Primary Liver Cancer. Liver Cancer, 2016, 6 (1): 51-58.

[24] Kirkpatrick, A. W. , et al. , Intra-abdominal hypertension and the abdominal compartment syndrome: updated consensus definitions and clinical practice guidelines from the World Society of the Abdominal Compartment Syndrome. Intensive Care Med, 2013, 39 (7): p. 1190-1206.

[25] Kim MJ1, Park BW, Kim SI, Youk JH, Kwak JY, Moon HJ, Kim EK. Long-term follow-up results for ultrasound-guided vacuum-assisted removal of benign palpable breast mass. Am J Surg. 2010, 199 (1): 1-7.

[26] Kearon C, Akl EA, Comerota AJ, et al. Antithrombotic therapy for VTE disease: antithrombotic therapy and prevention of thrombosis, 2012.

[27] Lee L, Burke JP, deBeche-Adams T, et al. Transanal Minimally Invasive Surgery for Local Excision of Benign and Malignant Rectal Neoplasia: Outcomes From 200 Consecutive Cases With Midterm Follow Up. Ann Surg, 2017.

[28] Luo M, Yang XX, Tan B, Zhou XP, Xia HM, Xue J, Xu X, Qing Y, Li CR, Qiu JF, Li YL. Distribution of common pathogens in patients with pyogenic liver abscess in China: a meta-analysis. Eur J Clin Microbiol Infect Dis. 2016; 35 (10): 1557-1565.

[29] Lau JY, Sung J, Hill C, et al. Systematic review of the epidemiology of complicated peptic ulcer disease: incidence, recurrence, risk factors and mortality. Digestion, 2011, 84 (2): 102-113.

[30] Lardière-Deguelte S, Ragot E, Amroun K, Piardi T, Dokmak S, Bruno O, Appere F, Sibert A, Hoeffel C, Sommacale D, Kianmanesh R. Hepatic abscess: Diagnosis and management. J Visc Surg, 2015, 152 (4): 231-243.

[31] Lübbert C, Wiegand J, Karlas T. Therapy of Liver Abscesses. Viszeralmedizin, 2014, 30 (5): 334-341.

[32] Moran MS, Schnitt SJ, Giuliano AE, et al. Society of Surgical Oncology-American Society for Radiation Oncology consensus guideline on margins for breast-conserving surgery with whole-breast irradiation in stages I and II invasive breast cancer. Int J Radiat Oncol Biol Phys, 2014, 88 (3): 553-564.

[33] Miserez M, Peeters E, Aufenacker T, et al. Update with level 1 studies of the European Hernia Society guidelines on the treatment of inguinal hernia in adult patients. Hernia, 2014, 18 (2): 151-163.

[34] PDQ Adult Treatment Editorial Board. Adult Primary Liver Cancer Treatment (PDQ ®): Health Professional Version. PDQ Cancer Information Summaries [Internet]. Bethesda (MD): National Cancer Institute (US); 2002-2017.

[35] Pacini F, Schlumberger M, Dralle H, et al. European consensus for the with management of patients differentiated thyroid carcinoma of the follicular epithelium. Eur J Endocrinol, 2006, 154: 787-803.

[36] Poelman MM, Van den Heuvel B, Deelder JD, et al. EAESconsensuss Development Conference on endoscopic repair of groin hernias. Surg Endosc, 2013, 27 (10): 3505-3519.

[37] Ronot M, Clift AK, Vilgrain V, Frilling A. Functional imaging in liver tumours. JHepatol, 2016, 65 (5): 1017-1030.

[38] Rasmussen, B. B. , Regan, M. M. , Lykkesfeldt, A. E. et al. Adjuvant letrozole versus tamoxifen

according to centrally-assessed ERBB2 status for postmenopausal women with endocrine-responsive early breast cancer: supplementary results from the BIG 1-98 randomised trial. Lancet Oncol, 2008, 9: 23-28.

[39] Romond EH, Perez EA, Bryant J, et al. Trastuzumab plus adjuvant chemotherapy for operable HER2-positive breast cancer. N Engl J Med, 2005, 353 (16): 1673-1684.

[40] Rai V, Mishra N. Transanal Approach to Rectal Polyps and Cancer. Clin Colon Rectal Surg. 2016, 29 (1): 65-70.

[41] Rhodes, A., et al., Surviving Sepsis Campaign: International Guidelines for Management of Sepsis and Septic Shock: 2016. Intensive Care Med, 2017, 43 (3): p. 304-377.

[42] Sia D, Villanueva A, Friedman SL, Llovet JM. Liver Cancer Cell of Origin, Molecular Class, and Effects on Patient Prognosis. Gastroenterology. 2017, 152 (4): 745-761.

[43] Stewart DB Sr, Gaertner W, Glasgow S, et al. Clinical Practice Guideline for the Management of Anal Fissures. Dis Colon Rectum, 2017, 60 (1): 7-14.

[44] Solomkin, J. S., et al., Diagnosis and management of complicated intra-abdominal infection in adults and children: guidelines by the Surgical Infection Society and the Infectious Diseases Society of America. Clin Infect Dis, 2010, 50 (2): p. 133-164.

[45] Surawicz CM, Brandt LJ, Binion DG, Ananthakrishna AN, Curry SR, Gilligan PH, McFarland LV, Mellow M, Zuckerbraun BS. Guidelines for diagnosis, treatment, and preventionof Clostridium diffcile infections. Am J Gastroenterol, 2013, 108: 478-498.

[46] Schmidt S, Felley C, Meuwly JY, et al: CT enteroclysis: Technique and clinical applications. Eur Radiol, 2006, 16: 648-660.

[47] Szomstein S, Lo Menzo E, Simpfendorfer C, et al: Laparoscopic lysis of adhesions. World J Surg, 2006, 30: 535-540.

[48] Sajja SB, Schein M: Early postoperative small bowel obstruction. Br J Surg 91: 683-691, 2004.

[49] Tai WP, Lin XC, Wang HY, Su H, Liu KL, Liu H, Wang CH, Meng MM, Wu J. The report of four cases of pyogenic liver abscess and literature review in China. Gastroenterol Nurs. 2014, 37 (2): 177-182.

[50] Tokuzen R, Okabe M, Nakahara W, et al. Suppression of autochthonous tumors by mixed implantation with Nocardia rubra cell-wall skeleton and related bacterial fractions. [J]. Gan. Gann; the Japanese journal of cancer research, 1978, 69 (1): 19-24.

[51] Xiaoyan Cui, Yoshinori Inagaki, Huanli Xu, Dongliang Wang, Fanghua Qi, Norihiro Kokudo, Dingzhi Fang, Wei Tang. Anti-hepatitis B Virus Activities of Cinobufacini and Its Active Components Bufalin and Cinobufagin in HepG2. 2. 15 Cells. Biological & Pharmaceutical Bulletin. 2010, 33 (10): 1728-1732.

[52]（美）Cronenwett, J. L.,（加）Johnston, K. W. 著. 郭伟，符伟国，陈忠译. 卢瑟福血管外科学. 第7版. 北京：北京大学医学出版社，2012.

[53] 白浪，许仲平，龚建平，等. 肝血管瘤外科治疗进展. 中国现代普通外科进展，2013，16（4）：312-315.

[54] 陈双，杨斌. 解读欧洲疝学会的《成人腹股沟疝治疗指南》. 外科理论与实践，2010，（06）：668-670.

[55] 陈双，唐健雄，马颂章. 成人腹股沟疝诊疗指南（2012）. 中华疝和腹壁外科杂志（电子版），2013，（01）：1-3.

[56] 陈双. 成人腹股沟疝诊疗指南（2014）. 中国实用外科杂志，2014，（06）：484-486.

[57] 陈杰，那冬鸣，申英末. 局部神经阻滞麻醉下的腹膜前腹股沟无张力疝修补术. 中华疝和腹壁外科杂志（电子版），2007，（02）：77-79.

[58] 陈孝平. 外科学. 第2版. 北京：人民卫生出版社，2010.

[59] 陈孝平，汪建平．外科学．第 8 版．北京：人民卫生出版社，2013.
[60] 赵玉沛，陈孝平．外科学．第 3 版．北京：人民卫生出版社，2015.
[61] 李健文，王明刚，唐健雄，郑民华．腹股沟疝腹腔镜手术规范化操作指南．中国实用外科杂志，2013，(07)：566-570.
[62] 林洪生．恶性肿瘤中医诊疗指南．北京：人民卫生出版社，2014.
[63] 黄志勇，张尊义．胆管癌外科专家诊疗共识解读．临床外科杂志，2015，(1)：8-10.
[64] 刘小平，郭伟．聚桂醇泡沫硬化剂治疗下肢静脉曲张的临床观察．中国药物应用与监测，2010.
[65] 刘存发，陈剑秋．血栓性浅静脉炎的综合治疗 73 例．中华普通外科杂志，2013.
[66] 梁勇，金星．下肢血栓性浅静脉炎并发肺栓塞．中华普通外科杂志，2006.
[67] 李春雨．肛肠病学．北京：高等教育出版社，2013：110-111.
[68] 李春雨，汪建平．肛肠外科手术学．北京：人民卫生出版社，2015：676-677.
[69] 黎介寿．认识克罗恩病的特性．中国实用外科杂，2013，33（7）：535-536.
[70] 黎介寿．肠外瘘．第 2 版．北京：人民军医出版社，2003.
[71] 黎介寿．肠外瘘的治疗进展．外科研究与新技术，2016，3：5-1.
[72] 李绍棠，郑晓风，蔡华杰，等．急性胆道系统感染围术期降钙素原指导下抗菌药物应用的临床价值．肝胆胰外科杂志，2014，26（2）：102-104.
[73] 李玉民，张军强．肝门部胆管癌的外科治疗．中华肝脏外科手术学电子杂志，2014，（5）：264-267.
[74] 郭伟，符伟国，陈忠．卢瑟福血管外科学．第 7 版．北京：北京大学出版社，2013.
[75] 高杰，朱继业．卫生部《原发性肝癌诊疗规范（2011）》解读．中华普通外科杂志，2012，27（8）：693-695.
[76] 马薇，金泉秀，吴云飞，金锋，等．乳腺增生症诊治专家共识．中国实用外科杂志，2016（7）：759-762.
[77] 冉志华．炎症性肠病诊断与治疗的共识意见克罗恩病诊断的部分解读（2012，广州）．胃肠病学，2012，17（12）：721-723.
[78] 田文，埃迈德·坎迪尔．甲状腺外科．长沙：中南大学出版社有限责任公司，2005.
[79] 吴孟超，吴在德．黄家驷外科学．第 7 版．北京：人民卫生出版社，2008.
[80] 王德炳．克氏外科学．第 3 版．北京：人民卫生出版社，2000.
[81] 张皓，王鹏．手术联合硬化剂治疗下肢静脉曲张的方案设计及 31 例应用经验．中华普通外科，2016.
[82] 汪忠镐．汪忠镐血管外科学．杭州：浙江科学技术出版社，2010.
[83] 王深明，胡作军．内镜筋膜下交通静脉结扎术治疗重度慢性下肢静脉功能不全 51 例．中华普通外科杂志，2003.
[84] 王殊，谢菲，等．乳腺纤维腺瘤诊治专家共识．中国实用外科杂志，2016（7）：752-754.
[85] 吴俊荣．50% 硫酸镁湿敷+迈之灵口服治疗混合痔术后水肿．现代中西医结合杂志，2006，15（15）：2074-2075.
[86] 谢菲，王殊．乳腺叶状肿瘤的诊断及手术治疗．中国实用外科杂志，2016，36（7）：741-743.
[87] 杨志学，蒋国勤，方军初，武妍．超声引导 Mammotome 乳腺肿块微创切除 1200 例分析．中国微创外科杂志，2010，10（1）：47-48.
[88] 杨宝峰．药理学．北京：人民卫生出版社，2013.
[89] 杨帆．《抗菌药物临床应用指导原则（2015）》解读．中华临床感染病杂志，2016，9（5）：390-393.
[90] 尹大龙，刘连新，姜洪池．暴发性肝脓肿 12 例诊治体会．中国实用外科杂志，2015，35（09）：984-987.
[91] 尹大龙，刘连新．细菌性肝脓肿诊治进展．中国实用外科杂志，2013；33（09）：793-795.

[92] 周飞，刘璐，余之刚，等．非哺乳期乳腺炎诊治专家共识．中国实用外科杂志，2016（7）：755-758.
[93] 抗菌药物临床应用指导原则（2015 年版）．国卫办医发〔2015〕43 号．
[94] 章桂平，康友根，曾伟华，等．经肝动脉栓塞治疗肝脏海绵状血管瘤的临床应用价值．中国现代手术学杂志，2012，16（5）：348-351.
[95] 中华医学会．临床诊疗指南·外科学分册．北京：人民卫生出版社，2006.
[96] 抗菌药物临床应用指导原则修订工作组．抗菌药物临床应用指导原则．北京：人民卫生出版社，2015.
[97] 中华医学会外科学分会．围术期预防性应用抗菌药物指南．中华外科杂志，2006，44（23）：1594-1596.
[98] 中华医学会外科学会疝和腹壁外科学组．成人腹股沟疝、股疝手术治疗方案（修订稿）．中华普通外科杂志，2004，(02)：60.
[99] 中华医学会心血管病学分会．抗血小板治疗中国专家共识．北京：中国心血管病杂志，2013.
[100] 中华医学会外科学分会脾功能与脾脏外科学组．脾脏损伤治疗方式的专家共识（2014）．中华普通外科学文献（电子版），2015，9（2）：83-85.
[101] 中华医学会外科学分会胰腺外科学组．胰腺癌诊治指南（2014）．中华外科杂志，2014，52（12）：1240-1245.
[102] 中华医学会外科学分会胰腺外科学组．急性胰腺炎诊治指南．中国实用外科杂志，2014.
[103] 中华医学会外科学分会胰腺外科学组．胰腺囊性疾病诊治指南．中国实用外科杂志，2015.
[104] 中华人民共和国国家卫生和计划生育委员会．原发性肝癌诊疗规范（2017 年版）．传染病信息，2017，30（3）．
[105] 中国研究型医院学会消化道肿瘤专业委员会，中国医师协会外科医师分会多学科综合治疗专业委员会．肝脏及胆道恶性肿瘤多学科综合治疗协作组诊疗模式专家共识．中国实用外科杂志，2017，37（01）：32-34.
[106] 中国抗癌协会肝癌专业委员会．原发性肝癌规范化病理诊断指南（2015）．临床与实验病理学杂志，2015，31（3）：241-246.
[107] 中国抗癌协会肝癌专业委员会，中国抗癌协会临床肿瘤学协作专业委员会，中华医学会肝病学分会肝癌学组，等．原发性肝癌规范化诊治的专家共识．中华肝脏病杂志，2009，17（6）：403-410.
[108] 国际肝胆胰学会中国分会，中华医学会外科学分会肝脏外科学组．Hepatic Surgery Group，Chinese Society of Surgery，等．胆管癌诊断与治疗——外科专家共识．临床肝胆病杂志，2015，(1)：12-16.
[109] 中国抗癌协会．肝门部胆管癌规范化诊治专家共识（2015）．中华肝胆外科杂志，2015，21（8）：505-511.
[110] 中华医学会消化病学分会炎症性肠病学组．炎症性肠病诊断与治疗的共识意见（2012，广州）．中华内科杂志，2012，51（10）：818-831.
[111] 中华医学会外科学分会肝脏外科学组．肝细胞肝癌外科治疗方法的选择（2008，第 3 版）．中华外科杂志，2009，47（3）：222-224.
[112] 中华医学会重症医学分会．中国严重脓毒症/脓毒性休克治疗指南（2014）．中华内科杂志，2015，54（06）：557-581.
[113] 中华医学会放射学分会介入学组协作组．原发性肝细胞癌经导管肝动脉化疗性栓塞治疗技术操作规范专家共识．中华放射学杂志，2011，45（10）：908-912.
[114] 中华医师协会外科医师分会甲状腺外科医师委员会．甲状腺及甲状旁腺手术中神经电生理监测临床指南．中国实用外科杂志，2013.
[115] 医学会内分泌学分会，中华医学会普通外科学分会，中国抗癌协会头颈肿瘤专业委员会，中

华医学会核医学分会．甲状腺结节和分化型甲状腺癌诊治指南．中国诊疗临床，2012.
[116] 美国甲状腺协会．2015 ATA 成人甲状腺结节和分化甲状腺癌管理指南．Thyroid，2015.
[117] 中华医学会内分泌学分会《中国甲状腺疾病诊治指南》编写组．中国甲状腺疾病诊治指南——甲状腺功能亢进症．中国实用内科杂志，2008，47（9）：13.
[118] 中国抗癌协会乳腺癌专业委员会．中国抗癌协会乳腺癌诊治指南与规范（2015）．中国癌症杂志，2015，25（9）：692-754.
[119] 中华预防医学会妇女保健分会乳腺保健与乳腺疾病防治学组．乳腺导管内乳头状瘤诊治共识．中华外科杂志，2015，53（12）：910-913.
[120]《中国国家处方集》编委会．中国国家处方集：化学药品与生物制品卷．北京：人民军医出版社，2010：44.
[121] 国家药典委员会．中华人民共和国药典临床用药须知．北京：中国医药科技出版社，2011：1099-1100.
[122]《中国国家处方集》编委会．中国国家处方集（儿童版)．北京：人民军医出版社，2012.
[123]《中国国家处方集》编委会．中国国家处方集（化学药品与生物制品卷）．北京：人民军医出版社，2010.
[124] 国家药典委员会．中国药典．北京：中国医药科技出版社，2010.
[125] 厚生大臣津岛雄二．韩国抗生物质医药品基准（韩抗基）．厚生省．1990.
[126] 美国药典委员会．美国药典．第 37 版．沪西书店．2013.
[127] 欧洲药典委员会．欧洲药典．第 8 版．欧洲药品质量管理局．2010.
[128] 日本抗生物质学术协议会，日本抗生物质医药品基准（日抗基）．药业时报社，1998.
[129] 日本药局方编辑委员会．日本药典．第 16 版．日本厚生省．2011.
[130] 世界卫生组织专家委员会．国际药典．世界卫生组织，2011.
[131] 卫生部合理用药专家委员会．国家抗微生物治疗指南．北京：人民卫生出版社，2012：311.
[132] 希恩．C. 斯威曼（Sean C Sweetman）编，李大魁，金有豫，汤光 等译．马丁代尔大药典．北京：化学工业出版社，2008.
[133] 中华医学会，中华医院管理学会药事管理专业委员会，中国药学会医院药学专业委员会．抗菌药物临床应用指导原则．中华医学杂志，2004，22：13-18.

致读者

本系列图书中介绍的药物剂量和用法是编委专家根据当前医疗观点和临床经验并参考本书附录中的相关文献资料慎重制定的，并与通用标准保持一致，编校人员也尽了最大努力来保证书中所推荐药物剂量的准确性。必须强调的是，临床医师开出的每一个医嘱都必须以自己的理论知识、临床实践为基础，以高度的责任心对患者负责。本书列举的药物用法和用量主要供临床医师参考，并且主要针对疾病诊断明确、临床表现典型的患者。读者在选用药物时，还应该认真研读药品说明书中所列出的适应证、禁忌证、用法、用量、不良反应等，并参考《中华人民共和国药典》《中国国家处方集》等权威著作为据。此书仅为参考，我社不对使用此书所造成的医疗后果负责。

中国协和医科大学出版社

《临床路径治疗药物释义》编辑室